Dr. med. Andreas Seethaler
Lise-Meitner-Weg 12
71277 Rutesheim

Repetitorium Palliativmedizin

EBOOK INSIDE

Die Zugangsinformationen zum eBook inside finden Sie am Ende des Buchs.

Matthias Thöns
Thomas Sitte
Hrsg.

Repetitorium Palliativmedizin

Zur Vorbereitung auf die Prüfung Palliativmedizin

3., überarbeitete und aktualisierte Auflage

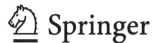

Hrsg.
Dr. med. Matthias Thöns
Witten, Deutschland

Dr. med. Thomas Sitte
Deutsche PalliativStiftung
Vorstandsvorsitzender
Fulda, Deutschland

ISBN 978-3-662-59089-8   ISBN 978-3-662-59090-4   (eBook)
https://doi.org/10.1007/978-3-662-59090-4

Die Deutsche Nationalbibliothek verzeichnet diese Publikation in der Deutschen Nationalbibliografie; detaillierte bibliografische Daten sind im Internet über http://dnb.d-nb.de abrufbar.

Springer
© Springer-Verlag GmbH Deutschland, ein Teil von Springer Nature 2013, 2016, 2019
Das Werk einschließlich aller seiner Teile ist urheberrechtlich geschützt. Jede Verwertung, die nicht ausdrücklich vom Urheberrechtsgesetz zugelassen ist, bedarf der vorherigen Zustimmung des Verlags. Das gilt insbesondere für Vervielfältigungen, Bearbeitungen, Übersetzungen, Mikroverfilmungen und die Einspeicherung und Verarbeitung in elektronischen Systemen.
Die Wiedergabe von allgemein beschreibenden Bezeichnungen, Marken, Unternehmensnamen etc. in diesem Werk bedeutet nicht, dass diese frei durch jedermann benutzt werden dürfen. Die Berechtigung zur Benutzung unterliegt, auch ohne gesonderten Hinweis hierzu, den Regeln des Markenrechts. Die Rechte des jeweiligen Zeicheninhabers sind zu beachten.
Der Verlag, die Autoren und die Herausgeber gehen davon aus, dass die Angaben und Informationen in diesem Werk zum Zeitpunkt der Veröffentlichung vollständig und korrekt sind. Weder der Verlag, noch die Autoren oder die Herausgeber übernehmen, ausdrücklich oder implizit, Gewähr für den Inhalt des Werkes, etwaige Fehler oder Äußerungen. Der Verlag bleibt im Hinblick auf geografische Zuordnungen und Gebietsbezeichnungen in veröffentlichten Karten und Institutionsadressen neutral.

Umschlaggestaltung: deblik Berlin

Springer ist ein Imprint der eingetragenen Gesellschaft Springer-Verlag GmbH, DE und ist ein Teil von Springer Nature.
Die Anschrift der Gesellschaft ist: Heidelberger Platz 3, 14197 Berlin, Germany

Vorwort zur 3. Auflage

Wir sind als Herausgeber natürlich angenehm überrascht, dass wir bereits die 3. komplett überarbeitete Auflage bearbeiten müssen, zeigt es doch einerseits, dass Palliativversorgung zunehmendes Interesse findet, andererseits aber auch ein Herausgeberensemble aus der Praxis den Nerv der Leser trifft. Vieles Neues gab es aufzugreifen in der Neuauflage. Da wurden in der Zwischenzeit mehrere Urteile des Bundesgerichtshofs zur Patientenverfügung gesprochen, die teils unterschiedlich interpretiert werden. Der Europäische Gerichtshof für Menschenrechte hatte mehrfach über den Therapiezielwechsel bei Patienten mit schwersten Hirnschäden zu entscheiden. Während ein Urteil bei einem erwachsenen Franzosen zwar zunächst nur auf die fehlende Indikation abzielte, entschieden die Richter letztlich aber auch kongruent zu dem der weiteren Lebenserhaltung entgegenstehenden Willen. Auch bei zwei Kindern hatten die Straßburger Richter zu entscheiden. Auch hier bestätigten sie die Zulässigkeit des Sterbenzulassens und wiesen die Anträge der Eltern ab, die Lebenserhaltung fortzusetzen. Das Besondere ist freilich, dass eine Willensbestimmung der jungen Patienten gar nicht möglich war und die Aussagen, dass eine lebenserhaltende Intensivbehandlung für sich leidvoll sein und Schaden zuführen kann, demzufolge auch gegen das Verlangen der Eltern beendet werden muss.

Weiterhin muss erwähnt werden, dass es eine Neuauflage der S3-Leitlinie Palliativmedizin 2019 wie auch eine Neuauflage der Empfehlungen zur Tumorschmerztherapie der WHO gibt, die die Empfehlungen von 1986 (!) ablöst. Vermehrte öffentliche wie auch innerärztliche Aufmerksamkeit bekam auch das Thema Übertherapie, welches von vielen aktiven Palliativmedizinern schon seit Jahren zunehmend wahrgenommen wurde. Erwähnt werden soll beispielhaft die Aussage des „Gesundheitsweisen" Prof. Gerlach, einem Hausarzt: „Mittlerweile müssen wir Patienten bereits vor zu viel Medizin schützen". So haben wir ein eigenes Kapitel Übertherapie ergänzt, nicht zuletzt haben die Herausgeber hierzu Bücher und Fachartikel publiziert.

Aufgenommen haben wir auch den nun bereits seit Jahren anhaltenden Konflikt um „Methadon". Halten die einen es für ein Wundermittel bei Krebs und empfehlen es vielfach Krebspatienten, warnen die anderen grundsätzlich vor Methadon, dies sei eine gefährliche, weil kaum steuerbare Substanz. Wir denken, dass wir diese emotionale Diskussion mit einem eigenen Kapitel auf eine ruhigere Bahn bringen können.

Und aufgenommen haben wir schließlich noch ein Kapitel, dass nicht unmittelbar medizinisch und nicht umittelbar deutsch ist. Etwas zum PAL-LIFE-Projekt des Vatikans an dem Ko-Herausgeber Sitte selber unmittelbar Anteil hat und das hoffentlich unmittelbar auch für die Hospizarbeit und Palliativversorgung in Deutschland, Österreich und der Schweiz Wirkung entfalten wird.

Wir freuen uns natürlich sehr, dass wir unseren kleinen Teil dazu beitragen können, dass hospizlich-palliatives Denken und Handeln im deutschsprachigen Raum noch besser implementiert wird. Denn auch hierzulande bestehen weiterhin enorme Versorgungslücken. Weniger, weil Patienten mit den vorhandenen Mitteln nicht hocheffektiv geholfen werden könnte; nein, leider ist es auch in Deutschland, in Österreich, in der Schweiz nach wie vor so, dass Schwerstkranke oft sehr spät von den Möglichkeiten hospizlich-palliativer Fürsorge und Behandlung erfahren, noch später diese auch so umgesetzt bei ihnen angewendet werden, dass sie die erwünschte Linderung und Verbesserung der Lebensqualität erfahren.

Wir wollen mit unserem Buch dazu beitragen, dass sich dieses nach und nach ändert.

Eine zu Leben, Sterben, Tod und Leiden angemessene Haltung ist für jeden persönlich nicht einfach zu finden. Das Wissen zu den handwerklichen Möglichkeiten wäre vorhanden. Doch es muss verbreitet werden. Die Gesellschaft muss sensibilisiert werden, dass es andere Möglichkeiten gibt, als den Ruf nach dem schnellen Tod in Leidenssituationen.

Da stimmen wir sicher 100 %ig überein mit allen in der Diskussion Beteiligten, seien sie aus der Fraktion radikaler Lebensschutzorganisationen oder aus der konträren Ecke jener, die die absolute Selbstbestimmung des Individuums über alles stellen und staatliche Unterstützung bei einer Lebensbeendigung fordern, wenn ein Mensch dies aus welchen Gründen auch immer möchte.

So hoffen wir, dass noch viele ähnliche, andere, ergänzende Bücher von engagierten Kollegen eine gute Verbreitung finden werden und auch diese unsere dritte Auflage schnell vergriffen sein wird!

Eine vierte Auflage wird folgen.

Die Herausgeber

Matthias Thöns
Witten, Deutschland

Thomas Sitte
Fulda, Deutschland

Herbst 2019

Vorwort zur 2. Auflage

Viel ist geschehen in Sachen Palliativversorgung nach Erscheinen unserer ersten Auflage: Die Gesellschaft diskutierte wie nie zuvor über Segen und auch Fluch guter Palliativversorgung, der Gesetzgeber beschäftigte sich umfangreich mit den Themen Sterbebegleitung sowie Beihilfe zur Selbsttötung und die Deutsche Krebsgesellschaft engagierte sich zusammen mit der Deutschen Krebshilfe und vielen Fachgesellschaften (gewissermaßen dem „who is who" der Palliativversorgung) um die Übertragung wissenschaftlichen Fortschrittes in die tägliche Praxis: Im Herbst 2015 erschien als Ergebnis die S3-Leitlinie Palliativversorgung. Nun freut es uns sehr, dass aufgrund der guten Verkaufszahlen eine Neuauflage fällig wurde. Trotz dieses Aufwindes für unser Fach und die Versorgung unserer Patienten zeigten sich aber auch eklatante Probleme: So kam die Bertelsmannstiftung mit gut recherchierten Fakten heraus, welche eine Überversorgung in der kurativen Medizin, jedoch eine dramatische Unterversorgung mit Angeboten der Palliativversorgung offenlegte. Immer noch haben nicht alle Privatversicherte – trotz nunmehr fast 10jährigem Anspruch auf eine ambulante spezialisierte Palliativversorgung für gesetzlich Krankenversicherte – das vertragliche Recht auf eine umfassende Versorgung daheim, wenn sie im Sterben liegen. Eine Vielzahl neuartiger und nicht immer hochwirksamer, aber hochpreisiger Krebsmedikamente wurden eingeführt, wichtige palliativmedizinische Arzneimittel – etwa Scopolamintropfen – verschwanden vom deutschen Markt, ist Sterbebegleitung nicht mehr wert?

Doch eins nach dem anderen:

Das Wirken einzelner Sterbehelfer war vielen seit langer Zeit ein Dorn im Auge. Insbesondere Sterbehilfe Deutschland war Stein des Anstoßes – hohe Vereinsbeiträge vermochten dabei die Hilfe zum Suizid deutlich zu beschleunigen. So nahm der Gesetzgeber, wie schon in den Legislaturperioden zuvor, erneut einen Anlauf, solchem gesellschaftlich möglicherweise problematischem Treiben ein Ende zu setzen. Diesmal aber wurde das Gesetzgebungsverfahren nicht Beamten und Parlamentariern alleine übertragen: Diesmal nahm man sich über ein Jahr Zeit und band das Ganze in eine umfangreiche gesellschaftliche Diskussion ein. Nicht zuletzt kluge Lobbyarbeit der Palliativverbände überzeugte Parlamentarier, dass das Thema Suizidbeihilfe nur gemeinsam mit einer Debatte über eine verbesserte Palliativversorgung zu führen war. Denn unstrittig kann gute Palliativversorgung den Wunsch auf vorzeitige Lebensbeendigung in den allermeisten Fällen beseitigen hochgestellt.[1] So entschied der Bundestag zunächst das „Gesetz zur Verbesserung der Hospiz- und Palliativversorgung hochgestellt":[2]

Die Palliativversorgung wird ausdrücklicher Bestandteil der Regelversorgung in der gesetzlichen Krankenversicherung, explizit soll die allgemeine ambulante Palliativversorgung finanziell gefördert werden. Die Palliativversorgung im Rahmen der **häuslichen**

---

1 SitteT (2015) Palliativversorgung statt Tötung auf Verlangen? Inaugural dissertation. ▶ http://www.palliativstiftung.de/fileadmin/user_upload/PDF/PDFs_2015/2015-08-10_PDF_1.1_Dissertation_Lebensver-kürzung.docx.pdf.
2 ▶ http://www.bmg.bund.de/themen/krankenversicherung/hospiz-und-palliativversorgung.html.

Krankenpflege wird gestärkt, genauso wie die **Palliativversorgung in ländlichen Regionen, stationären Kinder- und Erwachsenen-Hospize, ambulanten Hospizdienste** in Pflegeheimen und Krankenhäusern. Versicherte erhalten einen Anspruch auf individuelle Beratung und Hilfestellung durch die gesetzlichen Krankenkassen bei der Auswahl und Inanspruchnahme von Leistungen der Palliativ- und Hospizversorgung. Ausgelobt für dieses umfangreiche Programm wurden bislang lediglich 600 Mio. €. Das klingt viel, ist aber in etwa nur 10 % von dem Geld, das z. B. im gleichen Zeitraum für die ethisch oft problematische Heimbeatmung ausgegeben wird.

Das Gesetzgebungsverfahren um den assistierten Suizid spaltete letztlich die Gesellschaft und die Parlamentarier über die Fraktionsgrenzen hinweg. Selbst die Autoren dieses Buches – beide als Sachverständige vom Rechtsausschuss des Bundestages für unterschiedliche Positionen geladen – sind hierbei nicht einig. Während Sitte die Gefahr durch herumreisende Sterbehelfer gebannt sehen wollte, war Thöns eher besorgt, dass ein Strafgesetz gute und angemessene Palliativarbeit kriminalisieren könnte. Letztlich entschied sich der Bundestag im § 217 StGB für eine Neubestrafung der geschäftsmäßigen Sterbehilfe. Wir freuen uns, dass Deutschlands ehemals höchste Strafrichterin, Prof. Ruth Rissing van Saan, in einem eigenen Kapitel hierzu dieses Buch aufwertet.

Selbstverständlich haben wir in der Neuauflage Erkenntnisse aus der S3-Leitlinie Palliativversorgung[3] eingepflegt, alle Kapitelautoren haben ihren Teil kritisch auf notwendige Aktualisierungen durchgesehen. So hoffen wir, dass wir mit dem Büchlein erneut einen kleinen Beitrag dazu leisten können, Sie in der Betreuung sterbenskranker Menschen sicherer und kompetenter zu machen.

---

[3] ▶ http://leitlinienprogramm-onkologie.de/Palliativmedizin.80.0.html.

Vorwort der Herausgeber

Repetitorium Palliativmedizin. Wozu ein weiteres Lehrbuch für dieses Fach? Die Antwort ist einfach. Palliativmedizin, Palliativversorgung ist ein hochgradig praxisorientiertes Querschnittsfach, für dessen Umsetzung man neben profundem, theoretischem Wissen ein hohes Maß an Empathie, viel Engagement, Erfahrung, Teamwork und einiges mehr benötigt. Denn längst ist klar: Die allermeisten Menschen wünschen die letzte Lebensphase daheim zu verbringen und aufsuchende Palliativversorgung braucht dafür manchmal andere Ideen. Die überwiegende Mehrheit der Autoren der verfügbaren palliativmedizinischen Literatur sind aber bisher Kliniker.

Die Herausgeber verstehen sich als Praktiker, sie fühlen sich der Versorgung schwerstkranker Patienten verbunden. Unterstützt durch exzellente (Ko-)Autoren aus der Basisversorgung sollen die „solid facts" relevant, korrekt und in einigermaßen knappem Umfang dargelegt werden. Mit leisen Zwischentönen und Fallberichten wird immer wieder dafür gesorgt, den so wichtigen Patientenbezug zu bewahren. So kann sich der Leser eine Haltung erarbeiten, mit der er eine gelingende Versorgung erreicht.

Schiere Palliativ- „medizin", die individuelle ärztliche Leistung, ist ohne die vorgenannten Rahmenbedingungen zwar vielleicht in gewissen Grenzen wirkungsvoll, aber doch ein mühsames Unterfangen und oft deutlich weniger effizient als die hospizlich-palliative Begleitung durch ein mehr oder weniger eng miteinander vernetztes Team. Deswegen legt das Autorenteam immer wieder Wert auf die Aspekte der Teamarbeit an sich, aber auch der Patientenorientierung in der Versorgung und des Self-Care. In kaum einem medizinischen Fachgebiet ist das Risiko, in der Arbeit so aufzugehen, dass man ausbrennt, höher als in der Begleitung Schwerstkranker und Sterbender. Doch wir wissen aus eigener Erfahrung und von vielen Kollegen, dass es eine wundervolle Aufgabe ist, Menschen auf der letzten Wegstrecke gut zu begleiten.

So wünschen wir dem Leser viel Freude bei der Lektüre, den erhofften Lerneffekt (und auch überraschende Erkenntnisse), den Wunsch, das Wissen weiter zu vertiefen und viel Erfolg bei der Prüfung für die Zusatzbezeichnung Palliativmedizin. Denn für jene, die sich zu diesem Thema hingezogen fühlen, wird Palliativversorgung leicht zu der Arbeit, die am meisten Freude bereitet. Mit hoher Expertise haben wir die Möglichkeit mit wenig Aufwand, gerade auch mit der Reduktion laufender Maßnahmen, eine dramatische Verbesserung der Lebenssituation Schwerstkranker zu erreichen. Und wenn eine Begleitung bis zum Tod des Patienten als gelungen empfunden wird, so hinterlässt diese auch etliche Angehörige, die etwas beschämt sagen: „Auch wenn das Sterben und der Abschied schwer fallen. Das ist ja wirklich schön gewesen".

So sagen wir dem ganzen Team, Autoren, Springer Verlag, Lektorat und allen Beteiligten einen ganz herzlichen Dank für die Mitwirkung an diesem aus unserer Sicht gelungenen Buch.

Inhaltsverzeichnis

1	**Grundlagen und Versorgungsstrukturen**	1
	Bernd Oliver Maier und Thomas Sitte	
1.1	Historische Entwicklung	2
1.2	Die hospizlich-palliative Grundhaltung (palliative care approach)	2
1.3	Indikationsstellung für kurative, kausale und palliative Maßnahmen	5
1.4	Grundsätzliche Charakteristika unterschiedlicher Versorgungsebenen	6
1.5	Spezialisierte Stationäre Palliativversorgung	9
1.6	Hospizliche und palliative Versorgung	11
	Literatur	13
2	**Grundlagen der Symptomkontrolle**	15
	Wolf Diemer	
2.1	Symptome bei fortschreitenden Erkrankungen	17
2.2	Kausale (kurative) Behandlungen und palliativmedizinische Therapie	18
2.3	Multidisziplinäre und multiprofessionelle Therapie möglichkeiten	20
2.4	Multiprofessionelle und interdisziplinäre Palliativbehandlung	21
2.5	Die Rolle des Chirurgen und Gastroenterologen in der Palliativversorgung	22
2.6	Strahlentherapie	23
2.7	Nichtmedikamentöse Therapien	23
2.8	Medikamentöse Therapien	24
2.9	Dauer- und Bedarfsmedikation	25
2.10	Dem Krankheitszustand angemessene Diagnostik und Therapie	26
2.11	Therapieplanung und Überprüfung	26
2.12	Prävention und Rehabilitation, bedürfnisorientierte vorausschauende Behandlung und Betreuung	27
2.13	Dokumentation	27
	Literatur	28
3	**Schmerztherapie**	29
	Matthias Thöns und Boris Hait	
3.1	Einführung	31
3.2	Total Pain	32
3.3	Schmerzanamnese	34
3.4	Schmerzleitung	36
3.5	Schmerztoleranz und Schmerzschwelle	37
3.6	Schmerzarten	37
3.7	Schmerztherapie	40
3.8	Opioidwechsel zu Methadon	62
	Literatur	63

4	**Gastrointestinale Symptome**	65
	Wolf Diemer, Markus Freistühler und Matthias Thöns	
4.1	Einführung	67
4.2	Übelkeit und Erbrechen	67
4.3	Diarrhö	75
4.4	Obstipation	76
4.5	Ileus	79
4.6	Aszites	82
	Literatur	83

5	**Pulmonale Symptome**	85
	Thomas Sitte und Matthias Thöns	
5.1	Atemnot	86
5.2	Husten	94
5.3	Therapie, Hämoptoe	96
5.4	Obere Einflussstauung	99
	Literatur	99

6	**Neuropsychiatrische Symptome**	101
	Christoph Gerhard und Thomas Sitte	
6.1	Verwirrtheit und Delir	102
6.2	Depression	104
6.3	Schlafstörungen	105
6.4	Restless-legs-Syndrom	106
6.5	Epileptische Anfälle	107
6.6	Angst	111
	Literatur	113

7	**Anorexie-Kachexie-Syndrom**	115
	Matthias Thöns und Boris Hait	
7.1	Ernährung	116
7.2	Ernährungsmedizinische Aspekte in der Palliativversorgung	118
7.3	Diagnostik	119
7.4	Therapeutisches Vorgehen	119
7.5	Künstliche Ernährung	124
7.6	Flüssigkeitsgabe am Lebensende	127
7.7	Mundpflege	129
7.8	Fatigue	131
	Literatur	134

8	**Dermatologische Symptome**	137
	Matthias Thöns und Thomas Sitte	
8.1	Behandlung chronischer Wunden	138
8.2	Wundmanagement – Grundsätzliches	139
8.3	Prinzipien der Wundbehandlung	141
8.4	Symptomkontrolle in der Wundbehandlung	146
	Literatur	153

Inhaltsverzeichnis

9	**Terminalphase**	155
	Matthias Thöns und Christoph Gerhard	
9.1	Grundsätzliches	157
9.2	Letzte Lebensphasen	158
9.3	Haltung ist wichtig	160
9.4	Die 10 Aufgaben am Lebensende	161
9.5	Best Care for the Dying (BCD)/Leitfaden Sterbephase	166
9.6	Mundpflege	167
9.7	Depression	169
9.8	Angst	170
9.9	Symptomkrisen am Lebensende /Notfälle	173
9.10	Nahtoderfahrungen	183
9.11	Sterbephasen nach Kübler-Ross	183
9.12	Zeichen des nahenden Todes	184
9.13	Nach dem Todesfall	187
	Literatur	187
10	**Psychosoziale und spirituelle Aspekte**	189
	Eckhard Eichner und Pfarrerin Christine Jung-Borutta	
10.1	Palliative Care	190
10.2	Integration existentieller und spiritueller Bedürfnis se von Patienten und ihren Angehörigen	193
10.3	Das soziale Umfeld der Patienten	198
10.4	Auseinandersetzung mit Sterben, Tod und Trauer sowie deren kulturellen Aspekten	198
10.5	Auswirkungen von Belastungen auf Betroffene, soziale Systeme und Familienstrukturen	199
10.6	Humor in der Palliativmedizin – ist Lachen die beste Medizin?	199
	Literatur	201
11	**Trauer**	203
	Alexandra Wilde und Elmar Wilde	
11.1	Menschen trauern	204
11.2	Trauer und Seelsorge	206
11.3	Trauer in der ärztlichen Praxis	210
11.4	Ars moriendi – das eigene Ende	213
	Literatur	214
12	**Spiritual Care**	215
	Pfarrerin Christine Jung-Borutta und Thomas Sitte	
12.1	Das Menschenbild in der Palliativmedizin	216
12.2	Der spirituelle Schmerz	217
12.3	Beispiele	217
12.4	Religiöse Spiritualität	219
12.5	Spiritual Care ganz praktisch: das Ritual	221
12.6	Spiritual Care ist ein Denkkonzept	222
12.7	Spiritual Care ist Begegnung	223

12.8	Spiritual Care ist Begegnung und Begegnung ist Kommunikation	226
	Literatur	230

13 Ethik in der Palliativmedizin ... 231
Gerald Neitzke

13.1	Definitionen: Wert – Moral – Ethik	232
13.2	Ethische Begründungssysteme	234
13.3	Ethik und Moral im Gesundheitswesen	236
13.4	Grundsätze der BÄK zur ärztlichen Sterbebegleitung	239
13.5	Ethikberatung im Gesundheitswesen	240
	Literatur	242

14 Rechtliche Aspekte ... 243
Wolfgang Putz und Matthias Thöns

14.1	Rechtliche und ethische Grundlagen des ärztlichen Berufs	245
14.2	Behandlungsfehler in der Palliativmedizin	249
14.3	Betreuungsrecht	259
14.4	Der neue § 217 StGB	261
	Literatur	261

15 Wahrnehmung und Kommunikation ... 263
Gideon Franck und Thomas Sitte

15.1	Verbale – nonverbale Kommunikation	265
15.2	Aufklärung sgespräch	271
15.3	Entscheidungsgespräch	274
15.4	Konfliktgespräch	276
15.5	Angehörigengespräch	277
15.6	Kommunikation im Team	278
	Literatur	279

16 Teamarbeit und Selbstreflexion ... 281
Boris Hait und Thomas Sitte

16.1	Haltung als Grundlage palliativer Arbeit	282
16.2	Interdisziplinarität und Teamarbeit als Ausdruck der Haltung in Palliative Care	284
16.3	Team als Strategie zum Erreichen des Ziels	285
16.4	Voraussetzungen für ein gut funktionierendes interdisziplinäres Team	286
16.5	Probleme und Schwierigkeiten im Teamwork	288
16.6	Selbstreflexion	289
16.7	Burnout	291
16.8	Resilienz	293
16.9	Zukünftige Herausforderungen für interdisziplinäre Palliativteams	293
	Literatur	294

17 Arzneimittel in der Palliativmedizin ... 297
Klaus Ruberg und Matthias Thöns

17.1	Einführung	299
17.2	Grundlagen	300

17.3	**Wichtige Arzneimittelgruppen**	305
17.4	**Palliative Sedierung**	325
17.5	**Methadon bei Krebsschmerzen**	326
	Literatur	328

18	**Übertherapie am Lebensende**	**331**
	Matthias Thöns und Thomas Sitte	
18.1	**Problem Krebsbehandlung**	333
18.2	**Palliative Chemotherapie**	334
18.3	**Strahlentherapie**	335
18.4	**Problem Intensivmedizin**	335
18.5	**Ausblick**	337
	Literatur	337

19	**Der neue § 217 StGB**	**339**
	Rissing-van Saan	
19.1	**Einleitende Worte der Herausgeber**	340
19.2	**Kommentar für die Praxis**	340

20	**White Paper der Päpstlichen Akademie für das Leben**	**343**
	Thomas Sitte	
20.1	**PAL-LIFE Interessengruppe zur Verbesserung der Palliativversorgung weltweit**	344
20.2	**Ausgewählte Empfehlungen für die Akteure**	345

Serviceteil

Anhang	348
Glossar zur Diskussion über die Beihilfe zum Suizid	350
Stichwortverzeichnis	353

Herausgeber- und Autorenverzeichnis

Über die Autoren

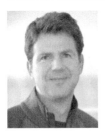

Dr. Matthias Thöns
Facharzt für Anästhesiologie, Palliativmediziner in der Spezialisierten ambulanten Palliativversorgung, Gründungsmitglied Palliativnetz Bochum e.V. & Witten e.V., Kursleiter Palliativweiterbildung Ärzte, Seelsorger und Pflegepersonal, stellvertretender Sprecher Deutsche Gesellschaft für Palliativmedizin NRW

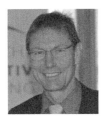

Dr. Thomas Sitte
ist Facharzt für Anästhesiologie mit den Zusatzbezeichnungen Palliativmedizin, Notfallmedizin, Schmerztherapie und Sportmedizin. Er ist Gründer des PalliativNetz Osthessen, Vorstandsvorsitzender der Deutschen PalliativStiftung und arbeitet jetzt in der KinderPalliativVersorgung. Er ist Preisträger u.a. des Palliative Award 2016 der DGAI. Als Mitglied der PAL-LIFE-Expert Group von Papst Franziskus tritt er für die Implementierung palliativen Versorgungsmöglichkeiten weltweit ein.

Autorenverzeichnis

Dr. med. Wolf Diemer
Zentrum f. Palliativmedizin
Evangelisches Krankenhaus Herne
Herne, Deutschland
w.diemer@evk-herne.de

Dr. med. Dr. phil. Eckhard Eichner
Augsburger Palliativversorgung GmbH
Augsburg, Deutschland
Eckhard.eichner@ahpv.de

Dipl.-Psych. Gideon Franck
Institut für Gesundheit
Fulda, Deutschland
gesundheitsinstitut@mac.com

Dr. med. Markus Freistühler
Innere Medizin
St. Marien-Krankenhaus
Ratingen, Deutschland
info@sankt-marien-ratingen.de

Dr. med. Christoph Gerhard
Palliativkonsiliardienst
Kath. Kliniken Oberhausen
Oberhausen, Deutschland
c.gerhard@kk-ob.de

Dr. Boris Hait
Palliativzentrum Unna
Katharinen-Hospital Unna
Unna, Deutschland
hait@katharinen-hospital.de

Dr. med. Bernd Oliver Maier
St. Josefs-Hospital Wiesbaden
Wiesbaden, Deutschland
bernd-oliver.maier@palliativmedizin.de

Herausgeber- und Autorenverzeichnis

Dr. med. Gerald Neitzke
Institut für Geschichte, Ethik und
Philosophie der Medizin
MHH Hannover
Hannover, Deutschland
neitzke.gerald@mh-hannover.de

Wolfgang Putz
Medizinrechtliche Sozietät
Putz & Steldinger
München, Deutschland
kanzlei@putz-medizinrecht.de

Dr. rer. medic. Klaus Ruberg
Kronen-Apotheke-Marxen
Marxen-Ruberg OHG
Wesseling, Deutschland
k.ruberg@kroapo.de

Prof. Dr. iur. Ruth Rissing-van Saan
Lehrstuhl für Straf-und Strafprozessrecht
Juristische Fakulttät
Ruhr-Universität Bochum
Bochum, Deutschland
r.rissing@t-online.de

Dr. med. Thomas Sitte
Deutsche PalliativStiftung
Fulda, Deutschland
Thomas.Sitte@PalliativStiftung.de

Dr. med. Matthias Thöns
Palliativnetz Witten e.V.
Witten, Deutschland
email@sapv.de

Alexandra Wilde
Hildesheim, Deutschland
dr.elmar.wilde@t-online.de

Dr. med. Elmar Wilde
Hildesheim, Deutschland
dr.elmar.wilde@t-online.de

Pfarrerin Christine Jung-Borutta
Zentrum f. Hospiz und Trauerarbeit
Bochum, Deutschland
c.jung-b@ambulante-hospizarbeit-bochum.de

Grundlagen und Versorgungsstrukturen

Bernd Oliver Maier und Thomas Sitte

1.1 Historische Entwicklung – 2

1.2 Die hospizlich-palliative Grundhaltung (palliative care approach) – 2
1.2.1 Definitionen – 3
1.2.2 Palliative Care Definition – 4

1.3 Indikationsstellung für kurative, kausale und palliative Maßnahmen – 5

1.4 Grundsätzliche Charakteristika unterschiedlicher Versorgungsebenen – 6
1.4.1 Stationäre und ambulante Versorgung – 6
1.4.2 Spezialisierte und allgemeine Versorgung – 6
1.4.3 Versorgungsbedarf – 7
1.4.4 Spezialisierte und allgemeine Versorgungsleistungen – 8

1.5 Spezialisierte Stationäre Palliativversorgung – 9

1.6 Hospizliche und palliative Versorgung – 11

Literatur – 13

© Springer-Verlag GmbH Deutschland, ein Teil von Springer Nature 2019
M. Thöns, T. Sitte (Hrsg.), *Repetitorium Palliativmedizin*,
https://doi.org/10.1007/978-3-662-59090-4_1

1.1 Historische Entwicklung

> „Art. 1 (1) Die Würde des Menschen ist unantastbar. Sie zu achten und zu schützen ist Verpflichtung aller staatlichen Gewalt."

Diese Verpflichtung aus dem Grundgesetz ist auch Grundlage allen ärztlichen Handelns in unserem Staat.

In den **1960er-Jahren** führten Mitarbeiter des Paul-Lechler-Krankenhauses für Tropenmedizin in Tübingen ihre Erfahrungen in die klinische Versorgung ihrer Patienten ein, die sie in London gemacht hatten.

1967 eröffnete das St. Christopher's Hospice in London, das durch Cicely Saunders gegründet wurde. Es wird oft als Wiege der Hospizidee der Moderne bezeichnet. Im angelsächsischen Sprachraum verbreitete sich die Hospizidee schnell.

1971 erreichte die Bewegung dann auch Deutschland erstmals in großem Umfang mit einem Filmbericht der ARD über das St. Christopher's Hospice in London mit dem Titel „Noch 16 Tage – eine Sterbeklinik in London".

1974 nahm in den USA ein Hausbetreuungsdienst mit haupt- und ehrenamtlichen Mitarbeitern seine Arbeit auf, das Connecticut Hospice.

1975 prägte Balfour Mount einen neuen Begriff, als er eine Bezeichnung für seine neue Krankenhausabteilung im Spital Montreal suchte. „Er war der erste, der den Begriff „Palliative Care" gebrauchte".

1983 kam die erste Palliativstation in Köln hinzu.

1986 wurde das erste stationäre Hospiz „Haus Hörn" in Aachen gegründet.

1992 Gründung Bundesarbeitsgemeinschaft Hospiz (später Deutscher Hospiz- und Palliativverband)

1994 Gründung der Deutschen Gesellschaft für Palliativmedizin

1997 Curricula Palliativmedizin für Ärzte, Pflegepersonal und Medizinstudenten

1999 Erste Professur für Palliativmedizin an der Universität Bonn (Prof. Klaschik)

2004 Einführung der Zusatzweiterbildung „Palliativmedizin" für Fachärzte

2007 gesetzlicher Anspruch auf spezialisierte ambulante Palliativversorgung (SGB V, § 37b)

2015 Hospiz- und PalliativGesetz

Seit den Anfängen der modernen Hospiz- und Palliativbewegung ist es zur Ausdifferenzierung der Angebote und Strukturen gekommen. Durch den Schrittmacher des breiten bürgerschaftlichen Engagements der Hospizbewegung wurden hospizlich-palliative Werte in einer technisch geprägten Medizinlandschaft wieder wahrnehmbar und in der Folge konzeptionell in Umsetzungsmodellen erprobt. Heute sind sie anerkannter und unverzichtbarer Bestandteil eines Medizinverständnisses, das menschliche Grundwerte und Bedürfnisse über die Fragen der technischen Machbarkeit stellt. Hierfür besteht ein breiter gesellschaftlicher Konsens, der auf einem aufgeklärten Verständnis von Menschlichkeit, Solidarität und Sorge füreinander fußt. Dies spiegelt sich auch in politischen Entscheidungen wider, wie es der 2007 gesetzlich verankerte Leistungsanspruch auf Spezialisierte Ambulante Palliativversorgung (SAPV) illustriert. Die wichtige Voraussetzung eines gesellschaftspolitischen Konsens und die Wahrnehmung palliativmedizinischer Aufgaben und Themenfelder als politische Aufgabe bergen aber auch die Gefahr, dass dieser Konsens durch populistische Strömungen ausgehebelt werden könnte. Deshalb gilt es, auch die gesellschaftliche Aufklärung als wichtigen Teil hospizlich-palliativer Tätigkeit zu verstehen. In dieser Übersicht werden die einzelnen Elemente hospizlich-palliativer Kultur und Engagements, Begleitung und Behandlung vorgestellt und kommentiert.

1.2 Die hospizlich-palliative Grundhaltung (palliative care approach)

Alle Initiativen und Versorgungsangebote, die die Weiterentwicklung der palliativmedizinischen und hospizlichen Versorgung im Blick haben, basieren auf einer gemeinsamen Grundhaltung, die das Wesen von Palliativversorgung ausmacht. Aus der Vielzahl von existierenden Definitionen seien hier zwei herausgegriffen:

1.2.1 Definitionen

Palliativmedizin ist die Behandlung von Patienten mit einer nicht heilbaren progredienten und weit fortgeschrittenen Erkrankung mit begrenzter Lebenserwartung, für die das Hauptziel der Begleitung die **Lebensqualität** ist. Palliativmedizin soll sich dabei nicht auf die letzte Lebensphase beschränken. Viele Grundsätze der Palliativmedizin sind auch in frühen Krankheitsstadien zusammen mit der kausalen Therapie anwendbar. Palliative Zielsetzungen können in verschiedenen organisatorischen Rahmen sowohl im ambulanten wie im stationären Bereich verfolgt werden. (Definition der Deutschen Gesellschaft für Palliativmedizin zitiert nach ▶ www.dgpalliativmedizin.de vom 15.03.2013)

Palliativmedizin/Palliative Care ist ein Ansatz zur Verbesserung der Lebensqualität von Patienten und ihren Familien, die mit Problemen konfrontiert sind, welche mit einer lebensbedrohlichen Erkrankung einhergehen. Dies geschieht durch Vorbeugen und Lindern von Leiden durch frühzeitige Erkennung, sorgfältige Einschätzung und Behandlung von Schmerzen sowie anderen Problemen körperlicher, psychosozialer und spiritueller Art.

Palliativmedizin
- ermöglicht Linderung von Schmerzen und anderen belastenden Symptomen,
- bejaht das Leben und erkennt Sterben als normalen Prozess an,
- beabsichtigt weder die Beschleunigung noch Verzögerung des Todes,
- integriert psychologische und spirituelle Aspekte der Betreuung,
- bietet Unterstützung, um Patienten zu helfen, ihr Leben so aktiv wie möglich bis zum Tod zu gestalten,
- bietet Angehörigen Unterstützung während der Erkrankung des Patienten und in der Trauerzeit,
- beruht auf einem Teamansatz, um den Bedürfnissen der Patienten und ihrer Familien zu begegnen, auch durch Beratung in der Trauerzeit, falls notwendig,
- fördert Lebensqualität und kann möglicherweise auch den Verlauf der Erkrankung positiv beeinflussen,
- kommt frühzeitig im Krankheitsverlauf zur Anwendung, auch in Verbindung mit anderen Therapien, die eine Lebensverlängerung zum Ziel haben, wie z. B. Chemotherapie oder Bestrahlung und schließt Untersuchungen ein, die notwendig sind, um belastende Komplikationen besser zu verstehen und zu behandeln (Definition der Weltgesundheitsorganisation WHO 2002, zitiert in deutscher Übersetzung nach ▶ www.dgpalliativmedizin.de vom 15.03.2013)

Beide Definitionen setzen als unverrückbares Fundament, die Akzeptanz des Sterbens als natürlichen Prozess am Ende des Lebens voraus. Ein Medizinverständnis, das sich als allmächtig positioniert und versucht die Endlichkeit abzuschaffen, wie es im Rahmen der revolutionären technischen Fortschritte des 20. Jahrhunderts stilprägend wurde, wird abgelöst von einem moderaten, akzeptierenden Bild, das auf dem Prinzip der Verhältnismäßigkeit aufbaut:

Eine palliative Behandlung ist zwangsläufig sinnvoll, da das Leben immer endlich bleibt. Wann, in welchem Umfang und ob alternative oder ergänzende Ansätze dabei die meiste Effektivität und den größten individuellen Nutzen versprechen, ist dagegen Teil der notwendigen strukturell orientierten aktuellen Diskussion.

Einen wichtigen Hinweis auf die Frage des Zeitpunktes liefern aber die Definitionen selbst: Es wird bewusst nicht von Todesnähe einer Erkrankung gesprochen, sondern die bedürfnisorientierte, möglichst vorausschauende Unterstützung für Betroffene gefordert. Diese Dimension wird erweitert um die Einbeziehung der Angehörigen in den programmatischen Betreuungsansatz. Auch dafür gibt es keine Präzedenz in dem deutschen Gesundheitssystem: Aufgrund der Erkrankung eines Dritten entsteht ein Leistungsanspruch für die im systemischen Sinne von der Erkrankung miterfassten Familienangehörigen und Freunde. So elementar dieser Gedanke für die Hospiz- und Palliativversorgung ist, so wenig passt er in bestehende Klassifikationssysteme als Grundlage angemessener Vergütungen der tätigen Dienste.

Das besondere dieser grundsätzlichen und allumfassenden Haltung ist die Tatsache der ubiquitären Gültigkeit: Der formulierte Anspruch der Inhalte einer hospizlich-palliativen Versorgung gilt unabhängig vom Aufenthaltsort eines Patienten, von den Sektorengrenzen der stationären und ambulanten Versorgung, von der Intensität des Unterstützungsbedarfes, von der Professionalisierung des Leistungsanbieters und allen auch sonst denkbaren differenzierenden Barrieren. Ohne diese grenzüberschreitende Verbindlichkeit eines fundamentalen Verständnisses des gemeinsamen Ziels würde die Hospiz- und Palliativbewegung scheitern. Die gemeinsam getragene Vision konzeptionell nachhaltig und ausreichend differenziert im Sinne einer verlässlichen und qualitativ gesicherten, abgestuften, wirtschaftlichen und zweckmäßigen Versorgung real umzusetzen, ist dann die aus dieser grenzüberschreitenden Verbindlichkeit resultierende nachgeordnete Aufgabe.

Es gilt: Nur wer die umfassende Definition der Palliativmedizin inhaltlich mit Leben füllt, beteiligt sich auch tatsächlich an Palliativversorgung. Eine segmentierte Betrachtung einzelner Aspekte, wie z. B. die isolierte Hinwendung zu Fragen der pharmakotherapeutischen Schmerztherapie oder der systemischen Tumortherapie, können zweifelsohne wertvolle Ergebnisse für die Betroffenen erzielen, bleiben aber symptomatologisch motiviert, wenn sie nicht in den Gesamtkontext der Grundhaltung einer allumfassenden Palliativversorgung eingebettet sind.

Im Jahre 2018 wurde in einem umfangreichen Delphi-Prozess der Begriff Palliative Care von der International Association for Hospice and Palliative Care neu definiert: ▶ https://hospicecare.com/what-we-do/projects/consensus-based-definition-of-palliative-care/.

1.2.2 Palliative Care Definition

Palliative care is the active holistic care of individuals across all ages with serious health-related sufferingi due to severe illnessii, and especially of those near the end of life. It aims to improve the quality of life of patients, their families and their caregivers.

Palliative care:
- Includes, prevention, early identification, comprehensive assessment and management of physical issues, including pain and other distressing symptoms, psychological distress, spiritual distress and social needs. Whenever possible, these interventions must be evidence based.
- Provides support to help patients live as fully as possible until death by facilitating effective communication, helping them and their families determine goals of care.
- Is applicable throughout the course of an illness, according to the patient's needs.
- Is provided in conjunction with disease modifying therapies whenever needed.
- May positively influence the course of illness.
- Intends neither to hasten nor postpone death, affirms life, and recognizes dying as a natural process.
- Provides support to the family and the caregivers during the patient's illness, and in their own bereavement.
- Is delivered recognizing and respecting the cultural values and beliefs of the patient and the family.
- Is applicable throughout all health care settings (place of residence and institutions) and in all levels (primary to tertiary).
- Can be provided by professionals with basic palliative care training.
- Requires specialist palliative care with a multiprofessional team for referral of complex cases.

To achieve palliative care integration, governments should:
1. Adopt adequate policies and norms that include palliative care in health laws, national health programs and national health budgets;
2. Ensure that insurance plans integrate palliative care as a component of programs;
3. Ensure access to essential medicines and technologies for pain relief and palliative care, including pediatric formulations;
4. Ensure that palliative care is part of all health services (from community health-based programs to hospitals), that everyone is assessed, and that all staff can provide basic palliative care with specialist teams available for referral and consultation;
5. Ensure access to adequate palliative care for vulnerable groups, including children and older persons;
6. Engage with universities, academia and teaching hospitals to include palliative care research as well as palliative care training as an integral component of ongoing education, including basic, intermediate, specialist, and continuing education.

To see the glossary of terms, click here.
i. Suffering is health-related when it is associated with illness or injury of any kind. Health related suffering is serious when it cannot be relieved without medical intervention and when it compromises physical, social and/or emotional functioning. Available in ▶ http://pallipedia.org/serious-health-related-suffering-shs/
ii. Severe illness is understood as any acute or chronic illness and/or condition that causes significant impairment, and may lead to long-term impairment, disability and/or death. Available at ▶ http://pallipedia.org/serious-illness/

1.3 Indikationsstellung für kurative, kausale und palliative Maßnahmen

Die ärztliche Aufgabe, Kranke gerade in deren letztem Lebensabschnitt zu begleiten, wird auch in den Grundsätzen der Bundesärztekammer vom 17.02.2011 beschrieben, die im Wesentlichen übereinstimmen mit der in unserer Kultur überwiegend als gültig erachteten christlichen Ethik.

Unter einer **medizinischen Indikation** versteht man das Handlungsgebot, das sich aus der ärztlichen Einschätzung einer klinischen Situation im Bezug auf deren Beeinflussbarkeit durch medizinische Maßnahmen ergibt. Voraussetzung für eine gelungene Indikationsstellung ist also der Bezug zu einem Therapieziel. Denn nur durch den Bezug zu einem Ziel kann die Stärke einer Indikation ermittelt werden. Die prinzipielle Unterteilung in kurative, kausale und palliative Maßnahmen beschreibt dabei unterschiedliche und sich teilweise ergänzende (z. B. kausal und palliativ) Handlungsebenen. Innerhalb jedes Handlungsstranges muss dann wiederum eine rechtfertigende Indikation für die spezifischen Maßnahmen vorliegen. So fällt z. B. die Stärke der Indikation für eine Chemotherapie bei einem metastasierten kleinzelligen Lungenkarzinom schwach aus, wenn ich ein rein kuratives Therapieziel ausgebe, aber deutlich stärker, wenn ich palliative Therapieziele verfolge (Symptomkontrolle und Verlängerung der Überlebenszeit).

– **Das zu definierende Ziel darf nicht unrealistisch sein und muss damit mit einer gewissen Wahrscheinlichkeit erreicht werden können. Chancen unter 1 % gelten hierbei als unrealistisch.**

Dann sollte nach Neitzke zunächst aufgrund medizinischer und ärztlicher Indikation ein individueller Behandlungsvorschlag erarbeitet werden. Eine medizinische Indikation ergibt sich dabei zunächst aus der Abwägung der Diagnose mit den Therapiemöglichkeiten.

Die **ärztliche Indikationsstellung** überträgt die wissenschaftlich ermittelte eher theoretische medizinische Indikation in die Behandlungsrealität: durch Berücksichtigung und Abwägung des Wissens um die besonderen Umstände der Behandlungs- und Lebenssituation des Patienten, z. B., ob er alleinstehend ist oder ein fürsorgliches soziales Netz um sich hat. Diese Indikationsstellung ist zwingende Voraussetzung für die Therapie, in die der Patient dann noch einwilligen muss, und sie ist unabhängig davon, ob das Therapieziel kurativ oder palliativ ist.

1.4 Grundsätzliche Charakteristika unterschiedlicher Versorgungsebenen

1.4.1 Stationäre und ambulante Versorgung

Das deutsche Gesundheitswesen unterscheidet einen stationären von einem ambulanten Behandlungssektor. Der stationäre Behandlungssektor umfasst dabei jede Form von Krankenhausbehandlung, die mit Verbleib im Krankenhaus verbunden ist. Zum ambulanten Sektor zählen alle über ambulant tätige, niedergelassene Ärzte erbrachten Leistungen. In dieser Systematik gehören folgerichtig die Einrichtungen der stationären Altenhilfe („Pflegeheime") und auch stationäre Hospize zum ambulanten Sektor. Das führt nicht selten zu Verwirrung in Diskussionen, in denen nicht das einheitliche Verständnis von ambulant und stationär vorab geklärt wurde.

Für die ordnungspolitisch ambulanten, aber in baulicher Abgeschlossenheit stationären Einrichtungen wie Hospize und Pflegeheime hat das wichtige Konsequenzen: Der an ambulante Versorgung gekoppelte Leistungsanspruch auf Spezialisierte Ambulante Palliativversorgung (SAPV) behält hier seine Gültigkeit.

Wesentlicher Unterschied zwischen beiden Bereichen ist die zugrunde liegende Finanzierungssystematik. Da Palliativversorgung regelhaft sektorenübergreifend ausgerichtet ist, wird diese sektorale Grenze häufig zum Prüfstein der Konzepte bzw. die sektorale Einteilung oft herausgefordert.

Organisationsformen
- **Ambulant**
  - Basisversorgung durch Vertragsärzte und normale Pflegdienste, Integration ehrenamtlicher Hospizarbeit in jeder Stufe
  - Allgemeine ambulante Palliativversorgung durch weitergebildete Ärzte (z. B. Basiskurs palliativmedizinische Grundversorgung) und Pflegekräfte, die hauptberuflich in der Regelversorgung eingebunden sind
  - Spezialisierte ambulante Palliativversorgung durch Teams aus palliativmedizinisch qualifizierten Ärzten und Pflegekräften, die schwerpunktmäßig in der Palliativversorgung beschäftigt sind
- **Konsiliarisch:** Es gibt vereinzelte Angebote stationärer und auch ambulanter Konsiliardienste.
- **Teilstationär:** Der teilstationäre Gedanke im Sinne von Tageskliniken findet sich in Deutschland kaum.
- **Stationär**
  - Basisversorgung durch das Personal der Regelversorgung
  - Unterstützung durch Konsiliardienste innerhalb des Krankenhauses aus spezialisierten Ärzten und Pflegekräften
  - Palliativstation mit den entsprechenden Qualitätskriterien

1.4.2 Spezialisierte und allgemeine Versorgung

Es gelten weder für den Bereich der spezialisierten noch der allgemeinen Palliativversorgung verbindlich akzeptierte Leistungs- oder Strukturmerkmale. Die Diskussion um Inhalte, Strukturelemente und Zuständigkeiten ist dabei geprägt von berufspolitischem Charakter. Der Wunsch die eigene Lösung – sei sie hier trägerspezifisch oder regional motiviert, teils auch als länderspezifische Modelle – in den Status der Allgemeingültigkeit zu heben, ist dabei regelhaftes Streben.

Um sich der Unterscheidung in der notwendigen Differenziertheit zu nähern, scheint es sinnvoll sich auf zwei Betrachtungsebenen zu konzentrieren: Die Ebene des Bedarfs als primäres Kriterium und die korrespondierende Ebene der Leistungsdichte eines Versorgungsangebotes als zweites Kriterium.

1.4.3 Versorgungsbedarf

Es gilt im Wesentlichen als unstrittig, dass Bedarf in der Palliativversorgung kein fester Zustand ist, sondern das Produkt dynamischer Prozesse. Der zu einem bestimmten Zeitpunkt bestehende Bedarf ist die Summe dieser Prozesse. Hinzuweisen ist an dieser Stelle auf eine terminologische Diskussion um das Wort Bedarf: Die Unterscheidung zwischen Bedürfnis, Bedarfe und Bedarf wird oft in der Objektivierbarkeit des Bedarfs in Abgrenzung zur Subjektivität des individuell erspürten Bedürfnisses gesehen. Umgangssprachlich, pflegerisch-medizinisch, sozialgesetzlich werden diese ähnlichen oder identischen Begriffe verschieden gebraucht. Diese objektive Gewichtung von Bedarf entspricht der Definition von Bedarfsgerechtigkeit im Konzept einer (verteilungs-) gerechten und verallgemeinerbaren Strukturierung von Gesundheitsleistungen. In der Palliativversorgung besteht aber die implizite Notwendigkeit, sich im Sinne einer radikalen Patientenorientierung nicht auf eine vermeintliche Objektivität reduzieren zu lassen.

Die denkbare Unterscheidung zwischen objektivem Bedarf und subjektivem Bedürfnis beinhaltet die Gefahr einer Bewertung und daraus resultierenden Rationierung, nur den vermeintlich objektiven Bedarf als Handlungsaufforderung und Leistungsanspruch gelten zu lassen. Das wird den Voraussetzungen in der Palliativversorgung nicht gerecht: Der englische Begriff „needs" unterscheidet dieses Kriterium nicht und lässt damit gar keinen Raum für eine wertende Differenzierung. In der deutschen Sprachregelung, sollte man sich eher der systematischen Betrachtungsweise des Case- und Care-Managements anschließen, die Bedarf beschreibt, als die offene Differenz zwischen Bedürfnislage der Betroffenen und den individuellen Ressourcen – also den Bereich umfasst in dem professionelle und institutionalisierte Hilfe zur Bedarfsdeckung eingeschaltet werden muss, um die Bedürfnisse tatsächlich zu befriedigen.

Diese Charakterisierung lässt sich anwenden, wenn professionelle Angebote auch für ein klares inhaltliches Portfolio stehen. Schwieriger ist die Grenze hier bei vielen ehrenamtlichen und hospizlichen Angeboten: Gilt der regelmäßige Besuch durch einen befähigten Hospizhelfer als Rückgriff auf die eigenen Ressourcen im Sinne eines bürgerlich-nachbarschaftlichen Engagements oder steht er für die Inanspruchnahme einer professionellen Ressource?

Die tatsächliche Einschätzung des individuellen Bedarfs kann an den **vier Grunddimensionen der Palliativversorgung**, die sich an den Grunddeterminanten menschlichen Daseins orientieren, festgemacht werden. Das sind
- die körperlich-somatische Dimension,
- die fürsorglich-pflegerische Dimension,
- die psychologisch-soziale Dimension
- und die spirituelle Dimension.

Der Anspruch der allumfassenden Hinwendung zu dem von den Betroffenen selbst als relevant erlebten Belastungsmomenten, führt in der Palliativversorgung zwangsläufig dazu, das über den Kontext der herkömmlichen somatisch medizinischen Aufmerksamkeit hinaus, die Blende der Aufmerksamkeit auch auf andere Themen scharf gestellt werden muss: auf die thematisch angrenzenden Felder des menschlichen Seins.

Jede dieser prinzipiell gleichwertig nebeneinander stehenden Dimensionen kann den Bedarf determinieren: Die hierfür wichtigen Bezugspunkte lassen sich als Intensität, bzw. als Komplexität benennen.

Intensität beschreibt dabei das Ausmaß einer Belastung – im Palliativkontext häufig als

Symptombelastung bezeichnet. Wie am Beispiel der Schmerzintensität einfach zu erläutern, lassen sich Belastungen abgestuft als schwerwiegend oder moderat klassifizieren – und daraus die Dringlichkeit einer notwendigen therapeutischen Reaktion abschätzen. Im Falle der nicht primär somatischen Belastungen ist diese Einschätzung oft schwieriger zu treffen und auch deutlich weniger ausschließlich mit ärztlicher Einschätzung alleine ausreichend zu gewährleisten. Oft erhalten andere Adressaten auch andere Auskünfte, die dann aber erst zu einem gemeinsamen Bild zusammengeführt werden können, wenn die Professionen angemessen miteinander kommunizieren.

Die **Komplexität** resultiert aus der simultanen Präsenz unterschiedlicher, sich gegenseitig verstärkender Belastungsmomente. Auch wenig intensive Belastungen können durch gegenseitige Verstärkung eine besondere Dringlichkeit, bzw. einen dringlichen Handlungsbedarf nach sich ziehen. So hat ein alleinstehender Patient mit mäßig intensivem Tumorschmerz, der gut opioidsensibel ist, aber in der Mobilität limitiert aufgrund einer Wohnung im 4. Stock einen komplexeren Bedarf als ein Patient mit denselben Schmerzcharakteristika, der mit seiner Ehefrau in einem barrierefreien, ebenerdigen Haus neben der Apotheke wohnt.

Aus diesen beiden Determinanten der Intensität und der Komplexität der individuellen Belastungsmomente lässt sich also eine **konsequente Hierarchisierung der Probleme** und somit der angepasst angemessenen Reaktion ableiten.

Auch hier sei eine semantische Anmerkung angebracht: Das Wort Symptom wird im medizinischen Kontext doppeldeutig verwendet. Es beschreibt in der somatisch zentrierten Bedeutung oft einen Befund, oft richtungsweisend, der zur Diagnose einer Erkrankung hinleitet: Leitsymptom einer Herzinsuffizienz ist Luftnot. Im palliativmedizinischen Kontext wird Symptom für die subjektive Empfindung einer Belastung verwendet – unabhängig von dem zugrunde liegenden pathophysiologischen Korrelat. Beide Systematiken werden nicht stringent angewendet, denn auch in der Palliativmedizin finden häufig unzutreffende Klassifikationen statt: Wenn ein Patient das Symptom Delir bietet, wie fühlt er sich dann? Die wenigsten Patienten würden sich doch selbst als delirant beschreiben.

Dennoch scheint auch hier die mangelnde Präzision der Sprachregelung ein steter Quell von Missverständnissen und Fehleinschätzungen, gerade im kollegialen Dialog.

Die entscheidende Determinante für die Ermittlung der **Charakteristik eines Versorgungsbedarfes** entsteht aus dem Zusammenwirken
- des Ausmaßes der individuell erlebten Belastungen,
- der Simultanität,
- der gegenseitigen Verstärkung der einzelnen Belastungsstränge
- und der realen Unterstützungsmöglichkeiten durch das unmittelbare Umfeld.

Das alleine erlaubt zwar noch keine klare Zuordnung zu einer spezialisierten oder allgemeinen Versorgungsebene, da hierzu die entscheidende Determinante festgelegt werden muss: Welches Angebot kann den ermittelten Bedarf decken, welche inhaltlichen Möglichkeiten werden als spezialisiert und allgemein unterschieden?

1.4.4 Spezialisierte und allgemeine Versorgungsleistungen

Für die Zuordnung einer Leistung zu dem Bereich der spezialisierten Versorgung gibt es im ambulanten und im stationären Bereich konkrete Vorgaben.

Im ambulanten Sektor regeln die gesetzlichen Vorgaben zur Spezialisierten Ambulanten Palliativversorgung (SAPV) das spezialisierte Leistungsgeschehen, im stationären Bereich ist über die Beschreibung der Spezialisierten Stationären Palliativversorgung (SSPV) im Deutschen Diagnose und Prozedurenschlüssel OPS Nummer 8-98e eine Zuordnung möglich.

Grundlagen und Versorgungsstrukturen

Unterschiede allgemeine/spezialisierte Palliativversorgung
- **Basiskenntnisse** in Palliativmedizin setzen etwa voraus:
  - Basismanagement von Schmerzen, Depression, Angst und anderen Symptomen
  - Basisdiskussion zu Prognose, Therapiezielen, Leidensvermeidung, Vorsorgeplanung
- **Spezialistenkenntnisse**
  - Managen von refraktärem Schmerz, Depression, Angst, Trauer und anderen komplexen Symptomen
  - Umgang mit existentieller Not
  - Konfliktlösungen bezüglich der Therapieziele oder von Therapiemethoden innerhalb der Familie, zwischen der Familie und den Behandlern und innerhalb der Behandler
  - Unterstützung im Benennen nutzloser Behandlungsversuche (Stolberg 2011; Quill und Abernethy 2013)

- Im Hospiz- und PalliativGesetz wurden Ende 2015 Maßnahmen zum Aufbau der Allgemeinen Palliativversorgung als zweite Stufe zwischen der Palliativen Grund- (oder Basis-)Versorgung und der SAPV beschlossen. Aufgrund der immer noch nicht ausreichend und regional sehr unterschiedlich entwickelten Palliativversorgung werden spezialisierte Teams teils bereits für die Basisversorgung eingesetzt. Das ist aus drei Gründen ungünstig:
- Der wachsende Bedarf wird die vorhandenen spezialisierten Ressourcen rasch überfordern.
- Viele Strategien der Basisversorgung können von Hausärzten sehr gut erbracht werden, die Übernahme dieser Aufgaben durch Spezialisten durchbricht gewachsene therapeutische Bande.
- Hausärzte könnten in Zukunft der Meinung sein, selbst eine Basissymptomkontrolle gehöre nicht zu ihren Aufgaben.

1.5 Spezialisierte Stationäre Palliativversorgung

Mindestmerkmale:
- Kontinuierliche, 24-stündige Behandlung auf einer eigenständigen Palliativeinheit (mindestens 5 Betten) durch ein multidisziplinäres und multiprofessionelles, auf die besonders aufwändige und komplexe Palliativbehandlung spezialisiertes Team
- Fachliche Behandlungsleitung durch einen Facharzt mit Zusatzweiterbildung Palliativmedizin und mindestens 6-monatiger Erfahrung in der Behandlung von Palliativpatienten auf einer Palliativstation oder in einer anderen Einrichtung der spezialisierten Palliativversorgung. Die 24-stündige fachliche Behandlungsleitung kann durch Rufbereitschaft gewährleistet werden
- Von Montag bis Freitag tagsüber eine mindestens 7-stündige ärztliche Anwesenheit auf der Palliativeinheit
- Pflegerische Leitung mit Nachweis einer anerkannten curricularen palliativpflegerischen Zusatzqualifikation von mindestens 160 Stunden sowie mit mindestens 6-monatiger Erfahrung in einer Einrichtung der spezialisierten Palliativversorgung
- Durchführung eines standardisierten Palliativmedizinischen Basisassessments (PBA) zu Beginn der Behandlung
- Tägliche multiprofessionelle Fallbesprechung mit Dokumentation
- Erstellung und Dokumentation eines individuellen Behandlungsplans bei Aufnahme
- Begleitung des Patienten durch einen fallbezogenen Koordinator
- Aktive, ganzheitliche Behandlung zur Symptomkontrolle und psychosozialen Stabilisierung, ohne kurative Intention und im Allgemeinen ohne Beeinflussung der Grunderkrankung von Patienten mit einer progredienten, fortgeschrittenen Erkrankung und begrenzter Lebenserwartung unter Einbeziehung ihrer Angehörigen

- Bedarfsgerechte Anwendung spezialisierter apparativer palliativmedizinischer Behandlungsverfahren und deren kontinuierliche Überwachung, z. B. Schmerzpumpen und weitere kontinuierliche parenterale Therapien zur Symptomkontrolle
- Aktivierend- oder begleitend-therapeutische Pflege durch besonders in diesem Bereich geschultes Pflegepersonal
- Wöchentliche multidisziplinäre Teambesprechung mit wochenbezogener Dokumentation bisheriger Behandlungsergebnisse und weiterer Behandlungsziele
- Einsatz von mindestens zwei der folgenden Therapiebereiche: Sozialarbeit/Sozialpädagogik, Psychologie, Physiotherapie, künstlerische Therapie (Kunst- und Musiktherapie), Entspannungstherapie, Patienten-, Angehörigen- und/oder Familiengespräche mit insgesamt mindestens 6 Stunden pro Patient und Woche in patientenbezogenen unterschiedlichen Kombinationen (Die Patienten-, Angehörigen- und/oder Familiengespräche können von allen Berufsgruppen des Behandlungsteams durchgeführt werden.)
- Bedarfsgerechte Vermittlung zu qualifizierten und kontinuierlichen Unterstützungsangeboten für Angehörige (auch über den Tod des Patienten hinaus)
- Bedarfsgerechte Vermittlung und Überleitung zu nachfolgenden Betreuungsformen der allgemeinen und spezialisierten Palliativversorgung unter besonderer Berücksichtigung von Notfallvorausplanung, strukturierter Anleitung von Angehörigen, sozialrechtlicher Beratung und bedarfsgerechter Zuweisung

Behandlungsdauer:
- 8-98e.0 Bis zu 6 Behandlungstage
- 8-98e.1 Mindestens 7 bis höchstens 13 Behandlungstage
- 8-98e.2 Mindestens 14 bis höchstens 20 Behandlungstage
- 8-98e.3 Mindestens 21 Behandlungstage

Allerdings dürfen diese formalen Regelungen nicht mit der Festsetzung eines Qualitätsstandards gleichgesetzt werden. Sie dienen lediglich dazu, auf der operativen Ebene eine Mindestanforderung festzuschreiben deren Erfüllung differenziertere Abrechnungsmöglichkeiten eröffnet. Auch dienen diese Regelungen nicht als Exklusivkriterien. So können manche der stationsunabhängig im Krankenhaus aktiven mobilen multiprofessionellen Dienste (oft herkömmlich, aber fälschlich als Konsiliardienst bezeichnet) aufgrund ihrer Leistungsdichte und Problemlösungskompetenz durchaus den Anspruch stellen, auch dem spezialisierten Versorgungssegment zugerechnet zu werden, selbst wenn sie nicht explizit in den bestehenden Regelungen benannt sind.

Hinweise für die Zuordnung einer Struktur beziehungsweise eines Angebotes zu der Ebene der spezialisierten Versorgungsebene ergeben sich aus der Problemlösungskompetenz des Ansatzes. Einflussfaktoren hierfür scheinen zu sein:
- Die Handelnden haben ihr Hauptbetätigungsfeld in der Palliativversorgung.
- Die Behandlungs- und Betreuungsansätze sind teambasiert und multiprofessionell.
- Die Versorgung ist durchgehend über 24 h gewährleistet und die Leistungen sind 24 h verfügbar.
- Das Angebot ist systematisch, transparent und kontinuierlich konzipiert.
- Die Zusammenarbeit und Kooperationen mit anderen Behandlern sind formal geregelt.

Wenn alle diese Voraussetzungen erfüllt sind, ist die Wahrscheinlichkeit sehr hoch, dass es sich um ein authentisches Angebot der Spezialisierten Palliativversorgung handelt. Mit zunehmender Zahl von Abweichungen wächst die Wahrscheinlichkeit, dass es sich um ein Angebot der allgemeinen Versorgungsebene handelt.

- **Ein wichtiges Merkmal der allgemeinen Palliativversorgung sollte sein, dass die Behandlungsebene trotz ergänzend in**

Anspruch genommener spezialisierter Versorgung bei den Patienten und betroffenen Familien weiterbesteht.

Spezialisierte Palliativversorgung kann sinnvoll als Impuls gebendes Verfahren mit begrenzter zeitlicher Beauftragung zum Einsatz kommen. Allgemeine Palliativversorgung sollte, da sie alle anderen Maßnahmen der Palliativversorgung in sich vereint, bei einmal erkanntem Bedarf nicht enden. Selbstverständlich ist auch innerhalb der allgemeinen Palliativversorgung eine weitere Abstufung der Behandlungsmodalitäten notwendig und sinnvoll, aber der prinzipielle Ansatz und die damit verbundene Orientierung müssen für die Betroffenen spürbar bleiben.

1.6 Hospizliche und palliative Versorgung

Ein anderes Unterscheidungsmerkmal, speziell im deutschsprachigen Raum, der Arbeit mit Schwerstkranken und Sterbenden ist die Auftrennung in einen hospizlichen und eine palliativmedizinischen Handlungsansatz.

Während der hospizliche Ansatz die Wurzeln in einer Bürgerbewegung und somit in dem gesellschaftlichen Solidaritätsprinzip der humanistisch und christlich geprägten Fürsorge hat, steht der palliativmedizinische Ansatz für die Übersetzung dieser Handlungsprämisse in den medizinischen Kontext. Die Hospizbewegung steht mit dem Ehrenamt ein, während die Palliativmedizin die Professionalisierung vorantreibt und sich als eigenständige medizinische Disziplin etablieren konnte. Die gegenseitige Ergänzung und Einbeziehung dieser Handlungspole bleibt aber unverzichtbare Voraussetzung für das Gelingen der Hospiz- und Palliativversorgung. Nur durch das Zusammenwirken dieser unterschiedlich motivierten Kräfte gelingt es, das gesamte Spektrum an Möglichkeiten anzubieten und für die Betroffenen spürbar zu machen. Professionalisierung kann originäres Ehrenamt nicht ersetzen und ehrenamtliches Engagement nicht eine medizinische Handlungskompetenz. So banal diese Erkenntnis ist, so herausfordernd erweist es sich, mancherorts die Versorgungspraxis gemeinsam mit Leben zu füllen. Im Interesse der Patienten und ihrer Angehörigen sollte hier allerdings kein Platz für institutionell ausgetragene Profilneurosen sein, sondern es sollte der offene Diskurs über die Möglichkeiten eines guten Miteinanders, Nebeneinanders und Ineinanders gepflegt werden. Denn Entfaltungsmöglichkeiten für jeden Motivierten werden auch weiterhin und dauerhaft bestehen bleiben.

Beispiele für das gelungene Miteinander lassen sich zahlreich finden. Ein vorbildliches Projekt ist dabei unter anderem die „Charta zur Betreuung schwerstkranker und sterbender Menschen in Deutschland" gemeinsam herausgegeben von der Deutschen Gesellschaft für Palliativmedizin e. V. (DGP), Deutscher Hospiz- und Palliativverband e. V. (DHPV) und der Bundesärztekammer. Es verknüpft die breite Basis der Hospizbewegung mit der wissenschaftlichen Fachlichkeit der medizinischen Welt. Darüber hinaus ist es zu einem politischen Schwergewicht geworden, das aktuell den Kulturwandel und Erhalt des gesellschaftlichen Konsens der Hinwendung zur besseren Betreuung von Menschen am Lebensende wesentlich mitprägt.

In der Präambel der Charta heißt es: „Die letzte Lebensphase und das Sterben eines Menschen zu begleiten und Trauernden zur Seite zu stehen, ist eine anspruchsvolle Aufgabe. Dies stellt hohe Anforderungen an eine umfassende, multiprofessionelle und vernetzte ambulante und stationäre Hospiz- und Palliativversorgung, welche insbesondere die Linderung von Schmerzen und anderen belastenden Symptomen sowie die Stärkung der Lebensqualität anstrebt. In dieser Phase ist ein schwerstkranker und sterbender Mensch in besonderer Weise auf die individuelle Unterstützung und das Miteinander in der Gemeinschaft angewiesen. Die Begleitung eines sterbenden Menschen als wesentliche Lebenserfahrung ist in ihrer Einzigartigkeit zu würdigen und zu respektieren."

Alle Unterzeichner der Charta schließen sich mit ihrer Unterschrift dem Ziel an, im Rahmen ihrer Einfluss- und Gestaltungsmöglichkeiten darauf hinzuwirken, Voraussetzungen für ein Gelingen dieser herausfordernden Aufgabe zu schaffen.

Es ist zu hoffen, dass sich die strukturelle Versorgungslandschaft dabei auch zukünftig weiter dynamisch ausdifferenziert und kontinuierlich entlang der tagespolitischen und berufspolitischen Rahmenbedingungen entwickelt. Das wäre begrüßenswert, um übergangs- und lückenlos palliative und hospizliche Konzepte anbieten zu können, wenn dabei die prinzipielle Idee und die inhaltliche Bedeutung der Hospiz- und Palliativversorgung der zentrale Bezugspunkt und auch Erfolgsparameter bleiben. Eine positive Entwicklung gemäß der Konzeption der Charta wird aber kein Selbstläufer werden, sondern bedarf steten Engagements und steten Energieaufwandes aller beteiligter Gruppierungen und Personen.

> **Charta zur Betreuung schwerstkranker und sterbender Menschen in Deutschland**
> Gemeinsam mit einem Chartaprozess möchten Deutsche Gesellschaft für Palliativmedizin (DGP), der Deutsche Hospiz- und Palliativverband (DJPV) und die Bundesärztekammer die gesellschaftliche Diskussion mit drängenden Fragen der Versorgung sterbender Menschen anstoßen:
> - **Gesellschaftspolitische Herausforderungen:** Der schwerstkranke und strebende Mensch …
>   - … ist und bleibt Teil der Familie und des sozialen Umfeldes: Krank werden, älter werden und Abschied nehmen gehören zum Leben;
>   - … hat ein Recht auf adäquate Symptom- und Schmerzbehandlung, psychosoziale Begleitung und – sofern notwendig – eine multiprofessionelle Betreuung;
>   - … und seine Angehörigen brauchen bei Entscheidungen in Grenzsituationen fachkompetente Ansprechpartner;
>   - … muss sicher sein können, mit seinen Vorstellungen, Wünschen und Werten respektiert zu werden. Ein würdevolles Sterben verlangt Zeit, Raum und kompetenten Beistand;
>   - … muss darauf vertrauen können, dass Entscheidungen unter Achtung seines Willens getroffen werden. Am Lebensende kann auch der mutmaßliche Wille des Patienten entscheidend sein;
>   - … braucht die Gesellschaft in besonderer Weise. Dem sterbenden Menschen ist die mitverantwortliche Begleitung durch Familie, Freunde, Ehrenamtliche nach seinen Wünschen zu ermöglichen.
>   - Sensible und differenzierte Berichterstattung kann zur Enttabuisierung des Sterbens beitragen. Existenzielle und alltägliche Erfahrungen sterbender Menschen sind ein wesentliches Thema unserer Zeit.
> - **Bedürfnisse des Betroffenen**
>   - Schwerstkranke und sterbende Menschen bedürfen einer Versorgung, die je nach individueller Situation multiprofessionelles, interdisziplinäres, sektoren- und berufsgruppenübergreifendes Handeln in enger Kooperation aller Beteiligten erfordert. Dazu bedarf es regional vernetzter Versorgungsstrukturen.
>   - Schwerstkranke und sterbende Menschen und ihre Familien bedürfen der umsorgenden und entlastenden Begleitung: Der Arbeit ehrenamtlich Tätiger in den ambulanten Hospizdiensten

kommt dabei besondere Bedeutung zu. Dieses Engagement ist aktiv zu unterstützen
- Die meisten Menschen wünschen sich, ihre letzte Lebensphase im häuslichen bzw. in einem vertrauten Umfeld zu verbringen. Dies erfordert eine qualifizierte zwischen den beteiligten Diensten und Berufsgruppen abgestimmte ambulante Palliativversorgung.
- Palliativstationen und stationäre Hospize sind für die Versorgung sterbender Menschen und ihnen Nahestehende bedeutsame Einrichtungen. In den regional vernetzten Strukturen sind sie wichtige Partner.
- Abschließend wird in eigenen Texten auf die Besonderheiten hingewiesen von:
    - Kindern, Jugendlichen und jungen Erwachsenen
    - Menschen im hohen Lebensalter
    - Menschen mit Behinderung
- **Anforderungen an die Aus-, Weiter- und Fortbildung.** Es werden Ziele definiert zur Aus- Weiter- und Fortbildung bereits in der Schule, von Menschen in medizinischen Berufen oder von Hospizhelfern. Daneben werden Maßnahmen zur Qualitätssicherung empfohlen.
- **Entwicklungsperspektiven und Forschung**
    - Verbesserung der interdisziplinären Zusammenarbeit
    - Förderung von Forschungsstrukturen und Forschern
    - Entwicklung einer angemessenen Forschungsethik, adäquater Forschungsmethoden
    - Organisation des Wissenstransfers
    - Forschungswidmung auch den sozialen, kulturellen, religiösen und ethnischen Lebensumständen
- **Die europäische und internationale Dimension**
    - Umsetzung der Europaratempfehlungen in Deutschland
    - Umfassende Versorgung, auch der Nichttumorpatienten
    - Beachten der nationalen und internationalen Dimension von
        - Versorgungsformen
        - Einrichtungen
        - Politik
        - Selbstverwaltung
        - Qualitätssicherung
        - Forschung
        - Aus-, Weiter- und Fortbildung
        - Unterstützung der Angehörigen
        - Kommunikation
        - Teams, Teamarbeit und Versorgungsforschung

Literatur

Quill TE, Abernethy AP (2013) Generalist plus specialist palliative care – creating a more sustainable model. N Engl J Med 368:1173–1175

Stolberg M (2011) Die Geschichte der Palliativmedizin. Mabuse, Frankfurt am Main

Grundlagen der Symptomkontrolle

Wolf Diemer

2.1 Symptome bei fortschreitenden Erkrankungen – 17

2.2 Kausale (kurative) Behandlungen und palliativmedizinische Therapie– 18

2.3 Multidisziplinäre und multiprofessionelle Therapiemöglichkeiten – 20

2.4 Multiprofessionelle und interdisziplinäre Palliativbehandlung– 21

2.5 Die Rolle des Chirurgen und Gastroenterologen in der Palliativversorgung – 22

2.6 Strahlentherapie– 23

2.7 Nichtmedikamentöse Therapien– 23

2.8 Medikamentöse Therapien – 24

2.9 Dauer- und Bedarfsmedikation– 25

2.10 Dem Krankheitszustand angemessene Diagnostik und Therapie – 26

2.11 Therapieplanung und Überprüfung– 26

2.12 Prävention und Rehabilitation, bedürfnisorientierte vorausschauende Behandlung und Betreuung– 27

2.13 Dokumentation– 27

Literatur – 28

© Springer-Verlag GmbH Deutschland, ein Teil von Springer Nature 2019
M. Thöns, T. Sitte (Hrsg.), *Repetitorium Palliativmedizin*,
https://doi.org/10.1007/978-3-662-59090-4_2

■ **Kasuistik**

Frau Sylvia R. ist 56 Jahre alt. Sie leidet an einem fortgeschrittenen Kolonkarzinom (Erstdiagnose vor 5 Jahren) mit Lebermetastasen (seit 3 Jahren) und wird wegen zunehmender Luftnot auf die Palliativstation eingewiesen, nachdem die ambulante Versorgung zu Hause nicht mehr ausgereicht hat.

Im palliativmedizinischen Basisassessment wird bei der Aufnahme klar, dass sich ihr Allgemeinbefinden sehr verschlechtert hat und die zunehmende Luftnot (mit 5/10 auf der Numerischen Rating-Skala [NRS]) es ihr jetzt unmöglich macht, selbstständig einkaufen zu gehen. Weitere Symptome finden sich bei der ersten Aufnahme auf die Palliativstation nicht: Es werden keine Schmerzen, keine Depressivität oder Angst angegeben und keine interkurrenten Erkrankungen als Ursache der Dyspnoe festgestellt. Bei Frau R. besteht weder eine Raucheranamnese noch eine vorbekannte Lungenerkrankung.

Im Röntgen-Thorax-Bild (◘ Abb. 2.1) zeigt sich ein großer Pleuraerguss links mehr als rechts, so dass bei guten Gerinnungswerten zunächst die Pleurapunktion links mit der Patientin besprochen und unter Ultraschallkontrolle durchgeführt wird.

Danach tritt eine rasche Symptomlinderung ein. Im Pleurapunktat lassen sich Tumorzellen nachweisen, so dass von einer Pleurakarzinose auszugehen ist. Es folgen ausführliche Gespräche unter Einbeziehung der Seelsorgerin und der Psychoonkologin mit Frau R. und ihrem Ehemann um die häuslichen Belastungen im Falle des weiteren Krankheitsprogresses abzuklären und die Krankheitsverarbeitung zu erleichtern. Frau R. wünscht sich die Beratung durch die Sozialarbeiterin zur Erstellung einer Patientenverfügung und Vorsorgevollmacht. Frau R. kann rasch wieder in die ambulante Versorgung entlassen werden.

Als nach 10 Tagen die Beschwerden jedoch bereits wieder zugenommen haben, wird Frau R. erneut aufgenommen und nach der multiprofessionellen Teambesprechung und Konsultation mit den Thoraxchirurgen dort zur videoassistierten Pleurodese vorgestellt.

Die thoraxchirurgischen Kollegen führen die Pleurodese links durch, danach besteht zunächst wieder eine gute Symptomlinderung. Frau R. kann jetzt zunächst im Rahmen der allgemeinen ambulanten Palliativversorgung durch den Hausarzt weiter betreut werden.

Nach etwa zwei Monaten kommt es zu starker Inappetenz bei Frau R., die es ihr immer schwerer macht, sich ausreichend Energie zuzuführen. Der Gewichtsverlust und die zunehmende Schwäche führen zur erneuten stationären Aufnahme. Der etwas ältere Ehemann ist mit der häuslichen Pflege seiner Ehefrau bereits überfordert.

Bei der palliativmedizinischen Re-Evaluation berichtet Frau R. jetzt auch von Oberbauchschmerzen (die mit 4/10 auf der visuellen Analogskala bereits behandlungsbedürftig sind). Die Oberbauchschmerzen korrelieren gut mit den zunehmenden Lebermetastasen. Sie erhält Dronabinol 2 × 2,5 mg täglich p.o. gegen die Inappetenz und Dexamethason in absteigender Dosierung gegen den Leberkapsel-Spannungsschmerz in Verbindung mit einem Protonenpumpenhemmer zum Schutz vor gastrointestinalen Nebenwirkungen. Im Rahmen der multiprofessionellen Palliativbehandlung kann ihre Mobilität durch die von den Physiotherapeuten durchgeführte Krankengymnastik wieder verbessert werden. Vor der Entlassung wird in Absprache mit dem betreuenden Hausarzt die Weiterbetreuung im Rahmen der Spezialisierten Ambulanten PalliativVersorgung (SAPV gem. § 37b

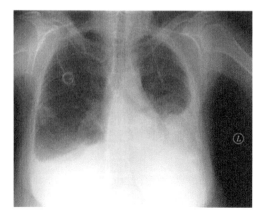

◘ Abb. 2.1 Röntgen-Thorax-Aufnahme: Pleuraerguss links mehr als rechts

und 132d im SGB V) veranlasst, um zu ermöglichen, dass Frau R. so lange wie möglich weiter ambulant betreut werden kann. Es wird auch der Kontakt zum ambulanten Hospizdienst und dem ambulanten Palliativpflegedienst hergestellt, beide möchte Frau R. zu diesem Zeitpunkt jedoch noch nicht in Anspruch nehmen. Unter niedrig dosiertem Dexamethason (4 mg täglich) in Verbindung mit dem Protonenpumpenhemmer ist der Leberkapselschmerz gering (VAS 0-1) und der Appetit ausreichend, so dass Frau R. über nahezu drei Monate wieder gut von ihrem Ehemann betreut werden kann.

Danach erst nehmen Schwäche und Luftnot wieder deutlich zu, Frau R. ist jetzt anämisch und hat in den letzten vier Wochen nur noch wenig Appetit verspürt. Sie wünscht jedoch keine lebensverlängernden Maßnahmen, wie Bluttransfusionen, künstliche Ernährung oder andere invasive Therapien. Daher erhält Frau R. jetzt niedrig dosiertes Morphin p.o. zur Linderung der Luftnot, damit wird bereits ein guter Effekt erreicht. So kann die Patientin durch ihren Ehemann mit Unterstützung des Palliativpflegedienstes und der SAPV bis zum Lebensende weiter zu Hause gepflegt werden.

2.1 Symptome bei fortschreitenden Erkrankungen

In der kurativen Medizin wird anhand der neu aufgetretenen Symptome zunächst die Krankheitsdiagnose gestellt und die Linderung der Symptome dann im Rahmen der Besserung oder Heilung der Grunderkrankung erwartet.

Dieses Vorgehen ist in der Palliativmedizin vielfach nicht mehr möglich, daher gewinnt die Symptomkontrolle und -behandlung (das englische Wort „symptom control" umfasst auch die Behandlung) trotz der Unheilbarkeit der fortgeschrittenen Grunderkrankung eine hohe Bedeutung zur Sicherung der Lebensqualität der Betroffenen und Vermeidung der Überlastung der Angehörigen.

In der Palliativmedizin steht also nicht die Erkrankung (= diagnosezentriert), sondern die Bedürfnisse des Betroffenen und seiner Angehörigen (= bedürfnis- und symptomzentriert) im Vordergrund der Palliativversorgung.

Dabei ist jedoch stets zu beachten, dass die Palliativmedizin **nicht** nur Symptomtherapie oder Schmerzbehandlung durchführt, sondern im Sinne ihrer Begründerin Cicely Saunders stets den ganzen Patienten einschließlich seiner Angehörigen im Blick hat (Kearny 1992; Loke et al. 2011), die mit der Betreuung zu Hause nicht überfordert werden dürfen.

Dieses Assessment unterscheidet sich inhaltlich und umfänglich von den herkömmlichen Aufnahmeuntersuchungen im Krankenhaus, da im Palliativkontext neben der körperlichen Dimension weitere Dimensionen berücksichtigt werden müssen.

Zur Beschreibung dieses multidimensionalen Versorgungsbedarfs des Patienten stehen eine Reihe geeigneter Verfahren zur Auswahl. Die Anwendung unterschiedlicher standardisierter Messverfahren in Kombination gewährleistet hierbei:

— Standardisierte Erfassung der Ausgangssituation zu Beginn einer palliativmedizinischen Behandlung und/oder Versorgung
— Evaluation, Vergleichbarkeit (Benchmarking), Forschung und Qualitätssicherung (z. B. das Nationale Hospiz- und Palliativregister (▶ www.hospiz-palliativ-register.de) der Deutschen Gesellschaft für Palliativmedizin (DGP)
— Standardisierte Abbildung der Situation und des Versorgungsbedarfs von Patienten
— Standardisierte Abbildung des Versorgungsaufwands des behandelnden Teams und/oder der behandelnden (versorgenden) Einrichtung
— Dokumentation des Aufwands (zum Beleg für den dem Aufwand entsprechenden Vergütungsanspruch)

Die Symptomkontrolle beginnt mit dem **palliativen Basisassessment**: Genau wie für die Schmerzanamnese und -analyse eine umfängliche Befragung und Untersuchung zur möglichst genauen Feststellung der Schmerzursache, z. B. **nozizeptiv** (bzw. viszeral) oder

Tab. 2.1 Symptome in der Reihenfolge ihrer Häufigkeit bei der Aufnahme in eine Palliativstation (n = 1087 Patienten) (Radbruch et al. 2002)

Symptom	Häufigkeit (%)
Schwäche	76,5
Schmerzen	64,6
Appetitlosigkeit	49,6
Übelkeit	36,8
Kachexie	32,9
Dyspnoe	29,4
Obstipation	24,2
Neurologische Symptome (Krampfanfälle, Bewusstseinstrübung)	19,6
Anämie	16,9
Ödeme	15,6
Psychiatrische Symptome (Angst/Depression, Delir/Verwirrtheit)	15,0
Schlafstörungen	11,4
Husten	11,0
Aszites	8,9
Dysphagie	8,7
Urologische Symptome (Harnverhalt, Harnwegsinfekt)	7,5
Meteorismus/Dyspepsie	6,2
Fieber	5,2
Diarrhö	5,2
Tumorblutung	4,0
Juckreiz	2,8
Andere Symptome	10,2
Keine	1,3
Mehrfachnennungen	93,7

die möglichst präzise Ursachenanalyse bezüglich der anderen Krankheitssymptome ebenso unverzichtbar. Die jeweilige Symptomlast (am besten jeweils zu erfassen mit der numerischen bzw. visuellen Analogskala : VAS 0 [keine Beschwerden] bis VAS 10 [stärkste vorstellbare Beschwerden]) ist das beste Maß für die Verlaufsbeobachtung und zur Einschätzung der erforderlichen Behandlungsintensität.

Dabei erfordert die palliativmedizinische Behandlung hohe Aufmerksamkeit auf die Details („attention to detail"), denn Krankheiten am Lebensende sind akute Erkrankungen mit sich rasch ändernden klinischen Situationen, Komplikationen können jederzeit auftreten. Die symptomorientierte Behandlung kann auch wieder zu eigenen Problemen führen. Die Reaktion von Patient und Familie auf die Krankheit kann sich drastisch ändern je nach dem Ausmaß von Verleugnung, Depression, Ängstlichkeit oder Akzeptanz der Erkrankung (Gutgsell 2009).

Diese wechselnden Situationen erfordern die häufige Re-Evaluation des Patienten, nicht nur auf der Palliativstation, sondern genauso auch im Hospiz und bei der häuslichen Palliativversorgung.

Tab. 2.1 zeigt die häufigsten Symptome bei der Aufnahme auf eine Palliativstation. Dazu kommt Leid durch schwierige psychosoziale Situationen z. B. auch mit Überforderung der Angehörigen (sowohl körperlich durch die Pflege als auch psychisch mit dem Krankheitsfortschreiten bei dem schwerkranken Familienangehörigen) und spirituelles Leid, das ebenso im Sinne des **„Total-Pain -Konzeptes"** (Abb. 2.2) von Cicely Saunders im Rahmen der Palliativversorgung mitbehandelt werden muss.

2.2 Kausale (kurative) Behandlungen und palliativmedizinische Therapie

neuropathisch, entscheidend für die erfolgreiche **mechanismenorientierte** Behandlung der Schmerzen in der Palliativversorgung ist, ist

In der Palliativmedizin steht die Steigerung der Lebensqualität durch den frühzeitigen Beginn palliativmedizinischer Maßnahmen ganz im

Grundlagen der Symptomkontrolle

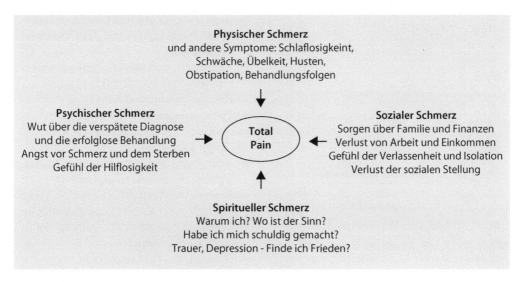

◘ Abb. 2.2 Bestandteile des Total-Pain-Konzeptes. (Nach Saunders 1993)

Vordergrund. Das bedeutet jedoch nicht, dass krankheitskausale (sog. palliative [potenziell lebensverlängernde]) Therapien durch z. B. den Onkologen und die palliativmedizinische Behandlung sich gegenseitig ausschließen:

Die Kollegen aus der Arbeitsgruppe um Andrew Billings am Massachusetts General Hospital in Boston konnten nachweisen, dass diejenigen Patienten, die zusätzlich zur onkologischen Standardbehandlung ihres nichtkleinzelligen Bronchialkarzinoms frühzeitig begleitend palliativmedizinische Mitbehandlung erhielten („Early Integration of Palliative Care") im Durchschnitt eine deutlich bessere Lebensqualität, geringere Depressivität und letztendlich sogar ein um 2,7 Monate verlängertes Überleben gegenüber der Gruppe allein onkologisch behandelter Patienten aufwiesen, obwohl sie weniger aggressive onkologische Therapien erhielten, als die Patienten in der Standard-Behandlungsgruppe (◘ Abb. 2.3 und 2.4). Daher wurde dieses Konzept in den USA und anderen englischsprachigen Ländern (z. B. Australien) bereits als Standardvorgehen etabliert (Temel et al. 2010).

Auch das „Kursbuch Palliativmedizin" von Bundesärztekammer und Deutscher Gesellschaft für Palliativmedizin (► http://www.bundesaerztekammer.de/page.asp?his=1.128.131)

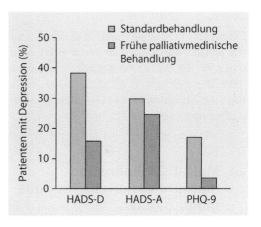

◘ Abb. 2.3 Geringere Depressivität in der Patientengruppe mit früher Einbeziehung der Palliative Care Teams gemessen mit den Depressionsfragebögen HASD (für Depressivität und Angst) und PHQ-9 für schwere Depression. (Nach Temel et al. 2010)

betont die Steigerung der Lebensqualität durch einen frühzeitigen Beginn palliativmedizinischer Maßnahmen (2012), ebenso Cochrane (Haun 2017) und ähnlich fordern auch die WHO (1996) und der Europarat[1] (2012) die frühzeitige

---

1 ► http://www.eapcnet.eu/Themes/Policy/Europeaninstitutions/CouncilofEurope/COE_Recommend.aspx.

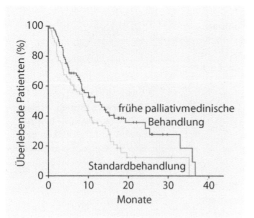

Abb. 2.4 Längere Überlebens in der Patientengruppe mit früher Einbeziehung der Palliative-Care-Teams (median 11,6 Monate) gegenüber 8,9 Monate in der Standard-Behandlungsgruppe. (Nach Temel et al. 2010)

Einbindung der Palliativmedizin in alle relevanten Behandlungspfade. Die Angst vieler Menschen vor der Palliativversorgung - man würde dann Therapiechancen vergeben und eher sterben - ist unbegründet, wie eine aktuelle Metaanalyse zeigt (Reljic 2017).

2.3 Multidisziplinäre und multiprofessionelle Therapiemöglichkeiten

Im Rahmen der Behandlung von Patienten mit fortgeschrittenen und fortschreitenden lebensverkürzenden Erkrankungen sollten daher Ärzte aller behandelnden Disziplinen frühzeitig Palliativärzte in den Behandlungsprozess mit einbeziehen. Diese Disziplinen umfassen insbesondere (in Klammern typische Erkrankungen, die zur palliativmedizinischen (Mit-)Behandlung führen):

- Allgemeinärzte und hausärztliche Internisten (bei fortgeschrittenen Tumor- und Nichttumorerkrankungen)
- Hämato-Onkologen und Radioonkologen (bei soliden Tumoren und hämatologischen Erkrankungen)
- Gastroenterologen und Chirurgen (bei Tumorerkrankungen v. a. des Gastrointestinaltraktes)
- Angiologen und Kardiologen (periphere arterielle Verschlusskrankheit, schwere Herzinsuffizienz und KHK)
- Pulmonologen (schwere chronisch obstruktive Lungenerkrankung und Lungenkarzinome)
- Neurologen und Neurochirurgen (neurologische Systemerkrankungen, wie Enzephalomyelitis disseminata, M. Parkinson (Saleem et al. 2012) und amyotrophe Lateralsklerose sowie Hirntumore, vor allem Glioblastome)
- Gynäkologen (gynäkologische und senologische Tumorerkrankungen)
- Hautärzte (dermatologische Tumore, insbesondere das maligne Melanom)
- HNO-Ärzte und Kieferchirurgen (Tumorerkrankungen des Kopf- Halsbereiches)
- Urologen (urologische Tumorerkrankungen)
- Nephrologen (schwere chron. Nierenerkrankung auch bei Ablehnung bisheriger Dialyse)
- Geriater und Psychiater (schwere fortgeschrittene Formen von Demenz und Gebrechlichkeit)
- Kinderärzte (fortgeschrittene und fortschreitende lebensverkürzende Erkrankungen wie z. B. Mukoviszidose oder Stoffwechselerkrankungen sowie Tumorerkrankungen)

Ein besonders schönes Beispiel der Kooperation erlebte der Autor bei seinem Besuch im Daw House Hospice dem Palliativzentrum der Flinders University in Adelaide (Südaustralien): Der leitende Palliativarzt des Palliativzentrums führt dort mehrmals wöchentlich Visiten bei allen palliativen Patienten auf der onkologischen Station und Konsile im Universitätsklinikum in enger Abstimmung mit den Hämato-Onkologen durch.

Es ist unverzichtbar, dass auch in Deutschland regelmäßig Palliativärzte an den multiprofessionellen Tumorkonferenzen teilnehmen und Anforderung der anderen Abteilungen mit ihren Palliativteams Konsile (nach OPS 898 h) auf

Grundlagen der Symptomkontrolle

den Normalstationen ihres Krankenhauses, insbesondere auch in der Onkologie, durchführen.

Mittels Durchführung palliativmedizinischer Konsile auf Normalstationen wird nicht nur die Symptomkontrolle verbessert (hier vor allem bezüglich Schmerzen, Luftnot, Obstipation und Fatigue), sondern es werden auch gemeinsam mit den Betroffenen Therapiewünsche und ggf. -begrenzungen (z. B. Verzicht auf Wiederbelebung) geklärt und die Prognose der Erkrankung diskutiert (Loke et al. 2011).

Der Palliativarzt oder Kinderpalliativarzt arbeitet in der Behandlung der Palliativpatienten auch während der palliativmedizinischen Behandlung mit den genannten Fachvertreten zusammen, um den Palliativpatienten eine umfassende Behandlung anbieten zu können.

Im Rahmen der Palliativbehandlung gehören zum **multiprofessionellen Behandlungsteam** (analog in der pädiatrischen Palliativversorgung):
- Palliativärzte (Fachärzte mit Zusatzweiterbildung Palliativmedizin)
- Palliativpflegende (Pflegefachkräfte mit Weiterbildung Palliative Care)
- Sozialarbeiter (mit Weiterbildung Palliative Care für Nicht-Pflegende)
- Physiotherapeuten (mit Weiterbildung Palliative Care für Physiotherapeuten)
- Psychologe (mit Weiterbildung Palliative Care für Nicht-Pflegende)
- Seelsorger (mit Weiterbildung Palliative Care für Seelsorger)
- Koordinator der ehrenamtlichen Mitarbeiter (mit Weiterbildung Palliative Care sowie Koordinatoren- und Leitungsseminar)
- Kunst-, Musik- oder Aromatherapeuten usw.

Zu den Teambesprechungen auf der Palliativstation treffen sich täglich im Rahmen der palliativmedizinischen Komplexbehandlung (gemäß OPS-Code 898) mindestens Palliativärzte und Palliativpflegekräfte, optional weitere Teammitglieder und wenigstens einmal wöchentlich alle Teammitglieder zur multiprofessionellen Teambesprechung. Der individuelle Behandlungsbedarf jedes einzelnen Palliativpatienten aus allen professionellen Blickwinkeln einschl. des Unterstützungsbedarfes für die Angehörigen wird diskutiert, die Fortschritte in der Behandlung ausgetauscht und die Therapieziele sowie die jeweilige Weiterversorgung der Patienten festgelegt und dokumentiert.

Solche Teambesprechungen sollten auch im Rahmen der Spezialisierten Ambulanten Palliativ-Versorgung (SAPV gem. §§ 37b und 132d SGB V) regelmäßig durchgeführt werden, auch wenn der Gesetzgeber bislang allein Palliativärzte und Palliativpflegende für diese Teams vorschreibt.

2.4 Multiprofessionelle und interdisziplinäre Palliativbehandlung

Zur multiprofessionellen Palliativbehandlung gehört die rechtzeitige Einbeziehung anderer Berufsgruppen und Fachdisziplinen, die zur effektiven palliativmedizinischen Behandlung bei Bedarf mit eingebunden werden. Neben Ärzten und Pflegenden sollten in der spezialisierten Palliativversorgung: Psychoonkologen, Seelsorger, Sozialarbeiter, Therapeuten (z. B. Physiotherapeuten oder Logopäden) und Ehrenamtliche Mitarbeiter. Sie alle sollten eine Fortbildung in Palliativmedizin/Palliative Care abgeschlossen haben.

In der ärztlichen Behandlung sind neben dem Allgemeinarzt/Internisten insbesondere:
- Chirurg
- Strahlentherapeut
- Psychotherapeut und
- Seelsorger als Kooperationspartner

wichtig.

Bereits in den Anfangszeiten der modernen Hospizbewegung hat ihre Gründerin Cicely Saunders die Unverzichtbarkeit der multiprofessionellen und interdisziplinären Betreuung der Palliativpatienten herausgestellt. 1990 erschien sogar dazu ihr Buch „Hospice and Palliative Care – an interdisciplinary Approach", in dem Tom West, der Medical Director von St. Christopher's Hospice, betonte: „Menschen mit weit fortgeschrittener Krebserkrankung zu behandeln, verlangt mehr Kompetenzen und Fertigkeiten, als irgend ein einzelnes Individuum sie mitbringen kann." Damit liefert West die kürzeste und beste Begründung für den interdisziplinären und multiprofessionellen Team-Ansatz, wie er sowohl in der stationären, als auch in der ambulanten Hospiz- und Palliativversorgung Standard sein sollte (West 1990).

Zur interdisziplinären Zusammenarbeit gehören Ärzte verschiedener Fachgruppen und Spezialisierungen (Schmerztherapeuten, Allgemeinmediziner, Spezialisten für diejeweilige Grunderkrankung, Onkologen jeweils mit palliativmedizinischer Weiterbildung), innerhalb des multiprofessionellen Teams sind Ärzte, Pflegefachkräfte, Sozialarbeiter, Seelsorger und Psychotherapeuten sowie Physiotherapeuten und weitere Therapeuten jeweils mitPalliativ-Weiterbildung erforderlich. Ein solches Team muss sich täglich zur Übergabe der Patienten treffen und wenigstens einmal wöchentlich mit allen verfügbaren Mitgliedern zur vollständigen Teamsitzung, um den erforderlichen Austausch möglich zu machen. Sogenannte „virtuelle Teams", die sich um jeden Patienten herum jeweils neu zusammenfinden, können die erforderliche Teamleistung in aller Regel nicht erbringen, da sie nicht die erforderliche Kommunikation im Team leisten können.

2.5 Die Rolle des Chirurgen und Gastroenterologen in der Palliativversorgung

Im Rahmen von Symptomlinderung und -therapie kann ein Chirurg unverzichtbar sein (◘ Tab. 2.2).

Dabei darf die ärztliche Indikationsstellung jedoch nicht „mechanistisch" erfolgen, sondern muss sich gerade bei Patienten mit weit fortgeschrittenen Krankheitsbildern immer nach den Zielen und Wünschen des Patienten richten. Gerade in der hochpalliativen Situation kann der Eintritt des Ileus bei ausgedehnter Peritonealkarzinose den Beginn der Sterbephase bedeuten, dann ist die konservative palliativmedizinische Behandlung (▶ Kap. 4) weniger belastend für den Patienten als eine fraglich indizierte oder nicht mehr gewünschte Operation.

Trotz der altbekannten Chirurgensentenz: „Über einem Ileus darf die Sonne nicht untergehen" müssen in solchen Situationen neben der „rein" medizinischen Indikation auch medizinethische Erwägungen und insbesondere der Patientenwunsch (auch z. B. in Form einer Patientenverfügung) in die Stellung der ärztlichen Indikation für den je individuellen Patienten eingehen.

Besteht eine Indikation und steht einem operativen Vorgehen der Patientenwillen nicht entgegen, so gilt: Wenn ausgedehnte Tumormassen oder das Vorliegen einer Peritonealkarzinose eine primäre Resektion des erkrankten Darms nicht erlauben, kann hier eine palliative Umgehungsanastomose angelegt werden (Dahlke et al. 2007) oder eine sogenannte Entlastungs-PEG (zum Ablauf flüssigen Mageninhaltes).

Gerade therapeutische Endoskopien (wie etwa die Gastroskopie, Koloskopie oder ERCP) stellen heutzutage auch exzellente Methoden dar, um durch Einbringen von Drainagen und Stents palliativ eine Schmerzreduktion und somit Lebensqualität zu erzielen. Hier liegt der gravierende Vorteil darin, dass diese endoskopischen

◘ Tab. 2.2 Beispiele für die Rolle des Chirurgen in der Palliativversorgung		
Symptomkonstellation	Vorstellung bei	Zur
Ileus bei Peritonealkarzinose	Allgemeiner Chirurg	Umgehungsoperation oder Anus-praeter-naturalis-Anlage
Rezidivierender Pleuraerguss	Thoraxchirurg	Pleurodese (wie in der Kasuistik)
Solitäre Hirnmetastase	Neurochirurg	Resektion der Hirnmetastase

Grundlagen der Symptomkontrolle

Eingriffe meist ohne Narkose und ambulant vorgenommen werden können (Waclawiczek 2006). Auch eine Cochrane-Übersicht zeigt ermutigende Ergebnisse durch Stents (Upchurch 2018).

2.6 Strahlentherapie

Der Palliativmediziner sucht die Hilfe des Strahlentherapeuten vor allem zur palliativen Bestrahlung bei Patienten mit konservativ nicht gut auf die Schmerztherapie ansprechenden Knochenmetastasen. Bei Frakturgefährdung (z. B. des Femurs) ist die Indikation zur Bestrahlung offensichtlich, bei alleinigen Schmerzen aufgrund der Knochenmetastasen, die sich nicht rasch mit systemischer Schmerztherapie lindern lassen, ist die Indikation zur Strahlentherapie oft ebenso gegeben (◘ Abb. 2.5).

Bei enger interdisziplinärer Zusammenarbeit mit der Strahlentherapie lässt sich auch für Palliativpatienten in aller Regel ein rascher Beginn einer Bestrahlung erreichen. Dabei ist zu berücksichtigen, dass auch bei erfolgreicher Strahlentherapie der volle analgetische Effekt erst 2–3 Wochen nach Abschluss der Behandlung eintritt. Andererseits ist bei palliativen Patienten i. d. R. keine mehrwöchige Behandlung erforderlich, eine einzeitige Bestrahlung ist in Wirkung und Nebenwirkung vergleichbar, zumindest bei Knochenmetastasen (Rich 2018). Es hat sich gezeigt, dass eher die Gesamtdosis als das Fraktionierungsschema maßgeblich sind. Ein wirklicher Lichtblick, denn weniger Bestrahlungen mit derselben Gesamtdosis führen zu einer geringeren zeitlichen und körperlichen Belastung bei der ohnehin stark begrenzten Lebenserwartung. Leider wird dies in der Praxis - möglicherweise durch ökonomische Fehlanreize getriggert - kaum durchgeführt (Wallace 2018).

2.7 Nichtmedikamentöse Therapien

In der rehabilitativen Phase der Palliativbehandlung stehen die aktivierende Pflege und die physiotherapeutische Behandlung (Wünsch

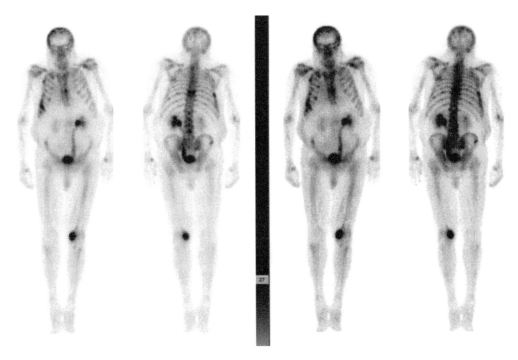

◘ Abb. 2.5 Skelett-Szintigraphie mit ^{99m}Tc-markiertem Bisphosphonat: Knochenmetastasen der Rippen beidseits, Wirbelsäule, linkes Knie

et al. 2012) im Vordergrund. Im Rahmen der Physiotherapie kann bei starker Ödementwicklung die manuelle Lymphdrainage eine sehr gute zusätzliche Linderung bieten, wenn sie angemessen zur Leidenssituation eingesetzt wird. Dabei ist die Zusatzausbildung der Physiotherapeuten in Palliative Care ein großer Vorteil.

Daneben bestehen nichtmedikamentöse Methoden der Schmerztherapie, z. B. die transkutane elektrische Nervenstimulation (TENS), die bei Palliativpatienten, die über Rückenschmerzen und Verspannungen vom langen Liegen klagen, adjuvant eingesetzt werden kann (Disselhoff 2006). Ähnliches gilt für das Taping, das aus der Sportmedizin bekannt ist.

Durch die psychologische Betreuung durch einen palliativmedizinisch weitergebildeten Psychotherapeuten kann ein für den Patienten und seine Familie sehr positiver Effekt erreicht werden.

Die seelsorgerliche Begleitung ist für viele Patienten auf der Palliativstation sehr wichtig. Sie wird regelmäßig ergänzt durch die Begleitung durch ehrenamtliche Mitarbeiter, denen es oft gelingt, in den Stationsalltag wieder mehr „Normalität" hineinzubringen (statt immer nur an die Krankheit zu denken). Sie können auch Patienten unterhalten, die wenig Besuch durch Angehörige erhalten. Auch die Zubereitung von Lieblingsspeisen durch die ehrenamtlichen Mitarbeiter oder das Backen von Waffeln auf der Station kann bei Patienten mit ausgeprägter tumorinduzierter Inappetenz hilfreich sein.

Weitere adjuvante Maßnahmen, die in der Palliativversorgung und Hospizbetreuung etabliert sind, umfassen Aromatherapie, Kunst- und Musiktherapie (Bernatzky und Hesse 2006).

2.8 Medikamentöse Therapien

Häufig wird angenommen, eine ausreichende Schmerztherapie mit einer hinreichenden Menge Morphin werde schon alles richten …

Ohne eine effektive Schmerztherapie ist Palliativmedizin sicherlich nicht denk- oder durchführbar, palliative Versorgung ist aber keineswegs auf Schmerztherapie zu reduzieren. So umfasst die palliativmedizinische Symptomkontrolle neben der Schmerztherapie viele weitere Bereiche (Tab. 2.3).

Tab. 2.3 Therapiemöglichkeiten krankheits- und therapiebedingter Symptome. (Nach Hausmaninger 2006)

Symptomatik	Therapeutische Intervention
Nausea/Vomitus	Antiemetika, Dexamethason, Neuroleptika
Anämie	Erythrozytenkonzentrate, Erythropoetin, Eisensubstitution
Blutungen bzw. Thrombopenie	Thrombozytenkonzentrate, Eisensubstitution
Thromboembolien	Antikoagulanzientherapie
(Neutropenisches) Fieber bzw. Infekte	Antibiotikatherapie, Immunglobuline, myeloische Wachstumsfaktoren
Obstipation	Laxanzien (▶ Abschn. 2.9)
(Skelett-)Schmerzen	Schmerztherapie, Bisphosphonate, Dexamethason
Anorexie/Kachexie	Ernährungstherapie, Dexamethason, Gestagene, Anabolika
Angst/Depression	Psychotherapie, psychosoziale Begleitung, Psychopharmaka
Hyperkalzämie	Hydratation, Bisphosphonate
Hyperurikämie	Urikostatika, Hydratation

Tumorpatienten, die nicht aus einer onkologischen Behandlung in die palliativmedizinische Behandlung kommen und bei denen möglicherweise die onkologischen Therapieoptionen nicht ausgeschöpft wurden, sollten – je nach Patientenwunsch – begleitend auch einem onkologischen Kollegen vorgestellt werden. In den seltenen Fällen einer unzureichenden palliativmedizinischen Symptomkontrolle können nicht allein Strahlentherapeut oder Chirurg hilfreich sein, sondern auch die internistischen Disziplinen wie Pulmonologe, Gastroenterologe oder Hämato-Onkologe.

2.9 Dauer- und Bedarfsmedikation

Eine wesentliche Besonderheit der palliativmedizinischen Therapien im Sinne von „attention to detail" ist ihre strenge Orientierung an der Pharmakokinetik der verabreichten Medikamente, insbesondere der verabreichten Analgetika (▶ Kap. 3). Auch für gelegentlich auftretende Übelkeit oder Erbrechen sowie Obstipation oder nächtliche Unruhe sollte den Pflegenden oder dem Patienten eine Bedarfsmedikation für den Patienten zur Verfügung stehen.

Gerade in der **Schmerztherapie** erhält jeder Patient, der eine Dauermedikation mit retardierten Opioiden (z. B. Tramadol retard, Morphin retard, Hydromorphon retard, Oxycodon retard, Fentanyl- oder Buprenorphinpflaster) erhält, begleitend auch eine Medikation gegen mögliche auftretende Durchbruchschmerzen (Schmerzspitzen) mit einem Opioid zumindest derselben Rezeptoraffinität wie das retardierte Opioid (◘ Tab. 2.4). Dabei ist sowohl bei den Retardpräparaten als auch bei den nichtretardierten Zubereitungen immer auf die Wirkdauer des einzelnen Präparates zu achten und die Dosierungsintervalle nach dieser Wirkdauer zu richten. So sollte z. B. bei Verordnung von Morphin-Lösung die Dosierung der nichtretardierten Substanz 1/10 bis 1/6 der retardierten Tagesgesamtdosis betragen. Es erhält also der Patient, der bereits 240 mg Morphin als Retard-

◘ **Tab. 2.4** Dauer- und Bedarfsmedikation am Beispiel opioidinduzierter Obstipation

Dauermedikation (retardiertes Opioid)	Geeignete Bedarfsmedikation (unretardiertes Opioid)
Tramadol	Tramadol-Tropfen oder supp. (keine starken Opioide)
Morphin	Morphin, evtl. Fentanyl (keine mittelstarken Opioide)
Oxycodon	Oxycodon, evtl. Fentanyl (keine mittelstarken Opioide)
Hydromorphon	Hydromorphon, evtl. Fentanyl (keine mittelstarken Opioide)
Fentanylpflaster	Fentanyl, Hydromorphon (keine mittelstarken Opioide)
Buprenorphinpflaster	Buprenorphin s.l. (keine mittelstarken Opioide oder Vollagonisten wie Morphin)

präparat täglich einnehmen muss, die Empfehlung, bei Schmerzspitzen, die stärker als VAS 3 auftreten, bis maximal 4-stündlich eine Trinkampulle à 30 mg Morphin-Lösung (z. B. Oramorph 30 mg) einzunehmen. Es müssen aber nicht zwingend als Retard- und Bedarfsmedikation wirkstoffgleiche Medikamente eingesetzt werden. Vielmehr steht im Vordergrund, dass die Bedarfsmedikation ausreichend schnell- und angemessen kurzwirksam für den Bedarf sein muss. Sehr langsam anflutende und sehr lang wirksame Stoffe sind per se als Notfallmedikation eher ungeeignet.

Jeder Patient, der mit starkwirksamen Opioiden behandelt wird, erhält eine **Dauermedikation gegen Obstipation**:

Macrogol 1–3 (max. 8) Beutel tgl.,
alternativ: Lactulose 1–3 x tgl. 10–15 ml

Als **Bedarfsmedikation gegen Obstipation** hat sich folgendes Stufenschema bewährt:
geeignete Bedarfsmedikation
Stufe 1: Na-Picosulfat-Tropfen
Stufe 2: Bisacodyl + Glycerin supp.
Stufe 3: Microklistier oder Klistier salinisch
Stufe 4: Schwenkeinlauf

2.10 Dem Krankheitszustand angemessene Diagnostik und Therapie

Sowohl Diagnostik als auch Therapie müssen sich für den Patienten individuell an der ärztlichen Indikation und damit auch am Krankheitszustand orientieren. In der hochpalliativen Situation oder gar beim begonnenen Sterbeprozess gibt es keine kurativen Maßnahmen mehr, die zwingend und unbedingt durchgeführt werden müssten.
- Alle diagnostischen und therapeutischen Maßnahmen müssen sich nach der Belastbarkeit des Patienten richten und dazu geeignet sein, seine Lebensqualität in der aktuellen Situation nachhaltig zu verbessern.

Die diagnostischen und therapeutischen Maßnahmen, die diese Anforderungen erfüllen, werden dem Patienten oder seinem Bevollmächtigten/Betreuer angeboten und in jedem Fall entscheidet der Wille des Patienten – und wenn dieser ihn selbst nicht mehr bilden kann – der vom Bevollmächtigten/Betreuer mitgeteilte Patientenwille über die durchzuführende Diagnostik und Therapie (S3-Leitlinie Palliativmedizin 2019).

2.11 Therapieplanung und Überprüfung

Im Sinne der DRG-relevanten OPS-Prozeduren 8-982 und 8-98, nach denen die stationären Palliativbehandlungen in Deutschland mit einem Zusatzentgelt abgerechnet werden, ist am Beginn der Palliativbehandlung das palliative Basisassessment erforderlich. Entsprechend ist auch in der allgemeinen und spezialisierten Palliativversorgung (AAPV und SAPV) vorzugehen. Die Durchführung des Palliativen Basisassessments erleichtert die Erkennung der aus palliativmedizinischer Sicht beim einzelnen Patienten zu erreichenden Behandlungsziele. Diese Behandlungsziele und die Behandlungsphase, in der der Patient sich aktuell befindet, bestimmen den Therapieplan. Das Ausmaß der Zielerreichung wird spätestens in der wöchentlich stattfindenden großen Teamsitzung aus Sicht aller Disziplinen bewertet und ggf. neue/weitere Therapieziele festgelegt.

Dabei stehen in der palliativmedizinischen **Rehabilitationsphase** die Wiedererreichung der eigenen Kompetenzen (körperlich und psychisch z. B. zur eigenen Selbstversorgung) durch den Patienten ganz im Vordergrund.

In der **Sterbephase** des Palliativpatienten eignet sich insbesondere das in England aus dem „Liverpool Care Pathway (LCP)" entwickelte Programm für die **Behandlung und Pflege Sterbender**: Best care for the dying patient (BCD: ◘ Tab. 2.5), deutsche Fassung: „**Handlungsempfehlung Sterbephase**" zur Planung und Umsetzung der erforderlichen Maßnahmen. Die Handlungsempfehlung muß in der jeweiligen Einrichtung implementiert und geschult werden (über Uniklinikum Köln Palliativmedizin (für D) oder Kantonsspital St. Gallen Palliativmedizin (für A, CH)), und führt zu:
- deutlich mehr Transparenz in der Sterbephase,
- einem hohen Maß an sensibler Kommunikation und
- mehr Bedarf an multiprofessionellem Austausch.

Dadurch ist es möglich auch in nicht primär palliativmedizinischen Einrichtungen oder Krankenstationen die erforderlichen Maßnahmen an die jeweils aktuellen Bedürfnisse des sterbenden Patienten anzupassen (Ellershaw 2013, Montag 2014).

Grundlagen der Symptomkontrolle

Tab. 2.5 Die 10 Kernprinzipien des BCD-Modells für die Behandlung und Pflege Sterbender (Ellershaw 2013)

- Sterben erkennen und durch einen Facharzt dokumentieren
- Beginn des Sterbeprozesses kommunizieren (Patient, Angehörige, Betreuer)
- Patient und An- und Zugehörige haben Gelegenheit, Wünsche, Anliegen, Bedenken, Gefühle, Glauben, Überzeugungen und Werte zu äussern
- Bedarfsmedikamente zur Symptomlinderung verordnen (z. B. Schmerzen – Agitation – Angst/Unruhe – Bronchiale Sekretion– Übelkeit und Erbrechen – Dyspnoe)
- medizinische Interventionen im besten Interesse des Patienten überprüfen (hinsichtlich ihrer Sinnhaftigkeit im Sterbeprozess und ggfs. beenden)
- Flüssigkeitsgabe überprüfen (auf Sinnhaftigkeit im Sterbeprozess und ggfs. reduzieren)
- Ernährung überprüfen (auf Sinnhaftigkeit im Sterbeprozess und ggfs. beenden)
- Diskussion des Behandlungsplans (auch mit Patient, Angehörigen, Betreuer)
- Reevaluation des Sterbenden alle 4 Stunden und im Team alle 8 Stunden (bei jeder Übergabe)
- Respektvoller und würdiger Umgang mit dem Verstorbenen sowie den An- und Zugehörigen

2.12 Prävention und Rehabilitation, bedürfnisorientierte vorausschauende Behandlung und Betreuung

In der palliativmedizinischen Versorgung liegt ein wichtiger Schwerpunkt bereits auf der Vermeidung/Prävention von Leid, bereits die WHO-Definition von 2002 verlangt dies nachdrücklich: „**Palliativmedizin dient der Verbesserung der Lebensqualität** von Patienten und ihren Angehörigen, die mit einer lebensbedrohlichen Erkrankung konfrontiert sind. Dies geschieht durch **Vorbeugung** und Linderung von Leiden mittels frühzeitiger Erkennung, **hochqualifizierter Beurteilung und Behandlung** von Schmerzen und anderen Problemen physischer, psychosozialer und spiritueller Natur".

Durch diese Vorbeugung und die Bereitstellung von vorausschauenden Bedarfsmedikationen für je nach Grunderkrankung vorhersehbare Notfälle wird in der Palliativversorgung eine hohe Nachhaltigkeit erreicht und die Häufigkeit von unerwarteten Kriseninterventionen deutlich reduziert.

Gleichzeitig gewinnt mit der frühen Integration der Palliativversorgung im Krankheitsverlauf (▶ Abschn. 2.2) die palliativmedizinische Rehabilitationsphase eine immer größer werdende Bedeutung im Vergleich zur hospizlichen Sterbebegleitung.

So kann erreicht werden, dass immer mehr Patienten wieder in die allgemeine oder spezialisierte ambulante Palliativversorgung entlassen werden können und in diesem Rahmen auch bis zum Tode in der gewohnten Umgebung umfassend und adäquat betreut werden können.

2.13 Dokumentation

Das palliativmedizinische Basisassessment (PBA) wurde in den OPS-Katalog aufgenommen, um den Arbeitsaufwand, den die umfassende Anamnese, Umfeldanalyse und Erfassung der komplexen individuellen Lebenssituation im Rahmen einer qualifizierten palliativen Erhebung und Behandlungsplanung benötigen, angemessen beschreiben und abbilden zu können.

Dieses Assessment unterscheidet sich inhaltlich und umfänglich von den herkömmlichen Aufnahmeuntersuchungen im Krankenhaus, da im Palliativkontext neben der körperlichen Dimension weitere Dimensionen berücksichtigt werden müssen.

Zur Beschreibung dieses multidimensionalen Versorgungsbedarfs des Patienten stehen eine Reihe geeigneter Verfahren zur Auswahl (s. ▶ Abschn. 2.1).

Die DGP empfiehlt zur Durchführung eines palliativmedizinischen Basisassessments:
1. den Kerndatensatz
2. ein Selbsterfassungsinstrument

3. das Genogramm und
4. Ergänzung um weitere Instrumente, wenn entsprechend der klinischen Situation indiziert und für klinische Arbeit sinnvoll wie z. B. BPI bei Schmerzpatienten, z. B. POS bei Patienten aus palliativ vorbehandelnden Einrichtungen

Entsprechende Dokumentationshilfsmittel sind in den palliativmedizinischen Dokumentationsprogrammen wie z. B. ISPC und auf den Websites der DGP (► www.dgpalliativmedizin.de/category/3-pba-dokumentationshilfen.html) zu finden.

Literatur

Bernatzky G, Hesse HP (2006) Musik in der Palliativmedizin. In: Bernatzky G, Sittl R, Likar R (Hrsg) Schmerzbehandlung in der Palliativmedizin, 2. Aufl. Springer, Berlin/Heidelberg/New York
Bundesärztekammer (2012) Kursbuch Palliativmedizin, https://www.bundesaerztekammer.de/fileadmin/user_upload/downloads/MKB_Palliativmedizin.pdf. Zugegriffen am: 21.10.2011
Dahlke MH, Popp F, Schlitt HJ, Piso P (2007) Ileus – immer Operation? Zentralbl Chir 132:W1–12
Disselhoff B (2006) TENS – Transkutane Elektrische Nervenstimulation in der onkologischen Schmerztherapie. In: Bernatzky G, Sittl R, Likar R (Hrsg) Schmerzbehandlung in der Palliativmedizin, 2. Aufl. Springer, Berlin/Heidelberg/New York
Ellershaw J (2003) Care of the dying patient – the last hours or days of life. BMJ 326:30–34
Ellershaw J (2007) Care of the dying: what a difference an LCP makes. Palliat Med 21:365–368
Gutgsell TL (2009) Principles of symptom control. In: Walsh D (Hrsg) Palliative medicine. Saunders, Philadelphia
Haun MW, Estel S, Ruecker G, Friederich HC, Villalobos M, Thomas M, Hartmann M (2017) Early palliative care for adults with advanced cancer. Cochrane Database Syst Rev 6
Hausmaninger H (2006) Medikamentöse Palliativtherapie bei Tumorpatienten. In: Bernatzky G, Sittl R, Likar R (Hrsg) Schmerzbehandlung in der Palliativmedizin, 2. Aufl. Springer, Berlin/Heidelberg/New York
Kearny M (1992) Palliative medicine – just another specialty? Palliat Med 6:39–46
Leitlinienprogramm Onkologie (Deutsche Krebsgesellschaft, Deutsche Krebshilfe, AWMF): Palliativmedizin für Patienten mit einer nicht-heilbaren Krebserkrankung, 2019, AWMF-Registernummer: 128/001OL, https://www.leitlinienprogramm-onkologie.de/leitlinien/palliativmedizin/. Zugegriff am: 01.02.2019
Loke SS, Rau KM, Huang CF (2011) Impact of combined hospice care on terminal cancer patients. J Palliat Med 6:683–687
Radbruch L, Nauck F, Fuchs M, Neuwohner K, Schulenberg D, Lindena G (2002) What is palliative care in Germany? Results from a representative survey. J Pain Symptom Manag 23:471–483
Reljic T, Kumar A, Klocksieben FA, Djulbegovic B (2017) Treatment targeted at underlying disease versus palliative care in terminally ill patients: a systematic review. BMJ Open 7(1):e014661
Rich SE, Chow R, Raman S, Zeng KL, Lutz S, Lam H et al (2018) Update of the systematic review of palliative radiation therapy fractionation for bone metastases. Radiother Oncol 126(3):547–557
Saleem T, Higginson IJ et al (2012) Symptom prevalence, severity and palliative care needs assessment using the palliative outcome scale: a cross-sectional study of patients with Parkinson's disease and related neurological conditions. Palliat Med. https://doi.org/10.1177/0269216312465783
Saunders C (1993) History and challenge. In: Saunders C, Sykes N (Hrsg) The management of terminal malignant disease, 3. Aufl. Arnold, London
Temel JS, Greer JA, Billings JA et al (2010) Early palliative care for patients with metastatic non-small-cell lung cancer. N Engl J Med 363:733–742
Upchurch E, Ragusa M, Cirocchi R (2018) Stent placement versus surgical palliation for adults with malignant gastric outlet obstruction. Cochrane Database Syst Rev (5)
Waclawiczek HW (2006) Ziele und Aufgaben der Palliativchirurgie. In: Bernatzky G, Sittl R, Likar R (Hrsg) Schmerzbehandlung in der Palliativmedizin, 2. Aufl. Springer, Berlin/Heidelberg/New York
Wallace AS, Fiveash JB, Williams CP, Kvale E, Pisu M, Jackson BE, Rocque GB (2018) Choosing Wisely at the end of life: use of shorter courses of palliative radiation for bone metastasis. Int J Radiat Oncol Biol Phys 102:320–324
West T (1990) Multidisciplinary working. In: Saunders C (Hrsg) Hospice and palliative care – an interdisciplinary approach. Arnold, London
World Health Organization (1996) Cancer pain relief. With a guide to opioid availability, 2. Aufl. Geneva, deutsch: Weltgesundheitsorganiastion: Therapie tumorbedingter Schmerzen – mit einem Wegweiser für die Opioid-Verfügbarkeit. 2. Aufl. Marburg 1996
World Health Organization (2002) National cancer control programmes: policies and managerial guidelines, 2. Aufl. WHO, Geneva, S 83–91
Wünsch A, Woitha K, Müller-Mundt G, Schneider N, Volsek S (2012) Physiotherapie in der Palliativversorgung: Rollenverständnis, Potenziale und Entwicklungsperspektiven. Palliativmedizin 13:KT_51

Schmerztherapie

Matthias Thöns und Boris Hait

3.1 Einführung – 31
3.1.1 Unterschiede akuter – chronischer Schmerz – 32
3.1.2 Schmerzfolgen – 32
3.1.3 Definitionen – 32

3.2 Total Pain – 32

3.3 Schmerzanamnese – 34
3.3.1 Schmerzmessung – 34
3.3.2 Schmerz und Demenz – 35

3.4 Schmerzleitung – 36

3.5 Schmerztoleranz und Schmerzschwelle – 37

3.6 Schmerzarten – 37
3.6.1 Nozizeptiver Schmerz – 37
3.6.2 Neuropathischer Schmerz – 37
3.6.3 Tumorschmerz – 39

3.7 Schmerztherapie – 40
3.7.1 Medikamentöse Therapie – das WHO-Stufenschema – 40
3.7.2 Nichtmedikamentöse Therapie – 57
3.7.3 Invasive Schmerztherapie – 60
3.7.4 Naturheilverfahren und anderes – 62
3.7.5 Checkliste Schmerztherapie – 62

3.8 Opioidwechsel zu Methadon – 62

Literatur – 63

© Springer-Verlag GmbH Deutschland, ein Teil von Springer Nature 2019
M. Thöns, T. Sitte (Hrsg.), *Repetitorium Palliativmedizin*,
https://doi.org/10.1007/978-3-662-59090-4_3

■ **Kasuistik**

Die 45-jährige Christine litt unter einem Chondrosarkom ED 02/10 (Filiae in HWS und BWS, proximale Humeri, Lunge mit Erguss links, hepatisch, subkutan). Sie begab sich bei noch laufender Chemotherapie in 05/12 in die Behandlung des SAPV-Teams.

Bei Erstkontakt bestanden folgende Beschwerden: Schmerzen (VAS im Schnitt 6, maximal 8), Obstipation (4), Luftnot (3), Schwäche (3), Angst (5) und Depression (3). Die Schmerzen waren dauernd vorhanden mit zusätzlichen „Schmerzanfällen" für 1–2 h, wurden als marternd-quälend sowie brennend-pochend beschrieben und bestanden bei einer vorbeschriebenen Metastase seit ½ Jahr vor allem im rechten Oberarm. Der Untersuchungsbefund ergab neben dem abgeschwächten Atemgeräusch bei Erguss links Hyposensibilitäten am rechten Oberarm und Schmerzangabe bei Berührung dort.

Eine Chemotherapie lief, Strahlentherapie war geplant, die Vormedikation bestand aus Ibuprofen 3 × 800 mg, Hydromorphon 2 × 12 mg, Pantozol, Movicol, Clexane und Zolpidem, als Bedarf Hydromorphon 1,3 mg und Granisetron.

Unter der Vorstellung eines neuropathischen Schmerzes bei tumorbedingter Nervenläsion und zusätzlichem somatischen Schmerz bei Knochenmetastasen erfolgte die aufdosierende Einstellung mit Pregabalin (75 → 150 mg), die Dosissteigerung von Hydromorphon um 30 %, sowie die Verordnung von Fentanyl 100 μg/Hub nasal bei Durchbruchschmerz oder Atemnot. Begleitend wurden „Spaziergänge mit dem Ehemann", Krankengymnastik und „Normalität statt Patientinsein" empfohlen. Die laufende Chemotherapie, die bislang keinerlei Nutzen zeigte, wurde diskutiert. Die folgenden ärztlichen Visiten fanden fast ausschließlich im Garten und nie ohne Kaffee statt. Ein guter Monat mit weniger Beschwerden wurde im Wesentlichen im Garten verbracht.

Die letzte Lebenswoche war durch eine pathologische Fraktur verkompliziert (◘ Abb. 3.1), hier war die bislang zufriedenstellende angepasste Schmerztherapie nicht mehr ausreichend, selbst die sehr hohe Durchbruch-

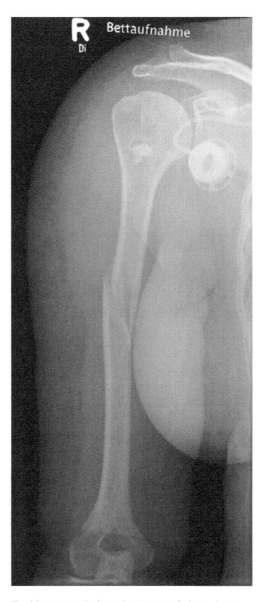

◘ **Abb. 3.1** Pathologische Humerusfraktur – hier braucht es Anästhesie und nicht Analgesie

schmerzmedikation (16 × 100 μg Fentanyl!) war unzureichend.

Es fiel die Entscheidung zur Anlage eines interskalenären Katheters, dies erfolgte durch die Kollegen der Palliativstation im Bergmannsheil. Nach Aufspritzen des Katheters kam es zu Bradypnoe und Atemstillstand, der unter fraktionierter Naloxongabe behandelt werden konnte. (Wenn bei bestehender Opioidmedikation der Schmerz

Schmerztherapie

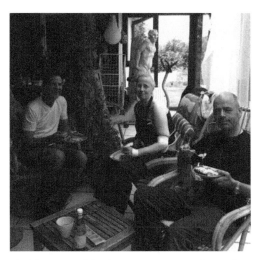

◘ Abb. 3.2 Apfelkuchen im Wintergarten bei pathologischer Fraktur

etwa durch Regionalanästhesie unterbrochen wird, kann als unerwünschte Wirkung eine Atemdepression auftreten). Trotz leichter Verwirrungszustände erfolgte die Entlassung auf ausdrücklichen Wunsch der Patientin in die Häuslichkeit, wo nach Eintreffen des Palliativarztes das Foto im Wintergarten entstand (◘ Abb. 3.2).

3 Tage später starb Christine – schmerzfrei und aufgrund der zunehmenden Luftnot in angepasster palliativer Sedierung in den Armen ihres Ehemannes, so, wie sie es sich wünschte: Zuhause in ihrem Schlafzimmer. Er sagte später: Hätten wir gewusst, dass Sterben schön sein kann, hätten wir weniger Angst gehabt.

3.1 Einführung

Schmerz ist eine der quälendsten Erfahrungen, die ein Mensch machen kann. Er ist der Hauptgrund für den Ruf nach aktiver Sterbehilfe und gerade am Lebensende wird er als „Normalität" angesehen. Denn wenn man von jemandem sagt: „dem tut nichts mehr weh" – dann meinen wir „er ist tot".

In diesem Kapitel soll gezeigt werden, dass dieser Satz schlicht falsch ist, denn bereits mit den einfachen Strategien des WHO-Stufenschemas ließen sich 90 % der Tumorschmerzen ausreichend lindern. Doch zumindest in Industrienationen ist das nicht mehr der Weisheit letzter Schluss: Der liegt mehr in der mechanismenorientierten Therapie.

Schmerz ist eine wichtige Sinneswahrnehmung, Menschen ohne Schmerzsystem haben eine verminderte Lebenserwartung. Durch Schmerzen lernen Menschen, gefährliche Situationen zu meiden und sich so zu verhalten, dass keine Schmerzen entstehen. Die Hauptfunktion von Schmerz ist mithin der Schutz vor Schädigung. Schmerz fördert Heilung: die Wundheilung in denervierter Haut ist verzögert.

Auch die Inanspruchnahme von Hilfe kann über den Schmerz gut gesteuert werden, Kinder suchen Schutz, Erwachsene gehen zum Arzt.

— **Schmerz ist das häufigste Symptom, welches zum Arztbesuch bewegt. 20–40 % der Tumorpatienten haben als Erstmanifestation Schmerzen, im weiteren Verlauf leiden bis zu 90 % darunter (Goudas et al. 2005). Bereits Galen stellte im 2. Jh. n. Chr. fest: Divinum est sedare dolorem – göttlich ist es, den Schmerz zu lindern.**

Schmerzerleben ist höchst subjektiv. Nach McCaffery ist „Schmerz das, was der Patient beschreibt und er existiert immer dann, wenn er es sagt". Oder platt gesagt: Wenn ein Patient Schmerzen angibt, hat er Schmerzen – Ende der Diskussion!

Mythen zum Thema Schmerz, die allesamt nicht stimmen (nach Strumpf)
— Schmerzen „ohne Befund" sind psychisch.
— „Psychisch = psychopathologisch".
— Große Traumen, schwere Krankheiten → schwere Schmerzen.
— Lange starke Schmerzen gehabt → „deshalb vertrage ich mehr Schmerz".
— Säuglinge und Demente haben keine Schmerzen.
— Schmerz hat immer eine somatische Ursache, man muss nur lange genug danach suchen.
— Schmerzen sind physisch.
— Alle Nervenblockaden haben nichts genützt → ab zum Psychologen.

Tab. 3.1 Bedeutungen von Schmerz

	Warnfunktion	Medikation	Konzept
Akut	+	NSAR	Ruhe (kurz!)
Chronisch	–	Multimodal	Aktivierung, verhaltensmedizinische Konzepte, „multimodal"
Tumorschmerz	+/–	Opioide	Total-Pain-Konzept

Schmerzhafte Prozeduren: Die Erinnerung an Schmerz wird anhand der Episoden der maximalen Schmerzintensität und der Schmerzen am Ende der Untersuchung gebildet („peak-end-rule"). So gilt etwa für Darmspiegelungen überzogen der Rat, „lass das Endoskop nach der Untersuchung noch 1 Minute drin" oder der Volksmund weiß über Partys richtig zu berichten: Wenn's am schönsten ist, aufhören (Do et al. 2008).

3.1.1 Unterschiede akuter – chronischer Schmerz

- Chronischer Schmerz überdauert den erkennbaren Auslöser (>3 Monate), wird überwiegend durch zentrale Mechanismen aufrechterhalten und gilt als „eigene Schmerzkrankheit".
- Beim chronischen Schmerz ist eine Warnfunktion nicht erkennbar. ICD 10: F 45.41 „Chronische Schmerzstörung mit somatischen und psychischen Faktoren"
- Bei gleicher Grundkrankheit entwickelt nur ein Teil der Patienten chronische Schmerzen.
- Es liegen wahrscheinlich genetische und psychologische Prädispositionsfaktoren vor.
- Bei Rückenschmerzen spielt das angstmotivierte Vermeidungsverhalten die Schlüsselrolle in der Chronifizierung: „fear avoidance beliefs": „Einmal Vermeidung – immer Vermeidung".
- Teufelskreis: Verspannung → Stress → Schonung mit Fehlbelastung → Verspannung.
- Bewährte Therapiekonzepte aus der Akutschmerztherapie versagen beim chronischen Schmerz (◘ Tab. 3.1).

3.1.2 Schmerzfolgen

Schmerz ist nicht „einfach nur unangenehm", sondern führt zu erhöhter Morbidität und Mortalität: Schmerz → Schonhaltung → Thromboembolien, verminderte Atmung mit Atelektasenbildung und Pneumonie, Dekubiti, Schlafstörungen.

3.1.3 Definitionen

Wichtige Definitionen und Begriffserklärungen zeigt ◘ Tab. 3.2.

3.2 Total Pain

Schmerz ist das am meisten gefürchtete Symptom am Lebensende, beeinträchtigt er doch das physische, psychische und soziale Wohlbefinden am nachhaltigsten. Andersherum ist Schmerz stets das Produkt aus bio-psycho-sozialen Einflüssen und Ursachen. Diese Multidimensionalität wurde von Cicerly Saunders als „Total Pain" bezeichnet (Saunders 1978).

Total-Pain-Schmerzkomponenten (nach Saunders)
- Körperlich
- Psychisch
- Sozial
- Spirituell

→ zur Behandlung keine Monotherapie sondern „Total Care"

Schmerztherapie

Tab. 3.2 Begriffsdefinitionen. (Nach Schuh-Hofer und Treede 2012)

Schmerz	Unangenehmes Sinnes- und Gefühlserlebnis, das mit aktueller oder potenzieller Gewebsschädigung verknüpft ist oder mit Begriffen einer solchen Schädigung beschrieben wird (Merskey und Bogduk 1994)
Nozizeption	Wahrnehmung (schmerzerregender) Reize als Schmerz
Nozizeptor	Sinnesorgan, der noxische Reize rezeptiert
Nozizeptives Neuron	Zentrales oder peripheres Neuron, das die Information noxischer Stimuli rezeptiert
Nozizeptiver Reiz	Tatsächlich oder potenziell gewebeschädigender Reiz, dessen Information Nozizeptoren rezeptieren
Noxischer Reiz	Tatsächlich oder potenziell gewebeschädigender Reiz
Neuropathischer Schmerz	Schmerz, der als direkte Konsequenz einer Läsion oder Erkrankung des somatosensorischen Systems auftritt
Nozizeptiver Schmerz	Schmerzempfindung, die auf einer Aktivierung von Nozizeptoren beruht
Sensibilisierung	Verstärkte neuronale Signalantwort auf ein physiologisches Eingangssignal oder Antwort auf ein unter physiologischen Bedingungen unterschwelliges Eingangssignal
Allodynie	Schmerzempfindung, die durch Reizung eines nicht nozizeptiven Rezeptors ausgelöst wird („Schmerz auf Berührung")
Hyperalgesie	Verstärkte Schmerzempfindung

Abschieds-, Trennungs- oder Seelenschmerzen sind real: Schmerzen führen im anterioren Gyrus cinguli (ACG) zu Aktivierungen, genauso wie Einsamkeit, Fehler, Zurückweisung, Schmerzerwartung oder unfaire Behandlung (DeCharms et al. 2005). Im Neurofeedback wird dies zur Schmerzreduktion bereits eingesetzt (Spizer 2009). Darüber hinaus finden sich sogar beim Partner vergleichbare neuronale Schmerzreaktionen: Damit bekommt das Wort „Mitleiden" bei Angehörigen wie auch der Satz „Einsamkeit tut weh" ein neurophysiologisches Korrelat („empathische Reaktion").

Auch stellen ungelöste psychosoziale Konflikte den wesentlichen negativen Prädiktor für das Gelingen einer Schmerztherapie dar (Kloke 2009). Daraus folgen zwei einfache Grundregeln in der Schmerztherapie:
- Niemals dramatisieren! („Bei den Befunden sitzen Sie bald im Rollstuhl")
- Schmerztherapie geht nie ausschließlich mit dem Rezeptblock.

Beispiel: Rückenschmerz – aufgefasst als Knochenmetastasenschmerz bei Tumorprogression – wird gegenüber sensorisch äquivalentem Schmerz nach Überanstrengung – aufgefasst als Muskelkater – quälender empfunden.

Psychische Aspekte in der Schmerztherapie (nach Baron et al. 2011)
- Psychische Störungen weder häufige Ursache, noch zwangsläufige Konsequenz chronischer Schmerzen.
- Schmerzen führen häufiger zu Depression als umgekehrt. Aber: psychosozialer Stress erhöht Schmerzrisiko um Faktor 13.
- Seit der Gate-Control-Theorie (Melzack und Wall 1965) gelten komplementäre, statt alternative Erklärungsmodelle (Total-Pain-Konzept).
- Schmerzverhalten kann auf unterschiedliche Art durch Lernen beeinflusst werden:
    - Zuwendung und Aufmerksamkeit („sekundärer Krankheitsgewinn")

- Erlaubnis unangenehme Tätigkeiten zu vermeiden
- Medikamenteninduzierte Euphorie
- Rückzugsmöglichkeit in belastenden Situationen
- Entlastung von Verantwortung
- Katastrophisieren ist ein bedeutsamer Prädiktor für die Schmerzerfahrung und deren Folgen und führt häufig zu einem größeren Behinderungsausmaß als durch Schmerzintensität oder den Befund zu erwarten (Abb. 3.3): ungünstige Kognitionen („Schonung/Rückzug") oder bedrohliche Informationen vermeiden! Ein Beispiel negativer Schmerzverarbeitung ist die typische ungünstige Kognition: Annahme einer körperlichen Schädigung als Schmerzursache mit der Schlussfolgerung, dass Aktivität, Belastung und Bewegung schaden würden und der Körper Ruhe brauche, wobei die gegenteilige Konsequenz, nämlich angemessene Bewegung, meist schmerzlindernd wäre.

Möglichkeiten der Schmerzbeeinflussung durch die Patienten:
- Belastungsgrenze herausfinden (Treppensteigen/Gehen/Sitzen)
- Allmähliche, systematische und regelmäßige Steigerung
- Realistische Zwischenziele vereinbaren

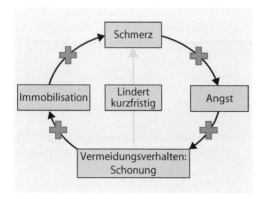

Abb. 3.3 Teufelskreis: Schmerz und Schonung

- Nie mit Gewalt nicht erreichbare Grenzen überschreiten
- „Lieber langsam in die richtige als schnell in die falsche Richtung"

3.3 Schmerzanamnese

Schmerzanamnese unter Berücksichtigung allgemeiner Beeinträchtigung durch Schmerz und psychosozialer, funktioneller und spiritueller Faktoren. Im Rahmen der Schmerzdiagnostik erheben:
- Schmerzintensität
- Schmerzursache (v. a. kausale Therapiemöglichkeit?)
- Schmerztyp (v. a. neuropathisch, nozizeptiv)
- Lokalisation und Ausstrahlung
- Vorgeschichte, Vormedikation
- Verschlimmernde oder lindernde Faktoren
- Auswertung Vorbefunde
- Symptombezogene körperliche und neurologische Untersuchung

3.3.1 Schmerzmessung

- Schmerzwerte sollten mindestens zweimal täglich erhoben und dokumentiert werden (Tagebuch, Pflegedokumentation).
- Eindimensionale Symptomskalen sind in der Palliativmedizin am gebräuchlichsten:
  - VAS (visuelle Analogskala 0–10 cm)
  - NRS 0–10 (Numeric Rating Scale: 0 = kein Schmerz, 10 = stärkster vorstellbarer Schmerz)
  - Ab Wert über 4 meist Behandlungsindikation
- Besser ist es, den Patienten nach individueller Schmerzerträglichkeit zu fragen.
  - VRS (Verbal Rating Scale : kein – gering – mittel – stark – sehr stark)
  - Mehrdimensionale Fragebögen versuchen, die Schmerzempfindung mit ihren Auswirkungen zu erfassen, z. B. der Deutsche Schmerzfragebogen (sehr umfangreich!).

Schmerztherapie

- Symptomchecklisten sinnvoll, so entgeht dem Arzt Symptombelastung durch „underreporting" nicht
- Verbreitet ist das minimale Dokumentationssystem (MIDOS): Fragen nach stärksten und durchschnittlichen Schmerzen (NRS) sowie Angaben zu 6 Symptomen und dem Befinden auf kategorischen Skalen (Radbruch et al. 2000).
- Eine Reduktion des Schmerzniveaus um 30 % wird von Patienten allgemein als erfolgreiche Schmerztherapie angesehen.
- Bei Schmerzmessung durch Fremdeinschätzung gilt: Ärzte und Pflegepersonal unterschätzen in bis zu 50 % der Fälle das Schmerzniveau, Angehörige überschätzen es!
- Regelmäßige Überprüfung der Schmerzstärke, auslösender Ursachen, Durchbruchschmerzen, des Behandlungsergebnisses und behandlungsbedingter Nebenwirkungen sind notwendig.
- Information und Unterstützung des Pflegepersonal nutzen (Expertenstandard Schmerzmanagement in der Pflege)!

3.3.2 Schmerz und Demenz

- Das Schmerzempfinden wird bei Demenz als höher eingeschätzt (Stand 2010).
- Dennoch erhalten Demenzkranke im Schnitt weniger Schmerzmittel, bei Schenkelhalsfraktur etwa nur 1/3 der Dosis einer Vergleichsgruppe (Morrison et al. 2000)
- Schmerz kann sich insbesondere bei kognitiver Beeinträchtigung auch in Schlaflosigkeit, Unruhe, Depression, Aggressivität oder sogar Nahrungsverweigerung zeigen.
- Zur Schmerzmessung bei Demenz gibt es bis heute keine allgemeinakzeptierte Skala, aufgrund der Einfachheit setzt sich die **BESD-Skala** (Tab. 3.3) durch.
- Auch bei Bewusstseinsstörungen muss man versuchen, Schmerz zu erfassen, eine nützliche Beobachtungsskala ist das Zurich Observation Pain Assessment (**ZOPA**). Bereits eine Auffälligkeit sollte den Verdacht auf Schmerz lenken („Im Zweifel Schmerz behandeln").

Tab. 3.3 Beurteilung von Schmerz bei Demenz (BESD). (Nach Basler et al. 2006). Bitte 3-mal täglich die Checkliste ausfüllen, Werte entsprechen etwa der üblichen Schmerzmessskala nach VAS. Bei Werten >4 bitte melden oder Schmerzmittel wie angeordnet erhöhen

	0	1	2	Score
Atmung (unabhängig von Lautäußerung)	Normal	Gelegentlich angestrengt atmen, kurze Phasen von Hyperventilation	Lautstark angestrengt atmen, lange Phasen von Hyperventilation, Cheyne-Stoke-Atmung	
Negative Lautäußerung	Keine	Gelegentlich stöhnen oder ächzen, sich leise negativ oder missbilligend äußern	Wiederholt beunruhigt rufen, laut stöhnen oder ächzen, weinen	
Gesichtsausdruck	Lächelnd Nichts sagend	Traurig, ängstlich, sorgenvoller Blick	Grimassieren	
Körpersprache	Entspannt	Angespannt, nervös hin und her gehen, nesteln	Starr, geballte Fäuste, angezogene Knie, sich entziehen oder wegstoßen, schlagen	
Trost	Trösten nicht notwendig	Ablenken oder beruhigen durch Stimme oder Berührung möglich	Trösten, ablenken, beruhigen nicht möglich	

Zurich Observation Pain Assessment (ZOPA)
Beobachtete Verhaltensmerkmale:
- Lautäußerungen
  - Stöhnen/Klagen
  - Brummen
- Gesichtsausdruck
  - Verzerrter, gequälter Gesichtsausdruck
  - Starrer Blick
  - Zähne zusammenpressen
  - Augen zusammenkneifen
  - Tränenfluss
- Körpersprache
  - Ruhelosigkeit
  - Massieren oder Berühren eines Körperteils
  - Angespannte Muskeln
- Physiologische Indikatoren
  - Änderungen in den Vitalzeichen
    - Blutdruck/Puls
    - Atmung
    - Veränderung der Gesichtsfarbe
    - Schwitzen/Röte

3.4 Schmerzleitung

Freie Nervenendigungen oder Nozizeptoren werden durch thermische, elektrische, chemische oder mechanische Stimuli aktiviert (◘ Abb. 3.4).
- Schnelle A-δ-Fasern oder langsame C-Fasern
- Rückenmark
- 1. Neuron mit Umschaltung auf den kontralateralen Tractus spinothalamicus
- Thalamus/Hirnstamm/Zwischenhirn
- Affektiver und sensorischer Neokortex
- Absteigend-hemmende Bahnen modulieren den Schmerz

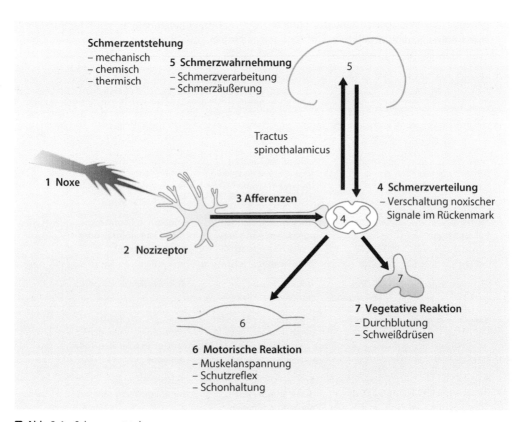

◘ Abb. 3.4 Schmerzentstehung

3.5 Schmerztoleranz und Schmerzschwelle

- Bei Überschreiten der Schmerzschwelle wird ein Schmerzreiz bewusst.
- Schmerztoleranz bezeichnet die individuell sehr variable Fähigkeit, Schmerzen zu ertragen.
- Chronische Schmerzen, Angst, Depression, Einsamkeit, Stress, Schlafstörungen, Hoffnungslosigkeit und Hilflosigkeit senken die Schmerztoleranz.
- Negative Erwartungen in Bezug auf Heilung oder „nichts gegen den Schmerz machen zu können" → Hoffnungslosigkeit/passive Behandlungserwartung → Angst/Depression → Schmerztoleranz ↓.
- Schlecht: „es hilft alles nichts, ich bin hilflos ausgeliefert", besser: „ich habe solche Situationen schon öfter gemeistert", „entspanne Dich, ich werde das schon in den Griff bekommen".
- In Begutachtungssituationen kann durch „Blutdruckmessen" mit überstarkem Aufpumpen der Manschette die Schmerztoleranz geprüft werden. Patienten, die bis 300 Torr keine Miene verziehen, haben eher keine erniedrigte Schmerztoleranz. Das spricht gegen das Vorliegen chronischer Schmerzen.
- Es bestehen nicht nur individuelle, sondern auch interkulturelle Unterschiede: Während in Mittelmeeranrainerstaaten der Schmerz deutlich nach außen getragen wird („Morbus mediterranée"), wird er in Japan stark tabuisiert – hier wird er oft gar nicht angegeben.

3.6 Schmerzarten

- Unterscheide nozizeptiven (80 %) von neuropathischem Schmerz (34 %)
- Rein psychische Schmerzen bei Tumorpatienten selten (1,2 %) (Brinkers et al. 2012)
- Neuralgisch (blitzartig einschießender neuropathischer Schmerz): mit Ellenbogen anstoßen („Musikknochen")
- Nozizeptiv viszeral: Schmerz bei Gastroenteritis
- Nozizeptiv somatisch: z. B. Schnittverletzung
- Mischformen häufig

3.6.1 Nozizeptiver Schmerz

Nozizeptiver Schmerz ist eine Reaktion auf mechanische, thermische oder chemische Reize. Er wird unterteilt in somatischen (Knochen, Haut, Muskulatur, Weichteile) und viszeralen Schmerz (Organe).

- **Somatischer Schmerz**: gut lokalisierbar, dumpf-bohrend oder scharf-spitz, oft bewegungsabhängig (z. B. Schmerz bei Knochenmetastasen)
- **Viszeraler Schmerz**: schwer lokalisierbar, unscharf begrenzt, dumpf-drückend, teils kolikartig (aus der glatten Muskulatur). In der Tiefe empfunden oder als Projektion auf die Haut (Head Zonen) (z. B. Schmerz bei Peritonealkarzinose)

Der nozizeptive Schmerz wird über freie Nervenendigungen detektiert (Nozizeptoren), diese befinden sich ubiquitär im Körper (Ausnahme: Hirngewebe, Leber – hier nur Schmerzen über umliegende Häute: Meningismus, Leberkapselschmerz).

Therapie Die Therapie erfolgt durch NSAR und Opioide, selten Koanalgetika.

3.6.2 Neuropathischer Schmerz

Definitionsgemäß tritt neuropathischer Schmerz „als direkte Konsequenz einer Läsion oder Erkrankung des somatosensorischen Systems" auf. Er wird unterteilt in

- blitzartig einschießenden („neuralgisch") Schmerz sowie
- brennenden Dauerschmerz („neuropathisch") → Deafferenzierungsschmerz.

Bereits im ersten Weltkrieg wurde der neuropathische Schmerz als „Nervenschussschmerz" beschrieben. *„Der „Nervenschussschmerz" hatte wegen der besonderen Heftigkeit und der sich über Jahre erstreckenden Dauer eine überraschend große Bedeutung. Bei einem Teil der Verwundeten entsteht der Schmerz direkt, bei anderen erst nach 3–8 Wochen. Er wird von den Verletzten als ziehend, reizend oder brennend, „wie glühendes Eisen" geschildert …. Auch kommen zu dem gleichmäßig anhaltenden Schmerz zeitweise einzelne plötzliche Schläge von ganz außerordentlicher Heftigkeit hinzu, die sich zuweilen rasch hintereinander mehrmals wiederholen"* (Pertes 1922).

Ätiologie Ursache des neuropathischen Schmerz sind Kompression, Irritation oder Schäden von Nerven, Spinalganglion, Rückenmark oder ZNS (z. B. Thalamus). Oft liegt eine chemotherapieinduzierte Polyneuropathie (z. B. Cisplatin, Vinca-Alkaloide, Paclitaxel) vor.

Ursachen neuropathischer Schmerzen
- Peripher, z. B.:
  - Polyneuropathie
  - Plexusaffektion
  - Radikulopathie
  - Nervenverletzungen/Amputation
  - Herpesneuralgie
  - Paraneoplastisch
- Zentral, z. B.:
  - Multiple Sklerose
  - Tumoren/-metastasen in ZNS oder Rückenmark
  - Durchblutungsstörungen

- **Minussymptome**: Verlust oder Minderung einer sensiblen Qualität (auch Teilausfall!) in einem definierbaren Innervationsgebiet (Hypästhesie).
- **Plussymptome**: Parästhesien, Hyperpathie (leichter Reiz → Empfinden ↑), Hyperalgesie (leichter Schmerzreiz → Schmerz ↑), Allodynie (nicht schmerzhafter Reiz → Schmerz ↑), Brennschmerzen, blitzartig einschießende Schmerzen
- **Plus-/Minussymptome** müssen topographisch mit dem Schmerzsyndrom korrespondieren, die Sicherheit der Diagnosestellung ergibt sich aus ◘ Abb. 3.5.

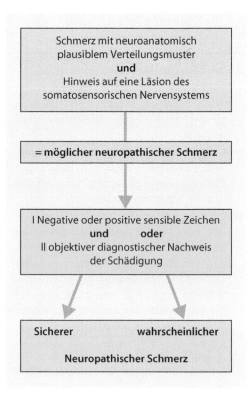

◘ **Abb. 3.5** Diagnosestellung neuropathischer Schmerz. (Nach Loeser und Treede 2008)

Therapie Bezüglich der Entscheidung über den bevorzugten Einsatz verschiedener Substanzen erscheint sinnvoll auch die Einteilung neuropathischer Schmerzen in:
- Neuralgieforme (einschießende, stromschlagartige) → hier wird der Einsatz von Antikonvulsiva priorisiert.
- Dauerschmerzen (brennend, oft einhergehend mit Allodynie) → Mittel der Wahl scheinen Antidepressiva zu sein.
- Deafferenzierungsschmerz, wie Phantomschmerz (oft beide Medikamente einsetzen)

Bei der Therapie kommen Koanalgetika und Opioide zum Einsatz (hier bevorzugt: Tramadol, Buprenorphin, L-Polamidon, Tapentadol), evtl. Cannabinoide, selten NSAR. Mittel der ersten Wahl sind Antidepressiva (Brennschmerz), Gabapentin/Pregabalin (neuralgischer Schmerz), topisch Lidocain-/Capsaicin-Pflaster. Die Thera-

Schmerztherapie

Tab. 3.4 Number needed to treat bei neuropathischem Schmerz

Mittel der ersten Wahl	
Amitriptylin	2,3
Venlafaxin	5
Pregabalin	4,1
Gabapentin	4,1
Reservemedikamente	
Carbamazepin	6
Oxcarbamazepin	6
Lamotrigin	4
Opioide	2,7
Ketamin	?

Mythen und Ängste der Patienten
- Vorboten des unausweichlichen Todes sind obligate unerträgliche Schmerzen und Leiden.
- Krebs = Schmerzen, Leiden, Tod.
- Schmerzklagen lenken Ärzte von der kurativen Therapie ab.
- 50 % der Patienten besprechen Schmerzen nicht mit ihrem Onkologen!
- → Aufklärung und sachgerechte Information mindern Ängste
- → dem Patienten Wege aufzeigen, ihm ein Gefühl der Sicherheit und Geborgenheit geben → Angst ↓, Schmerz ↓

pie ist oft schwierig, daher traditionell Angabe der NNT („number needed to treat") (Tab. 3.4). Die NNT gibt an, wie viele Patienten behandelt werden, um bei einem (!) eine 50 % Schmerzreduktion zu erreichen (Hanks et al. 2011).
- Eine Wirksamkeitsbeurteilung ist nicht vor 2 Wochen möglich. Niemals Schmerzfreiheit versprechen, um nicht zu große Erwartungen zu wecken!

Weitere Therapiemöglichkeiten sind evtl. TENS, interventionelle Verfahren (Sympathikusblockaden, GLOA, PDA), Psycho-, Physio- und Ergotherapie.

3.6.3 Tumorschmerz

Schmerzen spielen bei Tumorpatienten eine besondere Rolle. Sie sind häufig das Erstsymptom und nehmen im Verlauf der Krebserkrankung zu. Schmerzen werden mit einem Fortschreiten der Erkrankung in Zusammenhang gebracht → Bedrohlichkeit ↑, Trauer ↑, Hoffnungslosigkeit ↑, existentielle Angst ↑ (Aulbert et al. 2012). Jeder 2. Tumorpatient gibt Schmerzen an, bei fortgeschrittenem Krebs sind es 66 % (VAn den Beuken 2016).

Die Häufigkeit von Tumorschmerz hängt von der Tumorart ab. Insbesondere Knochenmetastasen führen in 80 % der Fälle zu Schmerzen und sind für etwa die Hälfte des Tumorschmerz (Reizung des Periost) verantwortlich. Dagegen verlaufen andere Tumorerkrankungen fast schmerzfrei (z. B. Glioblastom).
- Infiltration oder Kompression von Nerven oder ZNS → neuropathischer Schmerz

Tumorschmerzen werden traditionell eingeteilt in:
- **Tumorbedingt**: Reizung von Nozizeptoren durch Entzündung, Ödem, Ischämie, Schädigung von Nervengewebe, Weichteilinfiltration, Knochenmetastasen, Infiltration solider Organe (46–93 %)
- **Tumorassoziiert**: durch Lymphödem, Zoster, Dekubiti, Aszites, Muskelverspannungen, Soor (<10 %)
- **Therapiebedingt**: Narbenschmerzen, Mukositis, Stumpf- oder Phantomschmerz nach Amputationen, Postthorakotomie-, Postmastektomiesyndrom, Polyneuropathie nach Chemotherapie, extrem schmerzhafte Mukositiden, radiogene Plexusschädigungen (5–29 %)
- **Tumorunabhängig: z.** B. Spannungskopfschmerz, Rückenschmerz (ca. 3–10 %)

Das **Edmonton-Classification-System** für Tumorschmerzen ist sehr gut validiert und berücksichtigt die wesentlichen Faktoren:
- Pathophysiologie nozizeptiv – neuropathisch?
- Durchbruchschmerz?
- Psychologische Beeinträchtigung?
- Abhängigkeitsverhalten?
- Kognitive Funktion beeinträchtigt?

Anhaltende Schmerzen sind ein sensibles Frühwarnsymptom für Rezidiv oder Progress. Sie können der radiologischen Sichtbarkeit um Monate vorausgehen. Schmerz stellt für den Tumorpatienten das klassische Signal für Fortbestehen und Fortschreiten seiner Erkrankung. Die Schmerzbeeinflussbarkeit wird als Maßstab der Behandelbarkeit des Krebses angesehen.

Tumorschmerz ist eine unglückliche Bezeichnung, da
- die Konzepte nicht „gegen den Tumorschmerz", sondern gegen den Schmerz greifen;
- das WHO-Stufenschema „Tumorschmerz" mittlerweile als medikamentöses Schema für chronische Schmerzen verstanden wird;
- Tumorschmerz keine Entität ist, sondern verschiedensten Mechanismen folgt;
- sie andere Schmerzen in palliativer Situation – etwa durch „fehlende Konzeption" oder schlimmer noch durch ausschließliche Zulassung einer ganzen Medikamentengruppe nur für „Tumorschmerz" von moderner Versorgung ausschließt (z. B. transmukosales Fentanyl).

Besser wäre: „Schmerzen in palliativer Situation" oder „palliative Schmerztherapie".

3.7 Schmerztherapie

- **Nutzung aller kausalen Therapiemöglichkeiten, wo sinnvoll, aber stets paralleler Beginn mit einer symptomatischen Schmerztherapie!**

10 Regeln der palliativen Schmerztherapie
- Ganzheitlichkeit berücksichtigen: Geist, Seele und Körper
- Integration: Einbeziehen des Patienten in Therapieentscheidungen
- Pathophysiologie: Beachten bei Therapieauswahl (Kausaltherapie möglich?, mechanismenorientierte Schmerztherapie, Schmerzqualität berücksichtigen)
- Dauerschmerzbehandlung mit Retardpräparaten (lang wirksam = gut!)
- Bedarfsmedikation für Durchbruchschmerzen bereitstellen
- „Placebo-Effekt" nutzen, Wirkung des Behandlers, ehrliche aber positive Aufklärung
- Unerwünschte Arzneimittelwirkungen reduzieren oder therapieren
- Autonomie erhaltende Therapieformen wählen (möglichst nicht invasiv!)
- Glauben, dass der Patient Schmerzen hat und wie stark sie empfunden werden
- Erreichbarkeit insbesondere in der Initial- und Umstellungsphase sicherstellen

3.7.1 Medikamentöse Therapie – das WHO-Stufenschema

Schwerpunkt des 1986 von der WHO beschriebenen Stufenschemas zur Tumorschmerztherapie ist die Einfachheit und weltweite Gültigkeit. Stufe I umfasst Nicht-Opioid-Analgetika, in Stufe II ergänzt durch Opioide für mittelstarke, in Stufe III durch Opioide für starke Schmerzen.

In allen Stufen sollten **Koanalgetika** (z. B. Antidepressiva) bzw. **Adjuvanzien** (z. B. Laxanzien) ergänzt werden (◘ Abb. 3.6). 2019 veröffentlichte die WHO aktualisierte Empfehlungen, hier wird am Stufenschema und den Merkregeln festgehalten, jedoch sollte nun ein Patient mit starken Tumorschmerzen direkt auch ein starkwirksames Opioid erhalten (WHO 2018). Die Wichtigkeit von Adjuvantien (Cortison, Amitriptylin, Venlafaxin, Carbamazepin) wird betont, bei den häu-

Schmerztherapie

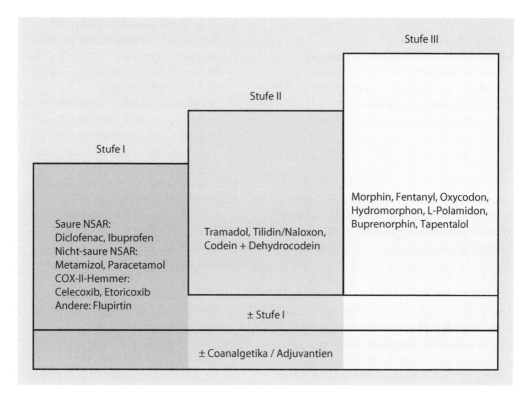

Abb. 3.6 WHO-Stufenschema bei Tumorschmerzen

figen Knochenmetastasen ist an Bisphosphonate und eine einzeitige Bestrahlung zu denken.
- **Mit dem WHO-Stufenschema können 90 % der Schmerzen gut kontrolliert werden.**

Merkregeln für die Schmerztherapie
- Nichtinvasiv („by the mouth")
- Nach dem Stufenkonzept („by the ladder")
- Nach festem Einnahmeintervall entsprechend der Wirkdauer („by the clock")
- Individuell titrieren („look for the details")

No go's bei der Schmerztherapie
- Kombinationen aus Stufe II und III („Rezeptormix")
- Kombinationen verschiedener NSAR

- Retardierte Präparate zur Behandlung von Durchbruchschmerzen oder allein zur Dosisfindung
- Verordnung einer reinen Bedarfsmedikation
- Überschreiten der Ceilingdosis (z. B. Tramadol >600 mg)

Folgende Punkte sind bei der Schmerztherapie zu beachten:
- Ab einer bestimmten Tageshöchstdosis ist in Stufe II mit einer weiteren Schmerzlinderung nicht, dagegen mit Nebenwirkungen zu rechnen (Ceilingeffekt).
- Bedarfsmedikation = 1/6 der Tagesdosis, außer bei Fentanyl: dort individuell titrieren.
- Wenn die Bedarfsmedikation mehr als 4-mal am Tag angefordert wird, so sollte die Dauermedikation um 30–50 % gesteigert werden.
- Antizipatorische Gabe der Analgetika (Einnehmen wie Blutdrucktabletten): An-

algesie ist da, bevor erneut Schmerz eintritt („by the clock").
- Starke Opioide werden grundsätzlich titriert, bis der Patient ausreichende Schmerzreduktion erfährt oder intolerable Nebenwirkungen auftreten.
    - Für Opioide gibt es keine „Standarddosen"
    - „Start low, go slow"
- Ziele vereinbaren: Schmerzfreiheit oder völlige Wiederherstellung in palliativer Situation oft nicht erreichbar, ohne vorherige Aufklärung kann dies zu Frustration und Enttäuschung führen. Realistische Therapieziele können z. B. sein: deutliche Schmerzreduktion auf ein erträgliches Maß, Wiedererlangen der Nachtruhe.

Das WHO-Schema ist mehr als ein didaktisches Modell zu verstehen: Manche Schmerzen sprechen auf Stufe I gar nicht an (neuropathische Schmerzen), manche kaum auf Stufe II/III (Leberkapselschmerz → Cortison). Es wird heute allgemein empfohlen, bei starken Tumorschmerzen direkt mit Opioiden für starke Schmerzen einzusteigen („Man muss nicht jede Stufe erklimmen"). Nur 10 % der Tumorpatienten durchlaufen alle 3 Stufen.

- **Stufe I**

Stufe I zu den anderen Stufen addieren wird aktuell von der EAPC empfohlen. Medikamente der Stufe I sind (◘ Tab. 3.5):

- **Saure antiphlogistische Analgetika** (nichtsteroidale Antirheumatika; NSAR): Diclofenac, Ibuprofen
    - Wirkqualitäten: analgetisch – antipyretisch – antiphlogistisch
    - „Referenzsubstanz" ASS zudem thrombozytenaggregationshemmend; nur bedingt zur Schmerztherapie geeignet
    - Vor allem gastrointestinales Blutungsrisiko und Nierenschäden
- **Nichtsaure antipyretische Analgetika**: Metamizol, Paracetamol
    - Nur schwache COX-Hemmer
    - Reichern sich nicht im entzündlichen Gewebe (sauer!) an
- **Selektive COX-2-Hemmer**: Celecoxib, Etoricoxib
    - Cyclooxygenasen (COX) 1 in vielen Geweben mit Schutzfunktion: Magen, Darm, Niere
    - COX-2 erst unter pathophysiologischen Bedingungen gebildet
    - Bei gastrointestinalem Risiko: eher COX-2-Hemmer
    - Bei kardiovaskulärem Risiko (Tumorpatienten: Thromboserisiko!) eher NSAR (ggf. mit Magenschutz)
- **Andere Nicht-Opioid-Analgetika**: Flupirtin

- **Stufe II/III**
- Opiate sind Alkaloide aus dem Saft des Schlafmohns (Morphin, Codein).
- Opioide sind synthetisiert aus Opiaten (Hydromorphon, Dehydrocodein, Oxyco-

◘ Tab. 3.5 Eigenschaften der in der Tumorschmerztherapie gebräuchlichen Medikamente

Medikamentengruppe	Medikament	Eigenschaften
Saure NSAR	Ibuprofen/ Diclofenac	Stärker analgetisch und antipyretisch Indikation bei Knochenschmerz Hohes gastrointestinales Blutungsrisiko Erhöhtes Risiko gastrointestinaler Komplikationen bei „älteren Patienten", Ulkus oder Gastrointestinalblutung in der Anamnese Komedikation mit Steroiden, ASS, Antikoagulanzien → COX-2-Hemmer oder NSAR + Protonenpumpenhemmer (Wirts 2011) Kontraindikationen (Europäische Zulassungsbehörde EMA): Zustand nach NSAR-Blutung, aktives Ulkus/Blutung bzw. mehrfache solche Ereignisse vorher

Schmerztherapie

Tab. 3.5 (Fortsetzung)

Medikamentengruppe	Medikament	Eigenschaften
Nichtsaure antipyretische Analgetika	Paracetamol	Dosierung: 4 × 1 g Schwach analgetisch wirksam, antipyretisch, nicht antiphlogistisch Als Ergänzung trotz geringer Wirkung empfohlen Ab 4–6 g Lebertoxizität
	Metamizol	Dosierung: 4 × 1 g Hohe analgetische Potenz mit spasmolytischen Eigenschaften, kurze Wirkdauer (4–6 h) Sehr schlechter Geschmack (uraltes Schmerzmittel, seinerzeit waren noch keine Kindersicherheitsverschlüsse verfügbar und so wurde versucht, durch schlechten Geschmack Kindersicherheit zu erlangen) Anaphylaktoide und hypotone Reaktionen, v. a. bei i.v. – Gabe Schweißausbrüche häufig Agranulozytose ist ein endemisches Problem, Risiko wird zwischen 1:1400 und 1:1 Mio. angegeben. Daher fehlende Zulassung in einigen Ländern (Schweden, USA)
Selektive COX-2-Hemmer	Celecoxib	Dosierung: 2 × 100–200 mg Nur zugelassen zur Behandlung aktivierter Arthrosen/Arthritis Geringeres gastrointestinales Blutungsrisiko
	Etoricoxib	Dosierung: 1 × 30–120 mg Wirkung wie Diclofenac
Andere Nicht-Opioid-Analgetika	Flupirtin	Dosierung: 3–4 × 100–200 mg oder retardierte Form (1 × 400 mg) Zentrale analgetische Wirkung, Kaliumkanalöffner mit Wirkung am NMDA-Rezeptor Vor allem bei muskuloskelettären Schmerzen, muskelrelaxierend Ohne antipyretisch-antiphlogistische Wirkung Begrenzt durch die auftretende Müdigkeit

don, Buprenorphin, Heroin) oder vollsynthetisch (Tilidin, Tramadol, Fentanyl, Methadon, Tapentadol, Piritramid, Pethidin).
- Endorphine sind körpereigene Opioide (aus Hypophyse).
- Opioidrezeptoren wirken stets analgetisch, zudem:
  - μ: Euphorie, Atemdepression, Obstipation
  - κ: Dysphorie, Sedierung nur spinal analgetisch
  - δ: Dysphorie, Halluzination, supraspinal analgetisch

Unterschiede zwischen den Opioiden beruhen auf der **Rezeptoraffinität**, mithin kann ein Opioidwechsel Nebenwirkungen deutlich reduzieren.

- Reine Agonisten: Morphin, Fentanyl, Hydromorphon, Oxycodon, Tramadol, Dihydrocodein
- Gemischte Agonisten/Antagonisten: Buprenorphin, Tapentadol
- Reine Antagonisten: Naloxon, Naltreoxon, Naloxegol

Grundsätzlich sind alle Opioide im Wirkungs- und Nebenwirkungspotenzial vergleichbar. Die Wirkung ist analgetisch, anxiolytisch, euphorisierend und antitussiv. Beim individuellen Patienten bestehen jedoch erhebliche Unterschiede aufgrund verschiedener Rezeptorkinetik, sodass ein Opioidwechsel bei unzureichender Wirksamkeit oder erheblichen Nebenwirkungen sinnvoll ist. Aber: Kombination mehrerer Opioide vermeiden, insbesondere bei unterschiedlicher Rezeptoraffinität!

Opioide sind Medikamente für die **Langzeittherapie**. Sie haben keine Organtoxizität, die meisten Nebenwirkungen unterliegen einer Toleranz mit Ausnahme der Obstipation.

Schwächere Opioide sind Tramadol und Tilidin, weniger gebräuchlich Codein und Dehydrocodein.

Bei Niereninsuffizienz sind Fentanyl oder Buprenorphin von Vorteil.

Die Ergänzung mit **Koanalgetika** führt zu stärkerer Sedierung, eine Atemdepression ist möglich.

Die Einstufung einer Substanz in **Stufe II** oder als „Opioid für mittelstarke Schmerzen" ist willkürlich: Zwar haben alle Stufe-II-Medikamente einen Ceilingeffekt, diesen gibt es aber auch in Stufe III (Tapentadol, Buprenorphin).

Alle **Stufe-III-Präparate** unterliegen der Betäubungsmittelverschreibungsverordnung, jedoch auch einige aus der Stufe II (Tilidin/Naloxon-Tropfen, DHC). Niedrig dosierte Stufe-III-Präparate kann man auch für mittelstarke Schmerzen einsetzen.

> **Statistische Daten der Opioidanwendung**
> – Die Verordnungen stiegen von 2000–2010 um 37 %, die Tagesdosen sogar um 109 %. Die Behandlungsprävalenz mit retardierten Opioiden der Stufe III hat sich vervierfacht.
> – Aber: Bei Tumorschmerzen werden Opioide auch heute noch zu spät, zu selten und zu niedrig dosiert eingesetzt. Ganz im Gegenteil zu Nichttumorschmerz, dort erfolgen 77 % der Opioidverordnungen (Schubert et al. 2013).
> – Hochgerechnet erhielten 4,5 % der Bevölkerung eine Opioidverordnung.
> – Aber nur 50 % der Tumorpatienten erhielten im letzten Lebensquartal ein BtM.
> – Nur 2,3 % schmerztherapeutisch interessierter Ärzte konnten einen geeigneten Therapieplan aufstellen.
> – Die Abbruchquote bei Opioideinstellung beträgt ca. 20 %.

> **Grundregeln der Opioidtherapie**
> – Neben kausalen und anderen Schmerztherapieformen sollte frühzeitig probatorisch ein Opioid gegeben werden („ex juvantibus").
> – Keine Angst vor hohen Opioiddosen, nur bei schneller Dosiseskalation an opioidbedingte Hyperalgesie oder Fehlgebrauch denken.
> – Im Zweifel Kollegenrat einholen.
> – Stets muss mit einer niedrigen Dosis gestartet werden, die bis zum gewünschten Effekt titriert werden muss („start low, go slow").
> – Sedierung ist eine Anfangsnebenwirkung und sollte durch eine vorsichtige Titration vermieden werden.
> – Retardierte Tabletten dürfen in der Regel nicht zerkleinert werden, da der Retardeffekt verloren geht.
> – Stets schriftliche Einnahmeanleitung mitgeben (gesetzliche Pflicht bei Opioiden).

– Bei der Therapie chronischer Nichttumorschmerzen muss es gute Gründe geben, Opioide einzusetzen, bei Tumorschmerzen muss man gute Gründe nachweisen, um sie nicht einzusetzen.

Die Eigenschaften der in Stufe II und III eingesetzten Medikamente sind in ◘ Tab. 3.6 dargestellt.

■ **Nebenwirkungen der Opioide (◘ Tab. 3.7)**

Übelkeit und Erbrechen Übelkeit und Erbrechen treten etwa bei jedem 3. Patienten in der 1. Woche auf. Eine Routineprophylaxe ist obsolet (man würde 2/3 der Patienten umsonst behandeln unter Inkaufnahme weiterer Nebenwirkungen, z. B. Sedation). Mittel der Wahl ist Haloperidol oder MCP.

Obstipation Obstipation tritt nahezu immer auf, es besteht keine Toleranz → prophylaktisch Laxanzien aufschreiben! Mittel der Wahl ist Na-Picosulfat Stellenwert des oralen Opioidantagonisten Nalexogol noch unklar.

Schmerztherapie

Tab. 3.6 Eigenschaften der Opiode

Medikament	Eigenschaften
WHO-Stufe II	
Tramadol	Schwacher µ-Agonist, Hemmung der Serotonin und Noradrenalinwiederaufnahme, GABA-Agonist Start mit 3 × 50 mg retard, Maximaldosis 600 mg Cave: Serotoninsyndrom und Krampfanfälle möglich (Wechselwirkung: SSRI)
Tilidin/Naloxon	Reiner µ-Agonist kombiniert mit reinem µ-Antagonisten Start mit 3 × 50 mg retard, Maximaldosis 600 mg Hohes Missbrauchspotenzial der Tropfen („rasche Anflutung, kurze Wirkung, ehemals leichte Verfügbarkeit"), daher unterliegt die Tropfenform seit 2013 der Verschreibungspflicht nach der BtMVV Weniger Obstipation
Dihydrocodein	Prodrug Reiner µ-Agonist 2 × 60 mg Gut antitussiv, starke Obstipation Eher selten zur Schmerztherapie eingesetzt
WHO-Stufe III	
Morphin	1804 von dem Apotheker Sertürner aus der Mohnpflanze extrahiert Gilt nach wie vor als Referenzsubstanz Reiner µ-Rezeptor-Agonist, hemmt Schmerzfasern sowohl prä- als auch postsynaptisch 2 wirksame Metabolite (M-3-Glucuronid, M-6-Glucuronid), die bei Niereninsuffizienz kumulieren Therapiebeginn mit 30–60 mg Tagesdosis Hohe First-pass-Elimination mit nur 30 %iger oraler Bioverfügbarkeit (2/3 werden bereits bei erster Leberpassage verstoffwechselt!) Grund für die unterschiedliche Wirkstärke je nach Anwendungsform: bei Umstellung oral zu parenteral Dosis dritteln! Möglicherweise Immunsuppression (vor allem Morphin! Klinische Relevanz bislang wenig beachtet → unvorsichtige Information darüber kann vor Therapie abschrecken) Kumulation von Morphin-3- oder -6-Glukuronid: Myoklonien (häufig im Rahmen einer Opioidmedikation beobachtet). Zumeist nur „Beeinträchtigung der Angehörigen", Patienten finden sie nicht schlimm. Therapie durch Dosisreduktion, ggf. Antikonvulsiva
Tapentadol	2 × 50–250 mg (Tageshöchstdosis 500 mg) Ceilingeffekt Reiner µ-Agonist und Noradrenalinwiederaufnahmehemmer Hinweise für geringeres Nebenwirkungspotenzial vorliegend, Stellenwert noch unklar
Hydromorphon	Reiner µ-Agonist Therapiebeginn mit 8 mg Unretardiert und als 8–12 und 24 h Galenik verfügbar Keine klinisch relevanten Metabolite, keine Beeinflussung des Cytochromsystems (wenig Wechselwirkungen), wenig Eiweißbindung First pass führt zu 40 %iger oraler Bioverfügbarkeit

(Fortsetzung)

◘ Tab. 3.6 (Fortsetzung)

Medikament	Eigenschaften
Fentanyl	Reiner µ-Agonist Sehr hohe Lipophilie: transdermal und transmukosal applizierbar Äquianalgetische Dosis zu Morphin ca. 1:100 Start mit 12–25 µg/h Pflaster Kombination mehrerer Pflaster möglich Nachteil: Fentanylpflaster haben eine sehr langsame Kinetik (Anflutungszeit 12 h, Pflasterwechsel alle 48–72 h), nach Abziehen 17 h Nachwirkung Vorteil: Unabhängigkeit vom Gastrointestinaltrakt, stabilere Wirkspiegel, weniger gastrointestinale Nebenwirkungen Pflaster ist bei Patienten beliebter, häufigstes Stufe-III-Opioid in Deutschland (Caraceni et al. 2012) Klarer Vorteil bei Patienten mit Schluckstörungen Als transmukosale Applikation rascher Wirkeintritt (sublingual, nasal, bukkal) für Durchbruchschmerzepisoden (Fentanylcitrat) Tipps im Umgang mit Fentanylpflastern – Höchstmenge 30 Tage = 500 mg (je nach Hersteller ab 27 100er-Pflastern pro Monat: „A" auf Rezept vermerken) – Nur auf unbehaarte Haut, nicht vorher rasieren oder eincremen – Alle 72 h wechseln und neues Pflaster auf andere Region kleben – Datum des Aufbringens auf Pflaster vermerken – Membranpflaster (nur noch Fentanyl-Hexal TTS) dürfen niemals zerschnitten werden (unkontrolliertes Auslaufen von Fentanyl) – Fieber und lokale Wärmeeinwirkung → erhöhte Resorption – Zerschneiden von Matrixpflaster reduziert proportional die Dosis, ist aber off-label (MPG)
Levomethadon	Äquianalgetische Dosis zu Morphin 1:1/5–1/12 NMDA-Antagonist, µ-Agonist, Serotoninwiederaufnahmehemmer Von WHO als Alternative zu Morphin empfohlen (Opioidwechsel) Bessere Wirksamkeit bei neuropathischen Schmerzen Das Razemat Methadon ist nur halb so stark wirksam wie Levomethadon, bei fehlerhafter Auslieferung/Verordnung Intoxikationen beschrieben Sublinguale Gabe möglich mit schnellerem Wirkungseintritt bei Durchbruchschmerzen Hohes Verteilungsvolumen, hohe Proteinbindungsrate (60–90 %), großes Interaktionspotenzial Sehr lange Halbwertszeit (13–100 h) Kumulation problematisch, nach 1 Woche wegen Akkumulation im Fettgewebe oft Dosisreduktion um 30 % (von 3-mal täglich auf 2-mal täglich) nötig
Oxycodon	10 mg alle 12 h µ- und κ-Agonist Biphasische Galenik (rasch freisetzende Anteil, retardierter Anteil) Äquivalenzdosis zu Morphin 1:2 Cave: Retardeffekt geht bei Teilung der Tablette verloren Als Fixkombination mit Naloxon wahrscheinlich weniger obstipierend. Naloxon wird durch einen sehr hohen First-pass-Effekt in der Leber verstoffwechselt und wirkt somit fast ausschließlich lokal am Darm. Hier Maximaldosis 80 mg/40 mg

Tab. 3.6 (Fortsetzung)

Medikament	Eigenschaften
Buprenorphin	Partialagonistisch am µ-, antagonistisch am κ-Rezeptor möglicherweise weniger atemdepressiv Ausgeprägter First-pass-Effekt – s.l. Tabletten dürfen nicht geschluckt werden s.l., parenteral oder transdermal verfügbar Als Pflaster mit ultralanger Kinetik verfügbar (7 Tage) Stellenwert in der Tumorschmerztherapie eher gering Bei Niereninsuffizienz von Vorteil (keine Dosisreduktion erforderlich) Ceilingeffekt ab einer Tagesdosis von 3–5 mg, Relevanz umstritten Medikament, welches zur ganglionären lokalen Opioidanalgesie (GLOA), u. a. bei Gesichtsschmerzsyndromen eingesetzt wird

Tab. 3.7 Opioidnebenwirkungen

Organsystem	Nebenwirkungen
Gastrointestinaltrakt	Übelkeit/Erbrechen Obstipation (keine Toleranzentwicklung) Sphinkterenkontraktion (Gallen- und Harnblase) mit Koliken/Harnverhalt (Therapie: Cholinesterasehemmer)
Anticholinerge Wirkung	Mundtrockenheit Harnverhalt Hypotension
ZNS	Kognitive Beeinträchtigung Schwindel Vigilanzminderung Halluzinationen Verwirrung Atemdepression Myoklonie Krampfanfälle Hyperalgesie
Haut	Juckreiz Schwitzen (kaum Toleranz)

Atemdepression Atemdepression tritt vor allem bei schneller Anflutung (intrathekal, i.v.), erheblicher Überdosierung, Kumulation (Niereninsuffizienz), Zusatzdosierung von Sedativa oder Schmerzreduktion auf andere Weise (Lokalanästhesie, Koanalgetika, Kasuistik) auf. Pro 5000 Behandlungen kommt es zu 1 Todesfall.
— **Solange ein Patient noch Schmerzen hat, ist die atemdepressive Wirkung antagonisiert.**

Opioidintoxikation Trias: Miosis – Bradypnoe – Koma. Therapeutische Maßnahmen:
— Weitere Zufuhr stoppen.
— Ist Therapie angemessen und dem mutmaßlichen Willen entsprechend (Überdosierung oft eher angenehm, in der Finalphase gibt es für eine Dosisreduktion kein Therapieziel)?
— Zum Atmen auffordern („Kommandoatmung").
— Ggf. 0,2-mg-weise Naloxon i.v., bis sich die Vigilanz bessert. Risiken: Delir oder Entzugssyndrom einerseits, andererseits hat Naloxon kürzere Wirkdauer als die Opioide, daher Rückfall in die Intoxikation möglich.

> **Tipp**
>
> Naloxon kann man im Notfall auch nasal verabreichen.

ZNS-Nebenwirkungen Zu unterscheiden sind Minussymptome Sedation/Schwindel/Verlangsamung von Plussymptomen (Halluzinationen, Myoklonie, Hyperalgesie). Die Minussymptome lassen sich mit Methylphenidat behandeln (off-label und BtM). Zu den ZNS-Nebenwirkungen gehören:
— Störungen von Aufmerksamkeit und Konzentration
— Anfangs emetisch (1. Woche, ca. 30 %), später antiemetisch

- Miosis
- Absenken der Krampfschwelle
- Körperliche (und psychische) Abhängigkeit

Strategie bei „persistierenden Nebenwirkungen" (Sedierung, Halluzinationen, Pruritus, Schwitzen)
- Dosisreduktion des Opioids möglich?
- Ergänzung durch Nicht-Opioid-Analgetikum
- Opioidwechsel
- Stimulanzien wie Methylphenidat (off-label und BTM)
- Fahrverbot aussprechen und dokumentieren

■ **Opioide und Teilnahme am Straßenverkehr**

§ 24a StVG
Ordnungswidrig handelt, wer unter der Wirkung eines … berauschenden Mittels im Straßenverkehr ein Kraftfahrzeug führt. Eine solche Wirkung liegt vor, wenn eine … Substanz im Blut nachgewiesen wird. (Dies) gilt nicht, wenn die Substanz aus der bestimmungsgemäßen Einnahme eines für den konkreten Krankheitsfall verschriebenen Arzneimittels herrührt.

- Die Fahrtüchtigkeit wird durch viele Medikamente, auch BtM, Sedativa, Antihistaminika etc. eingeschränkt (ca. jedes 3. Medikament). Die Diskussion betrifft zumeist nur Opioide, wenngleich die Gefährdung insbesondere durch Sedativa höher erscheint.
- Grundsätzlich scheint das Reaktionsvermögen unter einer guten Schmerztherapie besser zu sein als mit starken Schmerzen.
- Ein Fahrverbot ist in der Ein- und Umstellungsphase sowie bei persistierenden zentralnervösen Nebenwirkungen auszusprechen. Wegen der erheblichen rechtlichen Bedeutung ist auf eine sorgfältige Dokumentation zu achten.
- Fahrtauglichkeit kann bei stabiler Einstellung gegeben sein, auf die kritische Selbstkontrolle, insbesondere bei schwerer Krankheit ist hinzuweisen.
- Im Zweifel Fahrverbot oder Begutachtung durch TÜV anregen, Palliativpatienten der Autoren haben schon schwerwiegende Verkehrsunfälle ausgelöst. Bei dieser sog. „Sicherungsaufklärung" handelt es sich rechtlich um einen „Therapiebestandteil".
- Die Beweislast für „Therapiefehler" liegt beim Patienten, mithin ist eine Dokumentation der Verkehrssicherungsaufklärung („VSA" in der Krankenakte) hinreichend. Es bedarf keiner Aufklärungsformulare.

Zum **Morphinmythos** gehören die Ansichten, dass
- es sich um ein sehr gefährliches Medikament handelt,
- es zur Sucht führt,
- rasch Toleranz mit Wirksamkeitsverlust auftritt,
- es zur dauernden Bewusstseinstrübung führt (→irrige Schlussfolgerung, dass Morphin dem Endstadium vorbehalten ist),
- die Schmerzbehandlung den Onkologen von heilender Therapie ablenkt,
- Schmerzen bei Krebs ein zu erduldendes Schicksal sind.

Folgen dieses Mythos sind: Aufsparen der Dosis, Nichteinnahme.
Richtig sind vielmehr folgende Aussagen:
- Frühzeitige gute Symptomkontrolle verlängert das Leben (Temel et al. 2010).
- Sucht gibt es bei korrekter Schmerztherapie von Palliativpatienten so gut wie nie.
- Toleranzentwicklungen gibt es überwiegend nur für die Nebenwirkungen, Dosissteigerungen sind selten und ärztlich zu beachten (z. B. Befundfortschreiten oder Opioidhyperalgesie?).
- Eine körperliche Abhängigkeit tritt dagegen ein, daher langsame Dosisreduktion.
- Praktisch keine Organtoxizität: „Es gibt kaum sicherere Medikamente in der Langzeitanwendung".
- Opioide führen zu einer anhaltenden Schmerzlinderung und bessern so die Lebensqualität.

Schmerztherapie

- Durch Schmerzreduktion Ermöglichung von Aktivität → körperliche Aktivität verlängert das Leben.

■ **Opioidentzugssyndrom**

Ein Entzugssyndrom entwickelt sich regelhaft bei rascher Dosisreduktion. Daher sollte die Dosis pro Woche Dosis maximal um 30 % reduziert werden. Die häufigsten Ursachen sind: Belieferung vor dem Wochenende hat nicht geklappt, Tablette vergessen, Schluckstörungen, Anwendungsfehler (Pflaster: Abziehfolie vor Aufkleben belassen). Umstellung auf oder von Partialagonisten etc.

Klinik des Entzugssyndrom
- Schmerzen
- Gähnen
- Unruhe
- Schweißausbruch
- Diarrhö
- Muskelschmerzen
- Delir

■ **Einstellung der Opioidtherapie**
- Entweder nichtretardierte Form (z. B. Morphintropfen) stündlich in „titrierender Dosiseskalation" bis ungefähre Tagesdosis ermittelt → Umstellung auf gleiches Retardopioid, z. B. Morphin 2 % Tropfen 5° – wenn nicht besser nach 1 Stunde 10°, dann vierstündlich steigern 20 – 40 – 60 – 90 bis zur angemessenen Linderung
- oder Verordnung eines Retardopioids in niedriger Dosis in seinem entsprechenden Intervall, ggf. tägliche Dosissteigerung um 30–50 %, zusätzliche Verordnung einer Durchbruchschmerzmedikation („bei starken Schmerzen dürfen Sie nasales Fentanyl bis alle 5–10 min einnehmen" (Freye 2010)
- Alles genau dokumentieren (Schmerztagebuch) und anfangs tägliche (Telefon-)Visite.
- Alternativ: intravenöse Titration mit Morphin. Sie geht am schnellsten, ist aber zumeist nur unter stationären Bedingungen praktikabel.

- Falls Patient eine Schmerzmitteleinnahme verpasst – nachträglich einnehmen und Einnahmezeiten nicht ändern.
- Bei unzureichender Wirkdauer des Retardopioids ist meist eine Dosissteigerung sinnvoller als eine Verkürzung des Applikationsintervalls.
- Bei häufiger Bedarfsanforderung (>4 pro Tag) die Basismedikation täglich um 30–50 % steigern.

■ **Schmerznotfall**
- Intravenöse Morphingabe in eskalierenden Dosen alle 5 Minuten (5 – 10 – 20 … mg)
- Vorher ggf. mechanismenorientierte Medikation (Buscopan/Metamizol bei kollikartigen Schmerzen, Dexamethason bei Kapselschmerz, Ileus, Rückenmarkskompression)
- Anschließende Rezidivprophylaxe mit Anpassung des Retardopioids oder Dauerinfusion s.c. mit entsprechend angepasster Morphindosis
- In desolater dramatischer Situation Ketamin i.v. oder palliative Sedierung
- Alternativ: Titration mit z. B. nasalem Fentanyl alle 5 min, nicht mit oralem Morphin!
- Bei lokal starken Schmerzen evtl. Strahlentherapie, Regionalanästhesieverfahren

Stärkste Schmerzen sprechen nicht auf **Analgesie**, sondern letztlich nur noch auf „**Anästhesie**" an (z. B. pathologische Fraktur, Hohlorganperforation, Querschnitt). In Frage kommen Lokalanästhesie, rückenmarksnahe Anästhesie oder Vollnarkose (= palliative Sedierung). Stets Zweitmeinung einholen!

■ **Schmerztherapie in der Finalphase**
- Analgesie ist „Basisversorgung" (und damit grundsätzlich immer indiziert wie die menschenwürdige Unterbringung, Zuwendung etc.).
- Die Schmerztherapie erfolgt in der Finalphase oft nicht konsequent genug, hier muss sie stets individuell angepasst werden. Je ein Drittel der Patienten benötigt höhere, gleiche oder niedrigere Dosis → immer individuelle Entscheidung notwendig.

- Entspricht eine Opioidreduktion bei fraglicher opioidbedingter Sedation, Euphorie oder Anxiolyse dem Patientenwillen bzw. gibt es dieses Therapieziel? Gleichwohl wird die Dosis oft wegen der Bewusstseinsstörungen in der Finalphase reduziert.
- Fehlen Bradypnoe und Miosis → Dosis nicht reduzieren!
- Die Schmerztherapie muss regelmäßig und stetig überwacht werden.
- Zusätzliche Durchbruchschmerzmedikation ist für den Notfall bereitzustellen.
- Invasive oder belastende Therapieverfahren sind zumeist nicht mehr sinnvoll.

Im juristischen Schrifttum (auch in der Gesetzgebung) wird immer wieder fälschlich die „Schmerztherapie mit Morphin" als Beispiel für eine „indirekte Sterbehilfe" zitiert. Wenngleich die Rechtmäßigkeit einer Schmerztherapie in Schmerzkrisen am Lebensende ohnehin nicht zur Diskussion steht, ist eine lebensverkürzende Wirkung außerhalb extremer Situation am Lebensende durch Opioide nicht zu erwarten: Auch eine indizierte hochdosierte Opioidgabe hat eher einen lebensverlängernden Effekt (Sykes und Thorns 2003). Es ist nachvollziehbar, dass ein unter starken Symptomen leidender Patient in der Sterbephase durch Leidenslinderung eher etwas länger lebt und nicht kürzer (Borasio und Führer 2009).

- **Opioidbedingte Hyperalgesie**
- Bei Tumorpatienten eher selten (Teuteberg 2010)
- Hinweise durch rasche nicht erklärbare Dosis-eskalation
- Opioidwechsel und Dosisreduktion („Reset")
- Therapieversuch mit NMDA-Rezeptoragonist sinnvoll (Methadon, Ketamin) oder Clonidin, Gabapentin, Pregabalin

- **Opioidwechsel (Knotkova et al. 2009)**
- Indikation: hohe Dosen mit nicht ausreichender Schmerzreduktion oder zu starken Nebenwirkungen
- Grundlage: hohe individuelle Variabilität gegenüber verschiedenen Opioiden
- Opioidwechsel sinnvoll wegen inkompletter Kreuztoleranz
- Erfolgsrate des Opioidwechsels: 40–80 %!
- Umrechnungstabelle (Tab. 3.8) gibt nur grobe Anhaltspunkte, Einstieg mit 50 % des errechneten Wertes und Verordnung einer Bedarfsmedikation
- Frühere Bezeichnung „Opioidrotation" obsolet, da es ein Wechsel und keine Rotation ist.

- **Problematische Schmerztherapie**

Oft liegen folgende negative Prognosefaktoren für eine unzureichende Schmerztherapie vor:
- Neuropathischer Schmerz
- Stark wechselndes Schmerzniveau/Durchbruchschmerz
- Psychosoziale Konflikte
- Opioidtoleranz und Abusus in Vorgeschichte
- Rasche Dosiseskalation
- Nicht opioidsensibler Schmerz
- Inadäquate Monotherapie, Unterdosierung, Vorenthalten von Opioiden, negative Erwartungshaltung in Bezug auf Analgetika
- „Packungsbeilagen-genau-Studierer" und „Jede-Nebenwirkung-Bekommer"

- **Schmerztherapie bei Patienten mit Suchtanamnese**
- Ein Arzt leitet die Schmerztherapie alleine (hier sinnvoll, da Patient dann stärkere Bindung erhält und strenger geführt wird)
- Therapieprinzipien mit Patient und seiner Familie besprechen

Tab. 3.8 Äquianalgetische Dosisangaben von Opioiden (bestenfalls „Näherungswerte")

Morphin i.v.	10 mg
Morphin p.o.	30 mg (1/3)
Tramadol p.o.	100 mg (1/10)
Tilidin p.o.	100 mg (1/10)
Oxycodon p.o.	20 mg (1/2)
Hydromorphon	1,5 mg (×7,5)
Fentanyl TTS	12 µg/h (×100)
Buprenorphin TTS	35 (×70)

Schmerztherapie

- Vereinbarungen (Einnahmen nur nach schriftlicher Vorschrift, Dosissteigerungen nur nach Rücksprache)
- Verschreibung angemessener Packungsgrößen
- L-Methadon von Vorteil
- Engmaschige Therapie und Nebenwirkungskontrolle

- **Durchbruchschmerz**

Der Durchbruchschmerz ist definiert als die vorübergehende Verschlechterung bei stabilem und angemessen behandeltem, dauerhaften Schmerzgeschehen. Nach 3–10 Minuten tritt das Schmerzmaximum ein, die Dauer beträgt im Mittel 30 Minuten, die Intensität VAS 7–10. Es treten 3–4 Episoden pro Tag auf.

Mehr als die Hälfte aller Tumorpatienten haben Durchbruchschmerzen. Sie führen zu viel Leid, Angst und Notarztrufen. Die Notarztbehandlung führt nur bei jedem 3. Patienten zu einer Schmerzreduktion, 90 % werden eingewiesen.

Der Durchbruchschmerz wird eingeteilt in:
- Spontan, anfallsartig („typische Attacke", nicht vorhersehbar)
- Durch bestimmte Faktoren ausgelöst (vorhersehbar, „incident pain" bei Berührung, Lageänderung oder unbeeinflussbar: Husten, Lachen etc.)

Davon abgrenzen ist:
- End-of-dose-failure (bei zu langem Dosierungsintervall)
- Neuropathischer Schmerz: Koanalgetisch behandeln

Schmerzen kurz vor der Wiedereinnahme der nächsten Dosis („end-of-dose failure") als positives Zeichen der Opioidwirksamkeit mit dem Patienten besprechen (Jetzt brauchen wir nur noch das „Feintuning").

Die **Therapie** des Durchbruchschmerzes umfasst (Davies 2018):
- Versuch Ursachenbehandlung, z. B. Stabilisierung Knochenmetastasen
- Verminderung der Tumorgröße durch Chemotherapie bei Druck auf Nerven
- Ausruhen, Wärmeanwendung oder Lagerungsmaßnahmen

- Gleichwohl stets an die Verordnung einer Durchbruchschmerzmedikation denken
- Traditionell: Zusatzmedikation eines schnellwirksamen Opioids (Morphintropfen) in einer Sechstel Tagesdosis
- Wirkeintritt leider erst nach 20–30 Minuten, Wirkmaximum nach einer Stunde = zu spät
- Moderne transmukosale Fentanylpräparate wirken schneller und kürzer. Bukkal, sublingual, als Stick (nicht „Lolli"!) oder nasal verfügbar. Nasales Fentanyl schneller als oral-transmukosales
- Dosistitration notwendig
- Bei vorhersehbaren Durchbruchschmerzen (z. B. vor Ganzkörperwaschung) Morphintropfen gute Alternative
- i.v. Morphin schneller als oral-transmukosales Fentanyl

- **Patienten, bei denen starke Schmerzen oder Atemnot auftreten können (alle?!), sollte in der häuslichen Umgebung transmukosales Fentanyl verordnet werden. Patienten, die sich helfen können, leiden weniger, fühlen sich kompetenter, haben weniger Angst und brauchen seltener Hilfe.**

Außerdem wird der Therapeut viel Dankbarkeit erfahren. Aber: Nur jeder 3. schmerztherapeutisch interessierte Arzt kennt Fentanyl ausreichend gut.

Tipps zur Durchbruchschmerzmedikation

- Einsatz nur bei Durchbruchschmerzen oder Luftnot (dann „off-label use")
- Adäquate Einstellung der Opioiddauermedikation
- Einnahmen dokumentieren lassen. Arztinformation bei dauerhaft mehr als viermaliger Anwendung pro Tag (eventuell Dauermedikation anpassen)
- Niemals (nie!) außerhalb palliativer Situation einsetzen
- Sichere Aufbewahrung vor Kindern und Haustieren („one pill can kill")
- Stets an präemptive Verordnung denken, wenn Durchbruchschmerz oder Atemnot auftreten können

- **Betäubungsmittelgesetze**

Aufgrund des Missbrauchspotenzials ist weltweit der Verkehr mit einigen suchtauslösenden Substanzen streng reglementiert.
- 1929 „Opiumgesetz" vom Deutschen Reichstag
- 1971 „Betäubungsmittelgesetz" (BtMG)
- 1981 „Betäubungsmittelverschreibungsverordnung" (BtMVV)
- Zahlreiche Änderungen, die zu Erleichterungen bei der Verordnung führten, zuletzt im Oktober 2012

Nur ein ordnungsgemäß ausgefülltes BtM-Rezept darf beliefert werden. Einzelne Krankenkassen versuchen bei nicht formal korrekt ausgestellten Rezepten Regresse durchzusetzen bei Arzt und Apotheker (beim Autor wegen eines fehlenden „N").
- **Die nicht korrekt gekennzeichnete Verordnung („A") über die Höchstmenge bzw. Betäubungsmittelanzahl oder die Verordnung außerhalb „bestimmungsgemäßer Zwecke" sind Straftaten (bis zu 5 Jahren Haft drohen!).**

Während der Apotheker offensichtliche Fehler auf dem Rezept eigenständig korrigieren darf, muss der Arzt Fehler gegenzeichnen und auf allen 3 Formblättern korrigieren.

Die Rezeptanforderung erfolgt beim Bundesinstitut für Arzneimittel und Medizinprodukte – Bundesopiumstelle, Kurt-Georg-Kiesinger-Allee 3, 53175 Bonn (▶ www.bfarm.de).

Im Notfall darf ein BtM auch auf einem anderen Rezept verschrieben werden unter dem Zusatz „Notfall-Verordnung", der Arzt ist verpflichtet, das BtM-Rezept zeitnah nachzureichen und dieses mit einem „N" zu kennzeichnen.

Auf den Stationen wie auch in Arztpraxen für den Sprechstundenbedarf muss ein Betäubungsmittelbuch geführt werden, auch hier sind zahlreiche Formvorgaben zu beachten.

- **Betäubungsmittelverschreibungsverordnung (BtMVV)**
- **Die BtMVV ist eine wichtige Vorschrift für den Palliativmediziner.**

- § 2 regelt die Höchstmengenverschreibungen binnen 30 Tagen (◘ Tab. 3.9). Wenn diese überschritten oder mehr als 2 verschiedene Betäubungsmittel verschrieben werden, muss das Rezept mit „A" gekennzeichnet werden.
- § 5b: Verschreibung für Patienten in Alten- und Pflegeheimen, Hospizen sowie der spezialisierten ambulanten Palliativversorgung (SAPV)
  - Nicht mehr benötigte BtM – etwa von Verstorbenen – dürfen unter besonderen Bedingungen anderen Patienten verschrieben oder in den Notfallvorrat überführt werden.
  - Regional bestehen Amtsapotheker auf einer Verordnung auf Betäubungsmittelrezept und hebeln durch zu viel Bürokratie die sinnvolle Regelung aus.
- § 5c: Notfallbevorratung in Hospizen und der SAPV
- § 8: beschreibt das „amtliche Formblatt" (BtM-Rezept)
  - BtM-Rezepte sind Formulare mit 2 Durchschriften: Original (= Teil II für die Abrechnung), Mittelblatt (=Teil III

◘ Tab. 3.9 § 2 (1) Für einen Patienten darf der Arzt innerhalb von 30 Tagen verschreiben: a) bis zu zwei der folgenden Betäubungsmittel unter Einhaltung der nachstehend festgesetzten Höchstmengen

Nummer	Betäubungsmittel	Höchstmenge binnen 30 Tage
2.	Buprenorphin	800 mg
5.	Dronabinol	500 mg
7.	Fentanyl	500 mg
7a.	Flunitrazepam	30 mg
9.	Hydromorphon	5000 mg
11.	Levomethadon	1500 mg
13.	Methylphenidat	2400 mg
15.	Morphin	20.000 mg
19.	Oxycodon	15.000 mg
23a.	Tapentadol	18.000 mg
24.	Tilidin	18.000 mg

Schmerztherapie

- zum Verbleib beim Arzt) und Hinterblatt (= Teil I für den Apotheker).
- Ausschließlich für den bestellenden Arzt oder seinen Vertreter.
- Entwendungssichere Aufbewahrung, Anzeigepflicht bei Verlust (Bundesopiumstelle).
- Arzt und Apotheker müssen ihre Blätter jeweils 3 Jahre (!) gesichert archivieren und auf Verlangen der Gesundheitsbehörde vorlegen.
- Bei Fehldruck müssen alle 3 Teile vom Arzt aufbewahrt werden mit der Aufschrift „entwertet".

- § 9 Angaben auf dem Betäubungsmittelrezept. Mit dem Praxisdrucker (oder „durch eine andere Person") dürfen die folgenden Pflichtangaben erfolgen:
  - Name, Vorname und Anschrift des Patienten
  - Ausstellungsdatum
  - Arzneimittelbezeichnung (Achtung: soweit diese nicht eindeutig ist, auch die Befüllungsmenge angeben – so reicht z. B. „Fentanylpflaster 25 μg/h 5×" nicht, sondern entweder Fentanylpflaster XXX-Pharma 25 μg/h 5× oder Fentanylpflaster 4,125 mg, 25 μg/h 5×)
  - Menge in Gramm oder Milliliter, Stückzahl der abgeteilten Form
  - Gebrauchsanweisung mit Einzel- und Tagesgabe oder der Vermerk „Gemäß schriftlicher Anweisung" (gemäß „ärztlicher Anweisung" führte schon zu Regressen!)
  - Buchstabe „A", bei Überschreiten der Höchstmenge bzw. bei Verordnung von mehr als 2 verschiedenen Arzneistoffen binnen 30 Tagen
  - Buchstabe „N", bei Nachreichen eines BtM-Rezeptes nach einer Notfallverordnung auf Normalrezept
  - Arztname mit Berufsbezeichnung und Anschrift einschließlich Telefonnummer (bei Gemeinschaftspraxisstempel: Arzt unterstreichen!)
  - Ggf. der Vermerk Praxisbedarf

  - Unterschrift des verschreibenden Arztes, im Vertretungsfall darüber hinaus der Vermerk „i.V."
- § 10 Betäubungsmittelanforderungsschein – mit diesem werden BtM für den Stationsbedarf im Krankenhaus angefordert.
- § 13 (1a) BtMG: Ärzte dürfen Palliativpatienten im Notfall BtM überlassen maximal für den 3-Tages-Bedarf, wenn die BtM nicht rechtzeitig über eine Apotheke besorgt werden können. Der Arzt muss vorher bei der zuständigen Dienstapotheke nachfragen. Wenn das Mittel nicht vorrätig ist oder von Angehörigen nicht abgeholt werden kann, so müssen Arzt und Apotheker 16 explizit beschriebene Dokumentationspflichten erfüllen und diese für 3 Jahre archivieren. Es lebe die Bürokratie.
- **Morphin aus Sprechstundenbedarf injizieren ist legal, den Rest der Morphinampulle für die weitere Versorgung dem Patienten überlassen, nur unter den strengen Auflagen von § 13 (1a).**
- § 16 Straftaten (BtMG) regelt, dass mit Gefängnisstrafe bis zu 5 Jahren bestraft wird, wer innerhalb von 30 Tagen … mehr als zwei Betäubungsmittel, über die festgesetzte Höchstmenge hinaus oder unter Nichteinhaltung der vorgegebenen Bestimmungszwecke oder sonstiger Beschränkungen verschreibt!

- **Reisen mit Medikamenten**

Medizinisch notwendige BtM dürfen ins Urlaubsland mitgeführt werden, im Bereich der Eurostaaten ist dies im Schengener Abkommen geregelt. Eine Bescheinigung des Arztes mit Beglaubigung durch die untere Gesundheitsbehörde ist empfehlenswert. Bei Reisen außerhalb der Mitgliedsstaaten des Schengener Abkommens sollte vorher Rat eingeholt werden. In der Praxis sind bislang keine Probleme bei unseren Patienten bekannt geworden.

- **Placebo – und Noceboeffekt**

Unter dem **Placeboeffekt** subsumiert man günstige Wirkungen einer Medikation oder eines Verfahrens, die nicht der eigentlich bekannten

Wirksamkeit entsprechen. Dagegen löst beim **Noceboeffekt** eine negative Erwartung (ansonsten nicht erklärbar) die entsprechenden negativen Effekte aus. Ein klassischer „Nocebo-Effekt" ist die Warnung vor der Blutentnahme. Ändert man die Warnung von „Jetzt wird es pieksen" auf „Vorsicht, ich beginne mit der Blutabnahme", so wurde das Schmerzempfinden bei den „Gestochenen" um 40 % gesenkt (Ott et al. 2012).

Handelsübliche Beipackzettel sind Instrumente der Rechtsabsicherung und verfügen über eine Vielzahl von „Noceboeffekten". Es müssen Nebenwirkungen zur juristischen Absicherung genannt werden, die in zeitlichem Zusammenhang zur Medikamenteneinnahme jemals beschrieben wurden. Eine Ursächlichkeit muss damit nicht gegeben sein. Beipackzettel sind mithin ethisch bedenklich ca. 1/3 der Patienten haben schon mal ein Medikament wegen der Packungsbeilage nicht genommen. Wenn im Rahmen der Hormonbehandlung ärztliche Aufklärung statt Beipackzettel praktiziert wird, mindern sich die Nebenwirkungen um 30 %!

Die analgetische Wirkung setzt sich aus der pharmakologischen und der psychologischen Wirkung (Placebo) zusammen. Der Placeboeffekt ist mithin additiv und optimiert die Medikamentenwirkung. Davon zu trennen und als unethisch anzusehen ist der Placeboeinsatz anstelle einer wirksamen Schmerztherapie.

„Das am häufigsten eingesetzte Heilmittel ist der Arzt selber. Nicht die Tablette ist ausschlaggebend, sondern die Art und Weise, wie es der Arzt verschreibt – kurz, die ganze Atmosphäre wie die Medizin verabreicht wird." Fällt diese Komponente weg, wird dem Patienten die volle Schmerzmittelwirksamkeit vorenthalten.

Die zusätzliche Gabe von Naloxon reduziert den Placeboeffekt, da der Placeboeffekt endorphinvermittelt ist (Eippert et al. 2009).

> **Tipp**
> - Pflaster nicht auf Rücken, sondern auf Arm kleben. In Untersuchungen ließ sich die schmerzreduzierende Wirkung von Morphin um ca. 75 %, von Stufe-I- und -II-Präparaten sogar um über 100 % steigern.
> - Positive Wirkung sollte stets realistisch hervorgehoben werden.
> - Negative und ängstigende Informationen und Erfahrungen so gering wie möglich halten.
> - Eine offene Gabe von Schmerzmitteln ist aufgrund des Placeboeffektes wirksamer als eine verdeckte.

- Placeboeffekt sollte genutzt, Noceboeffekt vermieden werden.

Koanalgetika gegen neuropathische Schmerzen

Koanalgetika entfalten bei Gesunden keine analgetische Wirkung. Eine Übersicht über die Koanalgetika und ihre Eigenschaften gibt ◘ Tab. 3.10 und 3.11.

Kortison – ein „palliatives Allheilmittel"?

Diskutierte Indikationen in der Palliativsituation (off-label):
- Ileus
- Juckreiz
- Atemnot
- Reizhusten
- Weichteilschmerz
- Obere Einflussstauung
- Kachexie
- Depression
- Lymphödem
- Hirnödem, hier werden häufig höhere Dosierungen empfohlen (teilweise bis 100 mg/d i.v. über 3 Tage)
- Fatigue
- Dysphagie
- Singultus
- Ikterus
- Rückenmarkskompression
- Schmerz bei Multiple-Sklerose-Schub

Mechanismenorientierte Schmerztherapie

Weder ein starres Schema (WHO-Stufenschema) wird „allen Schmerzen" gerecht noch ist eine zu starke Aufsplittung (Polyneuropa-

Schmerztherapie

Tab. 3.10 Koanalgetika gegen neuropathische Schmerzen

Trizyklische Antidepressiva	Präsynaptische Noradrenalin-Wiederaufnahmehemmung → Verstärkung inhibitorischer absteigender Neurone von Schmerzfasern Zielen vor allem auf neuropathische Dauer-Brennschmerzen Antriebssteigernd: Imipramin, Clomipramin Dämpfend: Amitriptylin, Doxepin Schmerztherapie unterhalb der antidepressiven Dosis wirksam Wirksamkeit oft erst nach 2 Wochen abschließend zu bewerten Start mit 10 mg, alle 3 Tage um 10 mg steigern, Ziel 25–50 mg Unerwünschte Wirkungen: anticholinerge Störungen wie Schlafstörungen, Vergesslichkeit, Gewichtszunahme, Mundtrockenheit, Obstipation, Schwindel, Erektionsstörungen, Harnverhalt, Brechreiz, Tachykardie
Selektive Serotonin-Wiederaufnahmehemmer SSNRI	Venlafaxin, Duloxetin Gute Wirksamkeit bei geringeren anticholinergen Nebenwirkungen und höherem Preis Start mit 37,5 mg, Ziel 75 mg z.N.
Antikonvulsiva	Hemmen prä- und postsynaptisch Na- und Ca-Kanäle (Laufenberg-Feldmann et al. 2012) Reduktion der Übererregbarkeit, daher gute Wirksamkeit vor allem auf neuropathische Plussymptome (Allodynie, einschießende Schmerzen)
Carbamazepin	Nur bei Trigeminusneuralgie/diabetischer Polyneuropathie zugelassen (NNT 2–3), wegen des günstigen Preises von den Krankenversicherungen als Mittel der Wahl empfohlen Na-Kanalblocker, Mittel der 2. Wahl Zielen eher auf die neuralgische Komponente (blitzartig einschießend) Hohes Wechselwirkungspotenzial, viele Nebenwirkungen, einschleichende Dosierung notwendig, Blutspiegelbestimmungen Obsolet in palliativer Situation
Oxcarbamazepin	Ähnlich dem Carbamazepin mit weniger Wechselwirkungen/Nebenwirkungen Start mit 2 × 300 mg, Ziel 1200–2400 mg
Lamotrigin	Na-Kanalblocker, Mittel der 2. Wahl ohne Zulassung in der Indikation Schmerz (off-label) 0,1 mg/kg, Leitlinienempfehlung bei Ischialgie und HIV-Polyneuropathie
Gabapentin	Ca-Kanalblocker, Mittel der 1. Wahl NNT 4 Zielt auf Dauer-Brennschmerz und neuralgische Komponente Start mit 300 mg, Ziel 3 × 400–800 mg Unterwünschte Wirkungen: Müdigkeit, Schwindel, periphere Ödeme, Ataxie, Arthralgie, Muskelzuckungen
Pregabalin	Ähnlich dem Gabapentin mit schnellerem Wirkungseintritt Daher eher günstig in palliativer Situation (es fehlt Zeit!) Zudem anxiolytisch und schlafverbessernd Zulassung für alle neuropathischen Schmerzen Start mit 25–75 mg, Maximaldosis 600 mg Unterwünschte Wirkungen: Benommenheit, Schläfrigkeit, Appetitsteigerung, periphere Ödeme, diverse zentralnervöse Störungen Keine relevanten Arzneimittelinteraktionen

Tab. 3.11 Andere Koanalgetika

Andere Koanalgetika: Bisphosphonate	Inhibieren Knochenresorption durch Osteoklasten Clodron-, Ibandron-, Pamidron- oder Zoledronsäure Unterschiedliche formale Zulassungen beachten Anfangs teils eine Schmerzzunahme für 1–3 Tage Koanalgetika bei ossären Schmerzen (off-label, Regresse bekannt) Therapie osteolytischer Knochenmetastasen, die zu Hyperkalzämiesyndrom mit generalisiertem Schmerz führen. Unterwünschte Wirkungen: aseptische Kiefernekrosen, Kreislaufstörungen bei zu schneller Infusion 1× pro Monat Infusion langsam geben
Calcitonin	Inhibition der Osteoklasten Nur mäßiger analgetischer Effekt (off-label), daher Anwendung obsolet
Denosumab	osteoklastenhemmender Antikörper, bessere Wirksamkeit als Bisphosphonate, wegen des höheren Preises aber keine WHO-Empfehlung (WHO 2018)
Glukokortikoide	Antiinflammatorischer Effekt kann bei Knochenschmerzen hilfreich sein Schmerzen durch Kompression: Hirndruck, Milz-/Leberkapselschmerz, Rückenmarkskompression Traditionell wird oft Dexamethason eingesetzt
Spasmolytika	Butylscopolamin 20 mg s.c. (bis 120 mg s.c./24 h) bei krampfartigen Schmerzen (zudem Metamizol hilfreich)
Muskelrelaxanzien	Bei Spastik leitliniengerecht Baclofen und Tizanidin einsetzen, ggf. Tetrazepam und Tolperison Katadolon (Flupirtin) wird teilweise auch schmerzlindernde bzw. muskelrelaxierende Wirkung an der quergestreiften Muskulatur zugeschrieben
Capsaicin	Qutenza 179 mg kutanes Pflaster Selektiver Agonist am TRPV1-Rezeptor, dem auch eine zentrale Rolle beim neuropathischen Schmerz zugeschrieben wird 30-minütige Anwendung, Einweisung erforderlich
Ketamin	Analgetikum mit stark bewusstseinsdämpfender Wirkung (Narkotikum) Wirkung an verschiedenen Rezeptoren, u. a. NMDA Hinweise auf nachhaltige Wirksamkeit bei neuropathischem Schmerz durch Infusionsbehandlung (Niesters et al. 2013) (0,5–2 mg/kg/Tag) Bei opioidbedingter Hyperalgesie Nebenwirkungen: Halluzinationen, Panik, Übelkeit, Somnolenz, kardiovaskuläre Stimulation, Lebertoxizität selten
Lidocain	Systemisch sehr viele Nebenwirkungen, Zufuhr nur unter Monitorüberwachung Nur minimaler analgetischer Effekt Lokal angewendet hilfreich bei neuropathischem Schmerz (als 5 %-Pflaster) Für 12 h täglich anwendbar, maximal 2 Pflaster à 700 mg pro Tag
Cannabinoide (Dronabinol)	Werden eine Vielzahl nutzvoller Wirkungen zugeschrieben, alles umstritten: Appetitsteigerung, Antiemese, Therapie neuropathischer Schmerzen, Spastik etc. (Radbruch und Elsner 2005) Haben nur geringe schmerzlindernde Wirkung (wie Codein) (Häuser 2018) Zulassung und Wirksamkeitsnachweis nur bei Spastik im Rahmen von multipler Sklerose Evtl. eine „Last-line-Option" bei neuropathischem Schmerz, Kachexie, Übelkeit, Spastik Vielfältige Regresse und Off-label-Konflikt e. Allerdings 2015 positives BGH Urteil zu Cannabinoiden & off-label (Gastmeier…/…AOK)

Schmerztherapie

◘ Tab. 3.12 Schmerztherapie nach Schmerzart (mechanismenortientierte Therapie)

Schmerzart	Medikation
Somatischer Schmerz	Kortison, Bisphosphonate (bei Knochenmetastasen), WHO I (u. a. NSAR!) bis WHO III
Viszeraler Schmerz	Buscopan, WHO I (Metamizol) bis WHO III
Spastischer Schmerz	Baclofen, Tizanidin, WHO I-III
Muskelverspannung	Tetrazepam und Tolperison, WHO I (NSAR, Flupirtin) bis WHO III
Neuropathischer Schmerz	Antidepressiva („Brennschmerz")/Antikonvulsiva (blitzartig einschießende Schmerzen), WHO II, III (L-Methadon?), Lokalanästhetika, Capsaicin, Dexamethason, falls keine effektive Linderung, evtl. an invasive Methoden denken
Rein psychischer Schmerz	Neuroleptika (bei Koanästhesie)
Leber-/Milzkapselschmerz, Rückenmarkskompression, Hirndruck	Kortikoide (Dexamethason)

thie, Deafferenzierungsschmerz, Zoster, Radikulopathie) zielführend. Denn viele Schmerzerkrankungen lassen sich auf gemeinsame Mechanismen zurückführen, z. B. den neuropathischen Schmerz. ◘ Tab. 3.12 listet die gebräuchlichste Medikation (S3-Leitlinie Palliativmedizin 2019) bei den verschiedenen Schmerzarten auf.

3.7.2 Nichtmedikamentöse Therapie

Jenseits der Medikation
- Vertrauensvolle Arzt-Patienten-Beziehung
- Verständnis- und respektvolle Begleitung
- Personelle Konstanz, Beistand
- Aufmerksame Beachtung der Beschwerden
- Einbeziehung des Umfeldes
- Hoffnungsvermittlung

▪ **Kausale Schmerztherapie**
Neben einer symptomkontrollierenden Schmerztherapie sollten kausale Verfahren – wo indiziert – angewendet werden. Tumorspezifische Verfahren können insbesondere Komplikationsrisiken senken (z. B. pathologische Frakturen oder Darmobstruktion) (Zimmer und Meißner 2011):
- Palliative Strahlentherapie
- Chemotherapie
- Stabilisierende oder entlastende Operationen
- Hormontherapie

Auch wenn kausale Maßnahmen stets bedacht werden müssen, führt der verbreitete Gedanke „erst Kausaltherapie, dann Schmerztherapie" zu der o. a. dramatischen Unterversorgung mit Analgetika, speziell Opioiden.

- **Grundsätzlich an Opioide bei Tumorschmerzen denken, auch wenn (noch oder erst einmal) kausal therapiert wird.**

▪ **Strahlentherapie**
Schmerztherapeutische Resultate sind bei Bestrahlungen nahezu unabhängig vom gewählten Therapieregime, daher empfiehlt sich eine möglichst terminarme Bestrahlungsserie (Chen et al. 2013). Die Schmerzreduktion tritt 1–3 Wochen nach einer Bestrahlung ein.

Eine Indikation ist bei zu erwartender Lebenszeit von mehr als 1 Monat gegeben, insbesondere beim Knochenmetastasenschmerz.

Die Applikation erfolgt perkutan, selten intrakavitär oder interstitiell.
Notfallindikationen:
- Drohende Querschnittslähmung (Chemo- und/oder Strahlentherapie bzw. operative Dekompression)
- Obere Einflussstauung (Chemo- und/oder Strahlentherapie)
- (Drohende) pathologische Fraktur

■ **Operative Therapie**
- Tumorresektion, Dekompression
- Laser-, Elektro-, Kryoresektion
- Stabilisierung frakturgefährdeter Regionen
- Umgehungsanastomosen, Stomata
- Drainage gestauter Hohlorgane (z. B. Überlaufsonde MDT, Aszitesdrainage, PleurX-Katheter)
- Plastische Deckung von Ulzera, Wunddébridement
- Interventionelle Maßnahmen: Vertebroplastie/Kyphoplastie bei Wirbelsäulenmetastasen
- Stents (Atemwege, Gallenwege, Gastrointestinaltrakt) – rasche Hilfe bei minimalem Eingriff, oft auch ambulant möglich

■ **Heilmittel anwendungen**
- Wärme-, Kältebehandlung (heiße Rollen, Kirschkernkissen, Moorpackungen)
- Lagerungsmaßnahmen, spezielle Polsterungen, Sitzkissen, Wechseldruckmatratzen
- Krankengymnastik, Massagen, Einreibungen, Lymphdrainagen
- Relaxierende Verfahren, Entspannungsübungen
- Physiotherapie: Vermeidungsverhalten ↓, Belastbarkeit ↑, Optimismus ↑
- Massagen
- Fango
- Kolonmassage
- Atemtherapie
- Lymphdrainage
- Reizstrom, TENS (transkutane elektrische Nervenstimulation) oder Ultraschalltherapie
- Komplementäre Methoden, wie z. B. rhythmische Einreibungen, Klangschalenmassage
- An Hilfsmittelverordnung denken (Rollator, Orthesen, Toilettenstuhl)!

■ **Schmerzpsychotherapie**
- **Nicht der Schmerz muss behandelt werden, sondern der Mensch, der den Schmerz hat. Beim Schmerz geht es nicht um „psychisch oder somatisch", sondern stets um ein sowohl als auch, um den Menschen als Ganzes.**

Der Schwerpunkt **kognitiver Verfahren** liegt in der Vermittlung von Bewältigungsstrategien (Coping-Strategien).
- Die Akzeptanz des Schmerzproblems betonen. Akzeptieren heißt nicht resignieren, sondern:
  - Verzicht auf Kampf gegen den Schmerz
  - Realistische Auseinandersetzung mit dem Schmerz
  - Interesse an positiven Alltagsaktivitäten
- Patienten müssen in angemessener Weise über ihre Beschwerden informiert werden, sie sollten nach ihren Vorstellungen, Befürchtungen oder Erwartungen befragt werden.
- Realistische Erwartungen sollten geweckt, unrealistische korrigiert werden.
- Achtsamkeits-basierte Übungen helfen, eine insgesamt gelassenere Haltung gegenüber dem Schmerz einzunehmen.
- Zu aktiverer und bewusster Lebensgestaltung trotz der Schmerzen befähigen.

Mit **behavioralen** Verfahren wird versucht, Fehlverhalten zu verändern. Das implizite assoziative Schmerzgedächtnis kann durch verhaltensmedizinische Konzepte modifiziert werden.
- Schmerzempfindung und Schmerzäußerung sind psychologische Phänomene (◘ Abb. 3.7) und abhängig von früheren Schmerzerfahrungen, Befürchtungen und Ängsten → kein linearer Zusammenhang zum Schmerzreiz. Angst verstärkt Schmerz überdimensional!
- Die initial positive Verstärkung (Entlastung und Aufmerksamkeit) führt zu einem vermehrten Schmerzerleben. Nach und nach nimmt Krankheitsverhalten einen immer größeren Raum ein und unter-

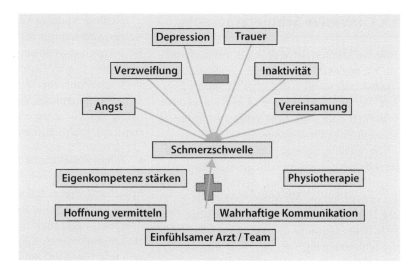

◘ Abb. 3.7 Positive und negative Einflussfaktoren der individuellen Schmerzschwelle

drückt schließlich alle positiven Bewältigungsstrategien.
– Oft passive Bewältigungsstrategien, erhöhter Medikamentengebrauch und häufige Inanspruchnahme von Behandlungen.

> **Tipp**
> – Insbesondere Katastrophisieren wirkt auf lange Sicht äußerst kontraproduktiv. Therapie der Wahl ist das Entkatastrophisieren.
> – Hoffnung auf Erfolg vermitteln, an dem der Patient selbst einen großen Anteil hat.
> – Verständliche Erklärungen für den Patienten, möglichst dort eigene Erfahrungen aufgreifen.

Wesentliche Grundlage psychologischer Hilfestellung ist die **emotionale Einfühlung und Zuwendung**.
– In die zuwendende Fürsorge müssen die Angehörigen eingebunden werden.
– Das Delegieren der psychischen Betreuung an den Psychoonkologen ist – zumindest in der ambulanten Medizin – ob des mangelnden Angebots von Hausbesuchen kaum realistisch.
– Die persönliche Zuwendung durch den Arzt kann die Schmerzschwelle anheben. Diese „Gefühlsarbeit" kann nicht an den Psychoonkologen delegiert werden.
– Die starke Trennung zwischen somatischen und psychischen Betreuungsangeboten ist suboptimal.

> **Progressive Muskelentspannung nach Jacobson**
> – Leicht zu erlernen
> – Verringert Schmerzerleben
> – Relativ rasche Wirkung
> – Erprobtes Verfahren
> – Dämpft seelische und damit körperliche Stressreaktionen
> – Nebenwirkungsfrei
> – Erprobt und wirksam
> – Nach kurzer Einarbeitung überall durchführbar.
> – Frei verfügbare Videos im Internet (► www.youtube.de)

Seit Jahrtausenden wird Meditation auch medizinisch eingesetzt. Rein bei Schmerz angewendet konnte eine 40 % geringere Schmerzempfindung nachgewiesen werden (Zeidan et al. 2011)

3.7.3 Invasive Schmerztherapie

Invasive Schmerztherapie in der Palliativmedizin hat nur noch einen marginalen Stellenwert. Traditionell werden in Deutschland als invasive Verfahren überwiegend nur intravenöse (via Port) oder subkutane Schmerzinfusionen, teils mit Pumpen, durchgeführt.

Invasive Verfahren – insbesondere Katheterverfahren – benötigen oft eine umfangreiche Logistik, die im häuslichen Bereich schwieriger sicherzustellen ist. Allerdings fördert die ärztliche Gebührenordnung invasive Verfahren (10-fach höheres Honorar) und begünstigt damit die Fehlversorgung. Dies zeigt sich aber mehr in der Schmerztherapie als in der Palliativmedizin.

Invasive Schmerztherapie
- **Invasiv systemische Verfahren**
  - Systemische subkutane Medikation, intravenöse Medikation (zumeist über einen Port) 9 %
- **Regional-wirkende invasive Verfahren (2 %)**
  - Rückenmarksnahe Medikation (peridural oder intrathekal = spinal)
  - Periphere Nervenblockaden über Katheter (meist Plexuskatheter am Arm)
  - Sympathikusblockaden (Grenzstrang, Ganglion stellatum/cervicale superius)
  - Neurodestruktive Verfahren (DREZ-Läsion, Chordotomie, Neurolyse des Plexus coeliacus, intrathekale Neurolyse)

Rückenmarksnahe Verfahren gelten als „Notnagel bei anders nicht beherrschbaren Schmerzen".

Plexus-coeliacus-Neurolyse mit Lokalanästhetika und konzentriertem Alkohol kann bei Pankreaskarzinom für Monate Schmerzlinderung bewirken. Neurolyse der Sakralnerven kann bei Rektumkarzinom perianal hilfreich sein.

Neurodestruktive Verfahren (Chordotomie) werden von weniger als 2 % der Zentren überhaupt noch angeboten. „Was man selten tut, sollte man lassen". Grundsätzlich empfiehlt sich in diesen Ausnahmefällen die anästhesiologisch-palliative Betreuung, da nur dort ausreichend häufig die Verfahren angewendet werden und somit die sicherheitsrelevante Erfahrung besteht.

▪ Rückenmarksnahe Schmerztherapie

Rückenmarksnah werden Opioide sowie die Ergänzung durch Lokalanästhetika, Ketamin und Clonidin empfohlen. Als Opioide werden Morphin, Fentanyl (keine Zulassung zur rückenmarksnahen Gabe, genauso wie Ketamin und Clonidin), Sufentanil (Cave: Sufentanil ist zwar zur periduralen Gabe zugelassen, jedoch ambulant nicht legal zu verordnen – reines Klinikmedikament!) eingesetzt.

Der Punktionsort liegt in segmentaler Höhe des Schmerzgeschehens (◘ Abb. 3.8). Die Wirkung entspricht der Katheterendlage (allerdings wirken Fentanyl/Sufentanil dank der Lipidlöslichkeit mehr topisch-segmental):
- Peridural (= im Raum zwischen Dura mater und Periost)
- Spinal (im Liquorraum, „intrathekal")

Dosierung: Morphin i.v. 1/3, peridural 1/10 und intrathekal 1/100 der vorigen oralen Tagesdosis.

Katheter werden untertunnelt angelegt, um die Infektionsgefahr zu mindern. Bei erwarteten Verläufen über mehr als 6 Monate können Pumpen implantiert werden.

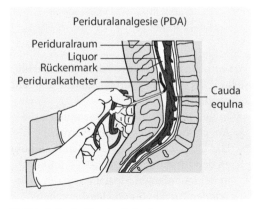

◘ Abb. 3.8 Periduralanästhesie

Ungefähr 20 % der Patienten klagen trotz Periduralanästhesie weiterhin über Schmerzen („Total Pain"!).

Bei intrathekaler Opioidapplikation wird auch eine verzögerte schwere Atemdepression beschrieben.

> **Rückenmarksnahe Schmerztherapie**
> - **Indikationen**
>   – Unzureichende Schmerzreduktion oder intolerable Nebenwirkungen trotz adäquater systemischer Behandlung und gescheitertem Opioidwechsel
>   – Patientenwunsch
> - **Absolute Kontraindikationen**
>   – Lokale Infekte im Punktionsbereich oder Sepsis
>   – Schwere Blutungsneigung
>   – Unkooperativer Patient
>   – Fehlende Logistik in der weiteren Betreuung
> - **Komplikationen und Probleme**
>   – Schwerste Infektionen und Nervenschäden
>   – Häufigere Technikprobleme (Abknicken, Dislozieren, Pumpenfehlsteuerung)
>   – Häufigere Alarme
>   – Abhängigkeit von versorgendem Team (Beutel auswechseln, Pumpenprogrammierung)
>   – Neurologische Störungen mit Harn/Stuhlinkontinenz, Bewegungsstörungen
>   – Tödliche Pumpenfehlprogrammierung oder Befüllungsfehler möglich

Bei Anlage und Umstellung auf ein rückenmarksnahes Verfahren droht auf der einen Seite durch zu gute Schmerzreduktion eine Atemdepression durch die Opioidvormedikation, auf der anderen Seite bei Dosisreduktion ein Entzugssyndrom mit delirantem Bild. Daher sollte die systemische Opioidmedikation nicht einfach abgesetzt, sondern täglich um 30–50 % reduziert und gleichzeitig die intrathekale Opioiddosis schrittweise auftitriert werden.

> **Ziconitid**
> - Zyklisches Peptid aus 25 Aminosäuren, aus dem Gift der Kegelschnecke Conus magus
> - Zulassung zur intrathekalen Behandlung, bislang widersprüchliche Ergebnisse bei nur mäßigem Effekt
> - Enge therapeutische Breite mit nicht seltenen zentralnervösen (Depression, kognitive Beeinträchtigung, Halluzinationen, Vigilanzminderung) sowie anderen Nebenwirkungen (u. a. Übelkeit, Erbrechen, Gangunsicherheit, Schwindel, Kopfschmerzen)
> - Da keine Interaktion der Substanz am Opiatrezeptor → schrittweises Ausschleichen der Daueropioidmedikation zur Vorbeugung der Entzugssymptomatik

- **Systemische invasive Verfahren**

Die systemische Opioid medikation ist nicht wirksamer, wenn sie invasiv zugeführt wird, auch wenn Patienten meinen: „die Schmerzen sind so stark, ich brauch jetzt eine Spritze". Zudem kommen Ärzte diesem Wunsch gerne nach.

Es gibt externe und interne (implantierbare) Pumpen. Moderne Spritzenpumpen können eine Basalrate und eine Schmerzspitzenmedikation abgeben: Die Basalrate des Opioids fängt den Dauerschmerz ab, die Patienten können eine Zusatzmedikation durch einen Druckknopf anfordern („patient controlled analgesia", PCA). Die PCA-Pumpen sind so programmierbar, dass diese Dosen nicht zu hoch und nicht zu oft gegeben werden.

- **Subkutane Applikation**: besser als intravenös. Ein Wechsel der subkutanen Nadel ist erst nach 7 Tagen nötig.
- **Intravenöse Applikation**: besser zur Titration, insbesondere im stationären Bereich. Möglichst nicht peripher-venös („02:00 nachts, die Infusion tropft nicht mehr"), sondern via Port (kann Pflegedienst übernehmen) oder liegenden Zentralvenenkatheter. Untertunnelte Zentralvenenkatheter sind beim Infektionsrisiko den Portsystemen

überlegen, traditionell werden in Deutschland aber häufiger Portsysteme gelegt.
- **Intramuskuläre Applikation**: obsolet (schmerzhaft, kein Vorteil gegenüber s.c., zumeist nichtinvasiv ersetzbar)

■ **Akupunktur**

In der Behandlung von Tumorschmerzen hat sich in unserem Kulturkreis die Akupunktur nicht durchgesetzt. Hilfreich kann sie bei tumorunabhängigen funktionellen Schmerzsyndromen (z. B. Rückenschmerzen) sein. In internationalen Studien wird eine Wirksamkeit bei Schmerz von 40–80 % angegeben. Üblicherweise werden segmentale Punkte, Triggerpunkte und traditionelle Schmerzpunkte genadelt. Multimorbidität und hohes Alter senken die Erfolgswahrscheinlichkeit.

3.7.4 Naturheilverfahren und anderes

Es werden alle denkbaren Verfahren angeboten, z. B. Wärme und Kälte (u. a. Bäder, Wickeln, Rotlicht, Sauna), Ruhe und Bewegung (wie Mobilisation, Terrainkur), Luft und Licht (u. a. Klimakur, Lichttherapie, Inhalationen), Wasser und Erde, Heilpflanzen, Behandlung mit Schüßler-Salzen usw. Dabei wird das gesamte Spektrum an Preisen, Wirkungen, Nebenwirkungen (Natur nicht immer „gut") abgedeckt. Wissenschaftliche Akzeptanz wie auch Wirksamkeitsnachweise fehlen oft.

Die Autoren versuchen ihre Patienten vor hochpreisigen Angeboten zu schützen und ansonsten zumindest den Placeboeffekt der gewünschten Behandlung zu erhalten (Hübner und Sitte 2012).
- **Wenn wirksame Verfahren verfügbar sind, ist das alleinige Angebot an naturheilkundlicher Schmerztherapie bei klinisch relevanten Schmerzen unethisch.**

3.7.5 Checkliste Schmerztherapie

- Schmerzanamnese erheben, Schmerz messen
- Mechanismenorientierte Schmerztherapie, zumeist aber Einstieg mit niedrigdosiertem Opioid ergänzend sinnvoll
- Niedrigdosierte Verordnung eines Retardopioids, eines schnell freisetzenden Opioids als Bedarfsmedikation und eines Adjuvans (z. B. Laxans)
- Schriftlichen Therapieplan übergeben
- Therapieplanbeispiel, z. B.:
  - Metamizol 4 × 40 Tr.
  - Morphin retard je 20 mg um 8 – 16 – 23 Uhr
  - Bei starken Schmerzen zusätzlich bis zu stündlich 10 Tropfen Morphin 2 %
  - Natriumpicosulfat 5–40 Tropfen zur Nacht
  - Schmerztagebuch führen (Tag, Uhrzeit, Dosis der Bedarfsmedikation notieren)
  - Bei Problemen 24/7 Notfallnummer Mobil …
- Placeboeffekt bewusst verstärken („mit diesem einfachen Schema schaffen wir es, 90 % unserer Patienten glücklich zu machen. Eine komplette Schmerzfreiheit schaffen wir zwar meist nicht, aber Schmerz wird z. B. nicht mehr eine echte Rolle spielen")
- Dem Patienten Wege aufzeigen, ihm ein Gefühl der Sicherheit und Geborgenheit geben: Angst ↓, Schmerz ↓
- An Hilfsmittelverordnung und Physiotherapie denken (Rollator, Orthesen, Toilettenstuhl)
- Regelmäßige Überprüfung der Schmerzstärke, auslösender Ursachen, Durchbruchschmerzen, des Behandlungsergebnisses und behandlungsbedingter Nebenwirkungen

3.8 Opioidwechsel zu Methadon

Methadon ist ein μ-Opioidrezeptor-Agonist, der zusätzlich die Monoamin-Wiederaufnahme inhibiert und die Wirkung von Glutamat, dem endogenen Liganden am NMDA-Rezeptor antagonisiert. Daher ist Methadon **das** Opioid, das sich bei Unwirksamkeit eines μ-Agonisten (insbesondere bei Vorliegen neuropathischer Schmerzen), also beim Non-Responder auf diesen reinen μ-Agonisten zum Opioidwechsel eignet.

Allerdings ist wegen der langsamen Kinetik von Methadon die Umstellung in den ersten 36

Schmerztherapie

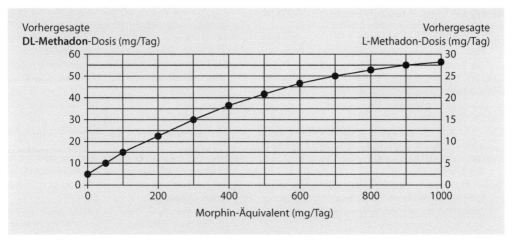

Abb. 3.9 Methadon-Umstellungs-Nomogramm mit der vorhergesagten Dosis

Stunden immer wieder mit Schmerzzunahme beim Patienten verbunden, daher sollte diese Umstellung möglichst stationär unter Leitung eines mit Methadon erfahrenen Schmerzmediziners erfolgen.

Es gibt eine Reihe von Empfehlungen zur Umstellung von z. B. Morphin auf Methadon (Nauck, Ripamonti, Morley, Ayonrinde).

Alle diese Empfehlungen gehen von einer völlig neuen Dosis-Eintitrierung mit Methadon aus. Dabei ist zu bedenken, daß im englischsprachigen Raum nur das DL-Methadon bekannt ist und bei uns sowohl DL-Methadon, wie auch das **doppelt so stark wirksame Levomethadon** (L-Methadon = L-Polamidon). Allein die Arbeit von Ayonrinde et al. macht recht zuverlässige Angaben über die wahrscheinlich erforderliche Methadon-Dosis. Daher wird diese Empfehlung auch im Palliative Care Handbook, 8. Auflage 2016 von MacLeod et. al. ausdrücklich bevorzugt und als sicherer empfohlen, auch persönliche Erfahrungen des Autors sprechen für die Ayonrinde Methode:

1. Rechnen Sie die totale tägliche Morphin-Dosis (oder anderer μ-Opioid-Agonisten umgerechnet in Morphin) zusammen und ermitteln mit dem u. a. Nomogramm den Bedarf an Levomethadon (L-Methadon) oder DL-Methadon.
2. Teilen Sie die vorhergesagte Methadon-Dosis durch 3 und geben diese Dosis alle 8 Stunden. z. B. Ausgangsdosis 400 mg Morphin => 20 mg Levomethadon/3 = 7 mg alle 8 Stunden
3. Gegen Durchbruchschmerz 1/10 der errechneten Tagesdosis => 2 mg b. Bed. bis zu max. 2-stündlich
4. Umrechnungsfaktoren nach O. T. Ayonrinde (ergänzt um die Angaben zu Levomethadon) (**Abb. 3.9**):

mg Morphin	Umrechnungsfaktor	Umrechnungsfaktor
	Morphin – DL-Methadon	Morphin – L-Methadon
<100	3:1	6:1
101–300	5:1	10:1
301–600	10:1	20:1
601–800	12:1	24:1
801–1000	15:1	30:1
>1001	20:1	40:1

Literatur

Aulbert E, Nauck F, Radbruch L (2012) Lehrbuch der Palliativmedizin, 3. Aufl. Schattauer, Stuttgart

Baron R, Koppert W, Strumpf M, Willweber-Strumpf A (2011) Praktische Schmerztherapie. Springer, Berlin/Heidelberg/New York

Basler et al (2006) Beurteilung von Schmerz bei Demenz (BESD). Schmerz (20):519

van den Beuken-van Everdingen MH, Hochstenbach LM, Joosten EA, Tjan-Heijnen VC, Janssen DJ (2016) Update on prevalence of pain in patients with cancer: systematic review and meta-analysis. J Pain Symptom Manage 51:1070–1090

Borasio GD, Führer M (2009) Sieben wichtige ärztliche Aufgaben am Lebensende. MMW 151:33–37

Brinkers M, Pfau G, Hachenberg T (2012) Coenästhesien – eine seltene Schmerzdiagnose bei Patienten mit Tumor. Z Palliativmed 13:236–239

Caraceni A, Hanks G, Kaasa S et al (2012) Use of opioid analgesics in the treatment of cancer pain: evidence-based recommendations from the EAPC. Lancet Oncol 13:e58–e68

Chen AB, Cronin A, Weeks JC et al (2013) Palliative radiation therapy practice in patients with metastatic non-small-cell lung cancer. J Clin Oncol 31(5):558. (Epub ahead of print)

Davies AN, Elsner F, Filbet MJ, Porta-Sales J, Ripamonti C, Santini D, Webber K (2018) Breakthrough cancer pain (BTcP) management: A review of international and national guidelines. BMJ supportive & palliative care, 8(3), 241–249

DeCharms RC et al (2005) Control over brain activation and pain learned by using real-time functional MRI. PNAS 102:18626–18631

Do A, Rupert A, Wolford G (2008) Evaluations of pleasurable experiences: the peak-end rule. Psychon Bull Rev 15(1):96–98

Eippert F, Bingel U, Schoell ED et al (2009) Activation of the opioidergic descending pain control system underlies placebo analgesia. Neuron 63(4):533–543

Europäische Zulassungsbehörde. Warnhinweise für NSAIDs. www.ema.europa.eu

Freye E (2010) Opioide in der Medizin. Springer, Berlin/Heidelberg/New York

Goudas LC, Bloch R, Gialeli-Goudas M et al (2005) The epidemiology of cancer pain. Cancer Investig 23:182–190

Hanks G, Cherny NI, Christakis NA et al (2011) Oxford textbook of palliative medicine, 4. Aufl. Oxford Press, Oxford

Häuser W, Finn DP, Kalso E, Krcevski-Skvarc N, Kress HG, Morlion B, Brill S (2018) European Pain Federation (EFIC) position paper on appropriate use of cannabis-based medicines and medical cannabis for chronic pain management. European Journal of Pain, 22(9), 1547–1564

Hübner J, Sitte T (2012) Patientenbroschüre „Komplementäre und Alternative Methoden in der Palliativversorgung". Deutscher Palliativverlag, Fulda

Kloke M (2009) Schmerztherapie. In: Kloke M, Reckinger K, Kloke O (Hrsg) Grundwissen Palliativmedizin. Deutscher Ärzteverlag, Köln

Knotkova H, Fine PG, Portenoy RK (2009) Opioid rotation: the science and the limitations of the equianalgesic dose table. Pain Symptom Manag 38:426–439

Laufenberg-Feldmann R, Schwab R, Rolke R, Weber M (2012) Tumorschmerz in der Palliativmedizin. Internist 53:177–190

Leitlinienprogramm Onkologie (Deutsche Krebsgesellschaft, Deutsche Krebshilfe, AWMF): Palliativmedizin fur Patienten mit einer nicht-heilbaren Krebserkrankung, 2019, AWMF-Registernummer: 128/001OL, https://www.leitlinienprogramm-onkologie.de/leitlinien/palliativmedizin/. Zugegriffen am: 01.02.2019

Loeser JD, Treede RD (2008) The Kyoto protocol of IASP. Basic pain terminology. Pain 137:473–477

MacLeod R et al (2016) Palliative care handbook, 8. Aufl. http://www.hospice.org.nz/cms_show_download.php?id=1243

Melzack R, Wall PD (1965) Pain mechanisms: a new theory. Science 699:971–979

Merskey H, Bogduk N (1994) Classification of chronic pain. IASP Press, Seattle

Morrison RS, Siu AL (2000) A comparison of pain and its treatment in advanced dementia and cognitively intact patients with hip fracture. Journal of pain and symptom management, 19(4), 240–248

Niesters M, Martini C, Dahan A (2013) Ketamine for chronic pain: risks and benefits. Br J Clin Pharmacol. https://doi.org/10.1111/bcp.12094

Ott J, Aust S, Nouri K, Promberger R (2012) An every day phrase may harm your patients. Clin J Pain 28:324–328

Pertes G (1922) Behandlung von Schmerzzuständen nach Nervenschüssen. In: Payr E, Franz C (Hrsg) Handbuch der Ärztlichen Erfahrung im Weltkriege 1914/18. Johann Ambrosius Barth, Leipzig

Radbruch L, Elsner F (2005) Palliative Schmerztherapie, Cannabinoide. Schmerz 46:1105–1114

Radbruch L, Sabatowski R, Loick G, Jonen-Thielemann I, Elsner F, Hörmann E (2000) MIDOS – Validierung eines minimalen Dokumentationssystems für die Palliativmedizin. Schmerz 14:231–239

Saunders CM (1978) The management of terminal malignant disease, 1. Aufl. Edward Arnold, London

Schubert I, Ihle P, Sabatowski R (2013) Increase in opiate prescription in Germany between 2000 and 2010 – a study based on insurance data. Dtsch Arztebl Int 110(4):45–51

Schuh-Hofer S, Treede RD (2012) Definition und Pathophysiologie neuropathischer Schmerzen. Nervenheilkunde 31:115–122

Spizer M (2009) Das Geld, die Einsamkeit und der Schmerz. Nervenheilkunde 28:555–558

Sykes N, Thorns A (2003) The use of opioids and sedatives at the end of life. Lancet Oncol 4(5):312–318

Temel JS, Greer JA, Muzikansky A et al (2010) Early palliative care for patients with metastatic non-small-cell lung cancer. N Engl J Med 363:733–742

Teuteberg WG (2010) Opioid-induced hyperalgesia. J Palliat Med 13:1486–1487

Wirts S. (Arbeitsgruppe Tumorschmerz der DGSS) Kurzanleitung Tumorschmerztherapie. 11/11. http://dgss.org/neu/aktumorschmerz.asp

World Health Organization. (2018). WHO guidelines for the pharmacological and radiotherapeutic management of cancer pain in adults and adolescents

Zeidan F et al (2011) Brain mechanisms supporting the modulation of pain by mindfulness meditation. J Neurosci 31(14):5540–5548

Zimmer A, Meißner W (2011) Prinzipien der pharmakologischen Schmerztherapie. Onkologe 17:1061–1074

Gastrointestinale Symptome

Wolf Diemer, Markus Freistühler und Matthias Thöns

4.1   Einführung – 67

4.2   Übelkeit und Erbrechen – 67
4.2.1 Grundlagen – 67
4.2.2 Ätiologie – 68
4.2.3 Pathophysiologie – 69
4.2.4 Therapie – 70

4.3   Diarrhö – 75
4.3.1 Grundlagen – 75
4.3.2 Ätiologie – 75
4.3.3 Therapie (Schmidt-Hieber 2018) – 75

4.4   Obstipation – 76
4.4.1 Grundlagen – 76
4.4.2 Ätiologie – 76
4.4.3 Diagnostik – 76
4.4.4 Therapie – 77

4.5   Ileus – 79
4.5.1 Grundlagen – 79
4.5.2 Ätiologie – 80
4.5.3 Diagnostik – 80
4.5.4 Therapie – 80

4.6   Aszites – 82
4.6.1 Ätiologie – 82
4.6.2 Diagnostik – 82
4.6.3 Symptomatik – 82
4.6.4 Therapie – 82

       Literatur – 83

© Springer-Verlag GmbH Deutschland, ein Teil von Springer Nature 2019
M. Thöns, T. Sitte (Hrsg.), *Repetitorium Palliativmedizin*,
https://doi.org/10.1007/978-3-662-59090-4_4

■ **Kasuistik**

Frau Bärbel G. ist eine 54-jährige Patientin mit einem hepatisch metastasierten Gallengangskarzinom. Nach der ersten ambulanten platinhaltigen Chemotherapie muss sie wegen Übelkeit und Erbrechen sowie rezidivierender Mukositis stationär aufgenommen werden. Ambulant hat sie bereits Dexamethason und Ondansetron oral erhalten, kann aber die Medikamente oral nicht mehr einnehmen. Wegen der Mukositis wurde die Chemotherapie pausiert. Sie erhält jetzt eine adäquate Analgesie und eine Lokalbehandlung der Mukositis mit einer analgetischen Mundspüllösung. Als Frau und mit der Vorgeschichte von Schwangerschaftserbrechen bei jeder Schwangerschaft (Hyperemesis gravidarum) sowie häufiger Reiseübelkeit (Kinetose) ist Frau G. für Chemotherapie-induzierte Übelkeit und Erbrechen (CINV) unter einer hochemetogenen Chemotherapie besonders gefährdet. Ihre Lebensqualität kann durch Verhaltenstherapie und intensivere pharmakologische Prophylaxe wieder verbessert werden. Evtl. wäre ergänzend auch Akupunktur hilfreich gewesen.

Ein halbes Jahr später kommt Frau G. dann nach Beendigung der Chemotherapie zur Aufnahme auf die Palliativstation, weil sie seit einer Woche nicht mehr abgeführt hat und seit drei Tagen wegen permanenten Erbrechens und Übelkeit keine Nahrung und Flüssigkeit mehr bei sich behalten kann. Sie erhält inzwischen eine intensivierte Schmerztherapie mit retardiertem Morphin sowie Dexamethason gegen den Leberkapselschmerz. Darunter hatte bisher die prophylaktische Gabe von einem Beutel Macrogol täglich völlig ausgereicht, um jeden zweiten Tag das Abführen sicherzustellen. Jetzt ist daher zu klären, ob der Symptomkomplex aus Obstipation einerseits und Übelkeit und Erbrechen andererseits eine Zunahme der Nebenwirkungen der Schmerztherapie darstellt oder auf einer weiteren Verschlechterung des Krankheitsbildes (z. B. durch eine Peritonealkarzinose) zurückzuführen ist. Da bei der klinischen Untersuchung der Bauch weich ist, nur geringe Darmgeräusche auskultiert werden können und die Ampulle nicht gefüllt ist, wird eine Röntgenaufnahme des Abdomens in Linksseitenlage durchgeführt. Gleichzeitig wird der Patientin intravenös Flüssigkeit zur Kompensation der bereits eingetretenen Exsikkose mit Zugabe von Dimenhydrinat gegen die Übelkeit verabreicht.

Es zeigt sich das Bild eines Dünndarmileus mit einer Vielzahl von Spiegeln, den der Radiologe als paralytischen Dünndarmileus beschreibt (◘ Abb. 4.1). Daraufhin erhält Frau G. 15 Tropfen Natriumpicosulfat, die aber noch nicht sofort den gewünschten Effekt bewirken. Am nächsten Morgen ist die Ampulle bereits mäßig stuhlgefüllt, so dass sie nun ein Bisacodyl- und ein Glycerin-Supp. verabreicht bekommt. Nach wenigen Stunden kommt es zum massiven Abführen, danach ist die Übelkeit schlagartig verschwunden. Im Laufe des Tages wird ein Abdomen-CT durchgeführt, das durch ein verdicktes Peritoneum bei noch geringfügigem Aszites eine Peritonealkarzinose wahrscheinlich macht. Mit einem intensiveren Abführregime: 2–3 Beutel Macrogol täglich und rechtzeitigen Bedarfsgaben von Natriumpicosulfat kann Frau G. wieder nach Hause entlassen und ambulant palliativmedizinisch mitbetreut werden.

Als sie dann nach vier Monaten wieder stationär aufgenommen werden muss, haben sich weitere Symptome eingestellt: Frau G. hat jetzt sehr an Kraft verloren, der Bauchumfang hat zuge-

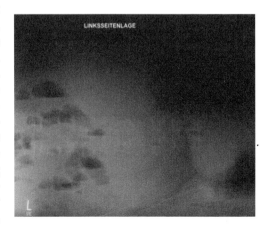

◘ **Abb. 4.1** Röntgenaufnahme: Abdomen in Linksseitenlage

nommen, sie klagt darunter über massive Luftnot und Verlust ihrer Leistungsfähigkeit und Inappetenz. Die bei Aufnahme auf die Palliativstation durchgeführte ultraschallgesteuerte Sonografie zeigt einen ausgeprägten Aszites. Es lassen sich 7,6 l Liter durch die unmittelbar durchgeführte Parazentese abpunktieren. Danach ist die Luftnot deutlich gebessert und auch der Appetit nimmt in den nächsten Tagen wieder zu. Im Punktat lassen sich – wie erwartet – Zellen des Adenokarzinoms nachweisen, welches bereits bei der Diagnose der Grunderkrankung festgestellt worden war.

Frau G. wird wieder in die ambulante Behandlung entlassen. Da sie jetzt alle weiteren Chemotherapien oder Operationen (z. B. zur Anlage eines Anus praeter naturalis) ablehnt, wird sie weiter zu Hause palliativmedizinisch betreut, auch als es jetzt klinisch zum kompletten Ileus kommt. Nachdem weitere Abführmaßnahmen nicht mehr zum Erfolg geführt haben und sich zunehmend hochgestellte Darmgeräusche eingestellt haben, sind weitere Abführmaßnahmen kontraindiziert. Frau G. erhält zur Ableitung des Magensaftes und von Getränken zu Hause in leichter Sedierung eine Magensonde gelegt. Sie wird von mehreren Angehörigen, die sich in der Betreuung abwechseln, zu Hause betreut und der Palliativpflegedienst besucht sie zweimal täglich zur Symptomkontrolle. Vom ambulanten Hospizdienst kommt einmal wöchentlich eine ehrenamtliche Hospizmitarbeiterin, um die Familie zu entlasten. So ist es möglich, die Patientin bis zum Tode zu Hause palliativmedizinisch und -pflegerisch zu betreuen und hospizlich zu begleiten, ohne die Angehörigen allzusehr zu überfordern.

4.1 Einführung

Da Patienten in fortgeschrittenen Krankheitsstadien gerade bei Krebserkrankungen oft unter multiplen Symptomen leiden, treten auch gastrointestinale Symptome, wie z. B. Übelkeit und Erbrechen, selten alleine auf. Solche **Symptom-Cluster** (gebündelte Symptome) sind definiert als zwei oder mehr gleichzeitig auftretende Symptome, die in Zusammenhang stehen und die eine gemeinsame oder unterschiedliche Ursache haben können. Bei Krebspatienten kann Übelkeit Teil einer Symptomkonstellation mit gemeinsamer Ursache sein. Zum Beispiel tritt Übelkeit oft gleichzeitig mit abdominellen Beschwerden, Mangelernährung, frühzeitigem Sättigungsgefühl, postprandialem Völlegefühl, Aufgedunsenheit und/oder Obstipation bei Patienten mit Störungen der Darmmotilität bei Peritonealkarzinose auf. Die klinische Bedeutung besteht darin: Wenn der Patient Übelkeit angibt, dann müssen Begleitprobleme wie Obstipation ausgeschlossen oder behandelt werden. Bei mangelernährten Patienten sollte Übelkeit mit dem Ziel der verbesserten Nahrungsaufnahme evaluiert und behandelt werden (Glare und Nikolova 2011).

Diese Empfehlungen aus der supportiven Onkologie gelten ganz ähnlich auch in der Palliativversorgung, jedoch mit der Ausnahme, dass ein mangelernährter Patient niemals „automatisch" mit i.v. Ernährung oder Sondenkost versorgt wird, wie wir das bei onkologischen Patienten öfter beobachten, bei denen angenommen wird, dass sie im Rahmen der palliativen oder kurativen Tumorbehandlung nur eine schwierige Wegstrecke mit Inappetenz und Anorexie zu überwinden haben, um dann wieder eine bessere Lebensqualität zu erreichen.

Beim palliativmedizinischen Patienten steht stets die Lebensqualität und der Wunsch und Wille des Patienten ganz im Vordergrund der Behandlung, denn es geht nicht mehr primär um Lebensverlängerung, daher muss auch die Gabe von i.v. Ernährung oder Sondenkost angesichts möglicher Nebenwirkungen in fortgeschrittenen Krankheitsphasen nach Stellung der medizinischen Indikation streng am Wunsch und Willen des Patienten ausgerichtet werden.

4.2 Übelkeit und Erbrechen

4.2.1 Grundlagen

Übelkeit kann sich auch ohne das Auftreten von Erbrechen erheblich negativ auf die Lebensqualität der Patienten auswirken. Gleichzeitig wird das Auftreten von Erbrechen von den Patienten sehr unterschiedlich erlebt. Gelegentlich auftretendes Erbrechen führt nicht automatisch zu einer Handlungsnotwendigkeit. Von Patienten geklagte anhaltende oder rezidivierende Übelkeit sollte aber immer ernst genommen werden.

- Etwa 60 % aller Karzinompatienten leiden an Übelkeit und 40 % der Patienten erleben in fortgeschrittenen Stadien der Erkrankung rezidivierendes Erbrechen.

Übelkeit verursacht häufig Appetitlosigkeit. Rezidivierendes Erbrechen kann die Nahrungsaufnahme unmöglich machen. Am Ende stehen Mangelernährung und Kachexie. Das Erbrechen wird häufig wegen vegetativer Begleitsymptomatik gefürchtet: Speichelfluss, Schweißausbrüche, Würgeattacken mit epigastrischen Schmerzen und ungewolltem Urinabgang. Begleitend kommt es zu Mundgeruch. Häufiges Erbrechen kann zudem zu Exsikkose und Störungen des Elektrolythaushaltes führen. In der Regel ist dann eine orale Medikation nicht mehr zuverlässig wirksam. Erbrechen unter Sedativa oder des Nachts birgt die Gefahr der Aspiration mit nachfolgender Aspirationspneumonie.

4.2.2 Ätiologie

Nicht selten bestehen bei Palliativpatienten gleichzeitig verschiedene Veränderungen als Ursache von Übelkeit und Erbrechen. Diese lassen sich folgenden Bereichen zuordnen:
- Gastrointestinaltrakt
- Metabolische Veränderungen
- Hirnerkrankungen
- Psychische Verursachung
- Medikamentennebenwirkungen

Bei den **gastrointestinalen Veränderungen** steht die Obstruktion im Vordergrund. Jede Form des Darmverschlusses kann letztendlich mit Erbrechen einhergehen. Bei den hohen Formen der Obstruktion, z. B. dem Duodenalverschluss, ist das Erbrechen ein Frühsymptom, während es beim Dickdarmileus oder bei schwerwiegender Obstipation eher ein Spätsymptom darstellt. Auch die Regurgitation bei Stenosen und Entzündungen der Speiseröhre wird vom Patienten oft als Erbrechen beschrieben. Nicht zuletzt sind Übelkeit und Erbrechen Symptome von Magenerkrankungen. Nicht nur die Magenausgangsstenose, welche mit schwallartigem großvolumigen Erbrechen einhergeht, sondern auch das Magenulkus, die Gastritis, die chemisch-toxische Schädigung unter nicht-steroidalen Antirheumatika (NSAR) und / oder Dexamethasongabe können mit Übelkeit und Erbrechen einhergehen.

Bei den **stoffwechselbedingten Veränderungen** sei auf die Urämie und die Hyperkalzämie hingewiesen. Auch die bei Sepsis oder unter Bestrahlung – insbesondere des Bauchraumes – freigesetzten Mediatoren verursachen Übelkeit.

Erkrankungen des Gehirns wie Meningitis, Enzephalitis, Hirnmetastasen oder Hirntumoren gehen sehr häufig mit Übelkeit und Erbrechen einher. Hier sind es vor allem das Hirnödem und der sich entwickelnde Hirndruck, die ursächlich die wesentliche Rolle spielen. Auch ein Hydrozephalus oder eine Raumforderung im Vestibularisgebiet können Auslöser sein.

Psychische bzw. **psychiatrische Symptomkomplexe** spielen eine sehr große Rolle bei der Entwicklung einer chronischen Symptomatik. Sowohl physiologische als auch krankhafte Angst und Stress können mit Übelkeit einhergehen. Die Erwartungsangst selbst kann antizipatorisches Erbrechen auslösen. Insbesondere dieses Phänomen trägt zur Chronifizie-rung der Symptome bei. Dies ist der Grund, warum die Behandlung der Übelkeit möglichst frühzeitig und die Therapie des Erbrechens, wenn immer möglich, prophylaktisch erfolgen sollten.

Nicht zuletzt sind **Medikamente** durch ihre Nebenwirkungen an der Verursachung von Übelkeit und Erbrechen beteiligt. Neben dem häufigen zytostatikainduzierten Erbrechen und der opioidassoziierten Übelkeit spielen

Gastrointestinale Symptome

auch andere Begleitmedikamente wie Theophyllin, Digitalis und NSAR eine Rolle. Diese Medikamente kumulieren, auch unter Beibehaltung der zuvor korrekten Dosis, nicht selten unter den Bedingungen der Palliativmedizin, so dass z. B. bei Abnahme des Körpergewichts oder schleichend auftretendem Nierenversagen toxische Wirkstoffspiegel erreicht werden und damit entsprechende Nebenwirkungen eintreten.

4.2.3 Pathophysiologie

Im Hirnstamm befindet sich das Brechzentrum. Hier wird der komplexe Erbrechensreflex ausgelöst. Das Brechzentrum wird durch verschiedene Zugänge aktiviert. So ist ihm die **Chemorezeptortriggerzone** (CTZ) außerhalb der Blut-Hirn-Schranke vorgeschaltet. Diese Zone wird durch toxische Medikamente und metabolische Veränderungen angeregt. Das Brechzentrum kann aber auch, wie z. B. beim psychisch bedingten Erbrechen, direkt durch das Großhirn aktiviert werden. Letztendlich können auch vagale Afferenzen unmittelbar aus dem Gastrointestinaltrakt den Reflex auslösen. Je nachdem welche Ursache und welcher hier beschriebene Mechanismus bei der Auslösung von Übelkeit und Erbrechen im Vordergrund stehen, bieten sich unterschiedliche therapeutische Ansatzpunkte. Die Mehrzahl der Medikamente wirkt mittels mehr oder weniger spezifischer Rezeptorblockade im Gastrointestinaltrakt, in der Chemorezeptortriggerzone oder unmittelbar am Brechzentrum (◘ Abb. 4.2) (Freistühler 2009).

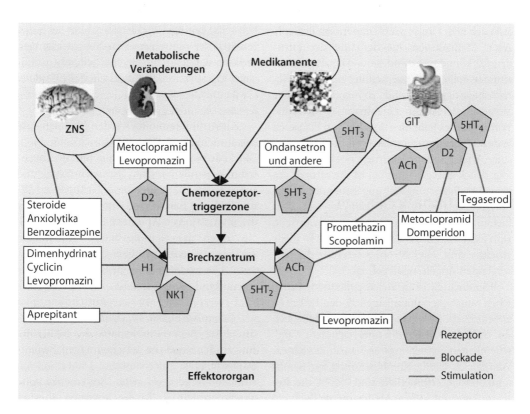

◘ **Abb. 4.2** Pathophysiologie des Erbrechens und das Eingreifen der Antiemetika. *Ach* Acetylcholin, *D* Dopamin, *H* Histamin, *HAT* Serotonin

4.2.4 Therapie

Von zentraler Bedeutung ist die **Prophylaxe des Erbrechens**, möglichst vor dem ersten Auftreten. Klassisches Beispiel hierfür ist die Prophylaxe des chemotherapieinduzierten Erbrechens. Aber auch andere vorhersagbare Situationen sollten Anlass zur prophylaktischen Therapie sein. Bei erst einmal eingetretenem Erbrechen ist eine Bedarfsmedikation mit einem oralen Antiemetikum in der Regel wenig hilfreich. Die Begleitmedikation sollte gezielt auf die Frage Übelkeit verursachender Medikamente hin überprüft und auf das Notwendige reduziert werden. Therapeutischen Entscheidungen sollten Überlegungen zur vermutlich im Vordergrund stehenden Ursache vorangestellt werden, denn, wenn immer möglich, steht die Ursachenbeseitigung an erster Stelle. Beispielsweise sollte eine schwerwiegende Obstipation beseitigt werden. Eine Hyperkalzämie lässt sich in der Regel problemlos normalisieren. Auch Maßnahmen zur Senkung des Hirndrucks können sinnvoll sein. Das Patientenzimmer sollte stets gut belüftet sein und Geruchsbelästigungen sind zu vermeiden. Die Situation der Nahrungsaufnahme wird den Wünschen des Patienten angepasst, z. B. je nach Wunsch allein oder in der Gruppe. Das Essen sollte weder unter Zeitdruck noch unter Erfolgsdruck erfolgen. Hierbei ist die oftmals gut gemeinte Erwartungshaltung liebender Angehöriger problematisch. So kann es sein, dass Lieblingsspeisen, vom Patienten gewünscht, zum Zeitpunkt des Essens plötzlich nicht mehr attraktiv sind. Hier ist hohe Toleranz der versorgenden Angehörigen gefragt.

Dennoch ist es in vielen palliativmedizinischen Situationen unumgänglich, den Patienten antiemetisch zu behandeln. Hierbei sollte sich die Wahl des **Antiemetikums** nach dem wahrscheinlichen Entstehungsmechanismus richten. Wenngleich häufig Kombinationen zur Symptomkontrolle erforderlich sind, so ist die Beschränkung auf wenige Medikamente doch ein therapeutisches Ziel. Neben der antiemetischen Basistherapie sollte bei eingetretenem Erbrechen eine rektale oder parenterale Bedarfstherapie erprobt, vereinbart und auch verfügbar sein. Wie bei der Schmerztherapie ist eine intensive Befragung des Patienten über den Erfolg der gewählten Medikation und die laufende Anpassung und Erprobung der Medikamente in kontinuierlicher Kommunikation mit dem Patienten erforderlich. Selten glückt eine befriedigende antiemetische Therapie im ersten Ansatz.

- **Antiemetische Medikamente**

Als **Prokinetika** sind zurzeit die Dopaminantagonisten Metoclopramid und Domperidon sowie der $5-HT_4$-Agonisten Prucaloprid und Tegaserod (s. u.) verfügbar. Die Bezeichnung Prokinetikum beruht auf der überwiegend peripheren Wirkung auf die Magenentleerung und den beschleunigten Transport im oberen Gastrointestinaltrakt. Darüber hinaus wirkt Metoclopramid auch auf zentrale Dopaminrezeptoren in der Chemorezeptortriggerzone antagonistisch. Dieser Vorteil des Metoclopramids, nämlich seine zentrale Wirksamkeit, birgt auch den Nachteil der zentralnervösen Nebenwirkungen in Form der gefürchteten, aber selten bedrohlichen extrapyramidal-motorischen Reaktionen (Gegenmittel: Biperiden [z. B. Akineton®] 2–4 mg oral oder 2,5–5 mg langsam i.v.).

Als **Antihistaminika** werden Medikamente zusammengefasst, deren Hauptwirkung durch Blockade von H_1-Rezeptoren am Brechzentrum zustande kommt. Die wichtigsten und spezifischsten Vertreter dieser Gruppe sind Dimenhydrinat und das in Deutschland nur über die internationale Apotheke erhältliche Cyclicin. Auch das Neuroleptikum Promethazin wirkt im Wesentlichen über diesen Mechanismus. Die wichtigste Begleiterscheinung der Antihistaminikatherapie ist die Sedierung.

Grundsätzlich wirken **Anticholinergika** wie Scopolamin am Brechzentrum antiemetisch. Neben der Problematik der Sedierung sind in der Regel die anticholinergen Begleiterscheinungen unerwünscht. Daher spielen Anticholinergika als reine Antiemetika eine untergeordnete Rolle. Sie kommen eher in Frage, wenn gleichzeitig eine antisekretorische Wirkung, z. B. bei nicht zu behebender hoher Obstruktion, gewünscht wird. Scopolamin ist

z. Zt. nur als transdermales Pflastersystem verfügbar, das retroaurikulär aufs Mastoid aufgekelbt und alle 72 Stunden gewechselt wird.

5-HT$_3$-Blocker haben den Durchbruch in der prophylaktischen Behandlung des chemotherapieinduzierten Erbrechens gebracht. Sie wirken an den 5-HT3-Rezeptoren der Chemorezeptortriggerzone. Entsprechend dieses Mechanismus ist die Wirkung in der Prophylaxe als ausgezeichnet, bei eingetretenem Erbrechen eher als unzureichend zu bezeichnen. Mögliche, wenn auch eher geringergradige Nebenwirkungen sind Kopfschmerzen, Obstipation und Müdigkeit. Die fünf derzeit verfügbaren Vertreter dieser Gruppe dürfen als gleichwertig betrachtet werden: Dolasetron, Granisetron, Ondansetron, Tropisetron und Palonosetron. Vom Granisetron ist auch ein transdermales Pflaster mit Wirksamkeit bis zu 7 Tagen verfügbar.

Neuroleptika im Allgemeinen und Levomepromazin im Besonderen üben bereits in niedriger, noch nicht antipsychotisch wirksamer Dosierung über zahlreiche Rezeptoren ausgezeichnete antiemetische Effekte aus. Hierbei wird die Wirkung über 5-HT$_2$-Rezeptoren-, Histaminrezeptoren-, Acetylcholinrezeptoren- und Dopamin-2-Rezeptorenblockade erreicht. In den hierfür notwendigen niedrigen Dosierungen halten sich die sedierenden Nebenwirkungen in Grenzen. Die Evidenz auch zum Einsatz von Olanzapin ist gut (Walsh 2017).

Steroide, insbesondere Dexamethason, können im Einzelfall ausgesprochen erfolgreich eingesetzt werden, ohne dass der Wirkungsmechanismus vollständig verstanden ist. Der antiemetische Hauptwirkort ist das zentrale Nervensystem. Darüber hinaus hat Dexamethason abschwellende Wirkungen, z. B. beim Hirnödem. Dieser Mechanismus kann auch zur Besserung einer intestinalen Obstruktion beitragen.

Benzodiazepine, z. B. Lorazepam, können dann hilfreich sein, wenn Angst und Stress Auslöser des Erbrechens sind.

Der für die Behandlung des Reizdarmsyndroms zugelassene **5-HT$_4$-Agonist** Tegaserod beschleunigt die Darmtätigkeit und kann antiemetische Wirkungen entfalten. Prucaloprid wirkt über den selben Rezeptor, ist aber bisher nur gegen chronische Obstipation zugelassen. Ein weiteres neueres Therapieprinzip ist der **Neurokinin-1-Rezeptor-Antagonismus** im Brechzentrum. Zur Prophylaxe des zytostatikainduzierten Späterbrechens wurden die Wirkstoffe Aprepitant und Fosaprepitant zugelassen. Ob diese Medikamente einen Stellenwert in der Palliativmedizin erreichen werden, bleibt gegenwärtig offen.

◘ Tab. 4.1 gibt eine Übersicht über die Rezeptoraffinitäten, ◘ Tab. 4.2 über die Dosierungen wichtiger Antiemetika (Freistühler 2009).

- **Ursachenadaptierte medikamentöse Therapie**

In diesem Kapitel werden einige Medikamente für bestimmte Situationen, welche mit Übelkeit und Erbrechen einhergehen, vorgeschlagen (◘ Abb. 4.3). Anpassung der Dosierungen, Austausch der therapeutischen Komponenten und auch der Wechsel auf andere Therapieprinzipien sind aber nicht selten erforderlich, da häufig mehrere Ursachen und Pathomechanismen an der Entstehung von Übelkeit und Erbrechen beteiligt sind.

Bei **funktionellen Magenentleerungsstörungen** hat sich der mittel- bis hochdosierte Einsatz von Metoclopramid, evtl. der kurzfristige Einsatz des stark prokinetisch wirksamen Antibiotikums Erythromycin (4 × 250 mg über einige Tage) bewährt. Beide Medikamente können parenteral begonnen und oral weiter gegeben werden.

Die Bekämpfung der Übelkeit bei **gastrointestinaler Obstruktion** gelingt am ehesten mit Antihistaminika. Auf die Gabe von Prokinetika sollte verzichtet werden. Ggf. kann die abschwellende Wirkung von Dexamethason nützlich sein.

Bei **erhöhtem intrakraniellen Druck** werden Dexamethason und Antihistaminika kombiniert.

In der **Prophylaxe des chemisch-toxischen Erbrechens**, z. B. durch Chemotherapie, empfehlen sich die 5-HT$_3$-Antagonisten für das

☐ Tab. 4.1 Rezeptoraffinitäten und Wirkorte. (Nach Freistühler 2009, ergänzt nach Woodruff 2004)

	D_2-Antagonist	D_2-Antagonist	H_1-Antagonist	Ach-Antagonist	$5HT_2$-Antagonist	$5HT_3$-Antagonist	NK_1-Antagonist	$5HT_4$-Agonist
	Zentral CTZ	Peripher	Zentral BZ	Zentral BZ	Zentral BZ	Zentral CTZ + peripher	Zentral BZ	Peripher
Metoclopramid	++	++	0	0	0	+	0	+
Domperidon	0	++	0	0	0	+	0	0
Scopolamin	0	0	0	+++	0	0	0	0
Dimenhydrinat	0	0	++	+	0	0	0	0
Cyclicin	0	0	+++	+	0	0	0	0
Haloperidol	++	0	0	0	0	0	0	0
Levopromazin	++	0	+++	++	+++	0	0	0
$5HT_3$-Antagonisten	0	0	0	0	0	+++	0	0
Aprepitant*	0	0	0	0	0	0	+++	0
Prucaloprid*	0	0	0	0	0	0	0	+++
Tegaserod*	0	0	0	0	0	0	0	+++

0 gering, + leicht, ++ mäßig, +++ stark, ++ oder +++ Hauptwirkung
Ach Acetylcholin, BZ Brechzentrum, CTZ Chmorezeptortriggerzone, D Dopamin, H Histamin, HT Serotonin, $5HT_3$-Antagonisten: Dolasetron, Granisetron, Ondansetron, Topisetron
*Bedeutung in der Palliativmedizin unklar

Gastrointestinale Symptome

◘ **Tab. 4.2** Medikamente und Dosierungen bei Übelkeit und Erbrechen

Medikament	Oral/Tag	Subkutan pro Tag	Andere Applikation
Benzodiazepine (bei Angst/Stress als Auslöser)			
Lorazepam	3×0,5–1,0 mg Maximal bis 3×2,5 mg		
Midazolam	3–4×3,75–7,5 mg		2,5–5 mg i.v. Bolus, ggf. Dauerinfusion mit 1–5 mg/h
Antihistaminika			
Promethazin	3–4×10–20 mg	25–50 mg	
Dimenhydrinat	2–4×50–100 mg Auch 150 mg ret. verfügbar	100–200 mg	3–4×150 mg Rektal, i.v. wie s.c.
Cyclicin	3×50 mg		keine Zulassung
Neuroleptika			
Haloperidol	3×0,5 mg	5–20 mg	5–20 mg i.v. als Infusionszusatz
Levomepromazin	3×5–10 mg	2,5–10 mg (verdünnen)	5–25 mg i.v. als Infusionszusatz
Anticholinergika			
Buthylscopolamin	3×10–20 mg	3–5×20 mg	3–5×10 mg Supp./Tag i.v. als Infusionszusatz
Scopolamin			Transdermal 1,5 mg/72 h
Prokinetika			
Metoclopramid	3–4×10 mg	40–100 mg	2–4×10–20 mg/d rektal 20–100 mg/d i.v.
Domperidon	3–4×10–20 mg		
Prucaloprid	1×2 mg Bisher nur für Erwachsene zugelassen		1×1 mg, wenn älter 65 Jahre (bisher nur für zugelassen)
5-HT$_3$-Antagonisten			
Dolasetron	1–4×50–200		12,5–100 mg/24 h i.v.
Granisetron	1–4×2 mg		1–3 mg (max. 9 mg)/d i.v.
Ondasetron	2–3×8 mg, auch als Pflaster		1–4×4–8 mg/d i.v.
Topisetron	5 mg/24 h		2–5 mg/24 h i.v.
NK1-Antagonist			
Aprepitant	Tag 1: 1×125 mg Tag 2+3: 1×80 mg		

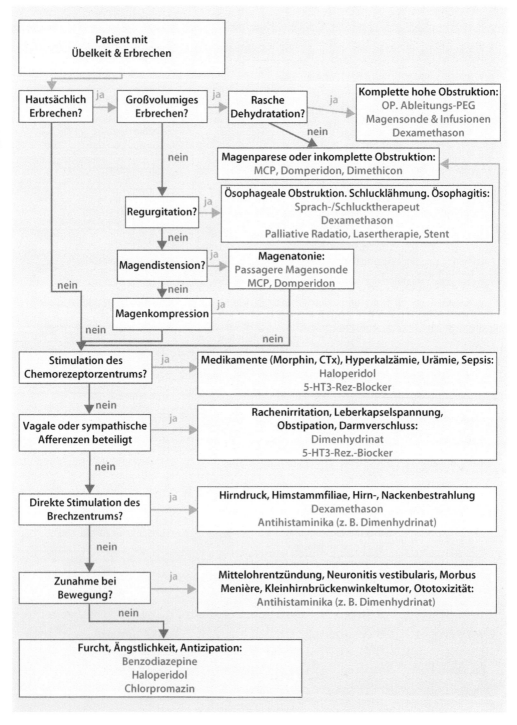

◘ Abb. 4.3 Was tun bei Übelkeit und Erbrechen? (Nach Mannix 2011). *5-HT₃-Rez.* Serotoninrezeptor, *MCP* Metoclopramid, *PEG* perkutane endoskopische Gastrostomie

Gastrointestinale Symptome

Akuterbrechen, in der Kombination mit niedrig dosiertem Levopromazin und/oder Dexamethason zur Prophylaxe des Späterbrechens. Daneben ist zur Behandlung in dieser Situation zusätzlich das Medikament Aprepitant zugelassen Regelmäßig werden hierzu neue Leitlinien veröffentlicht (CINV-Leitlinien).

4.3 Diarrhö

4.3.1 Grundlagen

Diarrhö ist die Ausscheidung häufigen und weichen bis flüssigen Stuhlgangs mit Dranggefühl (mehr als drei ungeformte Stühle pro Tag). Da die Patienten ganz unterschiedliche Stuhlgewohnheiten und Erwartungen mitbringen, ist die genaue Dokumentation bzw. Befragung des Betroffenen wichtig.

4.3.2 Ätiologie

Diarrhö ist in der Palliativversorgung oft durch die zu reichliche Gabe von Laxanzien hervorgerufen, wenn sie pausiert werden, normalisiert sich die Situation oft in 24 Stunden. Außerhalb der Palliativmedizin ist meist eine gastrointestinale Infektion ursächlich, z. B. durch Noroviren oder Clostridien/-toxin nach Antibiotikabehandlung. Weitere Ursachen: Medikamente (Antibiotika, Tumortherapie), gastrointestinale Infekte oder hochkalorische Sondenkost.

Einige Ursachen der Diarrhö in der Palliativversorgung
- Laxanzien
- Therapiebedingt (Chemotherapie, Bestrahlung des Abdomens, Antibiotika etc.)
- evtl. Obstruktion (paradoxe Diarrhö)
- Infektionen (z. B. Clostridien)
- Malabsorption (postoperativ), Kurzdarmsyndrom
- Laktoseintoleranz

4.3.3 Therapie (Schmidt-Hieber 2018)

- Opioide wie Loperamid, Codein, Morphin, Tinctura opii
- Evtl. Probiotika
- Somatostatinanaloga (Octreotid) z. B. bei neuroendokrinen Tumoren oder HIV-Patienten
- Spezifische Therapiemöglichkeiten
- Tab. 4.3

Tab. 4.3 Medikamente bei Diarrhö (spezifischer Ursachen). (Nach Sykes 2009)

Krankheitsbild	Therapiemöglichkeit
Malabsorptionssyndrom, Maldigestion	Ersatz von Pankreasenzym, Wechsel der Sondenkost
Chologene Diarrhö	Colestyramin (einschleichend)
Bestrahlungsnebenwirkung (prophylaktisch)	Amifostin, Sulfasalazin (andere Salizylate wirken nicht; Woodruff 2004)
Zollinger-Ellison-Syndrom	Protonenpumpenhemmer
Neuroendokrine Tumoren (Karzinoid)	Somatostationanaloga, z. B. Octreotid
Pseudomembranöse Kolitis	Metronidazol, Vancomycin; evtl. Teicoplanin; ggf's: Fidaxomicin, Bezlotoxumab

4.4 Obstipation

4.4.1 Grundlagen

Die individuelle Stuhlfrequenz des Menschen kann sehr unterschiedlich sein und ist zwischen dreimal täglich und zweimal wöchentlich als normal anzusehen. Auch ist der individuelle Anspruch an die Regelmäßigkeit und Vollständigkeit der Stuhlentleerung unterschiedlich. Obstipation ist definiert als „unregelmäßige oder fehlende Entleerung von hartem Stuhlgang und Schwierigkeiten beim Absetzen desselben, kleine Stuhlportionen und gelegentlich auch Schmerzen bei der Defäkation". Ca. 50 % der Tumorpatienten leiden an Obstipation.

Die seltene und unvollständige Entleerung von hartem Stuhlgang führt zu häufigem Pressen. Gelegentlich bilden sich Stuhlsteine und ein großes Stuhlreservoir im Rektum, an dem vorbei sich flüssiger Stuhl als **paradoxe Diarrhö**, manchmal sogar mit Inkontinenz verbunden, entleeren kann. Der Stuhlstau im Rektum kann sekundäre Blasenentleerungsstörungen nach sich ziehen. Gelegentlich entstehen sogar Druckulzera und Blutungen aus dem Analbereich. Bei länger bestehender Obstipation kommt es zu Symptomen des Rückstaus mit Völlegefühl, Appetitlosigkeit und bei weiterer Progredienz mit Schmerzen, Übelkeit und Erbrechen bis hin zur Luftnot. Der Übergang zum Ileus kann fließend sein. Solche Situationen können auch bei Patienten entstehen, die nichts oder kaum mehr etwas essen, wenn nicht frühzeitig genug angemessen reagiert wird.

4.4.2 Ätiologie

In der Regel greifen verschiedene Ursachen ineinander. Mangel an Bewegung bzw. schmerzbedingte Einschränkung der Bewegungsfreiheit sowie Verwirrtheit führen zu Schwierigkeiten beim Erreichen der Toilette. Die verminderte Aufnahme von Flüssigkeit und Ballaststoffen führt zur Verhärtung des Stuhlgangs. Medikamente, allen voran Opioide, aber auch viele andere, z. B. Verapa-mil, führen zur Darmträgheit. Darmträgheit wird durch eine Hypokaliämie erheblich verstärkt. Neben diesen allgemeinen Ursachen kann die Beweglichkeit des Darms durch eine Peritonealkarzinose oder eine Tumorinfiltration des Darmnervensystems im Retroperitoneum verursacht werden. Reflexartige Stuhlverhaltungssituationen treten bei Analfissuren und thrombosierten Hämorrhoiden aber auch bei Proktitis unter Strahlentherapie auf. Infolge der auftretenden Schmerzen stellen diese Patienten nicht selten die Nahrungsaufnahme vollständig ein. Dann ist die lokal wirksame Schmerztherapie unverzichtbar. Nicht zuletzt führt die tumorbedingte Obstruktion des Darms zum Stuhlverhalt.

Medikamente, die Verstopfung begünstigen
- Opioide (zeigen bei der Nebenwirkung „Obstipation" keine Toleranzentwicklung)
- Sedativa
- Diuretika
- Antazida (aluminiumhaltig)
- Antihistaminika
- Anticholinergika
- Trizyklische Antidepressiva
- Neuroleptika
- Einige Abführmittel bei chronischem Gebrauch (z. B. Senna)

4.4.3 Diagnostik

Bei der Anamnese sollten Häufigkeit und Beschaffenheit vor dem Hintergrund der früheren Stuhlgewohnheiten des Patienten erfragt werden. Wichtig sind die Medikamenten- und Laxanzienanamnese. Bei der Angabe von Diarrhö sollte immer an die Möglichkeit der paradoxen Diarrhö gedacht werden. Die klinische Untersuchung ergibt Hinweise auf die Stuhlverteilung als tastbare Stuhlwalze oder auf ursächliche Tumoren sowie möglichen malignen Aszites. Durch Inspektion der Analregion werden Fissuren und Thrombosen

Gastrointestinale Symptome

erkennbar. Immer sollte mit der rektalen Untersuchung zum Ausschluss von Kotsteinen und tief sitzenden Obstruktionen abgeschlossen werden. Bei schmerzempfindlichen oder ängstlichen Patienten sowie bei pathologischen Befunden im Analkanal empfiehlt sich die rektale Untersuchung unter Sedierung. Laborchemisch sollte eine Hypokaliämie ausgeschlossen werden. Von den technischen Untersuchungen ist die Sonographie bereits bettseitig möglich. Mit ihr werden Ursachen aufgespürt, und ein Ileus wird zuverlässig erkannt. Ein Röntgenbild des Abdomens wird nur bei gleichzeitig bestehendem Verdacht auf eine Perforation (Luftsichel) notwendig. Bei klinischen Hinweisen auf eine Obstruktion können Röntgenuntersuchungen mit wasserlöslichem Kontrastmittel neben diagnostischen Informationen auch therapeutisch wirksam sein, da wasserlösliche Kontrastmittel wie osmotische Laxanzien wirken. Bei Verdacht auf Kolonobstruktion können sie als Einlauf, bei Verdacht auf höher gelegene Obstruktion als orale Kontrastmittelpassage angewendet werden. Im Vollbild eines Ileus allerdings sind sie aufgrund der osmotischen Wirksamkeit kontraindiziert.

4.4.4 Therapie

Mit dem Patienten wird ein realistisches therapeutisches Ziel vereinbart. Der regelmäßige Toilettengang sollte gewährleistet sein. Vom lang anhaltenden Pressen ist abzuraten. Eine ausreichende Zufuhr von Flüssigkeit und Kalium mit der oralen Ernährung ist – wo möglich – anzustreben. Wenn es der Patient mag, so können Sauerkrautsaft, Rhabarbersaft und Pflaumen, aber auch eine vorsichtige Bauchdeckenmassage (auch als Kolonmassage durch die Physiotherapie) sowie die Anwendung feuchter Wärme hilfreich sein. Die gesamte Medikation ist hinsichtlich Obstipation auslösender Medikamente kritisch durchzusehen. Quellmittel und Ballaststoffe sind zu vermeiden, wenn eine ausreichende Flüssigkeitsaufnahme nicht mehr möglich ist.

In der Regel werden diese **Allgemeinmaßnahmen** zur Beseitigung der Obstipation nicht ausreichen.

Bei seit vielen Tagen bestehendem Stuhlverhalt ist vor der Verordnung **oraler Laxanzien** eine rektal abführende Therapie mittels Suppositorien, Klistier oder Einlauf hilfreich. Gelegentlich ist als

Tab. 4.4 Laxanzien

Hauptwirkstoff (Handelsname)	Applikation	Dosierung	Wirkungseintritt	Hinweise
Osmotische Laxanzien				
Lactulose	Oral	7–21 mg (10–30 ml)	8–10 h	Häufig Blähungen
Polyethylenglycol Macrogol	Oral	1–3 Btl. zu 13 mg	2–6 h	Maximal bis zu 8 Btl. am Tag
Natriumhydrogencarbonat	Rektal	1–2 Supp. zu 680 mg	15–60 min	Freisetzung von CO_2 (geeignet für paraplegische Patienten)
Sorbit	Rektal	1 Klistier (= 3,125 g Sorbitol)	15–60 min	
Stimulierende Laxanzien				
Senna	Oral	0,6–1,8 g Tee	8–12 h 8–12 h	Nicht bei Obstruktion

(Fortsetzung)

Tab. 4.4 (Fortsetzung)

Hauptwirkstoff (Handelsname)	Applikation	Dosierung	Wirkungseintritt	Hinweise
Natriumpicosulfat	Oral	10–20 Tr. (3,75–7,5 mg)	6–12 h	Nicht bei Obstruktion
Bisacodyl	Oral Rektal	5–10 mg oral 10–20 mg rektal	8–12 h 15–60 min	
Prucaloprid	Oral Rektal	2 mg täglich oral 1 mg >65 Jahre	12–24 h	Bei chronischer Obstipation bei Erwachsenen
Gleitmittel				
Paraffin	Oral	10–30 g	8–12 h	Nebenwirkungen: Granulome, Aspirations-Pneumonie mögl.
Glyzerin	Rektal	1–2 Supp. á 1g	15–60 min	
Salinische Laxanzien				
Magnesiumsulfat (Bittersalz)	Oral	10–20 g in 250 ml Wasser	2–4 h	Kumulation bei Niereninsuffizienz
Natriumsulfat (Glaubersalz)	Oral	7–14 g	2–4 h	Natriumbelastung
Natriumdihydrogenphosphat	Rektal	1 Klistier (16 g)	10–60 min	
Peripher wirksamer Opioidantagonist (eigentlich Opioidagonist, aber ohne intrinsische Wirksamkeit)				
Methylnaltrexon*	s.c.	8 mg <61 kg 12 mg >60 kg	<30 min (bei jedem 3. Patienten); bei 50 % innerhalb von 4 h	Nur wirksam bei opioidinduzierter Obstipation
Naloxogol	oral	12,5–25 mg	12 Stunden	Nur wirksam bei opioidinduzierter Obstipation

Erstmaßnahme die manuelle Ausräumung des Rektums erforderlich. Hierzu empfiehlt sich die Sedierung mit Propofol oder Midazolam. Bei Einleitung einer Opiodtherapie ist die prophylaktische Gabe von Macrogol oder Lactulose in der Regel unverzichtbar, eine zusätzliche Laxanzien-Bedarfstherapie sollte regelmäßig mitberordnet werden (z. B. Natriumpicosulfat-Tropfen).

– **Es gibt keinen medizinisch erwiesenen Grund für eine Zurückhaltung bei der Verordnung von Laxanzien bei Palliativpatienten. Hat die Sterbephase jedoch begonnen, sollte auf Abführmaßnahmen verzichtet werden.**

Grundsätzlich erfolgt die orale Laxanziengabe eher abends, die rektale eher morgens, um den Schlaf nicht durch Defäkationsbemühungen zu stören. **Tab. 4.4** gibt einen Überblick über die gebräuchlichen Laxanzien.

- **Osmotische Laxanzien**

Sie werden selbst nicht resorbiert und binden Wasser im Darmlumen. Die bewährte Lactulose als nicht spaltbares Disaccharid funktioniert nach diesem Prinzip und wird gut akzeptiert, wenngleich sie bei vielen Patienten Blähungen auslöst. Macrogol bzw. Macrogol, welches in der Regel zusammen mit Flüssigkeit zugeführt wird, ist ein nahezu ideales Abführmittel. Allein die Langzeitakzeptanz ist aufgrund der hohen Flüssigkeitsbeimengung und des künstlichen Geschmacks eher mäßig. Wie erwähnt, wirken auch wasserlösliche Kontrastmittel als osmotische Laxanzien. Bei der rektalen Anwendung stehen osmotische Laxanzien als Sorbiteinlauf oder als Natriumhydrogenkarbonat (CO_2)-Zäpfchen zur Verfügung, letztere sollten aber wegen der u. U. schmerzhaften Distension des Enddarmes auf die Anwendung bei paraplegischen Patienten beschränkt werden, bei denen sie sehr prompt wirken.

- **Stimulanzien**

Stimulanzien aktivieren die glatte Muskulatur der Darmwand und stimulieren die Wasser- und Chloridsekretion in das Darmlumen. Bei Obstruktion/Ileus können Stimulanzien Schmerzen verursachen und sind deshalb kontraindiziert. Bei den Stimulanzien hat sich insbesondere Natriumpicosulfat bewährt, da hier wenig Gewöhnungseffekt auftritt. Dies gilt nicht für sennahaltige Abführmittel, welche deshalb in der Langzeitanwendung zu meiden sind. Rektal steht Bisacodyl zur Verfügung.

- **Gleitmittel**

Oral verabreichtes Paraffin ist außerordentlich wirksam und wird aber in der Palliativsituation wegen seiner erhöhter Risiken kaum noch verwendet: verminderte Fettresorption, Bildung von Fremdkörpergranulomen, chemisch-toxische Aspirationspneumonie. Als rektales Gleitmittel kann Glycerin auch in Kombination mit dem o. a. Bisacodyl angewandt werden.

- **Salinische Abführmittel**

Bittersalz (Magnesiumsulfat) und Glaubersalz (Natriumsulfat) eignen sich eher für die kurzfristige Anwendung zur Lösung schwerwiegender Obstipationszustände. Rektal stehen sie als Klysma mit 120 ml zur Verfügung.

- **Systemisch wirksame Stimulanzien**

Bei intestinaler inkompletter Obstruktion werden Stimulanzien verwendet, welche ebenfalls stuhlfördernde Wirkung haben: Neostigmin (insbesondere postoperativ eingesetzt) wirkt parasympathomimetisch; Prucaloprid ein Serotonin(5-HT_4)-Rezeptoragonist mit prokinetischer Wirkung wirkt auch bei **opioidinduzierter Obstipation** propulsiv, Dexpanthenol wird weichmachende Wirkung auf den Darminhalt zugeschrieben, auch bei parenteraler Gabe. Bei opioidinduzierter Obstipation werden als Mittel zweiter Wahl peripher wirkende Opioidantagonisten eingesetzt. z. B. Naloxon, Methylnaltrexon, Naldemedine oder Naloxegol. Die neuren Substanzen können die Blut-Hirn-Schranke nicht passieren und wirken daher nur peripher, führen also nicht zur Verringerung der analgetischen Wirkung der Opioide. Ein Cochrane Revue belegt die Wirksamkeit (Candy 2018).

4.5 Ileus

4.5.1 Grundlagen

Der mit dem Darmverschluss verbundene Symptomkomplex ist existentiell bedrohlich. Die wichtigste zu klärende Frage ist die, ob durch konservative oder operative Maßnahmen die Verschlusssituation aufgehoben werden kann. Immer wieder treten in der Palliativmedizin Patienten in Erscheinung, die unter dem Bilde eines chronischen Ileus die letzte Lebensphase verbringen und auch im chronischen Ileus sterben müssen. Diese Situation ist für den Patienten allerhöchst belastend und für das therapeutische Team im höchsten Grade anspruchsvoll. 3 % aller Patienten mit Tumorerkrankungen erleben Ileussituationen. Dass die intestinale Obstruktion etwa $\frac{1}{4}$ der Patienten mit kolorektalen Tumoren betrifft, entspricht der allgemeinen Erwartung. Dass aber mehr als 40 % der Patientinnen mit Ovarialkarzinom einen Ileus erleiden, ist vielfach unbekannt.

Nicht selten entwickelt sich der Ileus in der Palliativsituation schleichend. Hauptsymptome sind abdominelle Schmerzen, Übelkeit und Erbrechen, das Ausbleiben des Stuhlgangs, Inappetenz, Kachexie, Blähungen und Schluckauf

Tab. 4.5 Symptomatik der Obstruktion in Abhängigkeit von der Lokalisation. (Nach Bausewein)

Lokalisation des Ileus	Erbrechen	Schmerzen	Meteorismus
Magenausgang/Duodenum	+++	+	-
Dünndarm	+	++	+
Kolon	+ (Spätsymptom)	+	++

(Tab. 4.5). Bei der hohen Obstruktion im Bereich des Magenausgangs und Zwölffingerdarms steht das schwallartige großvolumige Erbrechen im Vordergrund. Bei der Dünndarmobstruktion beginnt die Symptomatik mit Schmerzen und Blähungen, während das Erbrechen später hinzutritt. Beim Dickdarmverschluss finden sich zunächst Obstipation und Blähungen, später Schmerzen und zuletzt Erbrechen.

4.5.2 Ätiologie

Ca. $\frac{1}{3}$ der Ileussituationen bei Tumorpatienten ist nicht primär tumorbedingt. Nach entsprechenden Operationen und Bestrahlungen können Verwachsungen zum **Bridenileus** führen. Auch die rezidivierende Divertikulitis mit entzündlicher Stenose ist keine seltene Begleiterkrankung.

Bei der Mehrzahl der Palliativpatienten ist der Ileus auf **Tumormanifestationen** zurückzuführen. Karzinome des Magenausgangs, des Dünndarms und des Dickdarms gehen nicht selten mit einem Verschluss des Darmlumens einher. Tumoren anderer Organsysteme, z. B. des Pankreas oder der Ovarien können unmittelbar durch Druck den Darm verschließen. Infiltrationen des Mesenteriums und retroperitoneale Metastasierungen führen zum Erliegen der Darmtätigkeit durch Infiltration in das Darmnervensystem. Insbesondere jedoch die **Peritonealkarzinose** kann bei fortgeschrittenen Tumorerkrankungen zum Darmverschluss führen.

Abschließend sei darauf hingewiesen, dass eine **ausgeprägte Obstipation** über den Stuhlverhalt, eine sekundäre Distension des Darmes und Darmträgheit in einen Ileus übergehen kann. In der Palliativmedizin häufig eingesetzte Medikamente können die Ileussymptomatik auslösen oder verschlimmern: Alle starkwirksamen Opioide, Codein, der Opioidabkömmling Loperamid, Antidepressiva und Neuroleptika.

4.5.3 Diagnostik

Der Zustand des Ileus wird anamnestisch und klinisch festgestellt und durch die Sonographie (Pendelperistaltik, Klaviertastenphänomen) bestätigt. Die rektale Untersuchung ist insbesondere zum Ausschluss von Kotsteinen unverzichtbar. Jegliche weiterreichende Diagnostik ist nur sinnvoll, wenn der Zustand des Patienten und das Stadium seiner Erkrankung ggf. auch therapeutische Konsequenzen ermöglichen. Die weiterreichende Diagnostik dient zur Lokalisation der Obstruktion und Beantwortung der Frage nach einer kausalen Therapie. In diesem Falle gelangen Röntgenbilder des Abdomens (z. B. in Linksseitenlage), Kolonkontrasteinlauf bzw. orale Dünndarmkontrastierung sowie Computertomographie zur Anwendung.

4.5.4 Therapie

Um ein erfolgreiches therapeutisches Konzept aufstellen zu können, müssen folgende Fragen beantwortet werden:
- Besteht noch eine inkomplette Obstruktion oder Obstipation, welche mittels konservativer Therapiemaßnahmen durchbrochen werden könnte?

Gastrointestinale Symptome

- Besteht eine Obstruktion, welche operativ angegangen werden könnte?
- Sind aufgrund der Vorgeschichte und der vorliegenden Befunde bzw. aufgrund des Gesamtzustandes des Patienten die beiden oben angegebenen Optionen primär nicht mehr möglich oder sinnvoll?

Hieraus ergibt sich die therapeutische Strategie. Im Falle einer Obstipation und unvollständigen Obstruktion gelangen folgende Maßnahmen zur Anwendung:
- Parenterale Flüssigkeitszufuhr
- Ausgleich von Elektrolytstörungen
- Parenterale Zufuhr von Stimulanzien (Neostigmin, Metoclopramid)
- Rektale Ausräumung und/oder hoher Einlauf
- Feuchte Wärme auf die Bauchdecke

Dieses Vorgehen erfordert ein enges klinisches Standby und die mehrmals tägliche Überprüfung der Strategie. Die Schmerztherapie in dieser Situation erfolgt hochdosiert mit Metamizol (bis maximal 10 g/24 h). Sollte der konservative Therapieversuch innerhalb von 24–48 h keinen Erfolg haben oder sollten die Beschwerden des Patienten rasch zunehmen, muss die Strategie kurzfristig verlassen werden und auf eine der beiden anderen Optionen übergegangen werden.

Hat sich der Ileus eher schnell entwickelt, ergeben sich Hinweise auf benigne Ursachen und ist die körperliche Verfassung des Patienten gut, so ist an eine Operation zu denken. Größere abdominelle Tumormassen, maligner Aszites oder ausgedehnte abdominelle Bestrahlungen sprechen eher gegen die Operation. Diese Fälle werden frühzeitig interdisziplinär erörtert und die Entscheidung wird gemeinsam mit den Chirurgen herbeigeführt. Präoperativ erfolgen die Rehydratation und die passagere Anlage einer Magensonde.

Ergibt sich keine Möglichkeit, die Obstruktion zu beseitigen oder zu durchbrechen, kommt die **multimodale palliativmedizinische Therapie** zum Einsatz:

Eine transnasale Magenablaufsonde sollte, wenn immer möglich, vermieden werden oder zumindest in Sedierung gelegt werden. Sie kommt, wenn überhaupt, in der Regel nur bei der hohen Obstruktion im Magenausgang oder Duodenum zur Prophylaxe des rezidivierenden großvolumigen Erbrechens in Betracht. Geprüft werden sollte jedoch, ob alternativ eine PEG-Sonde zum Ablaufen des Mageninhaltes oder von regurgitiertem Darminhalt (Miserere) gelegt werden kann.

Bei erfolgreicher Antiemese (0- bis 2-maligem Erbrechen pro Tag) oder einer PEG-Sonde zum Ablauf des Mageninhaltes muss keine komplette Nahrungskarenz eingehalten werden. Die Wunschkost sollte dann möglichst weich sein und nur in kleinen Portionen verabreicht werden. Das Lutschen von Eis und Eiswürfeln mit vom Patienten gewünschtem Geschmack gehören neben guter Mundpflege zum pflegerischen Repertoire. Die medikamentöse Therapie der kompletten Obstruktion beinhaltet folgende drei Bausteine:
- Antiemese
- Sekretions- und Peristaltikhemmung
- Schmerztherapie.

Die **Antiemese** wird über zentral wirksame Medikamente angestrebt. Hierzu eignen sich Haloperidol, Dimenhydrinat und Dexamethason. Diese Medikamente können mittels einer Dauerinfusion zugefügt, teils auch subkutan oder rektal verabreicht werden.

Die **Sekretionshemmung** ist prinzipiell mit Anticholinergika wie Tropicamid (nur als Augentropfen: Mydrum – oral anwenden) Butylscopolamin oder Scopolamin (in Deutschland nur transdermal oder off-label: Augentropfen oral gegeben) möglich. Das anticholinerge Syndrom limitiert aber ihren Einsatz. Erfolgversprechender ist die subkutane Gabe von Octreotid.

Vor Einleitung einer **Schmerztherapie** sollte darauf geachtet werden, dass Prokinetika und Stimulanzien abgesetzt sind. Krampfartige viszerale Schmerzen sprechen sehr gut auf Metamizol an. Auch Opioide sind hilfreich, die früher gehegte Angst bei Bauchschmerzen durch Opioide die Diagnostik zu verhindern, ist aufgrund der technischen Möglichkeiten heute nicht mehr nötig. Letztlich kann beim Ileus auch die Durchführung einer Periduralanästhesie kolikartige Schmerzen gut dämpfen. Wenn auf eine Magensonde, insbesondere bei höher gelegener Obstruktion nicht verzichtet werden kann, ist die Möglichkeit der Anlage einer perkutanen endoskopischen Gastrostomie (PEG) als Ableitsystem zu erwägen.

4.6 Aszites

4.6.1 Ätiologie

Der portale Hochdruck ist bei etwa 80 % der Patienten die Ursache, während bei etwa 10 % eine maligne Genese zu finden ist und nur etwa 10 % andere Ursachen aufweisen.

4.6.2 Diagnostik

Einen Aszites merkt der Patient als vorgewölbtes Abdomen mit auslaufenden Flanken im Liegen, Hosen passen nicht mehr und Kleidung spannt.

Im Rahmen der körperlichen Untersuchung sind ab etwa 1 l Aszitesflüssigkeit ein Wechsel der Klopfschallqualität bei Lagewechsel sowie das positive Balottement nachweisbar. Goldstandard der Aszitesdiagnostik ist jedoch die **Sonographie**, die bereits 50 ml Flüssigkeit nachweisen kann.

Aszitesfarbe
- Blutig → maligne, traumatisch oder auch pankreatogen
- Trübe → entzündliche Prozesse
- Milchig → Läsion im Lymphsystem (meist maligne)

4.6.3 Symptomatik

Während initial nur die Zunahme des Bauchumfangs bemerkt wird, kommt es in der Folge zu erheblichen belastenden Symptomen wie:

- Zunahme des Bauchumfangs
- Spannungsgefühl
- Atemnot
- Appetitlosigkeit
- Obstipation
- Übelkeit/Erbrechen
- Sodbrennen bis hin zur Refluxösophagitis
- Soziale Isolation durch die Veränderung der Körperlichkeit
- Cave: Fieber, Ikterus und Bauchschmerz: Verdacht auf spontanbakterielle Peritonitis

Der unphysiologisch hohe Druck in der Bauchhöhle kann selbst Ileusbeschwerden und venöse Thrombosen auslösen (Ströhlein et al. 2011).

4.6.4 Therapie

- **Stufentherapie**

Wenngleich die Stufentherapie ausschließlich für den unkomplizierten, d. h. nicht malignen und nicht infizierten portalen Aszites entwickelt wurde, können die Grundsätze mangels anderslautenden Therapiekonsens zunächst für alle Aszitesformen angewendet werden:
- Stufe 1 – nur sonographischer Nachweis – keine Therapie
- Stufe 2 – für den Patienten erkennbarer Aszites – Diuretikatherapie (die i. d. R. nur bei portaler Hypertension wirksam ist)
- Stufe 3: Aszites mit Beschwerden (Luftnot, Schmerz): Diuretikatherapie und Parazentese

- **Allgemeines Therapiekonzept für alle Aszitesformen**
- **Bettruhe:** Sie begünstigt die Nierendurchblutung, dies führt zu vermehrter Wasserausscheidung.
- **Keine Kochsalzrestriktion.** Wenngleich diese allgemein empfohlen wird, macht sie in der Palliativversorgung kaum Sinn: Kochsalzrestriktion mindert die Lebensqualität und der Effekt ist durch Diuretika unschwer zu erreichen.

Gastrointestinale Symptome

- **Flüssigkeitsrestriktion** auf maximal 1–2 l macht in aller Regel den Palliativpatienten nichts aus, da das Durstgefühl ohnehin in palliativer Situation eingeschränkt ist.
- **Diuretika gabe**: In erster Linie werden Aldosteronantagonisten empfohlen: Spironolacton 100–400 mg/Tag, alternativ das viel teurere Epelerone 25–50 mg. Da es zu einer Hyperkaliämie kommen kann, möglichst bereits initial mit Schleifendiuretika kombinieren: Furosemid (40–240 mg), Torasemid (5–40 mg).
- Eine Albuminsubstitution wird von einzelnen Autoren empfohlen, evidenzgesichert ist diese sehr teure Behandlung nicht.
- Octreotid 150–450 mg/Tag (Sekrethemmung und Senkung des Drucks im Splanchnikusgebiet)

- **Aszites punktion**

Bei Vorliegen eines prall gespannten Abdomens sollte eine Parazentese durchgeführt werden. Dabei ist, wenn möglich, eine komplette Entfernung der Flüssigkeit anzustreben (das gilt nur bei Aszites: Bei der Pleurapunktion maximal 1500 ml, bei Entleerung einer Harnblase nach Harnverhalt maximal 500-ml-Fraktionen).

- **Durchführung Aszitespunktion**
- Am spiegelbildlichen McBurney-Punkt Lokalanästhesie mit 5 ml Lidocain 2 % (zwischen äußerem und mittlerem Drittel der Verbindungslinie zwischen der linken Spina iliaca anterior superior und dem Bauchnabel).
- Mit 2,0-mm-Venenverweilkanüle Zickzackstich oder Haut tangential vor Einstich verschieben (wenn man das vergisst, verschließen sich die Hautschichten nach Punktion nicht, es fistelt lange nach). Dann ist das Aufkleben eines Mini-Dainagebeutels nach Entfernen der Teflonkanüle hilfreich.
- Ablaufbeutel mit Luer-Lock-Anschluß oder notfalls: Infusionssystem ohne Rückschlagventil anschließen, Tropfkammer vorher abreißen, in Eimer fließen lassen.
- Septierungen oder Abkapselungen können die Punktion frustran verlaufen lassen.

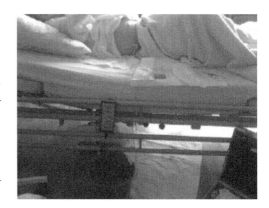

Abb. 4.4 Aszitespunktion zu Hause, einfach – zeitaufwändig, aber glücksfördernd

Bei sehr häufigen Punktionen ist die Einlage eines **Katheters** anzuregen. Hierzu eignen sich Peritonealdialysekatheter oder auch suprapubische Katether mit untertunnelter Einlage und sicherem Rücklaufschutz.

Die Durchführung der Aszitespunktion unter sonographischer Kontrolle mindert das Risiko, eine an die Darmwand angewachsene Darmschlinge zu punktieren. Das ist in der Palliativsituation aber nicht immer notwendig und so kann man eine Aszitespunktion auch bei einem Hausbesuch durchführen (Abb. 4.4). Freie Darmanteile wird man in aller Regel aufgrund des Exner-Reflexes nicht punktieren. Und wenn doch, so bleibt dies in aller Regel sogar folgenlos (Hanks et al. 2011). Denn die Darmwand zieht sich zurück, wenn sie von einem spitzen Gegenstand berührt wird. So bleibt in der Regel das Verschlucken eines Dorns, eines Knochensplitters, ja sogar einer Nadel folgenlos. Und das funktioniert auch von der Außenseite des Darms.
- „Die sympathischere Darmwand gibt nach".

Literatur

Candy B, Jones L, Vickerstaff V, Larkin PJ, Stone P (2018) Mu-opioid antagonists for opioid-induced bowel dysfunction in people with cancer and people receiving palliative care. Cochrane Database Syst Rev 6:CD006332

Freistühler M (2009) Gastrointestinale Symptome. In: Kloke M et al (Hrsg) Grundwissen Palliativmedizin. DÄV, Köln

Glare PA, Nikolova T (2011) Management of nausea and vomiting in Patients with advanced cancer. In: Davis MP et al (Hrsg) Supportive oncology. Saunders, Philadelphia

Hanks G, Cherny NI, Christakis NA et al (2011) Oxford textbook of palliative medicine, 4. Aufl. Oxford University Press, Oxford

Mannix KA (2011) Palliation of nausea and vomiting. In: Hanks G et al (Hrsg) Oxford textbook of palliative medicine, 4. Aufl. Oxford University Press, Oxford

Schmidt-Hieber M, Bierwirth J, Buchheidt D, Cornely OA, Hentrich M, Maschmeyer G, AGIHO Working Group et al (2018) Diagnosis and management of gastrointestinal complications in adult cancer patients: 2017 updated evidence-based guidelines of the Infectious Diseases Working Party (AGIHO) of the German Society of Hematology and Medical Oncology (DGHO). Ann Hematol 97(1):31–49

Ströhlein MA et al (2011) Behandlung des malignen Aszites und des malignen Pleuraergusses. Best Pract Onkol 3:16–23

Sykes NP (2009) Constipation and diarrhea. In: Walsh D (Hrsg) Palliative medicine. Saunders, Philadelphia

Walsh D, Davis M, Ripamonti C, Bruera E, Davies A, Molassiotis A (2017) 2016 updated MASCC/ESMO consensus recommendations: management of nausea and vomiting in advanced cancer. Support Care Cancer 25(1):333–340

Woodruff R (2004) Palliative medicine, 4. Aufl. Oxford University Press, Oxford, S 229–253

Vorgeschlagene Literatur

Leitlinienprogramm Onkologie (Deutsche Krebsgesellschaft, Deutsche Krebshilfe, AWMF): Palliativmedizin für Patienten mit einer nicht-heilbaren Krebserkrankung (2019) AWMF-Registernummer: 128/001OL. https://www.leitlinienprogramm-onkologie.de/leitlinien/palliativmedizin/. Zugegriffen am 01.02.2019

Pulmonale Symptome

Thomas Sitte und Matthias Thöns

5.1 **Atemnot** – 86
5.1.1 Definition – 86
5.1.2 Messbarkeit – 87
5.1.3 Sauerstoff – unnützer Dauerbrenner? – 87
5.1.4 Therapie – 89

5.2 **Husten** – 94
5.2.1 Diagnostik – 95
5.2.2 Therapie – 95

5.3 **Therapie, Hämoptoe** – 96
5.3.1 Diagnostik – 97
5.3.2 Management – 97

5.4 **Obere Einflussstauung** – 99

Literatur – 99

© Springer-Verlag GmbH Deutschland, ein Teil von Springer Nature 2019
M. Thöns, T. Sitte (Hrsg.), *Repetitorium Palliativmedizin*,
https://doi.org/10.1007/978-3-662-59090-4_5

■ **Kasuistik**

Fall 1: 56-jähriger Patient, schwerste COPD, Bronchialkarzinom, präfinal. Bisher keine erfolgreiche Symptomkontrolle der Atemnot. Keine Opioide, keine Tranquilizer. Sauerstoff nasal 6 l/min. Kaltschweißig, Todesangst, extremes Erstickungsgefühl. Der diensthabende Arzt injiziert 1 mg Diazepam (10 mg/10 ml), der Patient äußert ein bis zwei Minuten später „Jetzt ist es gut!", fällt zurück und stirbt.

Fall 2: 85-jähriger Patient mit COPD GOLD IV (sauerstoffpflichtige respiratorische Globalinsuffizienz). Es besteht ein Nikotinabusus seit rund 70 Jahren mit jetzt ca. 20 Zigaretten pro Tag. Am 13.3. wird die Erstdiagnose eines inoperablen Bronchialkarzinoms gestellt. Die langjährige schwere Belastungsdyspnoe nimmt deutlich zu. Er lebt alleine auf dem Land rund 20 km entfernt vom Palliative Care Team. Die Tochter zieht für die letzte Zeit zu ihm, um ihn bis zum Tod zu versorgen.

Er hat bereits eine Basisanalgesie mit 32 mg retardiertem Hydromorphon. Nach Austestung zuhause erhält er nasales Fentanyl in einer Dosis von 400 µg. Meist benötigt er zwei- bis viermal täglich zwei Hub bei Atemnot. So verbraucht er innerhalb der ersten fünf Wochen rund 180 Hub. Zwischendurch wird das SAPV-Team wenige Male wegen Atemnot angerufen. Jedes Mal kann man am Telefon kurz darauf warten, dass die Atemnot verschwindet, während der Patient nasales Fentanyl sprüht.

Bis 14 Tage vor seinem Tod raucht der Patient weiter. Wegen der Brandgefahr stellt er den Sauerstoff zum Rauchen natürlich aus. Er stirbt schließlich gut symptomkontrolliert am 22.6.

Pulmonale Symptomatik in der Palliativversorgung umfasst vor allem Atemnot, Husten, Pleuraerguss, Lungenödem, Bronchopneumonie, Rasselatmung und als eine bei onkologischen Erkrankungen immer währende Bedrohung Hämoptyse mit Blutsturz. In diesem Kapitel sollen insbesondere die Symptome Atemnot und Husten besprochen werden.

Atemnot wird wie wenige andere Symptome als beängstigend und bedrohlich empfunden. Atemnot macht Angst – Angst macht Atemnot. Wird dieser Teufelskreis nicht rechtzeitig durchbrochen, drohen Verzweiflung und Hoffnungslosigkeit bei Patient und Angehörigen. Nicht die Gabe von Sauerstoff bringt hier Erleichterung, sondern das Lindern des Lufthungers.

Gerade wegen der engen Verbindung von Angst, Unsicherheit und Atemnot ist eine gute Aufklärung über den Krankheitsverlauf, die Möglichkeiten der Symptomlinderung und Hilfeleistung wichtig. Auch Fragen der Vorsorgeplanung sollten frühzeitig besprochen werden. Denn eine drohende Langzeitbeatmung wird bei entsprechender Aufklärung meist nicht gewünscht, in der Notsituation aber oft eingeleitet.

5.1 Atemnot

5.1.1 Definition

▬ **Atemnot ist das subjektive Gefühl von erschwerter Atmung und Luftmangel.**

Es ist das Gefühl, mehr atmen zu wollen oder zu müssen, als es aktuell möglich ist, wodurch der Patient in seiner Aktivität eingeschränkt wird.

Schwere Atemnot ist das bedrohlichste Symptom Sterbender und einer der häufigsten Gründe unerwünschter Krankenhauseinweisungen am Lebensende (Kern et al. 2007). Etwa jeder zweite Palliativpatient leidet unter gelegentlicher Atemnot, zum Lebensende hin steigt der Anteil auf über 90 %. Besonders in der häuslichen Umgebung wäre eine nichtinvasive, sichere und hocheffektive Methode zur Kontrolle der Dyspnoe erwünscht. Leider ist die Studienlage zur Symptomkontrolle unbefriedigend. Dagegen gibt es einen großen Schatz klinischer Erfahrungen in der Therapie der Atemnot. Hierbei sollte man beachten, dass nicht der Wunsch der Vater des Gedankens sein darf. Eine notwendige, effektive Pharmakotherapie von schwerer Atemnot darf sich nicht auf Suggestion und Placeboeffekt beschränken.

Akute Atemnot ist häufig bei fortgeschrittenen malignen und nicht malignen Erkrankungen. **Da sie bei letzteren sogar häufiger auftritt wird Atemnot auch als der Schmerz der nichtmalignen Erkrankungen bezeichnet.**

Es gibt eine gute Evidenz für den systemischen Gebrauch von Opioiden zur Linderung von Atemnot (Jennings et al. 2001; Abernethy et al. 2003; Qaseem et al. 2008; Barnes et al. 2016). Dagegen zeigte die Opioidverneblung enttäuschende Ergebnisse (Burburan 2009; Sitte und Bausewein 2008; Clemens und Klaschik 2007; Barnes et al. 2016). Der Anwendungsweg und die Anschlagszeit spielen eine wichtige Rolle in der Auswahl des idealen Agens.

Der derzeitige Gold-Standard der Symptomkontrolle von Dyspnoe bei Palliativpatienten ist noch **Morphin** (Jennings et al. 2001; Clemens und Klaschik 2007), wenngleich heute mit den transmukosalen und besonders nasalen Fentanylapplikationen Anwendungen mit einem deutlich schnelleren Wirkungseintritt zur Verfügung stehen (Sitte und Bausewein 2008). Zur Dauertherapie ist dessen Pharmakokinetik gut geeignet. Jedoch fehlen der nicht-invasiven Morphingabe der schnelle Wirkungseintritt und die kurze Wirkdauer.

Tab. 5.1 Modifizierte Borg-Skala

0	Überhaupt keine Atemnot
0,5	Sehr, sehr milde (knapp wahrnehmbar)
1	Sehr milde
2	Milde
3	Mäßig
4	Recht schwer
5	Schwer
6, 7	Sehr schwer
8, 9	Sehr, sehr schwer (fast maximal)
10	Maximale Atemnot

5.1.2 Messbarkeit

Mit einer **Borg-Skala** wird in Kardiologie, Pulmonologie und Sportmedizin der Grad der Dyspnoe und damit die Belastungsintensität vom Probanden bewertet. In modifizierter Form ist sie für die Messung von Atemnot beim Palliativpatienten einsetzbar (◘ Tab. 5.1).

Die Bewertung kann entweder durch den Patienten selbst oder auch durch Betreuende erfolgen. Erfasst wird allgemein der Grad der Atemnot in den letzten 24 Stunden und bei Bedarf insbesondere die aktuell empfundene Atemnot auf einer Skala von 0 bis 10. Bei der Einschätzung durch Dritte ist aus der Schmerzmedizin bekannt, dass Angehörige die Symptomlast eher überschätzen, Pflegepersonal dagegen im Schnitt unterschätzt (Thöns et al. 2017).

Zusätzlich zur subjektiven Einschätzung über die Borg-Skala sollte eine Dokumentation der Atemfrequenz erfolgen. Die Messung und Dokumentation von Atemnot ist mehr als eine Berufspflicht: Aus ihr ergibt sich die Therapieindikation. Denn gerade bei der Therapie der Atemnot in Todesnähe steht immer der immanente Vorwurf im Raum, die Therapie verkürze das Leben des Patienten. Diese Vorwürfe können durch eine gut dokumentierte vernünftige Symptomkontrolle entkräftet werden.

5.1.3 Sauerstoff – unnützer Dauerbrenner?

Patienten und Betreuende haben allgemein die Vorstellung, dass Sauerstoffmangel Atemnot verursachen würde. Das ist wichtig für die entsprechenden Gespräche mit ihnen über die Behandlung von Atemnot. Aus der Tauch-, Flug- und Höhenmedizin, auch aus sog. Ohnmachtspielen Jugendlicher, wissen wir, dass Sauerstoffmangel keine Atemnot auslöst, sondern im Gegenteil zu einer gewissen Euphorie führt. Jedoch bewirken schon geringe Steigerungen des CO_2-Partialdruckes im Blut oder in der Atemluft einen ausgeprägten Atemantrieb und entsprechend auch Atemnot, wenn dem gesteigerten Atemantrieb physiologische Grenzen gesetzt werden.

- **Die reflexhafte Reaktion: „Der Patient hat Atemnot, der Patient braucht Sauerstoff", sollte also überdacht werden!**

Eine aktuelle Cochrane-Analyse zeigte, dass sich das Symptom Atemnot in der Palliativsituation durch den Einsatz von Sauerstoff nicht bessert, lediglich bei COLD-Patienten gibt es positive Effekte (Cranston 2008). In einer Untersuchung merkten Patienten mit Luftnot keinen Unterschied, ob ihnen nun Sauerstoff oder Druckluft (Placebo) per Nasensonde zuströmte (Abernethy et al. 2010). Meist kommt es bei diesen Patienten unter Schwäche und gleichzeitig eingeschränkter Lungenfunktion zu einem Circulus vitiosus. Ursächlich für den Anstieg des CO_2 ist ein zunehmender Anteil der Totraumventilation am Atemminutenvolumen. Bei Schwäche und ansteigender Atemfrequenz nimmt die entscheidende alveoläre Ventilation relativ ab. Dagegen steigt der Anteil der Totraumventilation aber mit jedem Atemzug pro Minute (◘ Tab. 5.2).

Einfach gesagt, eine höhere Atemfrequenz führt bei Schwäche zu keiner höheren alveolären Ventilation, aber zu einer vermehrten Totraumventilation, einem geringeren Gasaustausch und vermehrtem Energieverbrauch. Zusätzlich macht die Atemnot dem Patienten Angst, was wiederum Herz- und Atemfrequenz und den Energieverbrauch steigen lässt.

— **Primäres Ziel der Therapie von Atemnot muss also die Ökonomisierung der Atemarbeit sein mit daraus folgender angemessener Atemfrequenz und angemessenem Atemzugvolumen!**

■ **Das Für und Wider von Sauerstoff**

Neben der weiter oben genannten Problematik sprechen noch andere Gründe gegen die routinemäßige Anwendung von Sauerstoff in der Palliativsituation. Zum notwendigen technischen Aufwand, der wiederum eine Betreuung am eigentlich gewünschten Ort verzögern oder verhindern kann, verstärkt eine Sauerstoffgabe nicht selten die zumeist bestehende Mundtrockenheit. Sauerstoffkonzentratoren sind oft relativ laut und stören die Nachtruhe. Die Sauerstoffgabe via Maske wird zumeist schlecht toleriert, bei der Gabe über Nasensonde sind Druckstellen beschrieben. Wird bei Sauerstoffgabe geraucht, kommt es immer wieder zu schwersten Gesichtsverbrennungen.

Bei chronischer Luftnot (z. B. COPD) jedoch kann der Sauerstoffmangel zur Atemnot beitragen und auch eine wichtige Rolle beim Atemantrieb spielen. So kann bei einem Teil der Patienten eine Sauerstoffgabe die Überlebenszeit und die Lebensqualität des Patienten deutlich verbessern (Patienten mit Sauerstofflangzeittherapie). Auf jeden Fall sollte man während einer Sauerstoffbehandlung besonders gut auf Mund- und Nasenpflege und Anfeuchtung achten. Auch bei Anstrengung kann die Sauerstoffgabe hilfreich sein Ekström et al. (2016).

Sauerstoff wird somit kausal lindernd und sinnvoll sein, wenn eine chronische Gasaustauschstörung die Ursache der Atemnot ist. Insbesondere bei belastungsabhängiger Luftnot lässt sich durch Sauerstoff die Belastbarkeit steigern. Bei einer pulsoximetrisch bestimmten Sauerstoffsättigung unter 90 % kann man daher außerhalb der Finalphase Sauerstoff anbieten. Bei einer normalen Sauerstoffsättigung führt Sauerstoff nicht zu einer verbesserten Atemnot und Belastbarkeit.

■ **Mangelnde Reaktion auf Hypoxie sinnvolle Idee der Evolution?**

Die mangelnde Reaktion auf Hypoxie mag den modernen Menschen in Extremsituationen gefährden, im Rahmen der Entwicklungsge-

◘ **Tab. 5.2** Veränderung der Atemfunktion bei Dyspnoe vor und nach Opioidgabe

	Atemfrequenz (1/min)	Totraumventilation pro Atemzug (ml)	Alveoläre Ventilation pro Atemzug (ml)	Atemminuten-Volumen (ml)	Alveoläre Ventilation pro Minute (ml)
Vor Opioidgabe	40	150	50	8000	2000
Nach Opioidgabe	12	150	350	6000	4200

Pulmonale Symptome

schichte ist die Steuerung über den Kohlendioxidspiegel jedoch sinnvoll:

Kommt es unter natürlichen Umständen zu einer zerebralen Hypoxie, ist das Individuum entweder schwer krank oder schwer verletzt. Da in der Entwicklungsgeschichte eine Rettung nun ohnehin aussichtslos war, kann eine „Euphorie" somit den Todeskampf vermeiden. Ein fehlender Todeskampf schont evtl. die Ressourcen des Stammes.

Demgegenüber sollte eine Hyperkapnie unmittelbar durch Stressauslösung Kampf und Gegenwehr erzeugen, denn Würgen oder eine Atemwegsbehinderung bedürfen einer raschen Beseitigung mit der Aussicht auf eine Restitutio ad integrum.

5.1.4 Therapie

> **Schnelle Hilfe bei Luftnot**
> - Ruhe ausstrahlen, Sicherheit geben.
> - Angenehme Lagerung, sitzend, Arme unterstützen
> - Beengende Kleidung öffnen
> - Luftzirkulation anregen (Fenster öffnen, Ventilator)
> - Zimmertemperatur senken.
> - Opioide titriert einsetzen, z.B. Morphin i.v. alle 10 min. oder s.c. alle 60 min 5 mg-weise oder Fentanyl nasal alle 5 min 100-μg-weise
> - Bei Angst: Lorazepam p.o. 1–2,5 mg CAVE: wird nicht buccal resorbiert und muss geschluckt werden
> - O_2 nur bei SO_2 <90 % und außerhalb der Terminalphase
> - Chronisch: Atemgymnastik, Laufhilfen, Vibrationsmassage, neuromuskuläre Elektrotherapie

- **Kausaltherapie**

Sollten Möglichkeiten einer kausalen Therapie bestehen, sind diese zu nutzen. Selbstverständlich müssen sie vom Patienten gewünscht und auch angesichts der Krankheitsphase indiziert sein.

Cortison wird hier manchmal fast als ein Allheilmittel in der kausalen Therapie gesehen. Dexamethason 20 mg ist bei Atemnot oft hilfreich, es lindert die Obstruktion durch Bronchospastik oder Tumor, ist hilfreich bei oberer Einflussstauung, Strahlenpneumonitis und Lymphangiosis carcinomatosa. Weitere kausale Therapieansätze zeigt der Überblick.

> **Ausgewählte kausale Therapieansätze bei Atemnot**
> - **Bronchiale Obstruktion** (Thöns 2012)
>   - „Kutschersitz", Lippenbremse empfehlen
>   - Sauerstoff 4 l/min (bei SO_2 <90 %)
>   - Salbutamol Dosieraerosol
>   - Prednisolon 100 mg i.v.
>   - Ipratropium Dosieraerosol
> - **Pneumonie** (Ewig et al. 2016)
>   - Für eine Woche oral behandeln mit:
>   - Amoxicillin/ Clavulansäure 3 × 1 g
>   - Levofloxacin 2 × 500 mg
>   - Moxifloxacin 1 × 400 mg
>   - Konsequente Behandlung einer Spastik (s. o.)
> - **Akute Herzinsuffizienz** (DGK 2017)
>   - Ursächliche Therapie möglich und adäquat? (Rhythmusstörungen/ Infarkt)
>   - Sauerstoff bei SO_2 <90 % bei Atemnot
>   - Morphin 5-mg-weise
>   - Furosemid 40 mg i.v.
>   - Nitrospray bei RR >100 Torr
> - **Ergüsse**
>   - Punktion hilfreich außerhalb der Terminalphase
>   - Nur große Ergüsse punktieren – dort Ultraschall nicht verpflichtend
>   - Aszites und Pleura auch ambulant punktierbar
>   - Pleura maximal 1,5 l, Aszites „so viel wie rausläuft"
>   - Lokalanästhesie – Vorpunktion
>   - Zickzackstich zur Vermeidung des Nachlaufens

- **Nichtmedikamentöse Therapie**

Grundsätzlich muss geklärt werden, ob eine behandelbare Ursache der Atemnot vorliegt (z. B. Bronchopneumonie, Asthmaanfall, Pleuraerguss, Lungenödem). Diese sollte außerhalb der Terminalphase möglichst schnell beseitigt werden. In der Terminalphase sollte überdacht werden, ob eine Kausalbehandlung zum gegebenen Zeitpunkt sinnvoll ist oder ob sie jetzt eher den Patienten unnötig belasten und schaden würde.

Atemnot ist regelrecht ansteckend, Angst und Unsicherheit wirken als Auslöser und Verstärker. Deshalb ist es immer entscheidend eine ruhige Umgebung zu schaffen und Sicherheit zu vermitteln.

An erster Stelle steht das kompetente und vor allem ruhige Auftreten des Helfers, um den Teufelskreis aus Atemnot und Angst zu durchbrechen. Hilfreich sind eine angenehme Lagerung (z. B. sitzend, Arme unterpolstern zum effizienteren Einsatz der Atemhilfsmuskulatur), eine erhöhte Luftzirkulation (Ventilator mit Luftstrom auf das Gesicht, Fenster öffnen), das Öffnen beengender Kleidung und eine Absenkung der Zimmertemperatur (Bausewein und Simon 2013).

In der häuslichen Betreuung spielt die Eigenkompetenz eine große Rolle: Wissen Patient und Zugehörige, wie sie sich in Zukunft helfen können, können sie jederzeit auf ein kompetentes Betreuungsteam zählen? Effektive nicht pharmakologische Therapieverfahren die von Physiotherapeuten durchgeführt und den Betroffenen auch gelehrt werden können sind eine atemunterstützende Haltung, wie die **Kutscherhaltung** mit aufgestützten Unterarmen oder Laufhilfen (so dass der Patient sich beim Gehen abstützen kann). Dazu sind **atemstimulierende Einreibungen** mit einem Ausstreichen der Interkostalräume hilfreich. So werden einerseits häufige Myogelosen gebessert, gleichzeitig kommt es durch das Auflegen der Hände des Therapeuten zu einem engen Kontakt mit dem Patienten. Man zeigt, dass man da ist, Hilfe bieten, unterstützen will und kann zusätzlich durch entsprechende Bewegungen die Atmung des Patienten beruhigen und effizienter machen.

Vibrationsmassagen und auch neuromuskuläre Elektrotherapie sind ebenso sinnvoll. Bei Spastik und/oder COPD ist eine **Lippenbremse** hilfreich, hier wird durch die Ausatmung gegen den Widerstand der Lippen die Ausatemphase verlängert und ein Kollaps der Bronchiolen verhindert, indem ein positiver Druck aufrechterhalten wird. Zeitweise kann bei entsprechender Indikation eine Atemunterstützung mit nicht invasiver Beatmung, z. B. CPAP („continous positive airway pressure") erwünscht sein.

> **Tipp**
>
> Zusammen mit der Kutscherhaltung kann die Lippenbremse eine immer und überall einsetzbare Erstmaßnahme bei Atemnot sein.

Weiterhin sollte Sicherheit vermittelt werden durch die Gabe von Hintergrundinformationen und Therapiehinweisen. Dabei spielen die Zugehörigen eine wichtige Rolle, denn ihre Ängste übertragen sich schnell auf den Patienten. Besonders schädlich sind dramatisierende Informationen (wie das Unwort „Todesrasseln"). Besser ist es die vielfältigen Lösungen und Hilfen anzubieten anstatt Angst zu machen. Allein die Rückversicherung, dass Atemnot wieder vorbei geht und gefährliches rar ist, verbessert den Umgang des Patienten mit seiner Atemnot.

Die Indikation zur **Bronchialtoilette** mittels Inhalation und Absaugen sollte sorgfältig gestellt und regelmäßig überdacht werden. Besonders ein tiefes Absaugen der Bronchien ist zwar im Einzelfall (!) sehr effektiv, in der Regel aber extrem belastend und wenig hilfreich. Insbesondere in Todesnähe (und dann bei terminalem Rasseln, siehe dort). Bedenke: Absaugen wird von Intensivpatienten als die qualvollste Prozedur beschrieben – und wir wissen alle, was es da sonst noch so gibt …

Bei bronchopulmonalen Tumoren, die mit Atemnot einhergehen, kann auch eine palliative **Strahlentherapie helfen**, eine wenig nebenwirkungsträchtige Behandlung mit guter Linderung von Atemnot.

Pulmonale Symptome

Sollten bronchiale Stenosen mit Ausfall relevanten Lungenvolumens ursächlich für Atemnot sein, kann über **endobronchiale Methoden** wie Laserung, Kryotherapie, Stenteinlage und/oder Brachytherapie nachgedacht werden, die je nach Lokalisation und Art der Stenose gute Wirkung zeigen können bei gleichzeitig geringer Belastung des Patienten.

Eine **Pleurapunktion** zeigt beim Erguss sofortige Atemerleichterung, wenn eine relevante Menge punktiert werden kann. Sind sehr häufige Punktionen notwendig, kann die Anlage einer Drainage oder eine chemische Pleurodese durch z. B. Talkum erwogen werden. Eine relativ invasive Pleurektomie wird heute nur noch selten indiziert. Pleurapunktionen sind auch zuhause möglich.

- **Medikamentöse Therapie**
Den gesteigerten Lufthunger nehmen

Opioide sind die Hauptpfeiler in der symptomatischen Behandlung der Atemnot (Jennings et al. 2001). Sie reduzieren den Atemantrieb, damit den Stress des Patienten und wirken so auch kausal bessernd (▶ Abschn. 5.1.3). Obwohl die Atemdepression in der kurativen Medizin eine gefürchtete Nebenwirkung ist, gilt sie – richtig dosiert und maßvoll eingesetzt – als Therapieprinzip der Atemnot in der Palliativmedizin. Sie verbessert hier sogar durch eine Ökonomisierung der Atemarbeit die Ventilation (◘ Tab. 5.2).

Zurzeit mangelt es in Deutschland an einer Zulassung aller Medikamente, auch aller Opioide, für diese Indikation. Jede Medikation gegen Atemnot ist somit „off label". Die Wirksamkeit von Morphin ist andererseits bestens belegt. Wenngleich die Datenlage zu anderen Opioiden eher dürftig ist, ist anzunehmen, dass die modernen Fentanyl-Präparate durch ihren schnellen Wirkungseintritt in der Behandlung des Notfalls „Luftnot" eine gute Therapieoption sind.

Eine intravenöse Morphinanwendung war gegenüber Tranquilizern (Clemens und Klaschik 2008; Wiese et al. 2008), Bronchospasmolytika (Clemens und Klaschik 2008) und Sauerstoff (Abernethy et al. 2003) in Studien überlegen. Auch ein Cochrane Revue sieht eine Wirksamkeit (Barnes et al. 2016). Die intravenöse Symptomkontrolle ist hocheffektiv, aber im Bereich der häuslichen Versorgung problematisch. Wenn der Patient nicht mit einem venösen Zugang versorgt ist, kann es im Notfall sogar durch professionelle Helfer für die schnelle Symptomkontrolle Probleme geben. Aber auch mit einem Zentralvenenkatheter oder einem Portsystem ist die intravenöse Symptomkontrolle meist daran gebunden, dass Pflegende oder Ärzte zum Patienten kommen, die in der Applikation erfahren sind. Die damit verbundene zeitliche Verzögerung ist für die Patienten sowohl daheim als auch in Pflegeeinrichtungen in der Notsituation unter Atemnot nicht vertretbar. Häufig kommt es deswegen zu eigentlich unerwünschten Klinikeinweisungen (Kern et al. 2007): Atemnot ist der häufigste Grund einer Klinikeinweisung in der Terminalphase.

Die orale Gabe von Morphin wirkt durch die lange Anschlagzeit wie oben erklärt zur Therapie der akuten Atemnot leider recht spät (Waldvogel 2004).

Daneben werden **Benzodiazepine** in der Indikation Atemnot eingesetzt. Sie lindern zudem die durchgehend begleitende Angst. Obwohl z. B. Lorazepam oder Midazolam häufig eingesetzt werden, fehlt ihnen hierfür nach einem aktuellen Cochrane-Review die Wirksamkeitsbestätigung. Dies gilt auch für die von einzelnen Experten bei Atemnot empfohlenen Neuroleptika oder Antidepressiva, die in der aktuellen S3-Leitlinie sogar eine Negativempfehlung erhalten (LL 2019).

Zusätzlich erschwerend für die Compliance der Patienten ist es, dass in deutschsprachigen Patienteninformationen Atemnot als häufige Nebenwirkung fast aller Opioide aufgelistet wird (in Packungsbeilagen). Teils steht sie sogar unter den Gegenanzeigen, dies führt bei Patienten und Angehörigen zu Complianceproblemen.

Zur medikamentösen Therapie von Atemnot werden verbreitet eingesetzt:
- Opioide, z. B.
  - Morphin (p.o., s.c., i.v.)
  - Fentanyl (p.o., nasal/bukkal/sublingual, i.v.)

- Benzodiazepine
    - Diazepam u. ä. (p.o., s.c., i.v.)
    - Midazolam (i.v., s.l., nasal, p.o.)
    - Lorazepam (i.v., p.o., s.l.)
- Kortikoide

CAVE:

Beim hervorragend wirksamen Lorazepam muss beachtet werden, dass vielfach noch die buccale Applikation empfohlen wird bei hoher Symptomlast, weil man meint, der buccale Wirkeintritt sei schneller als p.o.; dies ist leider ein völliger Irrglaube. Die buccale Resorption ist leider sehr gering (Greenblatt et al. 1982) und Lorazepam wird überwiegend im Dünndarm resorbiert. Die Expidet-Form wurde zur Behandlung von agitierten Patienten entwickelt, die die Tabletten nicht schlucken wollen und wieder ausspucken.

Die Anschlagzeiten und Wirkdauern der einzelnen Medikamente und Darreichungsformen unterscheiden sich teilweise grundlegend mit einem Wirkeintritt von ca. 2 bis 20 min und länger und einer Wirkdauer von 45 min bis 4 h und länger.

- **Therapie mit transmukosalem Fentanyl**

Mit der Vier-Stunden-Dosis eines Opioids, das bereits retardiert eingesetzt wird (der mean equivalent daily dose – MEDD – des Basisopioides) scheint die Linderung von akuter Atemnot auch im hochbedrohlichen Erstickungsanfall in praxi effektiv zu sein. Fentanyl wird auf Grund seiner Lipophilie transmukosal schnell aufgenommen und passiert ebenso schnell die Blut-Hirn-Schranke. Da der Wirkungseintritt vergleichbar der intravenösen Gabe ist, kann eine Wiederholungsdosis nach jeweils fünf Minuten, wenn die Symptomkontrolle nicht ausreichend gewesen ist erfolgen (Freye 2008). In der Praxis zeigt sich, dass die jeweils notwendigen Gesamtdosen intraindividuell von Anfall zu Anfall variieren können. Die gegen Atemnot publizierten Dosierungen und Intervalle unterscheiden sich teils erheblich von jenen gegen Durchbruchschmerz.

- **Da vielfach belegt ist, dass eine symptomorientierte Opioidtherapie das Leben eher verlängert als verkürzt (George und Regnard** 2007**), sollten fehlende Studien nicht von sachlich begründeter Therapie abhalten.**

- **Sicherheit der Dosierung**

Ein wichtiges Kriterium der Therapie ist gerade bei Atemnot die Sicherheit. Das Risiko bei der bestehenden Symptomlast zu hoch zu beginnen oder schnell nachzudosieren, ist hoch. Wenn ein Medikament eine relativ lange Anschlagszeit besitzt, kann es passieren, dass weitere Dosen genommen werden, wenn die Wirkung noch nicht eingesetzte und der Patient sich dabei kumulativ überdosiert.

Bei intravenöser, nasaler oder oral-transmukosaler Applikation ist das Risiko geringer, da besonders kurze Anschlagszeiten das Kumulationsrisiko begrenzen. Bei oraler Einnahme sollte wesentlich zurückhaltender aufdosiert werden.

Nimmt der Patient selber das Medikament in angemessener Einzeldosis, ist eine riskante Überdosierung kaum möglich. Dagegen kann es zu vorübergehender Übelkeit, auch zu einer Sedierung und Bradypnoe kommen.

Eine schwere Überdosierung wäre möglich, wenn durch Dritte die Medikamente beim bereits bewusstseinsgetrübten Patienten in Intervallen weiter appliziert werden. Deshalb sind Angehörige und Betreuer genau in Indikation und Anwendung einzuweisen.

- **Invasive Therapie (invasive oder nichtinvasive Beatmung)**

Die invasive Behandlung des Atemversagens nimmt in letzter Zeit einen zunehmenden Stellenwert ein. Dies mag an zunehmenden technischen und medizinischen Möglichkeiten liegen, dies mag aber auch durch eine gesicherte Finanzierung der Heimbeatmung unterstützt werden.

Grundsätzlich stehen beim zunehmenden Atempumpversagen zunächst nichtinvasive

Pulmonale Symptome

Atemunterstützungsverfahren durch Gesichts- oder Nasenmasken zur Verfügung. Dabei erhält der Patient eine **Atemdruckunterstützung** . Dies kann entweder als Dauerdruck erfolgen (CPAP – „continuus positive airway pressure") oder das Gerät gibt eine Druckunterstützung, wenn es eine Atemanstrengung des Patienten registriert (verschiedenste Assistenzformen, z. B. ASB – „assistent spontaneus breathing"). Dies schafft für einige Patienten nicht nur eine Lebensverlängerung, sondern durchaus auch eine gute Symptomentlastung etwa bei Atemnot aufgrund unzureichender Muskelkraft.

Der nächste Schritt besteht in der **maschinellen Beatmung** , die sinnvoll auf Dauer nur über einen operativ zu schaffenden Luftröhrenzugang (Tracheotomie) erfolgen kann. Allein durch die Verringerung des Totraumes kann es hier zunächst auch gelingen, erneut eine Spontanatmung oder nur eine Druckunterstützung zu etablieren. Letztlich kann hierdurch auch kontrolliert – also auch ohne jeden Atemantrieb des Patienten beatmet werden (CV – controlled ventilation). Für die häusliche Begleitung haben sich zunehmend spezialisierte Pflegedienste dieser Versorgung angenommen, dort wird eine 24 Stunden Vor-Ort-Anwesenheit einer zumeist intensivmedizinisch qualifizierten Pflegekraft sichergestellt.

Der Stellenwert der Verfahren ist in der Palliativmedizin umstritten, sieht sie sich doch traditionell als „high touch, statt high tech" an. Demgegenüber zeigen einzelne Untersuchungen bei Patienten mit ALS eine hervorragende Lebensqualität auch unter kontrollierter Beatmung.

Wie immer gilt es auch hier, dem Patienten als Berater gegenüberzustehen, eine **typische Beratungssituation** stellt die Beratung bei ALS dar, die ja durch einen zunehmenden fast vollständigen Muskelabbau gekennzeichnet ist.

- Zunächst ergeben sich Einschränkungen im Bereich der Mobilität, man kann nicht mehr laufen, braucht einen Rollstuhl, man kann nicht mehr sitzen, man braucht einen Spezialrollstuhl und kontinuierliche Unterstützung. Das machen die meisten Patienten mit.
- Durch zunehmende Schluckstörung kommt es zu Mangelernährung, eine hier Abhilfe schaffende PEG-Sonde wird schon nicht mehr von allen Patienten akzeptiert.
- Durch die zunehmende Atemschwäche kommt es zu wiederkehrenden Infektionen durch Verschlucken. Die orale und insbesondere die intravenöse Antibiose werden notwendig und sind zu diskutieren.
- Später reicht die Atemkraft weder für das Abhusten, noch für das Atmen, Anfangs zeigen sich die Probleme betont nachts. Eine nächtliche nicht-invasive Beatmung mittels Maske kann Abhilfe schaffen, wird von wenigen Patienten akzeptiert.
- Mit zunehmender Kraftlosigkeit reicht die zeitweise Beatmung nicht mehr aus, über einen Luftröhrenschnitt muss eine invasive kontrollierte Beatmung erfolgen. Dies akzeptieren nur noch einzelne Patienten.
- Mit den zunehmenden muskulären Ausfällen sinken die Kommunikationsmöglichkeiten, letztlich kann man sich nicht einmal mehr über Augenzwinkern verständlich machen.
- Und irgendwann muss jemand die Entscheidung treffen, das Atemgerät auszustellen. Erst wenn auch das Herz versagt oder wird dieses durch ein Kunstherz ersetzt? Wer stellt das aus? …

- **Es gibt mehr Fragen als Antworten. Aber: Nicht das technisch Mögliche bestimmt das sinnvoll Durchzuführende.**

- **Ende einer Beatmung**

Ist die Beatmung nicht mehr indiziert oder wünscht der Patient sie nicht mehr, so ist sie zu beenden. Spätestens seit dem Putz-Urteil 2010 ist hierzu die Rechtslage eindeutig: Es handelt sich um eine gebotene Maßnahme, die allenfalls der legalen passiven Sterbehilfe zuzuordnen ist.

Das Abstellen einer notwendigen kontrollierten Beatmung ist immer mit dem folgenden schweren Atemversagen und damit einhergehenden Erstickungsgefühlen verbunden.

Daher gilt hier der palliativmedizinische Grundsatz: Kein Abstellen der Beatmung ohne ausreichende Symptomkontrolle, die hier nicht „fraktionierte Morphingabe am Symptom Atemnot" heißt, sondern sichere Symptomkontrolle durch Narkose: Erst Narkose, dann Abschalten. Daran sollte man sich nicht ohne entsprechende Erfahrung machen.

5.2 Husten

Husten ist wichtiger Bestandteil der mukoziliären Clearance und wichtigster Schutzreflex der oberen Atemwege. Der Husten schützt vor der Aspiration von Fremdkörpern und Flüssigkeiten. Ineffektiver oder fehlender Husten geht rasch mit Atelektasenbildung und Infektionen einher. Er tritt bei fast allen pulmonalen und einigen extrapulmonalen Erkrankungen auf. Ca. 60 % der Palliativpatienten berichten über Husten, für 46 % ist er ein sehr leidvolles Symptom.

Tab. 5.3 zeigt mögliche Ursachen für Husten in palliativer Situation.

Husten ist belastend, wenn er
- ineffektiv ist,
- mit Schmerzen oder Luftnot einhergeht
- Nahrungsaufnahme, Ruhephasen oder soziale Aktivitäten stört.

Neben subjektiver Belastung kann Husten führen zu
- Arrhythmien,
- Blutungen (Atemwege, Bindehäute, Hirnblutungen),
- Inkontinenz,
- Hernien,
- Pneumothorax
- oder Rippenfrakturen.

Gerade bei geschwächten Patienten kann der Husten sehr quälend sein, wenn die Kraft zum ausreichenden Hustenstoß respektive Abhusten fehlt. Dies gilt für die immer größer werdende Gruppe der tracheotomierten Patienten: Ihr Hustenstoß ist durch den fehlenden Stimmritzenverschluss stets ineffektiv. Die durch den Hustenstoß produzierten Aerosole tragen zur Infektausbreitung bei (Gillissen 2011).

Abzugrenzen sind
- der „**produktive Husten**": z. B. bei einer chronischen Bronchitis mit Auswurf an den meisten Tagen über mindestens drei Monate innerhalb von mindestens zwei Jahren. Neu aufgetretener eitriger Auswurf weist auf einen bakteriellen Infekt hin.
- der „**unproduktive Husten**": trockener oder Reizhusten (ohne Auswurf).

Husten wird durch Rezeptoren in den oberen Atemwegen und der Speiseröhre über schnelle, myelinisierte Nervenfasern in die Hustenzentren geleitet, von denen aus die komplexe muskuläre Antwort koordiniert wird (Kehlkopf-, Brust,- Bauch- und Rückenmuskulatur). In Alveolen und kleineren Bronchien wird kein Husten mehr ausgelöst. Die Hustenrezeptoren reagieren auf chemische (Tabakrauch), entzündliche (Histamin) oder mechanische (Fremdkörper) Reize. Neben dem Husten werden eine Bronchokonstriktion wie auch die Sekretproduktion angeregt.

Tab. 5.3 Ursache für Husten in palliativer Situation

Pulmonal	Lungentumoren/-metastasen Aspiration Infektionen Lungenfibrose Asthma/COPD Pleuraerguss/Pleuritis
Extrapulmonal	Schluckstörungen Lungenstauung („Asthma cardiale") Gastroösophagealer Reflux Fisteln Stimmbandaffektionen Lungenembolie
Therapie	ACE-Hemmer, Betablocker, Sekretolytika, Methotrexat, Amiodaron Strahlen-/Chemotherapie

5.2.1 Diagnostik

Ausreichend sind zumeist die Anamneseerhebung sowie die körperliche Untersuchung (Auskultation: Spastik?).

> **Zeichen für „harmlosen Husten"**
> **(Kardos 2011)**
> - Herunterfließendes Sekret im Rachen, Naselaufen
> - Räusperzwang
> - Behinderte Nasenatmung
> - Pflastersteinartige Schleimhaut im Rachen, Schleimstraße
> - Globusgefühl, „Frosch im Hals"
> - Kopf-/Gesichtsschmerz
> - Riech- und Schmeckverlust
> - Rezidivierende Heiserkeit („Freihusten" vor dem Sprechen)

> **Umstände, die eine (sofortige) Diagnostik des Hustens erfordern (Kardos 2010)**
> - Hämoptoe
> - Thoraxschmerz
> - Atemnot
> - Hohes Fieber
> - Aufenthalt in Ländern mit hoher Tbc-Prävalenz, Tbc-Kontaktpersonen
> - Obdachlose
> - Anamnestisch bekannte Malignome
> - Immundefizienz, HIV-Infektion, immunsuppressive Therapie
> - Extrem starke Raucher
> - Husten über mehr als 3–4 Wochen persistierend

5.2.2 Therapie

Die evidenzgesicherte Therapie der akuten viralen Bronchitis stützt sich derzeit auf ein **Kombinationspräparat aus Thymian, Efeu bzw. Primel** (Bronchipret) (Kemmerich 2007). Andere häufig verordnete Substanzen sind in ihrer Wirksamkeit nicht belegt.

Ist der Husten durch ACE-Hemmer verursacht, so sistiert er bereits nach wenigen Tagen Absetzen. Eine Nikotinkarenz bewirkt dagegen erst nach 6 Wochen die Hustenreduktion.

Kodein und seine Abkömmlinge gelten weiterhin als Goldstandard in der rein antitussiven Therapie. Dabei ist zu beachten, dass Codein ein Prodrug ist, das im Körper zunächst zu Morphin umgebaut werden muss. Je nach Genotyp des Patienten geschieht dies meist im Verhältnis von ca 10 : 1. Allerdings gibt es rund 5 % an Mitteleuropäern, bei denen der Umbau viel effektiver geschieht und rund 10 %, die nicht zu Morphin verstoffwechseln können. Bei letzteren ist Codein weitgehend wirkungslos. Meist sind höhere Dosierungen (60 mg Codein) erforderlich, um eine Linderung zu erzielen. Es gibt heute auch keinen Grund mehr, Patienten Antitussiva vorzuenthalten. Die früher befürchtete Gefahr der Sekretretention ist in der Regel in therapeutischen Dosen als gering einzuschätzen.

Demulzenzien reduzieren die Reizung der Hustenrezeptoren des Mund-Rachen-Raums. Hierzu zählen Sirups, Hustensäfte, Lutschtabletten, Honig und Hustenbonbons. Die Wirkdauer beschränkt sich auf die Verweildauer des Zuckers am Rezeptor, der eingehüllt wird (20 min).

Topische Kortikosteroide zum Inhalieren (Indikation: Asthma, bronchiale Hyperreaktivität, grundsätzlich temporärer Therapieversuch) besitzen ebenfalls eine hustenhemmende Eigenschaft.

Lokalanästhetika, z. B. Lidocain, werden zum Hustenstillen instilliert oder vernebelt verabreicht (Cave schlechter Geschmack!).

> **Therapie bei Husten**
> - **Allgemeinmaßnahmen**
>   - Absetzen möglicher auslösender Medikamente (ACE-Hemmer? β-Blocker?)
>   - Raucherhusten bessert sich erst nach 4–6 Wochen, die Empfehlung der Nikotinkarenz erscheint in der Palliativsituation fraglich
>   - Kausaltherapie von exzessiver Sekretion, Infektionen, Broncho-

spasmus, Aspiration, Linksherzinsuffizienz, Nasenlaufen, gastroösophagealem Reflux
- **Protussive Therapie:** Zu zähe Sekrete zum Abhusten sollten protussiv behandelt werden (so der Patient noch abhusten kann) mit:
  - Adäquater Flüssigkeitszufuhr, Inhalationen mit Kochsalzlösung
  - Schleimlösung mittels täglicher Anwendung Atemtherapiegerät (als Hilfsmittel)
  - Physiotherapie, Vibrationsmassage, Lagerungsdrainage und assistierte Hustentechniken
  - Absaugen – etwa bei vorliegendem Tracheostoma
  - Täglich mehrfache Inhalationen von Salbutamol/Ipatropiumbromid mittels Inhalationshilfe
  - Bronchorhoe kann versuchsweise mit Scopolamin, Erythromycin oder Steroiden behandelt werden.
  - Cough Assist für Patienten mit muskulärer Schwäche
  - Sekretverflüssigung mittels Expektorantien (ACC, Ambroxol, Bromhexin, Bronchipret- Efeu/Primel/Thymian). Häufiger Einsatz, Wirksamkeit ist allerdings nicht belegt.
  - Aber: Ist der Patient zu schwach zum Abhusten, dann müssen orale Expektoranzien abgesetzt werden!
- **Antitussive Therapie**
  - Hustenblocker, z. B. Codein-Analoga (Dihydrocodein, Dextrometorphan, Pentoxyverin, Noscapin besonders Methadon), hemmen Hustenrezeptoren sowie den Reflexbogen. Alle Opioide wirken antitussiv
  - Irritationsminderung (Demulenzien – Sirup/Bonbons; Kortikosteroide [2 × 400 µg Budesonid p.i.], Lokalanästhetika
  - Spastik: Betamimetika (Salbutamol, Terbutalin)
  - Versuch mit Montelukast (Singulair) insbesondere bei Hyperreagibilität (Cave: teuer und off-label-use)

Husten ist gerade in der palliativen Begleitung unserer Patienten ein häufiges und mehr als quälendes Symptom. Unter Beachtung des oben Gesagten können wir doch eine Vielzahl von Möglichkeiten ausschöpfen, um hier zu helfen. Damit es nicht mehr wie bei der Apollo-Mission heißt: „Husten, wir haben ein Problem"!

5.3 Therapie, Hämoptoe

- **Unter Bluthusten (Hämoptyse n) versteht man den Auswurf blutigen Sputums, bei stärkeren Beimengungen spricht man von Hämoptoe („blutiges Atmen", ICD R 04.2, ab 500 ml/Tag).**

Differenzialdiagnostisch sind Epistaxis (Nasenbluten) und Hämatemesis (Bluterbrechen) abzugrenzen. Bei Ersterem findet sich in der Regel mehr Blut in der Nase als im Mund (normaler Speichel), bei Zweiterem ist auf Beimengung von Speiseresten oder kaffeesatzartigem „Hämatin" zu achten.

Die meisten Hämoptysen verlaufen blande und sistieren spontan. Gleichwohl sind sie palliativmedizinisch hochrelevant: Einerseits sind sie als „Vorboten" stärkerer Blutungen aufzufassen, andererseits beunruhigen sie Patient und Angehörige. Nicht selten sind Notrufe und unnötige Krankenhauseinweisungen die Folge.

Verbluten wird in der Palliativmedizin traditionell als „symptomarmes Geschehen" durch die rasch zunehmende Bewusstseinsstörung aufgefasst. Dies gilt für Hämoptoe grundsätzlich nicht:
- Als nach außen sofort sichtbare heftige Blutung löst sie starke Ängste bei Patienten und Angehörigen aus.
- Wegen der großen Gefahr der Asphyxie durch die Atemwegsverlegung mit Blutkoageln ist mit größtem Leid zu rechnen. Damit gehört dieser „Erstickungstod" sicherlich zu

den bedrohlichsten Leiden in der Palliativversorgung. Für eine Atemwegsverlegung reichen mitunter schon kleinere Blutkoagel bei geringeren Blutmengen und Hustenschwäche des Patienten. Das gilt in besonderem Maße bei Kindern oder Patienten mit anatomischen Engen in den Atemwegen (z. B. vorbestehender Stridor).

Von einer **massiven Hämoptoe** spricht man ab einem täglichen Blutverlust von 500 ml, nur jede 5. Episode ist so stark. Weltweit stehen ätiologisch infektiöse Ursachen mit 80 % im Vordergrund (Tbc, Bronchiektasien, Lungenabszess), in Mitteleuropa sind kardiovaskuläre Erkrankungen (Lungenembolie, Herzinsuffizienz), Gerinnungsstörungen und Tumoren im Bereich des gesamten Atemweges, der Lunge und Bronchien führende Ursachen. Die Mortalität wird mit 5 % angegeben wenn >600 ml binnen einer 16–48 Stunden Periode auftreten und mit 71 %, wenn diese Menge binnen 4 Stunden auftritt (Hanks et al. 2010). Massive Blutungen sind äußerst seltene Ereignisse und treten selbst bei weit fortgeschrittenen Bronchialkarzinomen nur in 3 % der Fälle auf (Miller und McGregor 1980).

5.3.1 Diagnostik

Wenn es sich nicht um eine schwere terminale Hämoptoe handelt, ist es entscheidend behandelbare Ursachen rasch zu erkennen und kausal zu therapieren. Der Anamnese kommt hierbei die wegweisende Bedeutung zu. Die klinische Untersuchung, eine Bronchoskopie sowie ein Thorax-CT komplettieren die Diagnostik.

> **Mögliche Ursachen und ihre kausale Therapie**
> - Infektiöse Ursachen, Tuberkulose – Antiinfektiva
> - Lungenembolie, Gerinnungsstörungen, Herzinsuffizienz – leitliniengerechte Therapie
> - Bronchiektasien, Lungenabszess – chirurgische, interventionelle Therapie
> - Tumoren – interventionelle Therapie, Bestrahlung, chirurgische Therapie
> - DD: Epistaxis – siehe unten
> - DD: Hämatemesis (▶ Kap. 4)

5.3.2 Management

■ **Leichte Hämoptysen**
Sie treten am häufigsten auf und sind stets ernstzunehmende Vorboten. Ist Diagnostik erwünscht und adäquat, so sollten die o. a. behandelbaren Ursachen gesucht und therapiert werden. Insbesondere ist an das Absetzen der immer häufiger verordneten Blutgerinnungshemmer zu denken. Deren Indikation (z. B. Risikoreduktion bei Vorhofflimmern) dürfte bei den meisten Palliativpatienten ohnehin nicht mehr gegeben sein.

Stets sind die Notfallvorsorge und das offene Gespräch notwendig. Die ärztliche Sorge, man ängstige Patient und Angehörige durch ein offenes Wort, ist falsch: Ohnehin sind alle in tiefster Sorge und Ängste vor Hilflosigkeit verschlimmern die Situation.

Die Notfallvorsorge umfasst
- Die ehrliche Bestimmung des Therapieziels bei einer starken Blutung.
- Die Vorhaltung dunkelblauer/-grüner/-gemusterter Handtücher (damit sieht aufgefangenes Blut viel weniger dramatisch aus).
- Die Bereitstellung eines selbst anwendbaren jederzeit verfügbaren Beruhigungsmittels (z. B. Midazolam 5–10 mg nasal oder auch Fentanyl nasal 100–400 µg).
- Die Angabe eines jederzeit erreichbaren Ansprechpartners und der eingehende Hinweis, auf die geringe Wahrscheinlichkeit des Eintretens einer starken Blutung (3 %).

Die ehrliche Kommunikation, dass Beruhigung zu Blutdruckmäßigung führt und die Blutung mildern soll ist wichtig. Daneben geben wir immer den Hinweis, dass das Beruhigungsmittel selber lediglich zum Schlafen führt. Hört die Blutung dann von selber auf, erwacht der Patient später wieder. Ist die Blutung jedoch nicht stillbar und stark, so rettet das Beruhigungsmittel den Patienten zwar nicht, sorgt aber dafür, dass er nicht leidet.

Weitere Maßnahmen umfassen die Verordnung von Antitussiva, sowie die Gerinnungsoptimierung.

- **Starke Hämoptoe**

Handelt es sich um eine lebensbedrohliche Hämoptoe ist eine unmittelbare Entscheidung zum Therapieziel und stets rasches und zielgerichtetes Handeln notwendig.

- **Kuratives Konzept**

Ist eine Rettung indiziert, möglich und vom Patienten gewünscht, so stehen die Sicherung des Atemweges und die Gabe von Sauerstoff im Vordergrund der Maßnahmen. Ist die Blutung im Mund/Nasenbereich kann der Atemweg einfach mittels Kehlkopfmaske gesichert werden. Ist die Blutung tiefer hilft nur die dann äußerst schwierig durchzuführende endotracheale Intubation unter Vorschieben des Tubus in die nichtbetroffene Lungenseite. Dies kann selbst den erfahrenen Notarzt an seine Grenzen bringen. Der Patient sollte auf die betroffene Seite gelagert werden. Entgegen der sonst üblichen Volumengabe, wird nun eher ein niedriger Blutdruck in Grenzen toleriert. Die notfallmäßige Klinikeinweisung und Bronchoskopie/CT sind die weiteren Schritte. Durch eine interventionelle Bronchoskopie können 95 % der Blutungen kontrolliert werden (Stanzel 2012). Weitere Therapieoptionen sind Ballonkathetertamponaden, Laserungen, Bestrahlung, Angiographie und Embolisation, sowie chirurgische Interventionen. Dabei sollte bei der Stellung der Indikation die nicht unerhebliche Mortalität operativer Verfahren, die bis zu 70 % betragen kann, Beachtung finden (Herth et al. 2006). Stets kann eine Gerinnungsoptimierung (z. B. Tranexamsäure) versucht werden (Abrams 2012).

- **Palliatives Konzept**

Auch hier steht die Sicherung des Atemweges durch Lagerungsmaßnahmen im Vordergrund: Besser das Blut läuft bei Seitenlage (evtl. sogar Kopftieflage oder Bauchlage) heraus, als dass es immer wieder abgehustet werden muss. Die rasche Gabe von Benzodiazepinen (Midazolam 5–10 mg) und Opioiden (Morphin 10 mg, Fentanyl nasal 100–400 µg) mindert Angst, Husten und Atemnot. Optimal ist die intravenöse Gabe, alternativ sind intranasale, transmukosale, notfalls auch i.m. Gaben hilfreich.

- **Epistaxis**

Nasenbluten (Epistaxis) ist meist harmlos und muss nur in ca. 10 % der Fälle behandelt werden. Regelhaft liegt eine Austrocknung der Mukosa bei Virusinfekten, Nikotin- oder Nasentropfenabusus vor. Daneben ist die digitale Manipulationen („Nasenbohren") führend.

In der Palliativsituation kann es aber aufgrund lokaler Probleme (Metastasen/örtliche Tumoren) oder von Gerinnungsstörungen zu nicht unerheblichen Blutungen kommen.

Therapiekonzept bei Epistaxis (Delank 2012)
- Beruhigender Zuspruch: „Unstillbares" Nasenbluten gibt es nicht!
- Über mehrere Minuten ununterbrochene manuelle Kompression der Nasenflügel hilft zumeist.
- Eiskalte Nackenkompressen führen zu einer endonasalen Vasokonstriktion.
- Xylometazolin-Nasentropfen reichlich anwenden (Vasokonstriktion).
- Blutdrucknormalisierung wenn deutlich zu hoch (Nitrospray).
- Sitzende Position bzw. Oberkörperhochlagerung verhindern Aspiration und Ingestion.
- Stärkepulver wirkt stark blutstillend.
- Tranexamsäure lokal oder systemisch einsetzen.
- **Wenn unzureichend:** Tamponade
  - z. B. mit gefetteten Fingerlingen aus Schaumstoff,

– Notfall-Belloq-Tamponade auch mit Blasenkatheter möglich: tief in jedes Nasenloch einführen, mit 20 ml Eiswasser blocken, mit Zug nach außen ziehen, von vorne mit Nasentropfen getränkte Mullstreifen einbringen, Katheter vorne verknoten.

5.4 Obere Einflussstauung

Bei der oberen Einflussstauung liegt eine meist tumorös bedingte Stenose der V. cava superior vor. Hauptursachen sind mediastinale Karzinome, Lungenkarzinome und maligne Lymphome.

Symptomatik der oberen Einflussstauung
- Schwellung von Armen, Hals und Gesicht
- Halsvenenstau
- Kopf- und Gesichtsschmerzen
- Sehstörungen
- Schwindel beim Bücken
- Heiserkeit
- Zerebrale Symptomatik bei Hirnödem
- Asphyxie aufgrund einer Schwellung im Kehlkopfbereich

Führende Symptome der oberen Einflussstauung sind Schmerzen und Dyspnoe.

Therapeutisch steht die Schwellungsminderung im Vordergrund, dies wird akut durch hochdosierte Cortisongaben erreicht (Dexamethason 40 mg), hilfreich ist auch eine Strahlentherapie. Nur selten sind operative oder endovaskuläre Eingriffe (Stent) bei den meist in weit fortgeschrittenen Stadien befindlichen Patienten indiziert (Dienemann und Schneider 2010).

Literatur

Abernethy APCD, Frith P, Fazekas BS, McHugh A, Chuong B (2003) Randomised, double blind, placebo controlled crossover trial of sustained release morphine for the management of refractory dyspnoea. BMJ 327:523–528

Abernethy AP, McDonald CF, Frith PA et al (2010) Effect of palliative oxygen versus room air in relief of breathlessness in patients with refractory dyspnoea: a double-blind, randomised controlled trial. Lancet 376:784–793

Abrams J (2012) Die lokale Anwendung von Tranexamsäure in der HNO-Chirurgie. HNO 60:1014–1018

Barnes H, McDonald J, Smallwood N, Manser R (2016) Opioids for the palliation of refractory breathlessness in adults with advanced disease and terminal illness. Cochrane Database Syst Rev (3):CD011008

Bausewein C, Simon ST (2013) Shortness of breath and cough in patients in palliative care. Dtsch Arztebl Int 110(33–34):563–572

Burburan SM (2009) Effect of nebulized fentanyl in patients with refractory dyspnea. Vortrag EAPC, Wien

Clemens KE, Klaschik E (2007) Diagnostik und Therapie der Atemnot in der Palliativmedizin. Z Palliativmed 8:141–154

Clemens K, Klaschik E (2008) Sauerstoffinsufflation versus Opiodapplikation bei Dyspnoe. Posterbeitrag Palliativkongress, Wiesbaden

Cranston JM, Crockett A, Currow D (2008) Oxygen therapy for dyspnoea in adults. Cochrane Database Syst Rev (3):CD004769

Delank KW (2012) Was tun bei Epistaxis. MMW Fortschr Med 9:57

Dienemann H, Schneider T (2010) Intrathorakale onkologische Notfälle. Indikation zur chirurgischen Therapie und operatives Konzept. Onkologe 2 16:383–89

Ekström M et al (2016) Oxygen for breathlessness in patients with chronic obstructive pulmonary disease who do not qualify for home oxygen therapy. Cochrane Database Syst Rev (11):CD006429

Ewig S, Höffken G, Kern WV, Rohde G, Flick H, Krause R, Kolditz M et al (2016) Behandlung von erwachsenen Patienten mit ambulant erworbener Pneumonie und Prävention – Update 2016. Pneumologie 70(03):151–200

Freye E (2008) Opioide in der Medizin, 7. Aufl. Springer, Berlin/Heidelberg/New York

George R, Regnard C (2007) Lethal opioids or dangerous prescribers. Palliat Med 21:77–80

Gillissen A (2011) So rücken Sie dem Husten zu Leibe. MMW 15:344

Greenblatt D, Divoll M, Harmatz JS et al (1982) Pharmacokinetik comparison of sublingual lorazepam with intravenous, intramuscular and oral lorazepam. J Pharm Sci 71:248–252

Hanks G, Cherny NI, Christakis NA, Fallon M, Kaasa S, Portenoy RK (2010) The Oxford textbook of palliative medicine, 4. Aufl. Oxford University Press, Oxford, UK, S 1453–1482

Herth F, Eberhardt R, Freitag L (2006) Hämoptysen. Pneumologe 3:188–196

http://www.netzwerk-palliativmedizin-essen.de/images/npe_RespiratorSym.pdf

Jennings AL, Davies AN, Higgins JP, Broadley K (2001) Opioids for the palliation of breathlessness in terminal illness. [Review] [70 refs]. Cochrane Database Syst Rev 4:CD002066

Kardos P (2010) Leitlinie der Deutschen Gesellschaft für Pneumologie und Beatmungsmedizin zur Diagnostik und Therapie von erwachsenen Patienten mit akutem und chronischem Husten. Pneumologie 64:336–373

Kardos P (2011) Husten beim Erwachsenen. Pneumologe 8:53–60

Kemmerich B (2007) Evaluation of efficacy and tolerability of a fixed combination of dry extracts of thyme herb and primrose root in adults suffering from acute bronchitis with productive cough. A prospective, double-blind, placebo-controlled multicentre clinical trial. Arzneimittelforschung 57:607–615

Kern M, Ostgathe E, Wessel H (2007) Ambulante palliative Betreuung in Bonn – Einflussfaktoren auf eine stationäre Einweisung am Lebensende. Z Palliativmedizin 8:155–161

Miller RR, McGregor DH (1980) Hemorrhage from carcinoma of the lung. Cancer 46:200–205

Pocket Guidelines 2. Aufl. 2017. https://leitlinien.dgk.org/files/PLL_2017_HI_Auflage2.pdf

Qaseem A, Snow V, Shekelle P, Casey D, Cross T, Owens D (2008) Evidence-based interventions to improve the palliative care of pain, dyspnea, and depression at the endo of life: a clinical practice guideline from the American College of Physicians. Ann Intern Med 148:141–146

Sitte T, Bausewein C (2008) Intranasal fentanyl for episodic breathlessness. J Pain Symptom Manag 36(6):3–6

Stanzel F (2012) Palliativtherapie des fortgeschrittenen Lungenkarzinoms. Bronchoskopische Interventionen. Pneumologe 9:35–42

Thöns M (2012) Notfall in der Palliativmedizin. MMW-Fortschritte der Medizin, 154(6):53

Thöns M, Rusche H, Hünges B (2017) Strategien gegen den .Schmerz. CME 14(3):47–58

Waldvogel HH (2004) Analgetika, Antinoziceptiva, Adjuvantien. Springer, Berlin/Heidelberg/New York

Wiese C, Bartels U, Nauck F, Graf B, Hanekop G (2008) Notärztliche Behandlung von Palliativpatienten im weit fortgeschrittenen Krankheitsstadium mit Dyspnoe. Posterbeitrag Palliativkongress, Wiesbaden

Vorgeschlagene Literatur

Ekström M, Ahmadi Z, Bornefalk-Hermansson A, Abernethy A, Currow D (2016) Oxygen for breathlessness in patients with chronic obstructive pulmonary disease who do not qualify for home oxygen therapy. Cochrane database of systematic reviews, (11)

Neuropsychiatrische Symptome

Christoph Gerhard und Thomas Sitte

6.1 Verwirrtheit und Delir – 102

6.2 Depression – 104

6.3 Schlafstörungen – 105

6.4 Restless-legs-Syndrom – 106

6.5 Epileptische Anfälle – 107

6.6 Angst – 111

Literatur – 113

■ **Kasuistik**
Herr M. hat ein fortgeschrittenes Bronchialkarzinom. Nach Operation, Bestrahlung und bereits multipelsten Chemotherapien wird seine Prognose onkologischerseits auf wenige Tage eingeschätzt. Vorbekannte und vorbestrahlte Hirnmetastasen führen zu einem deliranten Bild mit Wahnvorstellungen. In seinem Eifersuchtswahn beschuldigt der Ehemann fortwährend seine Ehefrau mit nahezu jedem Mann in ihrer Umgebung eine sexuelle Beziehung zu haben. Die Ehefrau versucht sich den ganzen Tag bei allen Versorgenden zu rechtfertigen und streitet ständig mit ihrem Mann, um ihn von seinen falschen Überzeugungen abzubringen. Ausführliche Gespräche mit der Ehefrau, in denen ihr verdeutlicht wird, dass die Eifersucht ihres Mannes Symptom seiner fortgeschrittenen Erkrankung sei, bringen keine Entspannung der Situation, da die Ehefrau ihren Mann wörtlich nimmt. Versuche der neuroleptischen Therapie und milieutherapeutische Vorgehensweisen zeigen nahezu keinen Erfolg. Der Patient wurde zwar in der Vergangenheit zerebral bestrahlt, aber es ist noch eine geringe Restdosis verabreichbar. Mit den Strahlentherapeuten wird besprochen, dass sie eine palliative Bestrahlung des Gehirns sofort beginnen. Gleichzeitig erfolgt eine Aufnahme in das stationäre Hospiz. Der Patient wird vom stationären Hospiz zur Bestrahlung gefahren. Nach der zweiten Bestrahlung klart er auf. Der Eifersuchtswahn ist kein Thema mehr. Er verstirbt eine Woche später gut symptomkontrolliert. Das Ehepaar hatte noch eine Woche, um sich von Liebe getragen voneinander zu verabschieden.

Das Fallbeispiel zeigt eindrücklich, wie wichtig es ist, auch in palliativen Situationen die Ursache eines Verwirrtheitszustands festzustellen (hier mittels CCT in der Sterbephase!) um dann wesentlich gezielter behandeln zu können.

6.1 Verwirrtheit und Delir

Delirien sind häufig und werden sehr oft verkannt. Oft werden Begriffe wie Verwirrtheitszustand, Durchgangssyndrom, hirnorganisches Psychosyndrom oder Enzephalopathie (Enzephalon = Gehirn, pathein = leiden, d. h. wörtlich übersetzt Gehirnleiden) synonym verwendet. Am häufigsten findet der Begriff Delir im Rahmen des Alkoholentzugsdelirs Gebrauch. Dabei wird übersehen, dass Delirien unabhängig von Alkoholkonsum bei schwerer Krankheit und am Lebensende häufig sind (Medicus 2006). Die Ursachen sind vielfältig und oft ist es schwer eine bestimmte Ursache herauszuarbeiten. Medikamente, die gerade in der Palliativversorgung häufig gegeben werden wie Steroide, Psychopharmaka, Opioide, Antiemetika können alle ein Delir auslösen und dies dürfte die häufigste Ursache im palliativen Kontext sein. Hirnmetastasen oder Hirntumoren sind gelegentliche Auslöser für Delirien. Dabei darf nicht vergessen werden, dass auch ein Status nonkonvulsiver Anfälle sich als Delir äußern kann. Infekte jeder Art aber auch allgemeine körperliche Erkrankungen (insbesondere des Zentralnervensystems), Vergiftungen, Entzugssyndrome können Ursache eines Delirs sein. Die Häufigkeit am Lebensende wird nach Caraceni und Bosisio (2004) mit 30–40 % angegeben, in der Terminalphase gar bis 90 % (Harris 2007).

Nach der Confusion-Assessment-Methode, abgekürzt CAM (Inouye et al. 1990) ist ein Delir gekennzeichnet durch:
− akute Veränderung im mentalen Status des Patienten und/oder
− fluktuierender Verlauf und
− Aufmerksamkeitsstörung und
− formale Denkstörung oder
− veränderte Bewusstseinslage.

Bei einem Delir kann es zu folgenden Veränderungen kommen:
− Veränderung des Bewusstseins von Schläfrigkeit bis hin zum Koma
− Verminderung der Aufmerksamkeit und dabei insbesondere Schwierigkeiten die Aufmerksamkeit auf etwas zu richten und aufrechtzuerhalten
− Umstellungserschwernis
− Verminderte Gedächtnisleistung
− Eingeschränkte Orientierung

Neuropsychiatrische Symptome

- Verminderte Fähigkeit zu sprechen
- Veränderung, Verzerrungen der Wahrnehmungen in Form von Sinnestäuschungen vor allem im Bereich der optischen Wahrnehmung (illusionäre Verkennungen, optische Halluzinationen)
- Einschränkungen des abstrakten Denkens
- Überaktivität oder reduzierte Aktivität (Psychomotorik)
- Veränderte Emotionalität (vermehrte Ängstlichkeit, Reizbarkeit, Aggressivität, Euphorie, Apathie)
- Umkehr des Schlaf-Wachrhythmus
- Emotionale Labilität mit Ängstlichkeit und Unruhe sind häufige Erstsymptome eines Delirs (Medicus 2006).

Beachtet wird meist das **hyperaktive Delir** mit Agitation und Halluzinationen, da es für die Umgebung sehr störend ist. 4 von 5 Delirien treten jedoch als **hypoaktive Delirien** mit Apathie und Schläfrigkeit auf. Sie werden oft nicht festgestellt. Anders als für die betreuenden Gesundheitsberufe ist das hypoaktive Delir für den Betroffenen und seine Zugehörigen mindestens genauso einschränkend wie das hyperaktive Delir. Insgesamt ist die Belastung für Betroffene und Zugehörige ohnehin groß. Für die Zugehörigen entsteht Leidensdruck dadurch, dass sie Verhaltensweisen an einem geschätzten, geliebten Menschen feststellen müssen: So kennen sie ihn nicht und distanzieren sich aus ihrer Rolle als Partner, Kind oder Freund, da das Verhalten für sie nicht immer verstehbar ist. Dies geschieht vor allem beim hyperaktiven Delir. Auch beim hypoaktiven Delir ist der Verlust für die Umgebung und die Zugehörigen groß, haben sie es doch mit einem Menschen zu tun, der kaum mehr ansprechbar ist.

▪ Therapie

Delirien führen zu erheblicher Morbidität und Mortalität. Medikamentöse Maßnahmen betreffen vor allem hyperaktive Delirformen und bestehen aus kurzwirksamen Benzodiazepinen und Clonidin (Zoremba et al. 2019). Bei sehr starker Agitation oder bei produktiv psychotischer Symptomatik werden Neuroleptika eingesetzt, Neben Haloperidol werden die Atypika Risperidon, Olanzapin und Quetiapin empfohlen.

Nichtmedikamentöse Maßnahmen sind ebenso wichtig wie medikamentöse Maßnahmen. Nach Regnard und Dean (2010) werden folgende Maßnahmen empfohlen:
- Für Sicherheit sorgen: Dafür sorgen, dass der Betroffene nicht alleine umherirrt und in Gefahrenbereiche kommt. Sitzwachen stellen.
- Besuche fördern: Freunde und Familie zu Besuchen ermutigen.
- Aufklärung: Auch im Delir sind Menschen oft noch für Erklärungen zugänglich. Sie müssen wegen der Konzentrationsstörungen jedoch einfach sein und unter Umständen vielfach wiederholt werden.
- Herumgehen (eventuell unter Aufsicht) erlauben.
- Keine Fixierung: Fixierungsmaßnahmen verstärken die Unruhe meist und „Palliativversorgung" versucht immer eine Fixierung zu vermeiden.
- Bei Sehbehinderung oder Schwerhörigkeit für Brille bzw. Hörgerät sorgen.
- Sichere und konstante Umgebungsbedingungen: Bettbereich hell und ruhig, wenig Personalwechsel, keine unnötigen Verlegungen.
- Tagesaktivitäten einplanen (z. B. Spazierengehen, Reden, Musikhören, Fernsehen).
- Schlafgewohnheiten beachten.

Wichtig ist es, nicht nur Delirien zu behandeln, sondern das Auftreten eines Delirs durch vorbeugende Maßnahmen zu vermeiden. Solche Maßnahmen der „**Delir prävention**" sind (Pretto und Hasemann 2006):
- Schmerzen vermeiden
- Sauerstoffversorgung verbessern
- Stress reduzieren
- Wahrnehmung fördern
- Kommunikation ermöglichen
- Ausscheidung (Urin, Stuhlgang) normalisieren

- Ernährung und Elektrolyt-/Flüssigkeitshaushalt normalisieren
- Infektionen vermeiden
- Mobilität zurückgewinnen
- Frühzeitig Risikopatienten ermitteln
- Frühzeitig mit der Behandlung von Risikofaktoren beginnen
- Früherkennung durch systematisches Screening von kognitiven Fähigkeiten
- Frühzeitiger Behandlungsbeginn bei Anzeichen eines beginnenden Delirs

> **Tipp**
>
> Wichtig ist die Gestaltung der Umgebung mit bekannten Gegenständen, Orientierungsgebern wie großen Uhren oder Kalendern, gleichbleibenden Kontaktpersonen. Die gute Information der Zugehörigen hat einen erheblichen Stellenwert.

Maßnahmen der Validation haben auch eine große Bedeutung im Umgang mit Delirien. Alle diese Maßnahmen werden unter dem Begriff des **Delirmanagements** zusammengefasst (Pretto und Hasemann 2006).

6.2 Depression

Depressive Verstimmungen sind eine der häufigsten psychischen Störungen überhaupt. Sie sind gekennzeichnet durch:
- Niedergedrückte (depressive) Stimmungslage,
- Schuldgefühle
- Interessensverlust
- Bestrafungsüberzeugung
- Entscheidungsambivalenz
- Selbstwertverlust
- Hoffnungslosigkeit
- Suizidgedanken

Es gibt aber auch einige körperliche Symptome dabei, wie zum Beispiel:
- Schlafstörungen
- Appetitlosigkeit
- Energieverlust
- Starke Erschöpfbarkeit
- Schmerz

Depressionen können durch die palliativmedizinisch behandelte Erkrankung selbst ausgelöst werden. Wenn z. B. durch Hirnmetastasen Areale betroffen sind, die für emotionale Reaktionen zuständig sind, kann dadurch eine so genannte **organische Depression** verursacht werden. Weit häufiger ist die Depression eine Reaktion auf die schwere Erkrankung und die verlorengegangenen Körperfunktionen. Im Einzelfall sind reaktive und organische Faktoren kaum voneinander abzugrenzen. Überlagerungen von beiden Verursachungen sind durchaus möglich.

Schwierig ist in palliativen Settings die Abgrenzung zwischen Depression und Trauer. Ist es noch die Trauer über eine verlorene Körperfunktion oder bereits eine reaktive Depression. Deshalb ist eine Depression im Rahmen der Palliativversorgung besonders schwer zu diagnostizieren, da sie häufig einer Trauerreaktion zugeordnet wird. Mit Depressionserfassungsinstrumenten ließe sich diese Frage versuchen, zu entscheiden: Diese Instrumente sind für die Betroffenen aber oft zu belastend, so dass sie im Alltag selten helfen. Aus pragmatischer Sicht wichtig ist es für uns im Alltag, klar zu erkennen, wann Antidepressiva indiziert sind.

Maydell und Voltz (1996) stellen bezüglich Depressionen in der Palliativversorgung fest:
- dass die Häufigkeit bei schweren körperlichen Erkrankungen abhängig von der Untersuchungsmethode sei;
- dass die Häufigkeit im Vergleich zur Allgemeinbevölkerung bei schweren somatischen Erkrankungen auf das zwei bis vierfache erhöht sei;
- dass depressive Symptome mit der Schwere und dem Fortschreiten der Erkrankung zunehmen.

■ Therapie

Zur Therapie der Depressionen eignen sich sowohl medikamentöse als auch nichtmedikamentöse Verfahren. Man kann Betroffene beispielsweise durch Empathie und Vermeiden sozialer

Isolation unterstützen. Ungünstige Denkschemata können versucht werden, aufzulösen und eine positivere Denkweise kann gefördert werden. Belegt in der Wirksamkeit ist Psychotherapie, hier gibt es regelhaft allerdings nur Angebote im stationären Bereich (Okuyama et al. 2017). In der medikamentösen Therapie werden die klassischen trizyklischen Antidepressiva von neueren Substanzen, den so genannten Wiederaufnahmehemmern unterschieden. Die neueren Substanzen hemmen die Wiederaufnahme der im Rahmen der Depressionen wichtigen Überträgerstoffe Serotonin bzw. Noradrenalin im synaptischen Spalt und erhöhen damit die Konzentration von Noradrenalin bzw. Serotonin.

Die **trizyklischen Antidepressiva** haben den Nachteil teilweise ausgeprägter anticholinerger Nebenwirkungen, wie z. B. Mundtrockenheit, Obstipation, Blasenentleerungsstörungen etc. Sie verstärken damit Symptome, die Palliativpatienten häufig schon ohne diese Therapie haben. Klassische Antidepressiva haben außerdem Nebenwirkungen an verschiedenen Organsystemen (Veränderungen der Reizleitung am Herzen, Verschlechterung kognitiver Fähigkeiten, Erhöhung des Augeninnendrucks etc.), so dass sie bei multimorbiden Palliativpatienten nicht gegeben werden können. Daher werden neuere Antidepressiva aus der Gruppe der **Serotonin** – und/oder **Noradrenalin-Wiederaufnahmehemmer** meist bevorzugt. Wenn gleichzeitig ein neuropathischer Schmerz vorliegt, können Noradrenalin-Wiederaufnahmehemmer vorteilhaft sein, weil sie auch gegen den neuropathischen Schmerz helfen. Nachteil aller dieser Antidepressiva ist, dass sie erst nach einigen Wochen wirken. Gerade bei depressiven Symptomen in der Sterbephase kommt dann die Therapie zu spät. Eine Alternative stellen **Psychostimulanzien** wegen ihres sofortigen Wirkeintritts dar.

> **Auswahl von Medikamenten zur Behandlung von Depressionen**
> - **Wiederaufnahmehemmer**
>   - Citalopram
>   - Mirtazapin
>   - Paroxetin
>   - Sertralin
> - Auch bei neuropathischem Schmerz wirksam:
>   - Venlafaxin
>   - Duloxetin
> - **Psychostimulanzien**
>   - Wenn ein schneller Behandlungserfolg entscheidend ist
>   - Z. B. Methylphenidat

6.3 Schlafstörungen

Schlafstörungen sind bei Palliativpatienten häufig. Sie können durch die zugrundeliegende Erkrankung selbst, durch quälende Symptome oder durch den veränderten Tag/Nacht Rhythmus entstehen (Bausewein et al. 2004). Übliche nichtmedikamentöse Maßnahmen, wie z. B. mehr Aktivitäten auf den Tag zu verlegen, um dann nachts müde zu sein, sind aufgrund ihrer oft bettlägerigen, „inaktiven" Situation fortgeschritten Erkrankten kaum möglich.

- Zunächst muss an auslösende Ursachen, wie nicht ausreichend behandelten Schmerz, Angst, Depression, Verschleimung, Übelkeit, Erbrechen etc., gedacht werden. Diese Symptome müssen dann nach den üblichen Prinzipien gezielt behandelt werden.

- **Therapie**

Wichtig sind **nichtmedikamentöse Maßnahmen** gegen Schlafstörungen. Sie richten sich gegen Faktoren, die eine Schlafstörung aufrechterhalten können, wie z. B. körperliche Anspannung, geistige Anspannung, schlafbehindernde Gedanken, ungünstige Schlafgewohnheiten. Folgende Maßnahmen werden beschrieben (Gerhard 2011):
- Vermeiden von Unterbrechungen des Nachtschlafs
- Vermeiden anregender Genussmittel wie Kaffee oder aufputschende Medikamente
- Abends nur leichte Mahlzeiten
- Regelmäßige Einschlafzeiten und Rituale

- Entspannungstraining (z. B. autogenes Training, Yoga)
- Meditation
- Bett nur zum Schlafen nutzen (bzw. für die Dinge, die man üblicherweise nur im Bett macht)
- Zeit im Bett begrenzen
- Kein Alkohol
- Tagesaktivität ausklingen lassen
- Uhr im Schlafzimmer nicht im Blickfeld haben
- Beruhigende Musik
- Für innere Zeichen der Schlafbereitschaft empfänglich werden
- Aktivitäten, die an Wachheit gebunden sind, außerhalb von Schlafzimmer und Schlafzeiten verlagern

Speziellere **verhaltensmedizinische Strategien** sind
- Muskelentspannung
- Sich in ein „Ruhebild" versetzen
- Beruhigende Phantasiereisen
- Angenehme schlaffördernde Gedanken
- Regeln für einen gesunden Schlaf einhalten
- Stimuli, die Schlaf stören, kontrollieren
- Schlafrestriktion, d. h. insbesondere tagsüber Schlaf vermeiden, um dann richtig müde zu sein, bzw. zu lange Schlafzeiten vermeiden, um in der nächsten Nacht wieder müde zu sein
- Grübeln aus dem Bett und der Schlafenszeit verlagern
- Einen Ort fürs Grübeln wie z. B. einen „Grübelstuhl" finden
- Grübelnde, negative und schlafstörende Gedanken abbrechen (Gedankenstopp)
- Ersetzen negativer Gedanken und Erwartungen zum Schlaf durch schlaffördernde Gedanken

Die **medikamentöse Therapie** besteht aus Benzodiazepinen, sedierenden und daher schlafanstoßende Antidepressiva oder Neuroleptika. In ◻ Tab. 6.1 werden typische Medikamente einschließlich typischer Dosierungen detailliert dargestellt. Beim „sundowning", einer Erregung in den Abend- bzw. Nachtstunden (wenn die Sonne untergeht) können atypische Neuroleptika wie Risperidon oder Qietapin eingesetzt werden. Bei ausgeprägter nächtlicher Verwirrtheit und gestörtem Tag-Nacht-Rhythmus ist u. a. Clomethiazol hilfreich.

◻ **Tab. 6.1** Typische Medikamente zur Behandlung von Schlafstörungen. (Nach Gerhard 2011)

Substanz	Dosierung
Benzodiazepinrezeptoragonisten	
Zopiclon	3,75–7,5 mg
Zolpidem	10–20 mg
Zaleplon	5–10 mg
Benzodiazepine	
Lorazepam	0,5–2 mg
Flurazepam	15–30 mg
Nitrazepam	5–10 mg
Triazolam	0,125–0,25 mg
Sedierende Antidepressiva	
Amitriptylin	5–50 mg
Doxepin	5–50 mg
Mirtazapin	15–30 mg
Trimipramin	5–50 mg
Sedierende Neuroleptika	
Levomepromazin	10–50 mg
Melperon	25–75 mg
Pipamperon	20–60 mg
Andere	
Clomethiazol	200–500 mg
Chloralhydrat	250–1000 mg

6.4 Restless-legs-Syndrom

Eine Bewegungsstörung, die in aller Regel zu heftigen Schlafstörungen führt und deshalb gerne unter den Schlafstörungen aufgeführt wird, ist das Restless-legs-Syndrom (RLS).

Neuropsychiatrische Symptome

Mehr als 5 % der Bevölkerung leiden unter diesem „Syndrom der unruhigen Beine". Durch die unruhigen Beine sind die Betroffenen nämlich empfindlich in ihrem Nachtschlaf gestört. Da das Restless-legs-Syndrom besonders bei bettlägerigen Patienten auftritt, dürfte es gerade bei Palliativpatienten häufiger sein.

- **Diagnostik**

Kriterien für die Diagnosestellung (Gerhard 2011):
— Bewegungsdrang der Beine, begleitet von Missempfindungen
— Verschlimmerung in Ruhe
— Besserung durch Bewegung
— Abendlicher oder nächtlicher Schwerpunkt der Beschwerden

Zusätzlich:
— Häufung in einer Familie
— Ansprechen auf einen Therapieversuch mit dem Medikament Levodopa
— Periodische Beinbewegungen im Schlaf

- **Therapie**

Gerade Patienten in Palliativbetreuung erhalten häufig Opioide zur Schmerz- und/oder Dyspnoetherapie. Da Opioide bereits eine der Therapiemöglichkeiten für das Restless-legs-Syndrom sind, kann diese Opioidtherapie ausreichen, um das RLS erfolgreich mit zu behandeln. Wenn das nicht der Fall ist, so können L-Dopa -Präparate, Dopaminagonisten und Gabapentin bzw. Pregabalin gut helfen.

> **Medikamente zur Behandlung des Restless-legs-Syndroms (nach Gerhard 2011)**
> — L-Dopa + Decarboxylasehemmer kurzwirksam
> — L-Dopa + Decarboxylasehemmer langwirksam
> — Pramipexol
> — Ropinirol
> — Rotigotin
> — Gabapentin/Pregabalin
> — Verschiedene Opioide

Besonders problematisch sind so genannte **Augmentationen**, die Situation, dass sich paradoxerweise trotz Steigerung der Dosis des verordneten Medikaments, die RLS-Symptomatik verschlimmert. Typische Zeichen einer Augmentation sind ein früherer Beginn der Symptome im Tagesverlauf, ein schnelleres Einsetzen der Beschwerden, wenn sich die Patienten in Ruhe befinden oder eine Ausdehnung der Beschwerden auf andere Körperbereiche. Augmentationen treten unter L-Dopa besonders oft auf und sind unter lang wirksamen Dopaminagonisten eher seltener.

6.5 Epileptische Anfälle

Epileptische Anfälle treten am Lebensende relativ häufig auf. Typische Auslöser sind dann Hirnmetastasen, Hirntumore, Stoffwechselentgleisungen, Medikamentennebenwirkungen oder gleichzeitig bestehende vaskuläre Hirnerkrankungen. Anfälle sind meist sehr belastend für die Betroffenen wie wir an dem folgenden Fallbeispiel sehen.

- **Kasuistik (nach Gerhard 2011)**

Herr Johann ist 45 Jahre alt. Vor einem halben Jahr wurde bei ihm ein bösartiger Hirntumor (Glioblastom Grad IV) diagnostiziert. Er erhielt eine operative Behandlung, Strahlen- und Chemotherapie. Trotzdem hat er mit dieser Erkrankung nur eine Lebenserwartung von wenigen Jahren. Aktuell hat er nur eine leichte Lähmung der linken Körperhälfte, kann aber dennoch normal laufen. Vor zwei Monaten hatte er den ersten großen epileptischen Anfall mit Zungenbiss, Einnässen und Einkoten sowie Verkrampfungen am ganzen Körper. Er selbst war während des Anfalls bewusstlos. Seine Ehefrau, die den Anfall beobachtete, war schockiert von dem Anblick des Anfalls. Herr Johann hatte anschließend heftigen Muskelkater und fühlt sich sehr schlecht. Beiden ist es sehr wichtig, dass das Bestmögliche getan wird, damit er keine weiteren Anfälle erleidet. Das erste Antiepileptikum (Carbamazepin) hat leider bei Herrn Johann zu Potenzstörungen geführt. Das war für das Paar besonders belastend, da sie gerade in der jetzigen Krankheitssituation die gemeinsame Intimität und Sexualität besonders wichtig fanden und genossen. Er wurde auf ein anderes Medikament (Valproinsäure) umgestellt, das leider zu Zittern führte. Erst das dritte Antiepileptikum (Levetiracetam) wurde ohne gravierende Nebenwirkungen vertragen. Während des weiteren Krankheitsverlaufs hatte er glücklicherweise keine Anfälle mehr.

Der erschreckende Anblick des Anfallsgeschehens schockiert oft die Angehörigen. Für denjenigen, der den Anfall erleidet, sind die Anfälle mitunter mit Schmerzen verbunden, beispielsweise wenn er Verkrampfungen im Rahmen der Anfälle bewusst erlebt. Das Gefühl, dass ein Stück Zeit fehlt, in dem der Betroffenen etwas getan haben könnte, das er weder erinnern noch kontrollieren kann, geht für viele mit einem Ohnmachtserleben einher. Wichtig ist es daher, dass man sich in palliativen Situationen stets neu fragt, was epileptische Anfälle für den Betroffenen und sein Umfeld bedeuten, was für Einschränkungen der Lebensqualität sie mit sich bringen. Im Gegenzug müssen natürlich auch die möglichen Nachteile einer antiepileptischen Therapie betrachtet werden. Bei der Behandlung epileptischer Anfälle, so formalisiert und standardisiert sie z. B. nach Leitlinien stattfinden kann, muss stets der Blick auf den Betroffenen und die Frage, was die Anfälle für ihn bedeuten und was die Therapie für ihn an Vor- und Nachteilen bringt, entscheidend sein.

Epileptische Anfälle treten dann auf, wenn es in einer Hirnregion oder im ganzen Gehirn gleichzeitig zu anfallsweise auftretenden elektrischen Entladungen kommt. Je nach betroffener Region kommt es zu unterschiedlichen Anfallsformen. Treten die plötzlichen elektrischen Entladungen im gesamten Gehirn gleichzeitig auf, so resultiert in der Regel beim Erwachsenen ein großer Anfall, auch Grand-mal-Anfall genannt (Grand mal kommt aus dem Französischen und bedeutet wörtlich übersetzt „großes Übel"). Treten die elektrischen Entladungen in einer umschriebenen Hirnregion auf, so hängt es von der Funktion der jeweiligen Hirnregion ab, was für Anfälle entstehen. So zeigen sich z. B.

- bei Befall der für Bewegung zuständigen motorischen Hirnrinde im Rahmen des Anfalls rhythmische Verkrampfungen der entsprechenden Körperregion, für die diese Hirnregion zuständig ist;
- bei Befall der Sehrinde Lichtblitze;
- bei Befall der für Sensibilität zuständigen Hirnregionen eigenartige Empfindungen in der entsprechenden Hautregion;
- bei Befall der Sprachregion anfallsweises unkontrolliertes Hervorbringen von Lauten.

Derartige Anfälle nennt man **fokale Anfälle**, weil eine bestimmte Hirnregion (Fokus) betroffen ist. Es kann aber auch vorkommen, dass sich die epileptische Erregung von dieser Region auf die Umgebung und evtl. sogar das ganze Gehirn ausbreitet. Es findet dann eine so genannte sekundäre Generalisierung statt.

Anfälle, bei denen die epileptische Erregung von Anfang an gleichzeitig im gesamten Gehirn stattfindet, werden durch schädigende Einflüsse ausgelöst, die das gesamte Gehirn gleichzeitig betreffen. Typische Auslöser dieser **Grand-mal-Anfälle** sind:

- Stoffwechselentgleisungen (z. B. stets Unterzuckerung ausschließen)
- Schwere Leber- und oder Nierenfunktionsstörung
- Sauerstoffmangel, Blutungen oder Enzephalitiden
- Alkohol- bzw. Schlafmittelentzug

Anfälle, die in einer umschriebenen Gehirnregion stattfinden oder beginnen, treten bei umschriebenen Hirnerkrankungen auf wie z. B.

- Hirntumoren
- Hirnmetastasen
- Schlaganfällen
- Fehlbildungen
- Entzündungen (Abszesse oder Meningoenzephalitiden)

■ **Diagnostik**

Zur Abklärung epileptischer Anfälle entscheidend ist die Schilderung des Anfallsereignisses. Hilfreich sind Laborwerte, um eine eventuelle Stoffwechselentgleisung nachzuweisen oder auszuschließen. Mittels bildgebender Untersuchun-

Neuropsychiatrische Symptome

gen des Gehirns, der Computer- oder Kernspintomographie, wird nach einer umschriebenen Hirnerkrankung, beispielsweise einem Hirntumor, einer Hirnmetastase, einer umschriebenen Entzündung, einem Schlaganfall etc. gefahndet. Im Elektroenzephalogram (EEG) finden sich bei epileptischen Anfällen eventuell epilepsietypische elektrische Entladungen, die dann je nachdem, ob es sich um umschriebene, fokale Anfälle oder generalisierte Anfälle handelt, über der gesamten Hirnrinde gleichzeitig oder nur an umschriebenen Stellen ableitbar sind. Mittels provozierender Faktoren wie Schlafentzug, Lichtblitzreize unterschiedlicher Frequenz (so genannte Photostimulation) oder kräftiger Atmung (sogenannter Hyperventilation), die anfallsauslösend wirken, können die EEG-Veränderungen deutlicher zum Vorschein gebracht und dann klarer zugeordnet werden. In manchen Fällen kann ein 24-h-Langzeit-EEG erforderlich sein, um das diagnostische Vorgehen zu ergänzen. In palliativen Situationen wird man sich häufig auf die Anfallsbeobachtung beschränken und nur in unklaren Fällen zunächst eine einfache Diagnostik durchführen und sich dabei zunächst auf Labor, EEG und Computertomogramm des Gehirns beschränken. Da der Schlafentzug für eine Nacht vor dem Schlafentzugs-EEG recht belastend ist, kernspintomographische Untersuchungen nicht überall verfügbar sind und außerdem die lange, einengende Kernspintomographieuntersuchungs„röhre" für viele Angst auslösend ist, werden diese Untersuchungen im palliativem Setting eher selten durchgeführt. Wichtig ist es, sich jeweils genau zu überlegen, welche Untersuchungen im Sinne der Lebensqualität für den Betroffenen wirklich Sinn machen.

> **Diagnostik nach epileptischem Anfall**
> — Schilderung des Ereignisses
> — Laborroutine, insbesondere Blutzucker Leber/Niere
> — NMR/CCT
> — EEG, evtl. unter Provokation (Licht, Schlafentzug)

- **Therapie**

Zur Therapie epileptischer Anfälle gibt es mittlerweile zahlreiche verfügbare Substanzen. Es sind Notfalltherapien von der Dauertherapie (Anfallsprophylaxe) zu unterscheiden. Wenn ein Betroffener mehrere Anfälle hintereinander hat, die entweder direkt ineinander übergehen (Anfallsstatus) oder abgegrenzt hintereinander auftreten (Anfallsserie), so ist eine Akutbehandlung erforderlich. Im palliativen Setting gilt es zu beachten, dass Anfälle sehr schmerzhaft sein können, zu Verletzungen mit entsprechenden Folgen führen können und für die Zugehörigen mitunter schwer auszuhalten sind. Deshalb bedeutet in der Regel eine Anfallsbehandlung eine deutliche Verbesserung der Lebensqualität und sollte auch in palliativer Situation im Sinne einer „Symptomlinderung" durchgeführt werden.

Die meisten epileptischen Anfälle gehen von selbst zu Ende und bedürfen **keiner Therapie**. Die Umstehenden sind häufig sehr schockiert und neigen zu einem übermäßigen Aktionismus. Wichtig ist es, den Betroffenen vor Verletzungen geschützt zu lagern und das Anfallsereignis genau zu beobachten. Ein Mundkeil macht keinen Sinn, da der Zungenbiss in der Regel in der tonischen Phase eines großen Anfalls (Grand-mal-Anfalls) geschieht und damit in den ersten Sekunden. Wenn man danach in der klonischen Phase versucht, den Kiefer zu öffnen und einen Mundkeil einzuführen, so kann dies zu Kieferverrenkungen, Zahnverlusten etc. führen, ohne dass es irgendeinen Nutzen hat.

Betrachten wir zunächst die **Notfallbehandlung des Anfallsstatus** (Status epilepticus) bzw. der Anfallsserie. Medikamente der ersten Wahl sind Lorazepam und Diazepam. Vorteil des Lorazepams ist seine längere Wirkdauer, weshalb es heute die erste Wahl darstellt (Kurthen et al. 2008). Lorazepam wird intravenös, subkutan oder oral gegeben. Sublingual wird es nicht resorbiert. Diazepam wird intravenös oder als Rektiole (eine Art Minieinlauf, um das Medikament in den Enddarm zu bringen) verabreicht. In der Palliativversorgung wird oft Midazolam eingesetzt. Ihm fehlt zwar die formale Zulassung zur Anfallstherapie, dagegen ist es gut zuführbar (nasal, oral, s.c., i.m., i.v., rektal). Auch Clonazepam kann eingesetzt werden, selbst wenn die Studienlage hierzu schlechter ist. Ist das Medikament erster Wahl (vorzugsweise Lorazepam oder alternativ Diazepam bzw. Clonazepam) nicht wirksam, so sollten Medikamente der zweiten Wahl gegeben werden. Dies sind nach der Leitlinie der Deutschen Gesellschaft für Neurologie (Kurthen et al. 2008) Phenytoin, das über einen eigenen Zugang als Infusion verabreicht wird, oder Valproinsäure, das intravenös gespritzt werden kann.

> **Medikamente zur Notfallbehandlung bei Status epilepticus oder Anfallsserie (nach DGN-Leitlinie; Kurthen et al. 2008)**
> ▬ Medikamente erster Wahl
>   – Lorazepam[1] i.v., s.c.
>   – Diazepam i.v., rektal
>   – Clonazepam i.v.
>   – Midazolam
> ▬ Medikamente zweiter Wahl
>   – Phenytoin i.v.
>   – Valproinsäure
> ▬ Weitere Medikamente
>   – Phenobarbital
>   – Thiopental
>   – Propofol

Für die **Dauertherapie** von Epilepsien gibt es zahlreiche Medikamente. Sie haben unterschiedliche Nebenwirkungen und lassen sich unterschiedlich rasch aufdosieren. Sie sollten verordnet werden bei wiederholten Anfällen oder falls nach einem einzigen Anfall ein hohes Wiederholungsrisiko besteht. Dies ist dann der Fall, wenn sich eine Ursache für den epileptischen Anfall in den Untersuchungen des Gehirns zeigte oder wenn sich in den elektroenzephalographischen Untersuchungen (EEG) viele epilepsietypische Potenziale finden. Nur wenige Substanzen sind auch für die intravenöse Gabe verfügbar. Leider gibt es nur drei Substanzen, nämlich Lorazepam, Midazolam und Phenobarbital, die sich für die in der Palliativversorgung vorteilhafte subkutane Gabe eignen. Bei Lorazepam und Midazolam muss in der Dauertherapie bedacht werden, dass es auch starke Beruhigungs- bzw. Angst lösende Medikamente sind und dass die anfallshemmende Wirkung mit der Zeit nachlässt. Die Sedierung und Anxiolyse kann in palliativen Situationen mitunter von Vorteil sein. Der allmähliche Wirkverlust ist nur bei Situationen mit recht kurzer Lebenserwartung unproblematisch.

Die Medikamente zur Dauertherapie finden sich in der Übersicht. Alle genannten Medikamente sind für die Therapie **fokaler Epilepsien** einsetzbar. Nach der DGN-Leitlinie (Elger et al. 2008) sind alle aufgeführten Medikamente erster Wahl (bis auf Gabapentin) gegen fokale Epilepsien gleich gut wirksam. Lamotrigin und Levetiracetam werden wegen ihrer guten Verträglichkeit besonders empfohlen. Levetiracetam und Valproinsäure können auch intravenös gegeben werden, wenn der Betroffene nicht schlucken kann. Die in der Palliativmedizin gerne gegebene subkutane Darreichungsform ist, da diese Medikamente Säuren sind und daher im Unterhautgewebe gewebsschädigend wirken würden, leider nicht möglich. Bei Epilepsien mit gleichzeitiger Erregung des ganzen Gehirns (primär **generalisierte Epilepsien**) ist laut DGN-Leitlinie (Elger et al. 2008) Valproinsäure erste Wahl. Es können aber auch Lamotrigin, Levetiracetam und Topiramat eingesetzt werden.

> **Antiepileptika erster Wahl zur Dauertherapie (Elger et al. 2008; Hacke 2010)**
> ▬ **Lamotrigin** muss ganz langsam in 25-mg-Schritten aufdosiert werden. Vor allem bei zu schneller Aufdosierung finden sich Nebenwirkungen wie Hautausschläge oder Schwindel, Doppelbilder, Koordinationsstörungen. Langfristig ist das Medikament nebenwirkungsarm und in der Regel recht gut verträglich. Es führt vor allem kaum zu Konzentrationsstörungen. Die üblichen Dosierungen liegen zwischen 100 und 600 mg Tagesdosis.

---

[1] Zur Galenik von Lorazepam s.l. siehe unter Behandlung von Atemnot!

- **Levetiracetam** kann relativ rasch aufdosiert werden. Ähnlich dem Lamotrigin ist es relativ nebenwirkungsarm. Häufige Nebenwirkungen sind Müdigkeit und kognitive Störungen. Vorteilhaft für die Palliativversorgung ist, dass das Medikament auch als Ampulle zur intravenösen Gabe verfügbar ist.
- **Topiramat** ist recht stark wirksam, aber auch nicht ohne Nebenwirkungen. Die wichtigsten Nebenwirkungen sind: Müdigkeit, kognitive Einschränkungen, Koordinationsstörungen, Zittern. Es muss langsam aufdosiert werden.
- **Valproinsäure** ist das Medikament erster Wahl bei primär generalisierten Epilepsien, wirkt aber auch sehr gut bei fokalen Epilepsien. Häufige Nebenwirkungen sind: Gewichtszunahme, Zittern, Haarausfall, kognitive Störungen.
- **Gabapentin** hat weniger ausgeprägte Nebenwirkungen ist aber auch nicht so wirksam wie die anderen genannten Substanzen. Deshalb wird es heute überwiegend in der Therapie neuropathischer Schmerzen (▶ Abschn. 3.6.2) und nicht in der Epilepsietherapie eingesetzt. Nebenwirkungen sind u. a.: Übelkeit, Koordinationsstörungen, Müdigkeit, Schwindel
- **Carbamazepin** ist eines der älteren Anfallsmedikamente mit guter Wirkung aber auch ausgeprägteren Nebenwirkungen wie Allergien, Blutbildstörungen, Leberveränderungen, Schwindel, Koordinationsstörungen.
- **Oxcarbazepin** ist dem Carbamazepin chemisch eng verwandt. Durch einen anderen Abbauweg hat es bei gleicher Wirkung etwas andere und geringere Nebenwirkungen. Es verursacht etwas häufiger als Carbamazepin Störungen der Blutsalze (Hyponatriämie), dafür aber seltener Schwindel, Koordinationsstörungen und kognitive Nebenwirkungen.

Ein Pathway zum Umgang mit epileptischen Anfällen wird in ◘ Abb. 6.1 dargestellt.

- **Fahrtauglichkeit**

Zur Fahrtauglichkeit bei epileptischen Anfällen gilt Folgendes: es muss zunächst unterschieden werden, ob der Anfall ohne provozierende Faktoren aufgetreten ist oder ob er z. B. durch Schlafentzug, eine akute Erkrankung etc. provoziert war. Außerdem muss unterschieden werden, ob sich von den diagnostischen Maßnahmen her, nämlich EEG und zerebraler Bildgebung, Auffälligkeiten finden, die für ein erhöhtes Wiederholungsrisiko sprechen oder nicht. Nur wenn plausible Provokationsfaktoren vorliegen und die Diagnostik normal war, gilt beim ersten epileptischen Anfall das kurze Fahrverbot von mindestens drei Monaten. Wenn allerdings keine plausiblen Provokationsfaktoren vorliegen aber die Diagnostik normale Befunde ergibt, erhöht sich das Fahrverbot auch beim erstmaligen Anfall auf sechs Monate. Bei Hinweisen auf eine Epilepsie (mehr als zwei Anfälle oder Diagnostik, die für eine Epilepsie spricht) beträgt das Fahrverbot bereits ein Jahr. Bei persistierenden Anfällen besteht das Fahrverbot länger. Das Vorgehen muss mit dem behandelnden Neurologen besprochen werde. Diese Richtlinien betreffen Führerscheine der Gruppe 1 (PKW etc.). Für die Führerscheingruppe 2 (LKW, Personenbeförderung etc.) gelten besondere Richtlinien. Details sind den Begutachtungs-Leitlinien zur Kraftfahrereignung zu entnehmen. In der Palliativsituation sollte ein Fahrverbot eher großzügig ausgesprochen werden, da in der Regel weitere Faktoren die Fahreignung einschränken.

6.6 Angst

„Keine Angst, wir haben alle Angst!". Angst ist in palliativer Versorgung ein sehr verbreitetes Phänomen. Es betrifft nicht nur die betroffenen Patienten selbst mit ihrer
- Angst vor einem Fortschreiten ihrer Erkrankung,
- Angst vor quälenden Symptomen,

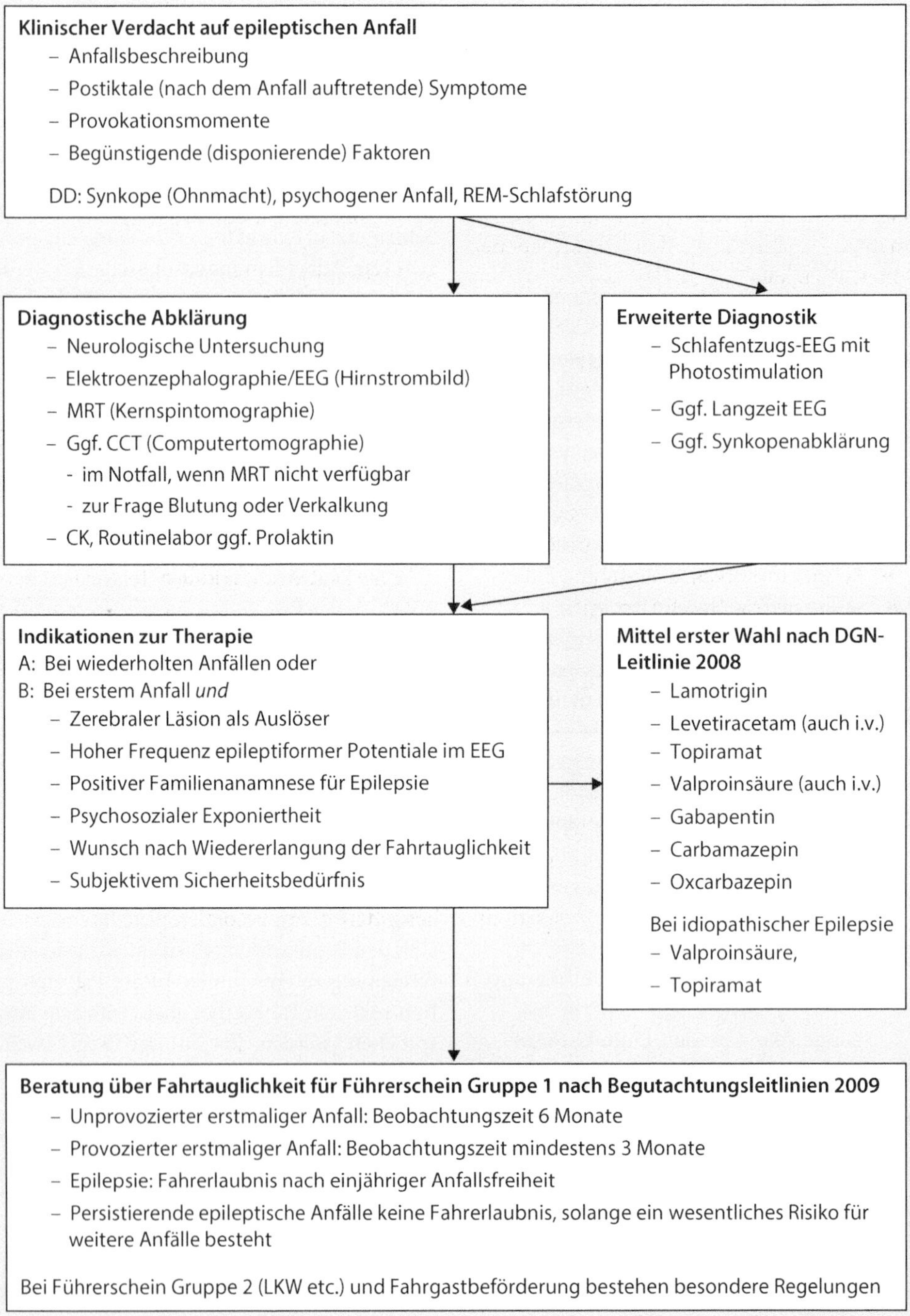

Klinischer Verdacht auf epileptischen Anfall
- Anfallsbeschreibung
- Postiktale (nach dem Anfall auftretende) Symptome
- Provokationsmomente
- Begünstigende (disponierende) Faktoren

DD: Synkope (Ohnmacht), psychogener Anfall, REM-Schlafstörung

Diagnostische Abklärung
- Neurologische Untersuchung
- Elektroenzephalographie/EEG (Hirnstrombild)
- MRT (Kernspintomographie)
- Ggf. CCT (Computertomographie)
  - im Notfall, wenn MRT nicht verfügbar
  - zur Frage Blutung oder Verkalkung
- CK, Routinelabor ggf. Prolaktin

Erweiterte Diagnostik
- Schlafentzugs-EEG mit Photostimulation
- Ggf. Langzeit EEG
- Ggf. Synkopenabklärung

Indikationen zur Therapie
A: Bei wiederholten Anfällen oder
B: Bei erstem Anfall *und*
- Zerebraler Läsion als Auslöser
- Hoher Frequenz epileptiformer Potentiale im EEG
- Positiver Familienanamnese für Epilepsie
- Psychosozialer Exponiertheit
- Wunsch nach Wiedererlangung der Fahrtauglichkeit
- Subjektivem Sicherheitsbedürfnis

Mittel erster Wahl nach DGN-Leitlinie 2008
- Lamotrigin
- Levetiracetam (auch i.v.)
- Topiramat
- Valproinsäure (auch i.v.)
- Gabapentin
- Carbamazepin
- Oxcarbazepin

Bei idiopathischer Epilepsie
- Valproinsäure,
- Topiramat

Beratung über Fahrtauglichkeit für Führerschein Gruppe 1 nach Begutachtungsleitlinien 2009
- Unprovozierter erstmaliger Anfall: Beobachtungszeit 6 Monate
- Provozierter erstmaliger Anfall: Beobachtungszeit mindestens 3 Monate
- Epilepsie: Fahrerlaubnis nach einjähriger Anfallsfreiheit
- Persistierende epileptische Anfälle keine Fahrerlaubnis, solange ein wesentliches Risiko für weitere Anfälle besteht

Bei Führerschein Gruppe 2 (LKW etc.) und Fahrgastbeförderung bestehen besondere Regelungen

Abb. 6.1 Pathway Epilepsie. (Nach Elger et al. 2008)

- Angst vor Abhängigkeit und Würdelosigkeit,
- Angst vor dem Tod etc.,

sondern auch die Angehörigen und die Gesundheitsberufe. Angehörige haben vielleicht Angst,
- mit der Versorgung nicht mehr zu Recht zu kommen,
- ihren geliebten Menschen zu verlieren etc.

Gesundheitsberufe haben vielleicht Angst,
- überfordert zu sein,
- schwere Symptome nicht adäquat behandeln zu können,
- der emotionalen Belastung nicht gewachsen zu sein,
- vor schwierigen Fragen und Gesprächen,
- vor Gefühlsausbrüchen,
- das Sterben nicht ertragen zu können.

Man dürfte kaum jemanden finden, der angesichts einer schweren Krankheitssituation keine Angst hat. Angst ist ein evolutionsbiologisch wichtiger Schutzmechanismus. Stellen wir uns nur einmal vor, wir hätten überhaupt keine Angst, welchen Gefahren wir uns dann vielleicht ungeschützt ausliefern würden.

- **Therapie**

Es stellt sich für uns die Frage, wann wir Angst gezielt behandeln müssen. Alle angeführten Situationen von Angst sind sehr verständlich und normal. Erst wenn die Angst außer Kontrolle gerät und sich verselbstständigt, besteht ein Grund zur Behandlung. **Nichtmedikamentöse Strategien** stammen meist aus der Verhaltenstherapie und versuchen einen besseren Umgang mit der Angst auslösenden Situation zu erlernen. **Medikamentös** helfen sog. Anxiolytika, z. B. Benzodiazepine, evtl. auch sedierende Antidepressiva oder Pregabalin (Schwartz et al. 2017) (zu detaillierten Medikamente und üblicher Dosierung ◘ Tab. 6.1). Vorteilhaft ist es in palliativen Situationen, mit möglichst wenigen Medikamenten auszukommen, weshalb z. B. ein Medikament wie Lorazepam gegen Angst, Unruhe, Schlafstörung und epileptische Anfälle gegeben werden kann. Insgesamt allerdings ist die Evidenz zur medikamentösen Therapie der Angst in palliativer Situation fehlend bis nicht vorhanden (Salt et al. 2017).

Literatur

Caraceni A, Bosisio M (2004) Acute confusional state. In: Voltz R et al (Hrsg) Palliative care in neurology. Oxford University Press, Oxford

Elger C et al (2008) Erster epileptischer Anfall und Epilepsien im Erwachsenenalter. In: Diener HC, Putzki N et al (Hrsg) Leitlinien für Diagnostik und Therapie in der Neurologie, 4. Aufl. Thieme, Stuttgart

Gerhard C (2011) Neuro Palliative Care. Interdisziplinäres Praxishandbuch zur palliativen Versorgung von Menschen mit neurologischen Erkrankungen. Hans Huber, Bern

Hacke W (2010) Neurologie. Springer, Berlin/Heidelberg/New York, S 381

Harris D (2007) Delirium in advanced disease. Postgrad Med J 83:525–528

Inouye SK, van Dyck CH, Alessi CA, Balkin S, Siegal AP, Horwitz RI (1990) Clarifying confusion: the confusion assessment method. A new method for detection of delirium. Ann Intern Med 113:941–948

Kurthen M et al. (2008) Status epilepticus im Erwachsenenalter. In: Diener HC, Putzki N et al (Hrsg) Leitlinien für Diagnostik und Therapie in der Neurologie, 4. Aufl. Thieme, Stuttgart

von Maydell R, Voltz R (1996) Palliativmedizin: Neurologie und Psychiatrie. Deutsche Gesellschaft für Palliativmedizin

Medicus E (2006) Delir. In: Knipping C (Hrsg) Lehrbuch Palliative Care. Hans Huber, Bern

Okuyama T, Akechi T, Mackenzie L, Furukawa TA (2017) Psychotherapy for depression among advanced, incurable cancer patients: a systematic review and meta-analysis. Cancer Treatment Rev 56:16–27

Pretto M, Hasemann W (2006) Delirium – Ursachen, Symptome, Risikofaktoren, Erkennung und Behandlung. Pflegezeitschrift 3:9–16

Regnard C, Dean M (2010) Praktische Palliativmedizin. Hans Huber, Bern

Salt S, Mulvaney C, Preston N (2017) Drug therapy for symptoms associated with anxiety in adult palliative care patients. Cochrane Database Syst Rev (5):CD004596

Schwartz J, Neukirchen M, De Vilder MC, Hornemann B, Wolf C, Gärtner J, Thomas M (2017) SOP – Depression und Angst in der Palliativmedizin (SOP – Depression and anxiety in palliative medicine). Onkologe 23(9):756–763

Zoremba N, Coburn M, Schälte G (2019) Delir beim Intensivpatienten. Wien Klin Mag 22(1):12–21

Anorexie-Kachexie-Syndrom

Matthias Thöns und Boris Hait

7.1 Ernährung – 116

7.2 Ernährungsmedizinische Aspekte in der Palliativversorgung – 118

7.3 Diagnostik – 119

7.4 Therapeutisches Vorgehen – 119
7.4.1 Kausaltherapie von Beschwerden – 119
7.4.2 Ernährungsberatung und Allgemeinmaßnahmen – 120
7.4.3 Sportliche Betätigung – 122
7.4.4 Medikamentöse Appetitsteigerung /Nahrungsergänzung – 122
7.4.5 Nahrungsanreicherung – 123
7.4.6 Trink – und Zusatznahrung – häufig sinnvoll – 123
7.4.7 Fazit – 123

7.5 Künstliche Ernährung – 124
7.5.1 Künstliche enterale Ernährungssonden – 124
7.5.2 Parenterale Ernährung – 125
7.5.3 Indikationen zur enteralen Ernährung – 125
7.5.4 Indikationen zur parenteralen Ernährung – 126

7.6 Flüssigkeitsgabe am Lebensende – 127

7.7 Mundpflege – 129
7.7.1 Leitgedanken zur Mundpflege – 130
7.7.2 Erkrankungen des Mundbereiches – 130

7.8 Fatigue – 131
7.8.1 Ursachen – 132
7.8.2 Diagnosekriterien – 132
7.8.3 Therapeutisches Vorgehen – 133

Literatur – 134

© Springer-Verlag GmbH Deutschland, ein Teil von Springer Nature 2019
M. Thöns, T. Sitte (Hrsg.), *Repetitorium Palliativmedizin*,
https://doi.org/10.1007/978-3-662-59090-4_7

■ **Kasuistik**

Die stets sehr naturverbundene Patientin Maria F. litt seit langer Zeit unter einer zunehmenden Demenz. Zur Vorsorge ging sie nie, Ärzte mied sie und abhängig sein von anderen wäre für sie unvorstellbar gewesen. Da keine Patientenverfügung vorlag, war sie mit einer PEG versorgt und wurde über Jahre liebevoll von der Tochter zuhause versorgt. Gleichwohl kam es zu Schwerstpflegebedürftigkeit, Kontrakturen und schmerzhaften Dekubiti (◉ Abb. 7.1). Zunehmend war die Situation von Leidensäußerungen der Patientin geprägt, in der Familie der Tochter kam es wiederkehrend zu schweren Auseinandersetzungen über die weitere Versorgung. Als es zu häufigerer Sondenunverträglichkeit mit Übelkeit und Aspirationen kam, wurde palliativmedizinische Hilfe in Anspruch genommen. Bei jedem Versuch einer Mundpflege presste die Patientin die Lippen zusammen. In einem Gespräch mit dem betreuenden Palliativmediziner wurden in einer sehr ruhigen Atmosphäre die Therapieziele der Patientin gemeinsam besprochen. Sicher war allen, dass in dieser Situation ausschließlich leidenslindernde Medizin für die Patientin akzeptabel wäre. Die gastrointestinalen Zeichen wurden als Nahrungsunverträglichkeit, der zugepresste Mund auch als entsprechendes Zeichen gesehen. Eingehend wurden die Ängste der Familie zu einem Abbruch künstlicher Ernährung angesprochen. Letztlich wurde bei weiterhin liebevoll fürsorgender Pflege die Sonde abgestöpselt, 8 Tage später verstarb die Patientin unter nur leicht angepasster leidenslindernder Medikation. Gibt es andere Optionen?

7.1 Ernährung

Um die Ernährung treten häufig Konflikte auf und belasten die palliative Situation zusätzlich. Oft wird von Teilen der Familie eine künstliche Ernährung massiv eingefordert. Und auch bei der ärztlichen Indikationsstellung hat sich in manchen Abteilungen nahezu eine reflexartige Anordnung zur künstlichen Ernährung etabliert, die teils bereits von Body-Mass-Indexwerten oder Einfuhrkalorienzahlen abhängig gemacht werden. Überwachung durch den Medizinischen Dienst der Krankenkassen und der Heimaufsicht tragen in Pflegeheimen ihr Übriges dazu bei, einen enormen Druck hin zur künstlichen Ernährung ab dem Unterschreiten bestimmter physiologischer Werte zu beginnen. Insbesondere, wenn die ärztliche Dokumentation nicht ausreichend ist. Daneben gibt es verschiedene Fachgesellschaften, die Leitlinien und Standards herausgeben, deren wissenschaftliche Evidenz oft den Status einer „Expertenempfehlung" nicht überschreitet. Die akuelle Leitlinie Palliativmedizin schweigt sich zur Problematik schlicht aus und formuliert lediglich für die Sterbephase:

„Nach sorgfältiger Abwägung im Einzelfall (z. B. Stillen von Hunger und Durst) *sollten* künstliche Ernährung und Flüssigkeitszufuhr bei Sterbenden *nicht* gegeben werden. In der Literaturdiskussion werden dann fast nur Studien zitiert, die negative Effekte einer künstlichen Ernährung zeigen." (LL 2019)

Was verleiht denn eigentlich diesem Thema ein derartiges Interesse? Tatsächlich ist es deshalb brisant, weil ethische, medizinisch-pflegerische und nicht zuletzt rechtliche Aspekte Einfluss auf die hier zu treffende Entscheidung nehmen. Hilfreich ist hier sicherlich der holistische Ansatz von Palliative Care, die Entscheidungsfindung im interdisziplinären Team als größtmögliche Chance, Informationen aus verschiedenen pro-

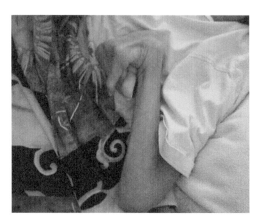

◉ **Abb. 7.1** Schwerste Kontrakturen bei weit fortgeschrittener Demenz

Anorexie-Kachexie-Syndrom

fessionellen Blickrichtungen zu sammeln, zu analysieren, um dann mit dem Ergebnis an Patient und Familie heranzutreten. Damit der Patient und seine Familie die Möglichkeit erhalten zu entscheiden, müssen Wissenslücken durch die Fachkompetenz sowie die Erfahrungswerte des Teams geschlossen werden.

Faktoren, die eine Entscheidungsfindung zur Art der Ernährung am Lebensende beeinflussen:

- **Medizinisch-pflegerische Aspekte**
  - Grunderkrankung, Stadium und Progredienz
  - Fortschreitende gastrointestinale Probleme, wie z. B.
    - Magenausgangs- bzw. Ösophagusstenose
    - Peritonealkarzinose mit einer konsekutiv chronischen Darmobstruktion
    - Ileus
  - Dysphagie mit Mangelernährung, als Folge von
    - Mechanischer Obstruktion im oberen Gastrointestinaltrakt
    - Stenosierung bei HNO-Tumoren oder Prozessen im Mund-/Kieferbereich
    - Neurogener Schluckstörung, wie bei ALS bzw. Hirntumoren
  - ANE-Syndrom („Anorexia–Nausea–Emesis")
    - Therapiebedingt (u. a. medikamentös-induziert, z. B. als Folge der Chemotherapie)?
    - Metabolischer Veränderungen (Hier muss die Frage gestellt werden: Sind es reversible metabolische Veränderungen oder bereits ein Signal für die Finalität und damit die „natürlichen" Vorgänge eines einsetzenden Sterbeprozesses?)
- **Ethische Aspekte**
  - Patientenwille als oberste Leitlinie des Handelns
  - Vermeidung von Aktionismus oder Zugzwang: „Es ist leichter etwas zu tun, als etwas zu unterlassen"
  - Abwägung des Benefits für den Patienten („Nutzen-Schaden"-Argumentation, z. B. Schmerzen bzw. Erbrechen durch Ernährung)
  - Lebensqualität vs. Lebensverlängerung
- **Rechtliche Aspekte**
  - Rolle der ärztlichen Indikationsstellung: Ist eine (künstliche) Ernährung nicht indiziert (z. B. bei terminaler Demenz), wird sie nicht angeboten.
  - Besteht für die Einleitung, bzw. Fortsetzung der Ernährung eine Einwilligung vom Patienten, bzw. seines Bevollmächtigten/Betreuer?
  - Sind sich Arzt/Team und Betreuer immer einig über den mutmaßlichen Willen des Patienten? Wie „gut" können wir diesen mutmaßlichen Willen ermitteln (Äußerungen des Patienten von früher? Erinnerungen an seine persönlichen Wertvorstellungen, seine ethischen Überzeugungen oder an seinen Glauben?)?

Mit diesen Aspekten und dem gewonnenen Wissen ist man gut vorbereitet für das Gespräch mit dem Patienten und seiner Familie.

In einer palliativen Situation bedeutet die Verringerung der Nahrungsaufnahme, bis hin zur Verweigerung, eine unmittelbare Konfrontation des Betroffenen mit der finalen Erkrankung, bzw. mit dem bevorstehenden Tod. Cave: „Verweigern" kann man eigentlich nur etwas, zu dem man verpflichtet ist – mithin ist das Wort bei der Ernährung fehl am Platz. Es wird hier aus Gründen der Verbreitung aber so übernommen.

Deshalb hören wir konkret oder erspüren durch empathisches Einlassen in diesen Gesprächen oft:

- Die Angst zu „verhungern und zu verdursten".
- Die Ohnmacht, durch die Einschränkung der Nahrungsaufnahme Lebensqualität zu verlieren.
- Die Befürchtung, durch die künstliche Ernährung bzw. durch die hierzu notwendigen Eingriffe eine Einschränkung der Lebensqualität zu erfahren.
- Die Wahrnehmung, dass die Reduzierung der Nahrungsaufnahme ein Indikator für

eine deutliche körperliche Veränderung ist und das Übertreten in eine andere oder gar die letzte Lebensphase kennzeichnet
— Also: Die Angst vor dem nahenden Tod.

Schlüsselworte sind oft „verhungern oder verdursten" („Sie wollen doch Ihre Mutter nicht verhungern/verdursten lassen" oder umgekehrt – „Sie dürfen meine Mutter nicht verhungern/verdursten lassen!"). In dieser emotionalen Umgebung ist es stets leichter etwas zu tun als etwas zu lassen.

▪ **Argumente gegen die „Verhungern-Diskussion":**
— Hauptursachen von Kachexie und Anorexie am Lebensende sind nicht die verminderte Nahrungsaufnahme, sondern die gestörte Nahrungsverwertung.
— Künstliche Ernährung hilft nachweislich nur in wenigen seltenen Ausnahmesituationen. In der üblichen Kachexie am Lebensende bessert sie weder Lebensqualität, noch Lebensspanne.
— Verhungern kann man nur, wenn man Hunger hat (Man spricht ja auch nicht von Ersticken, wenn am Lebensende die Atmung aufhört – warum sollte es beim Essen anders sein?)
— kurzzeitiges Fasten schadet nicht und wenn die Situation mit der Krankheit besser wird, kommt automatisch der Hunger wieder. Man kann sich also vom Patienten leiten lassen.
— In den meisten Situationen am Lebensende, reicht die verbleibende Lebensspanne gar nicht, um den „Hungertod" zu erleben, der in Mitteleuropa mitunter 2–3 Monate dauert.
— „Menschen sterben nicht, weil sie nicht essen, sondern sie essen nicht, weil sie sterben" (C. Saunders).

So wird sich zeigen, dass Allgemeinmaßnahmen und der natürliche Weg grundsätzlich günstig, Künstliches dagegen selten sinnvoll ist. Der Aufklärung der Angehörigen über die Begrenztheit der Möglichkeiten und der Akzeptanz der Wünsche des Patienten kommt eine besondere Bedeutung zu.

7.2 Ernährungsmedizinische Aspekte in der Palliativversorgung

Die Ernährungssituation von Palliativpatienten ist grundsätzlich problematisch. Klinische Zeichen der Mangelernährung weisen bis zu 87 % der Tumorpatienten bereits mit der Diagnosestellung auf (Faber et al. 2011). So muss man sich bei nahezu jedem Patienten in palliativer Situation diesem Problem widmen.
— **Die Kachexie ist nach der Sepsis die zweithäufigste Todesursache bei Tumorpatienten.**

Die Mangelernährung entsteht bei fortbestehendem Ungleichgewicht von verminderter Nährstoffzufuhr und dem Nährstoffbedarf bei gestörter Nährstoffverwertung oder bei unkontrollierbarem Abbau von Körpersubstanz. Die Ursachen sind multifaktoriell bedingt, zu den wichtigsten Gründen verminderter Nährstoffzufuhr gehört der mangelnde Appetit (**Anorexie**). Die Anorexie wird oft durch Stress, Schmerz, Entzündung, Tumormetabolismus oder Depression ausgelöst. Schlechte Essensumstände spielen eine wesentliche Rolle:
— Einsamkeit
— Verlust an Selbstständigkeit
— Unattraktive Speisenzubereitung
— Polymedikation zum Essen

Daneben können auch Schluck- und Kaustörungen, Mundtrockenheit, gastrointestinale Stenosen oder eine Malabsorption die Nahrungsaufnahme behindern. Der Nährstoffbedarf kann durch den Tumormetabolismus, schwere Infektionen oder nach Operationen verändert sein. Dies alles führt letztlich zur krankheitsassoziierten Mangelernährung, synonym mit **Kachexie** bezeichnet (Löser 2011).
— **Das Anorexie-Kachexie-Syndrom ist bei schweren Erkrankungen häufig und geht**

Anorexie-Kachexie-Syndrom

mit mangelndem Appetit, verminderter Nahrungsaufnahme, erhöhtem Bedarf und einer Verwertungsstörung einher. Es wird multifaktoriell ausgelöst und ist gekennzeichnet durch einen Verlust insbesondere an Muskelmasse. Übliche Nährstoffunterstützung hält es nicht auf.

Anorexie war in der Evolution ein Selektionsvorteil: Im Falle von Verletzung oder Erkrankung musste die körperliche Aktivität einschließlich der Nahrungssuche vermindert werden, um Wundheilung durch Schonung zu fördern und alle Kräfte für die Heilung zu fixieren. War der Mensch sterbenskrank, sorgte der fehlende Hunger für wenig Leidäußerungen: Ressourcen der Gruppe wurden für „ohnehin verlöschendes Leben" geschont.

Aktuelle Studien weisen bei Patienten mit Mangelernährung eine erhöhte Mortalität, eine eingeschränkte Lebensqualität und eine geringere Therapieverträglichkeit nach. Die Gewichtsstabilisierung besserte die Prognose (Löser 2011). Hier ist aber das Henne-Ei-Problem offensichtlich: Ist die Mangelernährung Zeichen des kommenden Sterbeprozesses, wie es die Gründerin der modernen Palliativmedizin meint, oder Ursache, wie es uns teilweise Interessengruppen glaubhaft machen wollen?

7.3 Diagnostik

Leitsymptom ist der signifikante Gewichtsverlust. Die aktuelle Definition der Kachexie umfasst einen Gewichtsverlust von mehr als 5 % in 3 Monaten oder von mehr als 2 % bei einem BMI („Body-mass-Index" = kg/(Größe in m)^2, normal 18,5–25, geringste Morbidität bei 25–27 [„Präadipositas"]) von <20 oder eine mittels Anthropometrie, Impedanzmessung oder Bildgebung nachweisbare Sarkopenie (Fearon et al. 2011).

Klinisch ist die fortgeschrittene Eiweißkatabolie erkennbar an der Atrophie der Handmuskulatur, des M. deltoideus oder der Kau- und Gesichtsmuskulatur. Patienten berichten von nicht mehr passender Kleidung oder „Schlackergürteln". Als Laboruntersuchung ist das Serumalbumin am aussagekräftigsten.

7.4 Therapeutisches Vorgehen

7.4.1 Kausaltherapie von Beschwerden

In erster Linie sollten potenziell behandelbare Ursachen angegangen werden (◘ Tab. 7.1).

Die gezielte Beschwerdeerhebung und die konsequente Behandlung sind insbesondere

◘ Tab. 7.1 Potenziell behandelbare Ursachen

Gestörte Nahrungszufuhr	Anorexie	Beschwerden: Schmerzen, Übelkeit, Obstipation, Atemnot
		Psychosozialer Stress: Angst, Depression, Einsamkeit, Trauer
		Polymedikation, Medikamentennebenwirkungen
	Kau- und Schluckstörungen	schlechter Zahnstatus, schlecht sitzende Zahnprothese, Mundsoor, Mundtrockenheit, neurogene Schluckstörungen, Stomatitis, Aphten
	Passagestörungen	Stenosen im Bereich des gesamten Gastrointestinaltrakt, Motilitätsstörungen
Aufnahmestörungen	Maldigestion	Bakterielle Fehlbesiedlung, Resektionen mit Pankreasinsuffizienz oder Gallensäureverlustsyndrom
	Malresorption	Resektionen im Gastrointstinaltrakt
Erhöhter Bedarf	Gesteigerter Grundumsatz	Infektion, Tumormetabolismus, Traumata/Operation

Tab. 7.2 Anorexie, Verstärkung durch folgende Medikamente

Übelkeit	Opioide, Zytostatika, Antibiotika, Antihypertensiva, Antidepressiva, Antiepileptika
Geschmacksveränderungen	Antibiotika, Zytostatika, Psychopharmaka, Antidiabetika, Antihypertensiva, Analgetika
Mundtrockenheit (Anticholinergika)	Psychopharmaka, Antihistaminika, Betablocker, Diuretika, Parkinsontherapeutika
Appetitstörung	Opioide, Psychopharmaka, Antibiotika, Antihypertensiva, ACE-Hemmer

für folgende Beschwerden zur Verbesserung auch der Ernährungssituation zielführend:
– Übelkeit und Erbrechen
– Obstipation und Blähungen, Subileus
– Schmerzen
– Atemnot
– Sodbrennen
– Angst und insbesondere Depression

Einen häufigen Auslöser für Ernährungsprobleme nimmt die **Polymedikation** ein. Viele Medikamente mindern den Appetit, verändern den Geschmack, führen zu Mundtrockenheit oder Übelkeit. Die Anzahl an verordneten Medikamenten hat sich als unabhängiger Risikofaktor für die Entwicklung einer Mangelernährung erwiesen (Pirlich et al. 2006). ◘ Tab. 7.2 zeigt eine Auswahl ungünstiger Medikamentenwirkungen.

7.4.2 Ernährungsberatung und Allgemeinmaßnahmen

Grundsätzlich ist die Ernährungsberatung bei fast allen Palliativpatienten sinnvoll und sollte bereits Teil des Erstgesprächs sein. Übliche Diätempfehlungen laufen der Empfehlung bei Tumorkachexie diametral entgegen: Patienten dürfen nun „essenstechnisch sündigen": Sie dürfen betont fettreich speisen, auch „Eiweiß ist gesund." Energetisch sind Speisen durch Anreicherung mit Cremes, Sahne, Öl oder Butter optimierbar. Die Ratio dahinter ist, dass undifferenzierte Tumorzellen eher einfache Kohlenhydrate verstoffwechseln, der Mensch selber aber auch von Fetten und Proteinen profitiert. „Damit ernähren Sie sich und nicht den Tumor". Alkohol als Energieträger einzusetzen ist heute obsolet, aber natürlich nicht verboten.

Weitere Allgemeinmaßnahmen betreffen das Essensambiente: Eine ruhige angenehme Essensatmosphäre, geschmackvolle und optisch attraktive Speiseangebote, ein Aperitif, mundgerechte Häppchen oder das gemeinsame Speisen seien exemplarisch genannt. Eine Untersuchung zeigte etwa, dass ansprechendes Ambiente mit höherwertigem Geschirr, eine gezielte Farbgestaltung und familienähnliche Esssituationen effektiv waren (Volkert et al. 2006). ◘ Abb. 7.2 zeigt wichtige Allgemeinmaßnahmen.

Konsequent sollten **Kau – oder Schluckprobleme** angegangen werden: Gibt es Zahnschmerzen oder eine schlecht sitzende Zahnprothese, wird auf gute Mundhygiene geachtet, sind Schluckstörungen evtl. behandelbar (Logopädie hinzuziehen). ◘ Abb. 7.2 gibt Tipps bei Kau- oder Schluckproblemen.

Gute Ideen für kalorienreiche leckere Shakes wie den Aprikosen-Marzipan-Shake sind in dem Buch von Löser (2011) bzw. im Internet via Google zu finden.

Da **Geschmacksveränderungen** bei jedem zweiten Tumorpatienten beobachtet werden, sollten, je nach Vorlieben, meist neben einer guten Mundhygiene und der konsequenten Behandlung von Stomatitis und Mundtrockenheit Bitterstoffe vermieden werden. Oft hilft eine betont süße oder saure Kost.

Anorexie-Kachexie-Syndrom

„Informationsblatt Ernährung"

Mit diesem Informationsblatt möchten wir Ihnen einige Tipps für die Verbesserung Ihrer Ernährungssituation geben. Wenn bei Ihnen eine medikamentöse Behandlung sinnvoll ist, werden wir dies mit Ihnen besprechen. Es gibt nur sehr wenig wirklich helfende Medizin, auch wenn das Internet voll von Tipps ist. Auch die künstliche Ernährung über Sonden oder durch die Vene ist selten hilfreich. Klarer Nutzen ist nur dort zu erwarten, wo der normale Speiseweg nicht verfügbar ist (etwa bei Darmverschluss). Ansonsten verlängert etwa die künstliche Ernährung durch die Vene das Leben von Tumorpatienten nur minimal auf Kosten häufigerer Krankenhausaufenthalte und vielerlei Komplikationen (Infektionen). Weitere Infos: www.stmas.bayern.de

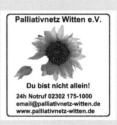

Palliativnetz Witten e.V.
Du bist nicht allein!
24h Notruf 02302 175-1000
email@palliativnetz-witten.de
www.palliativnetz-witten.de

Das hilft nachweislich:

I Beschwerden behandeln, dies betrifft v.a.:
- Übelkeit und Erbrechen
- Verstopfung, Blähungen oder Sodbrennen
- Schmerzen
- Atemnot
- Angst oder missmutige Stimmungen

II Tipps zur Appetitsteigerung
1. Körperliche Aktivität aktiv fördern, möglichst täglich an die frische Luft gehen, wenn möglich kleine Spaziergänge, Ausdauersport?.
2. Ggfs. ein Glas Wein oder ein Aperitif anbieten
3. Ruhige angenehme familiäre Atmosphäre ohne Lärm, Hetze oder Druck, Raum ausreichend lüften
4. Speisen geschmackvoll und optisch attraktiv anbieten, mundgerechte Häppchen (Obst zerkleinern, schälen, Rinde abschneiden)
5. Lieblingsspeisen vermehrt einsetzen
6. Frische nährstoffreiche Lebensmittel bevorzugen
7. Mahlzeiten gemeinsam einnehmen
8. Mehrere kleine Mahlzeiten (zudem Zwischenmahlzeiten, Fingerfood)
9. Esshilfen bereitstellen
10. Ablenkungen und Störungen vermeiden
11. Bequeme aufrechte Sitzhaltung beim Essen
12. zwischen den Mahlzeiten Butterkekse, Chips oder sonstige „Sünden" nach Herzenslust erlaubt
13. Bei Geschmacksstörungen: Bitterstoffe meiden, betont süß oder sauer essen.
14. KEIN Essenszwang oder Druck!!!!

IIa Tipps bei Kau- oder Schluckproblemen:
1. Sind die Zähne in Ordnung, gibt es Zahnschmerzen?
2. Sitzt die Prothese richtig?
3. Wird für ausreichende Mundhygiene gesorgt?
4. Besteht ausreichender Speichelfluss? – ausreichend Flüssigkeitszufuhr sicherstellen
5. Bei Schluckproblemen Logopädieberatung
6. Brotrinde abschneiden, Obst zerkleinern
7. Obst und Gemüsesäfte anbieten
8. Langsam und ohne Zeitdruck essen

III Nahrungsergänzung

Schmackhafte Drinks können sehr hilfreich sein, Rezepte sind im Internet zu finden[1]. Grundsätzlich kann man auch schon viel dadurch erreichen, dass man die normalen Speisen anreichert mit:

- Maltodextrin 6 und
- Resource Protein 88

Trink und Zusatznahrung

- Sollten die oben genannten Tipps nicht helfen, ist Zusatznahrung wichtig.
- Als Zusatz gedacht, also nie vor oder zu den Mahlzeiten, sondern dazwischen und als Spätmahlzeit.
- Sie sollten leicht gekühlt oder normal temperiert getrunken werden.
- Salzige Zusatznahrung sollte warm angeboten werden.

Geschmacksrichtungen (Bitte ankreuzen):
- ○ Vanille
- ○ Waldfrucht
- ○ Aprikose-Pfirsich
- ○ Neutral
- ○ Schokolade (mit Ballaststoffen)
- ○ Cappuccino (mit Ballaststoffen)
- ○ Lemon (mit Ballaststoffen)
- ○ Multifrucht
- ○ Erdbeere

Suppen:
- ○ Tomate
- ○ Gemüse
- ○ Hühnchen

mod. nach Löser 12

Palliativnetz Witten e.V.,
Wiesenstr. 14, 58452 Witten
Konto IBAN: DE 5645 2500 3500
0069 2889, BIC: WELADED1WTN
Gemeinnützigkeit anerkannt vom Finanzamt Witten,
Körperschaftssteuer Nr. 348/5722/0983

---

[1] www.rkh-kassel.de/fileadmin/c3PR/Dokumente/Medizinische_Klinik/Kasseler_Shake-Konzept.pdf

◘ **Abb. 7.2** Informationsblatt Ernährung des Palliativnetz Witten e.V.

Nicht selten erleben wir, dass der Patient mit Anorexie-Kachexie-Syndrom unter einem enormen Druck steht. Nicht zuletzt sind es die Erwartungen der Angehörigen, die nicht erfüllt werden und zu diesem Druck beitragen. In solche Situationen liegt es am Team, dies zu erspüren und auf das Thema Essen sehr einfühlsam einzugehen.

- **Kasuistik**

Herr D. wurde in der fortgeschrittenen Phase eines metastasierenden Kolonkarzinoms u. a. wegen persistierender Inappetenz und ausgeprägter Kachexie auf die Palliativstation eingewiesen. Am Aufnahmetag erspürte das Team, dass eine Frage nach den Essenswünschen überflüssig war. Herr D. stimmte einer Infusionstherapie zu. Am nächsten Morgen wirkte der Patient viel entspannter und ruhiger. Auf die Frage, ob seine Beschwerden nachgelassen, haben, antwortete er: „Nein, nicht wirklich, aber mir geht es deutlich besser". „Warum"? „Weil keiner mich hier nach dem Essen fragt"! Und setzte fort: „Könnten Sie bitte meiner Frau sagen, dass sie heute nicht kommen soll, vielleicht erst morgen"? An diesem Tag hat sich der Patient zum ersten Mal seit drei Wochen etwas zum Mittagessen gewünscht.

7.4.3 Sportliche Betätigung

Zudem kommt der körperlichen Aktivitätssteigerung eine Schlüsselrolle zu: Auch in späten Krankheitsstadien ist sportliche Betätigung und sei es die niedrigste Belastungsstufe auf einem Ergometer, hilfreich. Neben der Verbesserung der Ernährungssituation zeigen neue Untersuchungen, dass sportliche Betätigung bei onkologischen Erkrankungen positive Effekte auf physische, psychische und psychosoziale Entwicklungen von Patienten auch in fortgeschrittenen Erkrankungsstadien haben. Die Rezidivwahrscheinlichkeit und Sterbewahrscheinlichkeit konnte vor allem durch „Ausdauersport" gesenkt werden (Baumann et al. 2012).

7.4.4 Medikamentöse Appetitsteigerung /Nahrungsergänzung

Häufig werden Palliativteams um Medikamente gebeten, die den Appetit verbessern oder den Gewichtsverlust stoppen. In gleichem Atemzug wird dann oft nach gesunder Ernährung oder hilfreichen Zusatzstoffen wie **Vitaminen** und Spurenelementen gefragt. Zusammenfassend kann man feststellen, dass die Studienlage bis heute äußerst schlecht ist, überhaupt eine Empfehlung auszusprechen (Payne et al. 2017). Sicher ist man sich heute, dass die jenseits von (äußerst seltenen) Mangelzuständen hinausgehende Gabe von Vitaminen oder Spurenelementen, die von einigen zumeist merkantil beteiligten Experten vehement im Internet angepriesen wird, nichts nützt. Im Gegenteil zeigen Untersuchungen, dass die Einnahme von Multivitaminpräparaten das Krebsrisiko erhöhte, die Einnahme verschiedenster Einzelvitamine die Mortalität steigerte und die hochdosierte Gabe von Vitamin C und anderen Antioxidanzien das Ansprechen auf Chemotherapie minderte (Vastag 2009).

- **Kortikosteroide**

Im Fokus der palliativmedizinischen Empfehlung steht einzig die zeitlich begrenzte Gabe von Kortikosteroiden, wenngleich weder Dosis noch Zeitraum konsentiert sind. Pragmatisch wird ein dreiwöchiger Versuch mit Dexamethason 2–4 mg morgens empfohlen. Dies zeigte in verschiedenen Studien eine Steigerung von Appetit und Wohlbefinden.

- **Megestat**

Untersuchungen erbrachten positive Effekte mit Megestat, welches in einzelnen Leitlinien auch empfohlen wird. Hier sollte man aber einerseits das den Progesteronen anhaftende erhebliche Thromboserisiko, andererseits die nur eingeschränkte Zulassung bei bestimmten Mamma- oder Endometriumkarzinomen beachten. Da es sich anderenfalls um einen „off-label use" handelt, muss man als Vertragsarzt mit nicht unerheblichen Regressen rechnen (30 Tbl. = 471,41 €).

Hinzu kommt, dass der Effekt von anabolen Medikamenten ohne gleichzeitiges körperliches Training sehr begrenzt ist, nur bei sportlicher Betätigung und richtigem Training kann es zu einem deutlich positiven Effekt auf die Muskelmasse und die Lebensqualität kommen

- **Fischöle**

Viele positive Untersuchungen und Empfehlungen gab es auch zu Fischölen (n3-FA). In einem Revue der European Palliative Care Research Collaboration wurden sie dagegen nicht generell empfohlen, ein Therapieversuch sei aber gerechtfertigt (Ries et al. 2012).

- **Cannabis präparate**

Enttäuschende Ergebnisse lieferte die Anwendung von Cannabispräparaten. Vor einigen Jahren waren sie vielfach in der Palliativmedizin empfohlen: Etwa zur Therapie des neuropathischen Schmerzes, gegen Übelkeit/Erbrechen, gegen Spastik, zur Appetitsteigerung und bei Kachexie. Dabei muss – neben der sehr dürftigen Studienlage – erneut auf die fehlende Zulassung der beiden verkehrsfähigen Arzneimittel Dronabinol und Sativex® hingewiesen werden. Während Sativex® ausschließlich zur Behandlung der Spastik bei multipler Sklerose zugelassen ist (N1 = 597,14 €), besteht bei der Rezepturarznei Dronabinol keine formale Zulassungsbeschränkung.

Ebenso waren Ghrelin, Wachstumshormone, Thalidomid, Testosteron und viele andere Substanzen sehr wenig effektiv.

— Sinnvoll erscheint es, den Patienten preiswerte Lachsölkapseln aus der Drogerie zu empfehlen und 20 Tbl. Dexamethason 4 mg zu verschreiben. Als kausale Therapie sind evtl. Metoclopramid bei Gastrostase und Mirtazapin bei Depression hilfreich.

7.4.5 Nahrungsanreicherung

Um mehr Kalorien und Eiweiß in die Nahrung zu bekommen, kann die Anreicherung der Lieblingsspeisen und Getränke mit geschmacksneutralen Nährstoffpudern hilfreich sein. Hierzu stehen eine Vielzahl auch preiswerter, geeigneter Fertigprodukte zur Verfügung. Diese sind zwar grundsätzlich nicht verordnungsfähig, die Kosten halten sich jedoch fast im Bereich normaler Zuzahlungsaufwendungen. Daneben „Fingerfood" für zwischendurch anbieten: Hier dürfen zwischen den Mahlzeiten Butterkekse oder Chips nach Herzenslust bereitliegen.

7.4.6 Trink – und Zusatznahrung – häufig sinnvoll

Die Lösungen wurden seinerzeit für die Raumfahrt entwickelt („Astronautenkost"), um bei reduziertem Volumen bzw. Gewicht eine vollumfassende Ernährung mit hoher Kaloriendichte zu erreichen. Dieses Prinzip nutzt man auch bei der Ernährung kritisch Kranker.

Es besteht hohe Evidenz, dass die Verabreichung supportiver Trinknahrung Mortalität, Morbidität, Komplikationsraten sowie Krankenhausverweildauern reduziert. Wichtig ist, dass diese zwischen den normalen Mahlzeiten angeboten werden und nicht als Mahlzeitenersatz dienen. Sie sind verordnungsfähig bei Unter- oder Mangelernährung und Ausschöpfen etablierter Allgemeinmaßnahmen.

Supportive Trinknahrung sollte normal temperiert oder leicht gekühlt angeboten werden. Die eher salzigen Speisen werden warm eingenommen. ◘ Abb. 7.2 zeigt eine Auswahl der hier verfügbaren Geschmacksrichtungen zum Aussuchen durch den Patienten.

7.4.7 Fazit

Mangelernährung ist ein „Dauerbrenner" in der Palliativversorgung. Beschwerden sind konsequent zu behandeln, eine Polymedikation zu reduzieren. Viele Allgemeinmaßnahmen bei den Patienten sind hilfreich. Medikamentöse Maßnahmen helfen nur marginal, allenfalls niedrigdosiertes Dexamethason (20 Tage 2–4 mg morgens) und Lachsölkapseln aus der Drogerie. Die Ernährung sollte fett- und eiweißreich sein, dies kann durch Ergänzung mittels Sahne, Cremes und Butter geschehen, hilfreich sind aber auch geschmacksneutrale, proteinreiche Nahrungssupplemente. Oft wird aber die zusätzliche Verordnung von Trink- oder Zusatznahrung nach den Geschmacksvorlieben des Patienten unumgänglich sein. Es ist in palliativer Situation sinnvoller, das lustvolle „Noch-Essen" zu fördern, als den Patienten ständig zu drängen, mehr zu Essen oder „Kalorienziele und Trinkmengen" zu erfüllen. Denn beachten Sie das Zitat von C. Saunders: Menschen sterben nicht, weil sie nicht essen, sondern sie essen nicht, weil sie sterben.

7.5 Künstliche Ernährung

Vergleicht man gängige Lehrbücher oder auch die aktuellen Leitlinien der Deutschen Gesellschaft für Ernährungsmedizin (DGEM), so wird bei unzureichendem Effekt der oben beschriebenen Maßnahmen über den natürlichen Speiseweg die künstliche Ernährung grundsätzlich empfohlen. Hierfür favorisiert die DGEM drei unterschiedliche Methoden:
- Kurzfristige enterale Ernährung sollte über eine **nasale Magensonde** erfolgen.
- Bei länger geplanter künstlicher Ernährung kommt die **perkutane endoskopische Gastrostomie** (PEG) zum Einsatz
- Bei gastralen Passagestörungen wird die **perkutane endoskopische Jejunostomie (PEJ)** angewendet.

Nur bei Versagen dieser enteralen Ernährung, wird die parenterale Ernährung empfohlen.

Zunächst werden die Verfahren vorgestellt, daraufhin wird die ärztliche Indikation in palliativer Situation kritisch hinterfragt.

7.5.1 Künstliche enterale Ernährungssonden

- **Nasensonden**

Nasale Sonden kommen als nasogastrale Sonden zum Einsatz, wenn eine künstliche Ernährung nur für eine kurze Zeit notwendig ist, z. B. postoperativ. Bei Erwachsenen werden sie für maximal 4 Wochen gelegt. In der Versorgung von Kindern werden sie nach wie vor oft als Dauerlösung eingesetzt.

Je dünner die ausgewählte Sonde ist, desto komfortabler empfindet sie der Patient, das Verstopfungsrisiko ist hier jedoch höher. Bei Erwachsenen werden Sonden mit 15 Charr., bei Kindern mit 8 Charr. empfohlen. Kontraindiziert sind sie etwa bei Gerinnungsstörungen (Nasenbluten).

Zum Einführen wird eine ausreichende Lokalbetäubung der Nasenschleimhaut durchgeführt, das Vorbeugen des Kopfes und die Mitarbeit des Patienten durch regelmäßige Schluckbewegungen (zu Trinken geben) erleichtern das Vorschieben. Tiefkühlung der Sonde macht sie steifer und verhindert zu frühes Aufrollen. Vor der ersten Nutzung ist sicher eine Lage in den Atemwegen auszuschließen, da hier schon Todesfälle berichtet wurden (Luft insufflieren, abhören, Magensaft aspirieren, wenig Flüssigkeit instillieren und Reaktion beobachten).

Hauptprobleme der Nasensonden sind Irritationen an der Nasenschleimhaut mit Entzündungen, Blutungen oder Ulzera. Sie sind wenig komfortabel.

Als medizinische Rarität seien hier der Vollständigkeit halber die nasoenteralen Sonden erwähnt. Diese haben ein hohes Dislokationsrisiko und müssen endoskopisch gelegt werden. Aus diesem Grund bevorzugt man heutzutage die PEJ-Sonden.

- **PEG /PEJ-Sonden**

Endoskopisch angelegte perkutane Sonden werden ab einer voraussichtlichen künstlichen Ernährungsdauer von 4 Wochen empfohlen und haben sich bei Patienten mit Schluckstörungen bewährt (Löser 2011). Etablierte Indikationen umfassen dabei neurologische Schluckstörungen und Passagehindernisse im oberen Speiseweg (z. B. Apoplex, Larynxkarzinom).

Die ambulant mögliche Anlage der Sonde erfolgt unter chirurgischen Bedingungen in Endoskopieeinheiten. Es findet eine übliche Magenspiegelung statt. Nach ausgiebiger Luftinsufflation wird bei abgedunkeltem Raum durch Diaphanoskopie an der Magenvorderwand das durchscheinende Licht am Bauch nach Hautdesinfektion aufgesucht. Nach Lokalanästhesie wird hier der Magen punktiert und an dieser Stelle mittels Punktionsset dilatiert. Schließlich wird ein Zugfaden von der Zange des Gastroskops gefasst und durch Zurückziehen oral ausgeleitet. An diesen Faden wird die PEG-Sonde geknüpft und schließlich durch Speiseröhre und die Magendilatationsstelle nach außen geführt (Seldingertechnik). Abschließend erfolgt die gastroskopische Inspektion, ob die innere Halteplatte der Magenwand anliegt, die äußere Platte wird angebracht und die Wunde mit einem Verband versorgt.

> **Nachsorge nach PEG-Anlage**
> - Sondenernährung 1 h nach Anlage möglich
> - Äußere Platte am ersten Tag mit leichtem Zug adaptieren
> - Binnen 24 h erster Verbandwechsel, Sondenspielraum 5–10 mm
> - Sterile Y-Kompresse unter äußere Platte
> - Tägliche Desinfektion, Sonde um 180° drehen und sterile Verbandwechsel für 1 Woche
> - Patientenschulung, Betreuung durch Ernährungsberater
> - Nach adäquater Wundheilung ist die Reinigung mit Wasser und Seife erlaubt.
> - Regelmäßiges Wechseln der Sonde obsolet
> - Nur PEG-gängige Medikation (Herstellerangaben)
> - Verstopfungen vorbeugen (z. B. Medikamentengaben 30 ml H_2O nachspülen)

Gibt es gastrale Probleme (z. B. hoher Ileus, Reflux) können die Sonden als sog. PEJ tiefer bis in das Jejunum gelegt werden. Die Technik unterscheidet sich nicht wesentlich. Heute kommen überwiegend Jet-PEG-Techniken zum Einsatz, also die jejunale Sondenanlage durch eine vorhandene PEG.

Bei der Ernährung via PEJ ist insbesondere zu beachten, dass der Darm keine Vorratsfunktion hat und eine Zufuhr grundsätzlich vorsichtig und pumpengesteuert erfolgen muss. Hier sind spezielle Elementardiäten notwendig und Kontaminationen strikt zu vermeiden, weil die Aufbereitungsfunktion des Magens umgangen wird.

7.5.2 Parenterale Ernährung

Eine Indikation zur parenteralen Ernährung ist heute wegen der Präferenz der enteralen Ernährung nur selten gegeben (Thöns et al. 2017). Sie kann sinnvoll aufgrund der hohen Osmolarität der Lösungen nur über zentrale Venen erfolgen, hierzu ist also zumindest ein Zentralvenenzugang notwendig (V. subclavia/jugulares). Obgleich die Studienlage niedrigere Infektionsraten bei Langzeitversorgung mit untertunnelten Zentralvenenkathetern (Broviak-Hickman-Katheter) zeigt, spielen diese Katheter in der Praxis gegenüber den überwiegend genutzten Portsystemen nur eine untergeordnete Rolle.

Die Möglichkeiten einer heimparenteralen Ernährung bedeutet für Patienten mehr Lebensqualität, erfordert allerdings einen hohen organisatorischen Aufwand: Insbesondere auf steriles Arbeiten ist zu achten, Portinfektionen sind die häufigsten Komplikationen. Die heimparenterale Ernährung wird als das drittteuerstes ambulante Verfahren nach Heimbeatmung und Dialyse angesehen.

Bei kompletter parenteraler Ernährung sollten 25–35 Kcal/kg via Dreikammerbeutel (Aminosäuren, Glukose, Fette) täglich zugeführt werden, ab einer Ernährungsdauer von 5 Tagen ist die zusätzliche Gabe von Vitaminen und Spurenelementen evtl. sinnvoll. Die Zufuhr erfolgt als zyklische Gabe durch mobile Infusionspumpen, die am Körper getragen werden können, oder nachts.

7.5.3 Indikationen zur enteralen Ernährung

Während die o. g. Empfehlungen der Ernährungsberatung und Supplementation auf eine gute wissenschaftliche Studienlage zurückgreifen, fußen die meisten Empfehlungen zur künstlichen Ernährung auf „Expertenmeinungen" und ihnen folgende „Leitlinien der Fachgesellschaften". Wissenschaftliche Evidenz fehlt, zumeist steht sie der künstlichen Ernährung sogar entgegen! Die gesicherten Indikationen für eine enterale Sondenernährung betreffen (vorübergehende) Schluckstörungen bei neurologischen Krankheitsbildern (insbesondere Schlaganfälle, Hirntraumata, -tumoren, ALS) oder eine gestörte Passage im oberen Gastrointestinaltrakt (Mundboden-, HNO-, Ösophagus-, Magenkarzinom).

Die langfristige Versorgung ist bereits Gegenstand ethischer Kontroversen: Galt die künstliche Ernährung lange Zeit als Standard bei Patienten mit fortgeschrittener Demenz, so steht dem heute eine die fehlende Indikation zeigende umfangreiche Fachliteratur gegenüber. Ende 2017 verurteilte das Oberlandesgericht München einen Arzt zu einem hohen Schmerzensgeld, weil ohne Therapieziel Jahrelang via PEG ernährt wurde. Gleichwohl liegt auch heute noch jede 3. PEG Sonde bei einem Demenzbetroffenen. Das ist ein ethisches Dilemma.

Zunehmend wird auch die Langzeit-PEG-Ernährung bei Patienten im tiefsten Wachkoma diskutiert. Während die Bundesärztekammer hier eine Indikation sieht und unstrittig die künstliche Ernährung das biologische Leben erhält (= medizinische Indikation), fragen andere Autoren bereits nach dem individuellen Nutzen für den Patienten und hinterfragen somit die ärztliche Indikation in Fällen fehlender Aussicht auf Besserung (Thöns 2015).

7.5.4 Indikationen zur parenteralen Ernährung

Einzelne Experten empfehlen zumindest ergänzende parenterale Ernährung, wenn weniger als 60 % des Kalorienbedarfs enteral gedeckt werden können. Die Autoren räumen allerdings selber ein, dass es hierzu nicht ausreichend evaluierte klinische Studien gibt. Während ältere Studien eine Tendenz zu verringerter Überlebenszeit durch parenterale Ernährung angeben (McGeer et al. 1990), zeigten sich marginale Vorteile frühzeitiger Ernährung bei. Die geringere Verbesserung der Überlebenszeit ging aber mit häufigeren Infektionen, Überwässerung, Hyperkaliämie und Pankreatitis sowie häufigerer Hospitalisierung und schlechterer Lebensqualität einher (Winkler 2005). Dies widerspricht elementaren palliativmedizinischen Grundsätzen, Erhalt und Besserung der Lebensqualität als Therapieziel in den Vordergrund zu stellen. Palliativarzt S. Mercadante analysierte 750 Pa- tienten in stationärer Palliativversorgung. Nur 14 von ihnen wurden parenteral ernährt, 10 davon bei Darmverschluss. Über einen Vorteil der parenteralen Ernährung wird nicht berichtet, lediglich von einem „erwarteten Benefit" oder „Ernährungsgewohnheiten" (Mercadante et al. 2015).

Unstrittig bestehen dürfte die Indikation bei Patienten mit postoperativen Problemen, die eine enterale Ernährung nicht ermöglichen, bei Kurzdarmsyndrom, beim Ileus, bei Patienten mit schwerer Mukositis, schwerer Strahlenenteritis sowie im schweren Schockzustand.

Während die Europäische Leitlinie eine Indikation für die heimparenterale Ernährung an einer verbleibenden Lebenszeitprognose bei nichtchirurgischen Tumorpatienten von mindestens 2–3 Monaten bzw. einem Karnowsky-Index von über 50 % (Patient braucht nur fallweise Hilfe und ist selbstständig in den meisten Bereichen) festmacht (Bozetti et al. 2009), ist doch bekannt, dass sie in 90 % bei Patienten mit weit fortgeschrittener Tumorerkrankung, infauster Prognose und kürzerer Lebenszeit erfolgt. Ein Blick in diese Leitlinie relativiert auch viele deutsche Empfehlungen: Fast alle Empfehlungen mit hohem Evidenzgrad A sind negativ.

- **Künstliche Ernährung hilft nicht und schadet möglicherweise bei onkologischen Patienten ohne Schluckstörungen (!), sie sollte weder routinemäßig neben Chemo- noch neben Strahlentherapie eingesetzt werden.**

Anorexie-Kachexie-Syndrom

Die künstliche Ernährung über Sonden oder zentralvenös führt grundsätzlich zu einer erheblichen Minderung der Lebensqualität, da der Genuss durch die Geschmacksempfindung wie auch die soziale Bedeutung des gemeinsamen Mahls wegfällt. Da die Indikation in palliativer Situation zumeist nicht besteht (Ausnahme z. B. Passagehindernis) ist hier kommunikative Kompetenz gefragt:
- Durst wird nicht durch künstliche Flüssigkeitszufuhr, sondern durch liebevolle Mundpflege behandelt.
- Hunger und Durst bestehen in der letzten Lebensphase meistens nicht.
- Künstliche Ernährung mindert Zuwendung und verlängert das Leben nicht (und wenn doch auf Kosten häufigerer Krankenhauseinweisungen, Infektionen oder anderer Komplikationen).

Ein Review unterstreicht dies: In den letzten Lebenswochen erhielten 50 % der Patienten künstliche Ernährung, 80 % künstliche Flüssigkeitszufuhr. 75 % berichteten von fehlender Verbesserung auf das Wohlbefinden, nur 18 % über einen positiven Effekt. Einfluss auf die Lebenszeit hatte künstliche Ernährung nicht (Raijmakers et al. 2011).

Grundsätzlich handelt es sich bei der künstlichen Ernährung um einen ärztlichen Eingriff. Unter künstlicher Ernährung wird dabei jede Nahrungszufuhr über Sonden oder Katheter verstanden. Dagegen gehört das Stillen von Hunger und Durst, sowie der Versuch dazu auf natürlichem Wege zur nicht disponiblen Basisversorgung. Vereinfacht ausgedrückt bekommt ein Patient also stets Essen angeboten, es sei denn er lehnt es explizit ab. Zu einer künstlichen Ernährung gehören dagegen die ärztliche Indikation und der entsprechende Patientenwille. Dabei gibt es keinen Grund, von der allgemeinen Vorgehensweise abzuweichen:

Die **berufsrechtliche Situation** ist mit 2 Sätzen erklärt:
- Der Patientenwillen sticht die bestehende Indikation.
- Die nicht bestehende Indikation sticht den Patientenwillen.

Parenterale Ernährung – ja oder nein?
- Keine Indikation (Patientenwille +/−): keine Maßnahme
- Kein Patientenwille (Indikation +/−): keine Maßnahme
- Patientenwille und Indikation vorhanden: Maßnahme

Die Entscheidung kann sein:
- Veränderungen der bisherigen Essgewohnheit im Sinne einer Optimierung der Energiezufuhr: z. B. hochkalorische Trinknahrung; häufigere, kleinere Mahlzeiten
- Orale Nahrungsaufnahme egal wie auch unter Annahme einer geringer werdenden Kalorienzufuhr und einer progredienten Mangelernährungssituation.
- Anlage einer PEG/PEJ zur Sicherstellung der enteralen Ernährung (alternativ: nasogastrale Sonde für kürzeres Zeitintervall)
- Kombination aus Erhalten der verbleibenden Reserven einer aktiven oralen Nahrungsaufnahme des Patienten und partieller parenteraler Ernährung zur Ergänzung des individuellen Bedarfs
- Parenterale Ernährung, die allerdings in der palliativmedizinischen Praxis nach den Bedürfnissen und dem aktuellen Gesamtzustand des Patienten ausgerichtet ist

7.6 Flüssigkeitsgabe am Lebensende

Infusionen am Lebensende werden oftmals reflexhaft verabreicht und auch von der Umgebung eingefordert. Meist erwarten Patienten und deren Angehörige, dass man ohne künstliche Zufuhr von Flüssigkeit schneller und auch qualvoller stirbt. Das Absetzen von Infusionen wird allgemein als klares und endgültiges Todesurteil missverstanden (Aulbert et al. 2008).

Wie ist das Therapieziel? Der Tod soll nicht beschleunigt werden, der Patient soll nicht unter Durst leiden, der Mund soll weniger trocken sein, ein Nierenversagen soll verhindert werden, der Kreislauf soll aufrecht erhalten werden und anderes mehr wird erhofft. Leider wird dies in der Regel nicht erreicht oder sogar durch eine Infusion ins Gegenteil verkehrt: Dem Patienten wird geschadet.

Steht dagegen etwa der Verdacht auf eine behandelbare Verwirrung durch Exsikkose im Raum, ist ein (zeitlich begrenzter) Infusionsversuch sicher sinnvoll.

In der Sterbephase können Infusionen außer bei eklatantem, bestehenden Volumenmangel selten ein Leben verlängern. Weder Durstgefühl noch Mundtrockenheit werden durch die Infusion gelindert. Sicher kann die Nierenfunktion durch Flüssigkeitsgabe länger erhalten bleiben. Die letzte Zeit verläuft bei Nierenversagen jedoch durch zunehmende Schläfrigkeit eher leidlos. Ist das Therapieziel also nur noch „Leiden lindern", spricht einiges gegen die Infusion. Sie wäre sozusagen eine „letzte Fehlbehandlung".

Steht dagegen etwa der Verdacht auf eine behandelbare Verwirrung durch Exsikkose im Raum, ist ein (zeitlich begrenzter) Infusionsversuch sicher sinnvoll (S3-Leitlinie Palliativmedizin 2015).

— **Das natürliche Sterben ist fast durchgängig von dem sinkenden Interesse an Nahrungs- und Flüssigkeitszufuhr begleitet. Mithin leiden zumeist nicht die Patienten, sondern die Angehörigen unter dem zunehmenden Desinteresse an diesen Lebensfunktionen.**

In der Terminalphase spitzt sich dieses Problem noch dadurch zu, dass Schlucken aufgrund der zunehmenden Kraftlosigkeit oder der abnehmenden Wachheit nicht mehr klappt. So wird bei fast jedem Palliativpatienten eine „Strategie bei Verlust der oralen Aufnahmefähigkeit" notwendig. Trotz Voraussehbarkeit kann das Problem plötzlich auftreten und insbesondere von überbesorgten Angehörigen oder Pflegepersonal geradezu als schwerer Notfall angesehen werden.

Zu unterscheiden sind: Ist der Verlust der oralen Aufnahmefähigkeit ein Zeichen der generalisierten Schwäche am Lebensende in den letzten Lebenstagen? Oder handelt es sich um ein Symptom einer möglicherweise behandelbaren, neurologischen Erkrankung bzw. einer reversiblen Vigilanzminderung?

Wie bei kaum einem anderen Problem kommt es jetzt also darauf an, den „point of no return" zu erkennen, um die richtige Prognose zu stellen.

Durst ist ein subjektives Empfinden und korreliert mit dem Ausmaß der Mundtrockenheit. Er lässt sich durch Infusionen nicht bessern. Dagegen gehört das Anreichen von Flüssigkeit, wie auch die oben beschriebene Mundpflege zu den wirksamen Maßnahmen gegen Durst und ist als „Basisversorgung" stets anzubieten.

Gleichwohl wird die „Infusion" oft energisch eingefordert. Sie ist stets eine individuelle Entscheidung mit den Extremen
- eines völlig fehlenden Therapieziels im tiefsten Koma in den letzten Lebensstunden auf der einen Seite,
- auf der anderen Seite bei potenziell reversibler Dehydratation, Hyperkalzämie oder opioidinduzierter Toxizität.

■ **Vorteile künstlicher Flüssigkeitszufuhr:**
- „Es wird etwas gemacht"
- Orthostasesymptomatik verringert
- Keine Infusion = Aufgabe, Verdurstenlassen
- Angehörige fühlen sich besser
- Leidenszeichen werden dem Durst zugeschrieben (u. a. hoher Muskeltonus, angespannte Mimik, Lippenlecken)
- Exsikkosebedingte Unruhe, Verwirrung
- Muskelkrämpfe
- Mögliche reversible Exsikkosegründe werden behandelt
- Weniger Diskussionen mit Pflegepersonal, Angehörigen, Kollegen
- Weniger Risiko juristischer Vorwürfe

■ **Nachteile künstlicher Flüssigkeitszufuhr (Eychmüller 2001):**
- Technik und Abhängigkeit von Medizinprofis
- Kein Zusammenhang zwischen Durstgefühl und Hydratationszustand

Anorexie-Kachexie-Syndrom

- Kein Zusammenhang zwischen verschlechterter Nierenfunktion und Durst
- Bisher keine Beweise, dass Flüssigkeitsrestriktion das Leben verkürzt oder das Leiden vergrößert
- Hinweise auf Leidenslinderung durch Exsikkose (geringerer Schmerzmittelbedarf, erhöhte Endorphinproduktion)
- Verstärkung der Rasselatmung
- Gefahr der Überwässerung, Lungenödem, Atemnot
- Verstärkung von Ödemen, pulmonaler Sekretion, Aszites/Pleuraerguss und des enteralen Volumens bei Ileus

Ein zeitlich begrenzter **Infusionsversuch** bei Unsicherheit über die Prognose kann sinnvoll und indiziert sein.

Die **subkutane Flüssigkeitsgabe** ist die Methode der Wahl in palliativer Situation bei Verlust der oralen Aufnahmefähigkeit:
- Mittels Butterfly und Infusionssystem mit Tropfenzähler (ml/h einstellbar) an verschiedenen Stellen (unter Schlüsselbeinen, am Bauch, am Oberschenkel), bei Unruhe auch interskapulär.
- Die meisten Medikamente sind jedoch s.c. nicht zugelassen, aber es ist möglich.
- Ungünstig sind reizende Substanzen (z. B. Diazepam).
- Ausnahme: Bereits liegender Port oder liegender Zentralvenenkatheter

- **Die Infusion in der Sterbephase**

In der Sterbephase können Infusionen außer bei eklatantem, bestehenden Volumenmangel selten ein Leben verlängern. Weder Durstgefühl noch Mundtrockenheit werden durch die Infusion gelindert. Sicher kann die Nierenfunktion durch Flüssigkeitsgabe länger erhalten bleiben. Die letzte Zeit verläuft bei Nierenversagen jedoch durch zunehmende Schläfrigkeit eher leidlos. Ist das Therapieziel also nur noch „Leiden lindern", spricht einiges gegen die Infusion. Sie wäre sozusagen eine „letzte Fehlbehandlung". In einer aktuellen Untersuchung verglich man die Gabe von 1000 ml NaCl gegen Placebo (100 ml/Tag). Die künstliche Flüssigkeitszufuhr besserte weder Symptome, noch verlängerte sie das Leben oder führte zu einer Lebensqualitätsverbesserung gemäß 4 verschiedener Testverfahren (Bruera et al. 2013).

Gleichwohl ist diese Strategie außerhalb palliativmedizinischer Versorgung wenig bekannt. Viele Angehörige, aber auch Personal nichtpalliativer Einrichtungen denken, künstliche Flüssigkeitszufuhr mindere Diskomfort oder Schmerz und steigere die Lebensqualität, die Würde und sogar die Lebenszeit (Cohen et al. 2012). Dies gibt ihnen Hoffnung und mindert Ängste. Da Palliativmedizin die Zugehörigen als „unit of care" sieht, ihre Ängste sich auf den Patienten übertragen, kann man den nachgewiesenen fehlenden Nutzen einer Infusion auch als fehlenden Schaden mit möglichem Nutzen für die Familie sehen.

In der Praxis vermeidet die Infusion in der Sterbephase oft langwierige Diskussionen mit Angehörigen und Pflegepersonal. Allein zur Vermeidung von Auseinandersetzungen – die ja bis hin zu einer Strafanzeige gehen können – empfiehlt sich also bei fehlendem Konsens mit allen die Gabe von 500 ml NaCl 0,9 % subkutan.

Denn auch wenn es dem Patientenwillen widerspricht oder eine Indikation nicht mehr besteht: Sicher ist man nie vor Vorwürfen irgendeines entfernten Verwandten oder gar von Pflegepersonal. Und hier lautet der Vorwurf schnell Todschlag durch Unterlassen. Tod durch Exsikkose ist bei der Leichenschau ersichtlich (◘ Abb. 7.3).

- **Grundbedingung ist stets eine angemessene und phantasievolle Mundpflege** (Doyle et al. 2007).

7.7 Mundpflege

Der Mund ist eines der wahrnehmungsstärksten Organe und eine intime Zone. Er dient der:
- Kommunikation über Sprache
- Kommunikation über Berührung (Küssen)
- Nahrungsaufnahme
- → Steigert das Wohlbefinden und somit die Lebensqualität

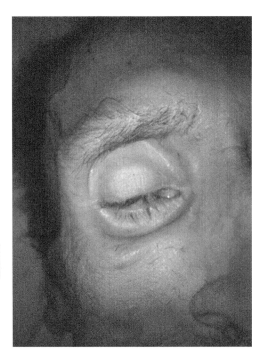

Abb. 7.3 Stehende Hautfalten, tief eingesunkene Augenbulbi: schwerste Exsikkose

Palliativpatienten machen oft im Verlauf ihrer Erkrankung folgende negativ prägende Erfahrungen:
- Mundtrockenheit
- Soor
- Schmerzhafte Veränderungen der Mundschleimhaut infolge der durchgemachten Therapien
- Mundpflege wurde „verrichtet", ohne dass man auf die Ursachen eingegangen ist

Diese Erfahrungen nehmen Einfluss auf das Verhalten des Patienten. So werden viel Sensibilität, Einfühlungsvermögen, gute Beobachtung und Biographiearbeit benötigt. Damit ermittelt man nicht nur das aktuelle Beschwerdebild, sondern es hilft auch die Vielfalt der individuellen, emotionellen Erfahrungen des Patienten im Zusammenhang mit diesen Beschwerden besser verstehen zu können.

7.7.1 Leitgedanken zur Mundpflege

Erreicht werden soll, dass der Patient
- sich sicher fühlt und die Mundpflege freiwillig durchführen lässt,
- mit der Mundpflege ein angenehmes Gefühl verbindet,
- sich mit seinen Gefühlen bzgl. der Mundpflege ernst genommen fühlt,
- die autonome Entscheidungsfreiheit über den Intimbereich Mund behält.

Wir dürfen auch die Rolle der Angehörigen nicht vergessen. Sie:
- können „Gutes tun" und aktiv sein,
- wissen um die Vorlieben des Patienten (z. B. Geschmacksrichtung, bevorzugte Gerüche usw.),
- können aber auch Unsicherheit und Angst haben („Besser den Profi agieren lassen"),
- erleben häufig einen Rollenwechsel.

Dabei wird den Angehörigen die maximale Abhängigkeit des Sterbenden deutlich.

Hier sollen den Angehörigen ihre wichtige Rolle in der Durchführung der Mundpflege bei der Begleitung ihrer lieben Menschen vermittelt werden:
- Die Angehörigen lernen, die Mundpflege durchzuführen, wenn sowohl der Patient als auch sie es wünschen.
- Die Angehörigen werden unterstützt und ermutigt, ihre Grenzen zu benennen und eigene Gefühle zu reflektieren.
- Die Angehörigen erkennen den Wert, den sie durch ihr Handeln zur Lebensqualität des Patienten beitragen können.

7.7.2 Erkrankungen des Mundbereiches

- Mundtrockenheit
- Mundgeruch

Anorexie-Kachexie-Syndrom

- Schmerzhafter Mund
- Soorinfektionen
- Borkenbildung und Beläge

> **Tipp**
>
> Mit verschiedenen Tricks wird der Mund feucht gehalten, dazu kann man Fruchtstücke, Eischips oder Sprühfläschchen mit dem Lieblingsgetränk einsetzten. Eischips kann man leicht aus einer alten Pralinenschachtel, die man mit dem Lieblingsgetränk anfüllt und ins Gefrierfach stellt, selber herstellen. Auch flüssigkeitsgefüllte Tupfer oder tröpfchenweise Flüssigkeitsgaben mittels Strohhalm oder Spritze sind hilfreich.

 Tab. 7.3 gibt eine Übersicht über Ursachen und therapeutische Maßnahmen bei Erkrankungen im Mundbereich.

- Unter Mundpflege versteht man einerseits die Entfernung von Borken und Belägen, die Behandlung von Schmerz, Infektion und Geruch sowie die Schaffung eines feuchten Milieus.

7.8 Fatigue

Zu den häufigsten Beschwerden bei Palliativpatienten zählen Müdigkeit, Kraftlosigkeit, Erschöpfung und verminderte Leistungsfähigkeit (Rüffer und Adamietz 2013). Nach körperlicher oder geistiger Anstrengung emp-

 Tab. 7.3 Ursachen und therapeutische Maßnahmen bei Erkrankungen im Mundbereich

Erkrankung	Ursachen	Maßnahmen
Mundtrockenheit	Verminderte Sekretion von Speichel Mundschleimhauterkrankungen Mundatmung (starke Verdunstung von Speichel) Tumorbedingt (Hyperkalzämie) Medikamente, u. a. Opioide, Antidepressiva, Anticholinergika Dehydratation, Fieber	Phantasievolle Mundpflege Anregung des Speichelflusses durch: – Zitronenöl über eine Aromalampe – Saure Drops/Zitronendrops – Gefrorene Fruchtstücke (sehr gut: Ananas) – Saure Tees (Hagebutte, Malve) Regelmäßige Mundbefeuchtung durch: – Spülen oder Auswischen des Mundes – Sprühen von Flüssigkeiten mit Zerstäuber – Eischips – Befeuchten der Raumluft
Mundgeruch	Tumorzerfall im Mund-/Rachenraum Absonderung von Tumorsekret Infektionen (bakterielle und fungizide) Blutungen Erbrechen Metabolische Ursachen	Regelmäßige Zahnhygiene Mundspülung mit Tees Mundspülung mit palliativer Mundpflegelösung Chlorophyll® Drg., Salivathymol Mundspülung mit Antbiotikalösung (Metronidazol) Medikamentöse Behandlung von Soor
Schmerzhafter Mund	Entzündliche Prozesse (Candida albicans) Tumorwachstum im Mund- und Rachenbereich Aphtenbildung (Bläschen und Ulzera) Mukositis	Applikation von Lokalanästhetika (Lidocain-Gel) Lokalanästhetikalutschtabletten

(Fortsetzung)

Tab. 7.3 (Fortsetzung)

Erkrankung	Ursachen	Maßnahmen
Soor infektion	Störung des Immunsystems Eingeschränkte Mundhygiene Mundtrockenheit Mundatmung	Nystatin oder Amphotericin B über eine Woche in den Mundraum applizieren Ggf. Miconazol bukkal Mundspülung mit Povidon-Jod-Lösung Bei systemischem Befall entsprechende antimykotische Therapie
Borkenbildung und Beläge	Fehlende Kautätigkeit dadurch kein Abrieb Eingeschränkte Mundhygiene Mundtrockenheit Mundatmung Schleimhautläsionen Blutungen (z. B. Gerinnungsstörungen)	Dexpanthenol-Lösung Mandelöl Mit Brausepulver Zunge, Wangentaschen und Gaumen benetzen Pflegendes Mulgatol®-Gel vorsichtig mit Wattestäbchen auf die Mundschleimhaut aufbringen Sahne auf die Zunge legen und mit Tupfer vorsichtig abreiben Zungenbürste einsetzen

finden wir Erschöpfung als normal oder sogar angenehm. Sie wird von der Gewissheit begleitet, einem ausgeruhten leistungsfähigen Zustand zu weichen. Als Symptom einer chronischen Krankheit tritt sie jedoch ohne vorherige Anstrengung auf, persistiert auch nach einer Ruhephase und wird als Fatigue bezeichnet.

– Unter Fatigue bezeichnet man ein Gefühl körperlicher, emotionaler und geistiger Müdigkeit, welches ohne vorherige Anstrengung auftritt und auch nach Ruhephasen persistiert. Oder kurz und knapp: „unnatürliche Müdigkeit".

Die Prävalenz in der Normalbevölkerung liegt bei 11–45 % (Cella et al. 2002), bei Palliativpatienten erreicht sie 70–90 % (LL 2019). Palliativpatienten geben Fatigue als eines der häufigsten Symptome an, die Bedeutung der Fatigue auf den Krankheitsverlauf und die Lebensqualität wird zumeist unterschätzt.

7.8.1 Ursachen

– Tumorerkrankung und ihre Behandlung (Operation, Strahlentherapie, Chemotherapie)
– Hormonstörungen (Schilddrüse, Nebenniere, Sexualhormone)
– Anämie und andere Begleiterkrankungen
– Medikamentennebenwirkungen
– Psychisch: Angst, Depression, Stress
– Schlafstörungen
– Mangelernährung
– Chronische Infekte
– Elektrolytstörungen (Mg, Ca)
– Trainingsmangel mit Muskelabbau

Die Pathophysiologie ist bis heute nicht geklärt, ausgegangen wird von einer multikausalen Genese. Als allgemein akzeptierte **Risikofaktoren** gelten
– Schmerz
– Übelkeit
– Vorbestehende depressive Störung
– Andere psychische Störungen und Belastungen.

7.8.2 Diagnosekriterien

Mindestens 6 der folgenden 11 Symptome vorhanden (Deutsche Krebsgesellschaft 2011):
– Müdigkeit oder gesteigertes Ruhebedürfnis
– Konzentrationsstörungen
– Gefühl der generalisierten Schwäche oder Gliederschwere
– Gefühl, sich zu jeder Aktivität zwingen zu müssen

Anorexie-Kachexie-Syndrom

- Motivationsmangel, Interesselosigkeit
- Schlaflosigkeit oder übermäßiges Schlafbedürfnis
- Schlaf wird als wenig erholsam erlebt
- Emotionale Reaktion auf die Erschöpfung (z. B. Niedergeschlagenheit, Frustration, Reizbarkeit)
- Bewältigungsschwierigkeiten des Alltags
- Störungen des Kurzzeitgedächtnisses
- Nach körperlicher Anstrengung mehrere Stunden andauerndes Unwohlsein

7.8.3 Therapeutisches Vorgehen

Differenzialdiagnostisch ist insbesondere eine Depression auszuschließen, hierzu kann etwa der 2-Fragen-Test eingesetzt werden (► Kap. 11).

An erster Stelle steht die **Kausaltherapie**, ◘ Tab. 7.4 zeigt mögliche Ansätze.

- **Körperliches Training**

Ausdauer- und Krafttrainingsprogramme – falls möglich – durchbrechen den Teufelskreis aus Bewegungsmangel, Verlust an Kondition und rascher Erschöpfung. Darüber hinaus bessern sie die Lebensqualität und steigern die Lebenserwartung. Die Wirksamkeit ist mittlerweile gut belegt, wenngleich Hinderungsgründe wie körperliche Einschränkungen, mangelndes Interesse oder die Grundeinstellung „Schonung hilft" dem entgegenstehen.

Relative Kontraindikationen für sportliche Betätigung sind:
- Akute Erkrankungen bzw. Schübe
- Dekompensation bei chronischen Erkrankungen
- Fieber >38 °C
- Bewegungsabhängige Schmerzen
- Unzureichend eingestellter Blutdruck bei Hypertonie

Ideales medizinisches Aufbautraining (Deutsche Krebsgesellschaft 2011):
- Tägliche Ausdauerübungen
- Zweimal wöchentliche Kraftübungen à 45 min
- Über 4–6 Wochen steigern
- Maximal 70–80 % des Maximalpuls als Belastungsgrenze

Neigungen sind zu berücksichtigen, Intensität und Dauer der Trainingseinheiten an die Möglichkeiten der Patienten und die jeweilige Krankheitssituation anzupassen.

◘ Tab. 7.4 Kausale Behandlungsmöglichkeiten der Fatigue. (Nach nach Rüffer und Adamietz 2013)

Ursache	Behandlungsoptionen
Anämie	Erythropoetin, Transfusion
Depression	Psychotherapie, Antidepressiva
Malnutrition/Exsikkose	Ernährungsberatung, Hydratation
Hormonmangel (T3,4, Kortison, Sexualhormone)	Hormonsubstitution
Elektrolytstörungen	Substitution, Bisphosphonate
Arzneimittelnebenwirkungen	Dosisreduktion/Umstellung
Infektionen/Fieber	Antibiotika, Antipyretika
Schlafstörungen	Schlafhygiene, Sedativa
Tumorerkrankungen	leitliniengerechte Therapie
Nebenwirkung der Tumortherapie	Therapieindikation hinterfragen

- **Psychoedukation /Beratung**

Hierzu gehört einerseits die Beratung zum Aktivitäts- und Energiesparmanagement (Kräfte einteilen, viele Phasen von Entspannung und Genuss) wie auch die kognitive Verhaltenstherapie (adäquatere Bewertung und bessere Akzeptanz der eigenen Situation). Aktuell gibt es nur eine geringe Evidenz zum Nutzen (Poort et al. 2017)

- **Medikamentöse Therapie**
  - Kortikosteroide
    - Off-label-Therapieversuch mit 2 Wochen niedriger Dosis, z. B. 4 mg Dexamethason morgens
  - Methylphenidat
    - Fällt unter die BtMVV
    - Off-label use (Kassenerstattung nicht gesichert), jedoch preisgünstig
    - In Studien Wirksamkeit gegenüber Placebo belegt.
  - Modafinil
    - Begrenzte, aber belegte Wirksamkeit
    - Off-label use, teuer
    - Schwergradige psychiatrische Nebenwirkungen möglich, daher sorgfältige Indikationsstellung als Last-line-Therapie
  - Ginseng präparate
    - Wirksamkeitshinweise vorliegend (Panax ginseng)
    - Zulassung besteht
  - Guarana
    - Wirksamkeitshinweise vorliegend
    - Effekt etwa wie mehrere Tassen Bohnenkaffee

Wahrscheinlich sind am hilfreichsten komplexe Therapieansätze mit psychoedukativen Gruppen, kognitivem Training, angepasster Bewegungstherapie, psychosozialer Unterstützung sowie Entspannungsverfahren.

Allein die Thematisierung des Problems als etwas Häufiges und zu Erwartendes führt zu einer Entlastung des Patienten und seiner Familie. Es muss unbedingt unsere Aufgabe sein, Patienten, die unter Fatigue leiden, die notwendige Aufmerksamkeit, die erforderliche Anerkennung und eine adäquate Therapie zukommen zu lassen. Der Zeitpunkt, an dem die intensivierte Behandlung von Fatigue aber nicht mehr indiziert ist, muss erkannt werden, um Belastungen am Lebensende zu vermeiden. Merke: Der Arzt unterschätzt meist den Leidensdruck durch Fatigue.

Literatur

Aulbert E, Nauck F, Radbruch L (2008) Lehrbuch der Palliativmedizin. Schattauer, Stuttgart
Baumann F, Jäger W, Bloch E (2012) Sport und körperliche Aktivität in der Onkologie. Springer, Berlin/Heidelberg/New York
Bozetti F, Arends J, Lundholm K, Micklewright A, Zurcher G, Muscaritoli M (2009) ESPEN guidelines on parenteral nutrition: non-surgical oncology. Clin Nutr 28:445–454
Bruera E, Hui D, Dalal S, Torres-Vigil I, Trumble J, Roosth J, Krauter S, Strickland C, Unger K, Palmer JL, Allo J, Frisbee-Hume S, Tarleton K (2013) Parenteral hydration in patients with advanced cancer: a multicenter, double-blind, placebo-controlled randomized trial. J Clin Oncol 31:111–118
Cella D, Lai JS, Chang CH (2002) Fatigue in cancer patients compared with fatigue in the general United States population. Cancer 94:528
Cohen MZ, Torres-Vigil I, Burbach BE, de la Rosa A, Bruera E (2012) The meaning of parenteral hydration to family caregivers and patients with advanced cancer receiving hospice care. J Pain Symptom Manag 43:855–865
Deutsche Krebsgesellschaft (2011) Richtlinien für die Anwendung von Sport und körperlicher Aktivität in der Prävention, supportiver Therapie und Rehabilitation neoplastischer Erkrankungen Teil II. Forum 5:9–12
Doyle D, Hanks G, Cherny N, Calman K (2007) Oxford textbook of palliative medicine. Oxford University Press, Oxford, S 447
Eychmüller S (2001) Flüssigkeitssubsitution in der Terminalphase – eine kontroverse Diskussion. Schmerz 15:357–361
Faber G, Beinert T, Hass H, Lotze C (2011) Krebs und Ernährung. Onkologe 17:906–912
Fearon K, Strasser F, Anker SD, Bosaeus I, Bruera E, Fainsinger RL, Jatoi A, Loprinzi C, MacDonald N, Mantovani G, Davis M, Muscaritoli M, Ottery F, Radbruch L, Ravasco P, Walsh D, Wilcock A, Kaasa S, Baracos VE (2011) Definition and classification of cancer cachexia: an international consensus. Lancet Oncol 12(5):489–495
Leitlinienprogramm Onkologie (Deutsche Krebsgesellschaft, Deutsche Krebshilfe, AWMF): Palliativmedizin für Patienten mit einer nicht-heilbaren

Krebserkrankung, 2019, AWMF-Registernummer: 128/001OL, https://www.leitlinienprogramm-onkologie.de/leitlinien/palliativmedizin/. Zugegriffen am: 01.02.2019

Löser C (2011) Unter- und Mangelernährung. Thieme, Stuttgart

McGeer AJ, Detsky AS, O'Rourke K (1990) Parenteral nutrition in cancer patients undergoing chemotherapy: a meta-analysis. Nutrition 6:233–240

Mercadante S et al. Frequency and Indications of Parenteral Nutrition in an Acute Palliative Care. Nutr Cancer 2015;67(6):1010–3

Payne C, Wiffen PJ, Martin S (2017). WITHDRAWN: Interventions for fatigue and weight loss in adults with advanced progressive illness

Pirlich M, Schutz T, Norman K, Gastell S, Lubke HJ, Bischoff SC et al (2006) The German hospital malnutrition study. Clin Nutr 25:563–572

Poort H, Peters M, Bleijenberg G, Gielissen MF, Goedendorp MM, Jacobsen P, Knoop H (2017). Psychosocial interventions for fatigue during cancer treatment with palliative intent. Cochrane Database Syst Rev 7:CD012030

Pressemeldung OLG München vom 21.12.2017: (ererbter) Schmerzensgeldanspruch nach künstlicher Ernährung mittels PEG-Sonde

Radbruch L (2008) Fatigue in palliative care patients – an EAPC approach. Palliat Med 22:13–22

Raijmakers NJH, van Zuylen L, Costantini M, Caraceni A, Clark J, Lundquist G, Voltz R, Ellershaw JE, van der Heide A (2011) Artificial nutrition and hydration in the last week of life in cancer patients. A systematic literature review of practices and effects. Ann Oncol 22:1478–1486

Ries A, Trottenberg P, Elsner F, Stiel S, Haugen D, Kaasa S, Radbruch L (2012) A systematic review on the role of fish oil for the treatment of cachexia in advanced cancer: an EPCRC cachexia guidelines project. Palliat Med 26(4), 294–304

Rüffer JU, Adamietz IA (2013) Fatigue – Tumorerschöpfung. Ein unabwendbares Schicksal? Onkologe. https://doi.org/10.1007/s00761-012-2408-6

Thöns, M: Wachkoma: Therapiezielwechsel nur bei Patientenverfügung? Der Hausarzt 01 (2015) 60

Thöns M, Hait B (2017) Ernährungsmedizinische Aspekte in der Palliativversorgung. Schmerzmedizin, 33(3), 28–33

Vastag B (2009) Nutrients for prevention: negative trials send researchers back to drawing board. J Natl Cancer Inst 101:446–448

Volkert D, Berner YN, Berry E, Cederholm T, Coti Bertrand P, Milne A et al (2006) ESPEN guidelines on enteral nutrition: geriatrics. Clin Nutr 25:330–359

Winkler MF (2005) Quality of life in adult home parenteral nutrition patients. JPEN J Parenter Enteral Nutr 29:162–170

Dermatologische Symptome

Matthias Thöns und Thomas Sitte

8.1 Behandlung chronischer Wunden – 138

8.2 Wundmanagement – Grundsätzliches – 139
8.2.1 Spezielle Wunddiagnostik und ihre Dokumentation – 139
8.2.2 Infektionszeichen – 140
8.2.3 Wundheilungsphasen – 140
8.2.4 Antibiogramm nur bei Indikation – 140

8.3 Prinzipien der Wundbehandlung – 141
8.3.1 Wundreinigung – 141
8.3.2 Goldstandard: chirurgisches Wunddébridement – 141
8.3.3 Nicht-chirurgische Wundreinigung – 141
8.3.4 Wundspülung – 142
8.3.5 Infizierte Wunden – 142
8.3.6 Lokale Wundbehandlung – 143
8.3.7 Feuchte Wundbehandlung – 144
8.3.8 Vakuumtherapie und andere Therapieverfahren – 146

8.4 Symptomkontrolle in der Wundbehandlung – 146
8.4.1 Schmerzvermeidung – 147
8.4.2 Hohes Exsudataufkommen – 147
8.4.3 Geruchskontrolle – 148
8.4.4 Spontane Blutungen – 148
8.4.5 Dekubitus – 148
8.4.6 Exulzerierende Tumoren – 152
8.4.7 Juckreiz – 152
8.4.8 Schwitzen – 152
8.4.9 Lymphödeme – 153

Literatur – 153

© Springer-Verlag GmbH Deutschland, ein Teil von Springer Nature 2019
M. Thöns, T. Sitte (Hrsg.), *Repetitorium Palliativmedizin*,
https://doi.org/10.1007/978-3-662-59090-4_8

- **Kasuistik**

Die 94-jährige Rentnerin litt an weit fortgeschrittener Demenz mit Kontrakturen aller 4 Akren, kompletter Immobilität, Stuhl- und Harninkontinenz sowie Aphasie und Agnosie. Das Palliativteam wurde auf Betreiben der Tochter zur Behandlungsübernahme gebeten. Beim Erstkontakt in Anwesenheit der Tochter stand eine psychomotorische Unruhe im Vordergrund, das Pflegepersonal berichtete von einer „beim Verbandwechsel und der Pflege laut schreienden und sich wehrenden Patientin" und die Wunde am Steiß würde entsetzlich stinken.

Nach subkutaner Akutschmerztherapie mittels Morphin bei einem BESD-Wert von 10 wird gemeinsam mit beiden Töchtern ein rein palliatives Therapieziel entsprechend dem mutmaßlichen Patientenwillen besprochen. Es erfolgen eine symptomkontrollierende Medikation bei vorliegendem Dekubitalgeschwür IV, eine phantasievolle Mundpflege und das Absetzen der PEG-Ernährung. Die stark exsudierende Wunde wird mit absorbierenden Verbänden und Aktivkohlekompressen abgedeckt, Wundspülungen erfolgen mit Metronidazol. Eine Wechseldruckmatratze wird noch am gleichen Tag organisiert und konsequent wird eine Seitenlagerung der Patientin angestrebt. Das Zimmer wird gut gelüftet und eine Duftlampe aufgestellt.

Der Wille einer rein symptomorientierten Behandlung und das Konzept wird vom betreuenden Pflegepersonal geteilt, die Heimleitung dagegen ordnet die Fortsetzung der gegen den Patientenwillen und die ärztlichen Anordnung gerichteten PEG-Ernährung an. Eingefordert wird eine richterliche Anordnung, die aber aufgrund der geltenden Rechtslage bei Konsens über den Willen nicht erforderlich wäre. Das entsprechende Schreiben des Betreuungsgerichts wird leider fehladressiert und braucht trotz mehrfacher Rückfragen 3 Wochen, die die Patientin wider Erwarten überlebt. 3 Tage nach Absetzen der PEG-Ernährung verstirbt sie schließlich gut symptomkontrolliert, es wird ein „natürlicher Tod" attestiert. Da die Leiche verbrannt werden soll, wird durch den die 2. Leichenschau durchführenden Arzt die Staatsanwaltschaft informiert. Aufgefallen war ein außerordentlich großer Dekubitus, der sich durch den Verzicht auf das qualvolle Lagern in den letzten Wochen dramatisch verschlimmerte (Abb. 8.1). Hier erschien dem Amtsarzt eine Kausalität zwischen einem Pflegefehler und dem Tod in einer Sepsis möglich.

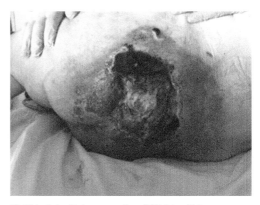

Abb. 8.1 Nekrose und großflächige Phlegmone bei einem Steißbeindekubitus

Die Haut mit ihren sensiblen Nervenendigungen ist das größte Sinnesorgan des Menschen. Sie bildet die Barriere gegen physikalische Schädigungen, schützt vor Krankheitserregern, ist Stoffwechselorgan und Energiespeicher. In der palliativen Situation, in der andere Sinne oft eingeschränkt sind, wird die Haut oft zum wichtigsten Vermittler zwischen Patient und Umwelt. Für folgende Störungen ist die Haut in palliativer Situation besonders anfällig:

- Dekubitus: Immobilisierung
- Infektionen: Sonden, Katheter, Metastasen
- Exantheme: z. B. Arzneimittelallergie
- Veränderter Hautturgor: Exsikkose, Ödeme, Steroide
- Schlechtere Perfusion: Hypotonie, terminale Zentralisierung
- Exulzerationen: Infektionen, Metastasen

8.1 Behandlung chronischer Wunden

Die Wundbehandlung hat sich über die Jahrhunderte dramatisch verändert. Wissenschaftlich weiterhin unklar bleibt, ob sie dadurch auch besser wurde. Mehr noch: Es ist nicht belegt, ob Behandlung gegenüber Nichtbehandlung überlegen ist. Die aktuell expertenempfoh-

Dermatologische Symptome

lene „feuchte Wundbehandlung" ist altbekannt: Bereits seit Jahrtausenden wurden in der Wundbehandlung Honig, Öl und Weinumschläge eingesetzt. Erst mit Kenntnis der Asepsis wich dieses Konzept im 20. Jahrhundert dem sterilen trockenen Verband (Horn 2012).

1962 wies Winter nach, dass eine Wundfläche, die mit einer Polyurethanfolie abgedeckt ist, schneller heilt. Dabei führt die Okklusion einer nicht infizierten Wunde nicht zu einer Keimvermehrung mit folgender Infektion, außer bei schweren Durchblutungsstörungen.

Von einer chronischen Wunde spricht man, wenn sich innerhalb von 8 Wochen keine Abheilung zeigt. Wunden sind meist Symptom einer systemischen Erkrankung: Diabetes mellitus, venöse oder arterielle Insuffizienz sowie Krebs. In der palliativen Situation ist die häufigste Wunde das Druckgeschwür (Dekubitus). Nur wenn die Ursachen der Wunde behandelt werden, kann sie heilen. ◘ Tab. 8.1 zeigt mögliche Kausaltherapien.

Wenngleich der wissenschaftliche Kenntnisstand ernüchternd ist, lohnt sich die Beschäftigung mit dem Thema sehr: Die schlimmsten Wunden gibt es am Lebensende. Und bei vielen Ärzten besteht der Irrglaube, dies sei eine „primär pflegerische Aufgabe" oder es werden unreflektiert Rezeptwünsche unterzeichnet; aber es handelt sich um eine Behandlung mit der Verantwortung beim Arzt. Neben der beruflichen Verpflichtung zur Behandlung und der Notwendigkeit zur Leidensminderung gibt es auch rein tatsächlich erheblichen Behandlungsdruck: Wunden können immer auch bei einer Leiche noch festgestellt werden. Bei entsprechender Ausprägung und unzureichender Behandlung/Dokumentation kann hier ein Amtsarzt zu der Erkenntnis gelangen, dass die Wunde todesursächlich war: Dies hat staatsanwaltschaftliche Ermittlungen zur Folge (siehe Kasuistik).

8.2 Wundmanagement – Grundsätzliches

Die häufigste Wunde im Rahmen palliativer Versorgung ist der **Dekubitus**. Angesichts der Tatsache, dass nur 30 % der tiefen Dekubiti binnen 6 Monaten abheilen, erscheint es in palliativer Situation am wichtigsten zu sein, realistische Therapieziele zu besprechen:
- Wundheilung (ist meist in Frage zu stellen),
- Verzögerung des Fortschreitens (kann sehr belastend sein)
- oder ausschließlich symptomatische Schmerz- und Symptomkontrolle!

Ca. 70 % aller Amputationen in Deutschland werden infolge chronischer Wunden bei Diabetes mellitus durchgeführt. Diabetische Fußulzerationen mindern Lebensqualität und erhöhen die Sterblichkeit dramatisch.

8.2.1 Spezielle Wunddiagnostik und ihre Dokumentation

Neben der Diagnostik des Grundleidens stellt die Untersuchung des Lokalbefundes die Weichen für die weitere Therapie. Hier können einem Smartphone-Apps jetzt schon beim Hausbesuch in der Dokumentation unterstützen. Dokumentiert werden sollten:
- Wundart
- Lokalisation
- Wunddauer
- Rezidivanzahl

◘ Tab. 8.1 Kausaltherapie chronischer Wunden.

Wunde	Kausaltherapie
Dekubitus	Druckentlastung (Weichlagerungsmatratze, Wechseldruckmatratze, natürliche (!) Schaffelle), Blasenkatheter (NPUAP 2014)
Ulcus cruris arteriosum	Verbesserung der arteriellen Durchblutung (Operation? medikamentös), Tieflagern
Ulcus cruris venosum	Kompression, Aktivierung der Muskelpumpe, Hochlagern
Diabetisches Fußsyndrom	Druckentlastung
Tumorwunde	Reduktion der Tumorlast (Operation, Radiatio, Chemotherapie)

- Wundgröße
- Exsudat in Qualität und Quantität
- Wundgeruch
- Wundrand
- Infektionszeichen
- Art des Wundgrundes (Granulation, Fibrinbeläge, Epithel, Nekrose)

Ein Photo rundet die Dokumentation ab. Zu erfassen sind darüber hinaus subjektives Erleben der Betroffenen und seiner Angehörigen mit der Wunde, die Beeinträchtigung der Lebensqualität wie auch die Selbstmanagementfähigkeiten (LL 2019).

Die wesentliche Erstdiagnostikentscheidung betrifft die Notwendigkeit einer Wundreinigung. Diese ist „kurativ" betrachtet stets notwendig, wenn
- avitales Gewebe,
- Nekrosen,
- Beläge
- oder Fremdkörper vorliegen.

Dabei ist streng auf das Vorliegen von Bedingungen zu achten, die ein chirurgisches **Débridement** indizieren:
- Lokale Entzündungszeichen
- Systemische Infektionszeichen ausgehend von der Wunde
- Großflächige Nekrosen
- Große Nekroseanteile oder Beläge

Selbstverständlich wird die Indikation zu einem chirurgischen Vorgehen im Besonderen von der verbleibenden Lebenserwartung und dem Krankheitszustand bestimmt. Erst wenn die Indikation steht, wird die Behandlung dem Patienten angeboten. Meist lehnen Palliativpatienten größere Eingriffe aber ab.

8.2.2 Infektionszeichen

Die klinischen Zeichen einer Infektion variieren etwas zwischen den Wundarten. Neben den klassischen Entzündungszeichen sind allen Wundtypen aber die in der Übersicht aufgeführten **Infektionszeichen** gemein**.**

Infektionszeichen (Mudge und Orsted 2010)
- Schmerz (dolor, vor allem Zunahme oder Änderung!)
- Rötung (rubor)
- Überwärmung (calor)
- Schwellung (tumor)
- Eingeschränkte Funktion (functio laesa)
- Exsudation
- Bröckeliges, leicht blutendes Granulationsgewebe
- Wundheilungsstörungen
- Unangenehmer Geruch
- Eine grünliche Verfärbung des Verbandsmaterials beweist (fast) eine Besiedelung mit Pseudomonas aeroginosa.

8.2.3 Wundheilungsphasen

- **Exsudationsphase**: Sie ist durch die üblichen Entzündungszeichen und eine Sekretion gekennzeichnet.
- **Granulationsphase**: Am Wundrand im Wundgrund zeigt sich gut durchblutetes Granulationsgewebe.
- **Epithelialisierungsphase**: Es zeigt sich ein zunehmender Wundverschluss.

Oft liegen die verschiedenen Phasen in einer Wunde zeitgleich vor.

8.2.4 Antibiogramm nur bei Indikation

Nur wenn deutliche Infektionszeichen vorliegen und eine eventuelle Antibiose sinnvoll ist, sollte ein bakteriologischer Abstrich entnommen werden. Hierbei hat sich der sog. „**Essener Kreisel**" als überlegen gezeigt: Bei dieser Technik erfolgt unter leichtem Druck eine spiralförmige Abstrichentnahme von außen nach innen über die Wundoberfläche.

8.3 Prinzipien der Wundbehandlung

Nach der S3-Leitlinie „Lokaltherapie chronischer Wunden" (AWMF 2014) sind folgende Prinzipien zu beachten:
- Steriles Vorgehen, um nicht weitere Fremdkeime einzubringen,
- Wundreinigung (aber **nur** bei Infektionszeichen **mit** desinfizierenden Lösungen),
- Chirurgisches Débridement mit scharfen Instrumenten als initiale Wundtoilette,
- Standardverfahren ist die feuchte Wundbehandlung: Die Wunde sollte gerade so feucht gehalten werden, dass sie nicht austrocknet (aber auch nicht mazeriert).
- Moderne Wundverbände mit mehrtägichem Wechselintervall (bis zu 1 Woche), außer im Windelbereich.

8.3.1 Wundreinigung

Da die Wundheilung durch Nekrosen, Fremdkörper, Beläge oder Detritus behindert wird, gilt es die Wunde zu reinigen: Das gesamte avitale Gewebe sollte bis an intakte anatomische Strukturen heran abgetragen werden, wenn ein kuratives Therapieziel besteht. Ansonsten ist stets ein ausgewogenes Verhältnis zwischen der Belastung des Patienten durch das Débridement und dessen Nutzen (Heilung, Verminderung von Exsudation und Geruch) zu berücksichtigen. Wenn eine Wundreinigung sinnvoll ist und durchgeführt wird, sollte sie primär mechanisch erfolgen. Stets ist die Wundreinigung nur unter adäquater Schmerzbetäubung durchzuführen: Das reicht von der oralen Gabe eines Schmerzmittels über die Gabe einer Schmerzspitzenmedikation bis hin zu Narkoseverfahren.

8.3.2 Goldstandard: chirurgisches Wunddébridement

- **Unter einem chirurgischen Wunddébridement versteht man die radikale Entfernung von avitalem Gewebe,**

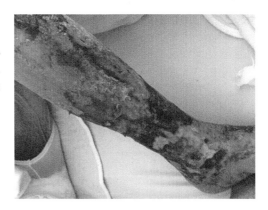

Abb. 8.2 Indikation für ein chirurgisches Vorgehen: Nekrose neben Granulationsgewebe

Nekrosen, Belägen oder Fremdkörpern mit dem Skalpell, mit scharfem Löffel, Shaver, Ringkürette oder mittels Wasserstrahldruck bis in intakte anatomische Strukturen. Granulationsgewebe ist zu schonen.

Bei Vorliegen lokaler Entzündungszeichen, einer vom Wundbereich ausgehenden systemischen Infektionserkrankung oder großflächigen Nekroseanteilen oder Belägen ist das chirurgische Vorgehen empfohlen. **Abb. 8.2** zeigt einen dringend chirurgischer Therapie bedürftigen Befund.

8.3.3 Nicht-chirurgische Wundreinigung

Ist ein chirurgisches Vorgehen nicht indiziert, nicht mehr sinnvoll oder wird abgelehnt, so macht die nicht-chirurgische Wundreinigung selbst in palliativer Situation noch Sinn: Durch die Nekrosenentfernung sinkt die Exsudation, die Keim- und die Geruchsbelastung.

Avitales Gewebe kann entfernt werden durch:
- Spülung
- Fliegenmaden (Biochirurgie)
- Befeuchtete Trägermaterialien (Hydrogele, proteolytische Enzyme)

8.3.4 Wundspülung

Liegen Infektionszeichen vor, so erfolgt die Wundspülung mittels desinfizierender Lösungen. Aktuell empfohlen sind Hypochlorit, Octenisept oder Polihexanid-Lösungen. Octenisept ist schlechter verträglich als Polihexamid, auch gibt es bei Einschluss von Octenisept-Lösung in die Wunde (z. B. in tiefe Wundtaschen) lebensbedrohliche Komplikationen.
— **Obsolet sind Jod, Chlorhexidin, Wasserstoffperoxid oder Mercurocrom.**

- **Internationale Empfehlung: Leitungswasser**

Liegen keine Infektionszeichen vor, darf die Wunde mit reinem Leitungswasser gespült werden. Deutschlands oberster Infektionswächter – das Robert-Koch-Institut – hat hier allerdings Bedenken und empfiehlt sterile Lösungen (NaCl/Ringer). Dagegen war Leitungswasser in Bezug auf Infektionsgefahren sterilen Gebinden sogar überlegen, in einem Cochrane-Review wird es empfohlen (Fernandez und Griffiths 2012).

Wundspülung soll Heilungsverhinderndes entfernen:
— Nekrosen
— Beläge
— Verschmutzungen
— Verbandreste
— Angetrocknetes Exsudat
— Eiter
— Mikroorganismen

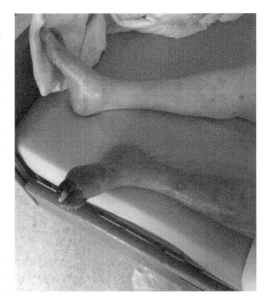

Abb. 8.3 Trockene Nekrosen trocken behandeln!

Die Ausnahme bilden **trockene endständige Nekrosen** (Abb. 8.3): Sie demarkieren sich in aller Regel selber. Trockene Nekrosen sollte man nicht wieder befeuchten, hier reicht eine sterile Abdeckung, wenn dies kosmetisch gewünscht wird.

8.3.5 Infizierte Wunden

Nach Hippokrates gilt damals wie heute: „Ubi pus, ibi evacua" – „Wo Eiter ist, dort entleere ihn". Grundsätzlich jede Wunde ist keimbesiedelt – aber damit ist sie noch lange nicht als „infiziert" zu betrachten. Erst wenn die o. a. klinischen Zeichen einer Infektion vorliegen, sollten routinemäßig Antiseptika zum Einsatz kommen, erst bei systemischen Infektionszeichen (Fieber, Leukozytose) auch eine systemische Antibiose.
— **Lokale Antisepsis: nur bei lokalen Infektionszeichen**
— **Systemische Antibiose: nur bei systemischen Infektionszeichen (CRP, Leukozyten, Fieber)**

Grundsätzlich sind bei infizierten Wunden reine Okklusivverbände kontraindiziert, da sich die Keime in feucht-warmem Milieu ungestört vermehren. Gleiches gilt für Wunden bei arteriellen Durchblutungsstörungen. Antimikrobielle Maßnahmen wie das Débridement, der Einsatz von Antiseptika, die Wundspülung oder silberhaltige bzw. antiseptikahaltige Wundauflagen dienen der Verminderung der Keimlast und damit direkt der Symptomlinderung.

Nicht zuletzt an dieser Stelle soll die Notwendigkeit guter Händehygiene (vor und nach der Wundbehandlung) betont werden.

Dermatologische Symptome

- **Ursprünglichste Wundantisepsis : Silber**

Silber wird wegen seiner antibakteriellen und desinfizierenden Eigenschaften schon seit mehr als 3000 Jahren in der Wundbehandlung eingesetzt. Es hemmt die Funktion der Bakterienenzyme, behindert die Zellteilung und verändert Strukturproteine in der Zellwand. Es gibt allerdings Hinweise für eine Schädlichkeit von Silber für die Wunde und zunehmende bakterielle Resistenzen. Auch haben 20 % der Patienten mit chronischen Wunden bereits eine Kontaktallergie (Grade et al. 2012). Mithin sollen silberhaltige Verbände niemals auf nichtinfizierte Wunden aufgebracht werden. Ob Silberverbände bei infizierten Wunden wirklich einen Vorteil gegenüber anderen Verbandarten haben ist nicht belegt. Klar ist jedoch, dass eine Silberkompresse bis zu 50 € kostet, mithin die teuersten Verbandstoffe sind. Silber wird den verschiedensten Wundauflagen beigesetzt.

- **PHMB-haltige Produkte (Polyhexamethylen-Biguanid, Polyhexanid)**

Aufgrund der Nachteile, des hohen Preises und dem fehlenden Nutzenbeleg, darf auf die bestehenden empfohlenen Alternativen verwiesen werden: Hier werden Wundverbände mit dem gut verträglichen Desinfektionsmittel PHMB empfohlen.

Polyhexanid ist ein ideales Antiseptikum, mit weitem antibakteriellem Spektrum. Es ist ausgezeichnet zellkompatibel, farblos und weist bislang keine Resistenzen auf. Neben einem niedrigen allergenen Risiko ist es sogar wundheilungsfördernd (Horn 2012). In einer Konsensusempfehlung zur Wundantiseptik gilt es als „Mittel der 1. Wahl für schlecht heilende chronische bzw. für sehr empfindliche Wunden". Es ist neben Spüllösungen auch als Wundhydrogel oder in diversen Wundauflagen eingearbeitet.

- **Viele „alte Gewohnheiten obsolet"**

Der topische Einsatz von Antibiotika (Ausnahme: palliative Geruchskontrolle, s. u.), Farbstoffen, Quecksilberpräparationen, Wasserstoffperoxid und PVP-Jodpräparaten wird nicht mehr empfohlen.

- **Honig nutzlos bis schädlich**

Auch Honig ist seit über 3000 Jahren in der Wundbehandlung in Verwendung und erlebte in den letzten Jahren eine Renaissance. Er ist hygroskopisch, sein Zuckergehalt verhindert bakterielles Wachstum, und er enthält zusätzliche antibakterielle Stoffe (Bioflavonoide). Gleichwohl steht aktuell ein fehlender Nutzenbeleg einer Schmerzzunahme durch den medizinischen Honig (Manukahonig) gegenüber. Eine Leitlinienempfehlung liegt mithin derzeit nicht vor.

- **MRSA und andere Problemkeime**

Insbesondere für medizinische Einrichtungen ist der Nachweis von Problemkeimen wie dem Methicillin-resistenten Staphylococcus aureus (MRSA) problematisch. Obwohl zumeist eine klinisch unproblematische Kolonisation vorliegt, ist es notwendig, Patienten isoliert in separaten Räumlichkeiten zu behandeln. Lediglich bei Vorliegen einer systemischen Infektion mit dem Nachweis von beispielsweise Fieber oder Leukozytose sollte eine Antibiotikatherapie eingeleitet werden.

8.3.6 Lokale Wundbehandlung

Das Spektrum verfügbarer Wundversorgungsprodukte hat sich von den klassischen Verbandmaterialien zu einem unüberschaubaren, sich ständig vergrößernden Angebot an Wundauflagen und Lokaltherapeutika erweitert. Der interessierte Leser mag sich das 655 Seiten starke Buch „Wundauflagen" besorgen, dies beschreibt etwa die Hälfte der aktuell verfügbaren Produkte. Ob die modernen Auflagen besser sind und welche besonderen Vorteile sie haben, ist wissenschaftlich unbelegt!

Unterschieden werden bei einer Wundauflage 3 Komponenten:
- **Wundfüller**: Er steht in unmittelbarem Kontakt zur Wundfläche. Teils sind sie in die anderen Komponenten eingearbeitet, bei Wunden mit Taschen oder Fisteln ohne unmittelbaren Kontakt zur inneren Oberfläche der Wundauflage werden sie zusätzlich eingelegt.

– **Deckschicht**: Die Wunde wird gegenüber Umwelteinflüssen geschützt und ein Verkleben mit darüber liegender Kleidung wird vermieden.
– **Adhäsivschicht**: Sie fixiert die Wundauflage mit der Umgebung.

Zumeist besteht eine Wundauflage aus allen 3 Teilen, gleichwohl gibt es auch Produkte die einer zusätzlichen Fixierung bedürfen.

- **Wann „trocken" und wann „feucht" behandeln?**

Bei der Behandlung chronischer Wunden sollte ein physiologisch feuchtes Milieu in der Wunde geschaffen und aufrechterhalten werden. Dies gilt nicht für die in der Übersicht aufgeführten Wunden.

„Herkömmliche" trockene Wundbehandlung bei
– Erstversorgung von verschmutzten, blutenden und stark sezernierenden Wunden
– Schürf- und Verbrennungswunden
– Unkomplizierten Operationswunden
– Trockenen Nekrose (z. B. bei endständiger diabetischer Gangrän)
– Wunden mit akuter Sickerblutung (Druckverband)
– Extremer Sekretion und ansonsten mehrmals täglichen Verbandswechseln

Mithin profitieren Palliativpatienten mit extrem exsudierenden Wunden nicht von modernen Wundauflagen, wenn diese mehrfach täglich gewechselt werden müssen. In diesem Fall sind die herkömmlichen Wundprodukte, kombiniert mit einem Wunddistanzgitter die praktikablere Alternative.

Die herkömmliche Wundbehandlung erfolgt mit sterilen Tupfern, Wundgaze (= Wundabstandsgitter), Pflasterverbänden und Binden. Sie ist kostengünstig und schnell verfügbar.

In Deutschland werden – entgegen der Leitlinie – 80 % der chronischen Wunden herkömmlich behandelt. Berechnet man allerdings die Kosten häufiger Verbandwechsel bei dem Vergleich zu modernen Wundverbänden hinzu, so entpuppt sich der Spareffekt konservativer Wundauflagen meist als „Milchmädchenrechnung".

8.3.7 Feuchte Wundbehandlung

Für die Auswahl der „teuren Produkte" müssen das Einsatzgebiet und die spezifischen Vorteile bekannt sein. Denn ungeachtet der fehlenden wissenschaftlichen Evidenz ist eines klar: Der Verbandwechsel mit einer modernen nicht verklebenden Wundauflage ist schmerzärmer, als bei der herkömmlichen Wundbehandlung. Daher ergibt sich auch bei Palliativpatienten ein klarer Nutzen dieser Produkte.

Der Verband sollte
– die Wunde feucht halten,
– vor einer Verunreinigung bzw. weiteren Keimbesiedelung und traumatischen Einflüssen schützen,
– bei Entfernung keine Rückstande hinterlassen,
– das Gewebe nicht mechanisch beschädigen,
– Exsudat aufnehmen,
– eine für die Wundheilung optimale Feuchtigkeitsbalance aufrechterhalten,
– Toxine, Bakterien und Gerüche aufnehmen,
– die Sauerstoffversorgung nicht beeinträchtigen,
– und vor allem schmerzarm zu wechseln sein.

Wesentliche Verbandtypen sind:

- **Schaumstoffverbände**

Schaumstoffkompressen gelten als „Standard", es gibt sie in den verschiedensten Varianten (mit/ohne Silber/PHMB/Kleberand/Supraabsorber/dick/dünn/Spezialformen für Ferse/Steiß …). Sie können in jeder Phase der Wundbehandlung nach einem Débridement eingesetzt werden und optimieren das Exsudatmanagement. Die Wechselintervalle wer-

Dermatologische Symptome

den mit bis zu 7 Tagen angegeben, das ist ein klarer Vorteil.

Die wichtigsten Typen sind:
- Standardkompressen mit oder ohne Kleberand
- Bei starker Exsudation: mit Superabsorber
- Bei Wundhöhlen: Wundfüller
- Bei Infektion mit PHMB/Silber

■ Alginate

Alginate entstammen einer Seealge, saugen stark und haben eine Dochtwirkung. Als spezifischen Vorteil stillen sie Blutungen. Sie dürfen nur innerhalb der Wunde (Wundfüller) eingesetzt werden, sonst mazerieren sie die umliegende Haut. Ein Sekundärverband ist erforderlich.

■ Hydrofasern

Hydrofasern können ebenso größere Exsudatmengen aufnehmen, haben aber nicht die blutstillende Wirkung.

■ Hydrokolloide

Hydrokolloide waren die ersten modernen Vertreter der feuchten Wundbehandlung, sie werden aber zunehmend von den Schaumstoffen abgelöst. Für sie gilt: geringe Durchlässigkeit, Quellung des Materials, kaum Exsudataufnahme, geringe Sauerstoffdurchlässigkeit. Sie sind selbst haftend und werden mindestens 2 cm überlappend auf Wunden aufgetragen. Durch die Verflüssigung unter Einfluss von Wundsekret sind sie nicht formstabil, die hydrokolloidale Schicht quillt auf und geliert, bis das gebildete Sekret schließlich am Rand des aufgeklebten Hydrokolloids austritt. Dies kann auch übel riechen und mit einer Infektion verwechselt werden. Auch sie können bis zu 7 Tage belassen werden, kontraindiziert sind sie bei stark sezernierenden oder infizierten Wunden.

■ Aktivkohlekompressen

Aktivkohle hat eine extrem große Oberfläche mit 1500 m^2/g! Dies führt zu hoher Absorptionsfähigkeit für Bakterien, Sekret und Zelldetritus, insbesondere aber auch für Geruchsstoffe wie Diamine und Kadaverine. Neben der Flüssigkeitsaufnahme und Bakterienverminderung werden somit Geruchsstoffe abgefangen. Der Einsatz umfasst daher infizierte, fötide riechende und stark sezernierende Wunden. Hierzu gehört auch die palliativmedizinische Versorgung exulzerierter Neoplasien. Aktivkohleverbände werden in unterschiedlichsten Konfektionen als Auflagen geliefert. Sie dürfen nicht zerschnitten werden.

■ Folienverbände

Sie können in der Epithelialisierungsphase bei trockenen Wunden oder als Fixiermaterial für andere Kompressen eingesetzt werden. Streng kontraindiziert sind sie bei infizierten Wunden.

Neben der Behandlung der eigentlichen Wunde sollte der **Wundrand** geschützt werden. Denn Mazeration und Austrocknung auch der Wundumgebung sollten vermieden werden. Hierzu kann man kostengünstig Zinkpaste einsetzen, es gibt aber auch spezielle Acylatfilme (transparenter Schutzfilm).

◘ Tab. 8.2 gibt einen Überblick über die Einsatzmöglichkeiten der Wundverbände.

◘ **Tab. 8.2** Einsatzmöglichkeit der Wundverbände.

	Trockene Wunde	Feuchte Wunde
Reinigungsphase	Hydrogel	Schaumstoff, Alginat, Aktivkohle, Hydrofaser
Granulationsphase	Hydrokolloid	
Epithelialisierungsphase	Hydrokolloid/Folien	Schaumstoff/Folien

8.3.8 Vakuumtherapie und andere Therapieverfahren

Zunehmend werden auch verschiedene physikalische Therapieverfahren verfügbar, die in einzelnen Phasen die Wundbehandlung unterstützen sollen. Eingesetzt werden Leistungsultraschall, hyperbarer Sauerstoff, elektromagnetische Verfahren, extrakorporale Stoßwellen, wassergefiltertes Infrarotlicht oder Laserlicht. Der größten Verbreitung erfreut sich die Vakuumtherapie.

Über Schwämme oder Tüllen wird ein Sog durch ein Schlauchsystem mit einer Pumpeinheit auf die Wunde ausgeübt. Dadurch werden die Wundränder zusammengezogen, das Wundödem reduziert, überschüssiges Exsudat entfernt und die Mikrozirkulation gefördert.

Vakuumtherapien werden für viele chronische Wunden derzeit als der Goldstandard zur Induktion von Granulationsgewebe bezeichnet.

Bislang haben die nicht unerheblichen Kosten und das häufiger beschriebene Auftreten von Schmerzen durch die Therapie eine weitere Verbreitung verhindert. Im ambulanten Bereich werden die Kosten regelhaft nicht übernommen. Da die Methode mit Schmerzen verbunden ist und auf eine Kuration zielt, ist sie bei unseren Palliativpatienten – auch wenn wir sie nun zunehmend dort sehen – regelhaft **nicht indiziert**. Allenfalls bei stark sezernierenden Wunden ist dies sinnvoll.

Letztlich besteht bei größeren Wunden mit kurativem Therapieziel die Möglichkeit der plastischen Deckung. Dies muss im Hinblick auf die verbleibende Lebenszeit individuell entschieden werden.

Kütemeyer betont den psychosomatischen Ansatz bei chronischen Wunden, sieht sie sogar als „Konversionsstörung" an. Allgemein bekannt ist, dass Stress das Immunsystem schwächt, mithin eine psychotherapeutische Intervention, eine umfassende Versorgung durchaus die Wundheilung verbessern kann (Kütemeyer 2008).

8.4 Symptomkontrolle in der Wundbehandlung

Patienten wünschen sich hinsichtlich der Lokaltherapie chronischer Wunden
- psychosoziale Unterstützung, Empathie, Aufmerksamkeit und Hilfe,
- partizipative Entscheidungsfindung,
- Kontinuität in der Behandlung,
- Reduktion unnötiger Therapeutenkontakte (seltene Verbandwechsel).

Gerade in palliativer Situation ist die Ausheilung einer Wunde mit Heilungszeiten von mehreren Monaten ein zumeist nicht erreichbares Ziel. Hier stehen im Vordergrund
- Behandlung von Schmerzen und Juckreiz
- Minderung der Exsudation
- Vermeidung einer Infektion und Geruchsentwicklung
- Vermeidung und Behandlung einer Blutung
- Kosmetisch und funktionell befriedigende Verbände (◘ Abb. 8.4)
- Reintegration des Patienten in die von ihm gewünschte soziale Umgebung

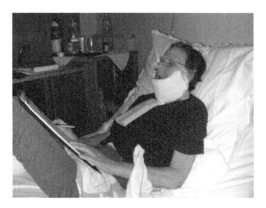

◘ Abb. 8.4 Auch das kosmetische Ergebnis ist wichtig

8.4.1 Schmerzvermeidung

An erster Stelle der Patientenpräferenzen – nicht nur in palliativer Situation – steht die adäquate Behandlung und die konsequente Vermeidung von Schmerzen. Dies bedeutet auch Vermeidung
- von verklebenden oder antrocknenden Materialien,
- von reizenden Wundspüllösungen,
- unnötiger Manipulation.

Schmerz wird von der großen Mehrheit der Patienten mit Wunden erlebt. Er erinnert ständig an die Wunde und zwingt zur kontinuierlichen Auseinandersetzung mit dem oft ausbleibenden Heilungserfolg. Unterschieden werden Dauerschmerzen von akuten Schmerzen (bei Verbandwechsel), betreuende Personen unterschätzen sie. Physiologisch betrachtet entsteht Wundschmerz durch eine Gewebeschädigung (nozizeptiver Schmerz) oder durch eine Funktionsstörung des Nervensystems (neuropathischer Schmerz). Somit ist Wundschmerz oft ein „mixed pain" mit nozizeptiven und neuropathischen Elementen. Nicht zuletzt verstärken viele psychologische und emotionale Faktoren das Schmerzempfinden:
- Unbehagen
- Stress
- Angst
- Depression
- Schlafstörung
- Übel riechende oder stark nässende Wunden

- **Wundschmerz ist eines der ersten Zeichen einer Infektion!**

Der meiste Schmerz entsteht beim Verbandwechsel: Verletzungen bei der Entfernung des Verbandes sind zu vermeiden. Oberflächliche Nervenendigungen in der Haut können in flachen Wunden oder mazerierter Haut angegriffen und irritiert sein. Das Stechen und Brennen durch oberflächliche Wunden wird als schlimmer empfunden als der Schmerz bei tiefen Wunden.
  Ein sorgfältiger Verbandwechsel und die Auswahl nicht verklebender Wundverbände helfen dabei, Schmerzen zu vermeiden oder zu minimieren.

Empfehlungen zur Behandlung des Wundschmerzes (LL 2019)
- Ausnutzen der langen Verbandwechselintervalle moderner Wundauflagen (z. B. 1 Woche)
- Wundauflagen die nicht verkleben einsetzen (feuchte Wundbehandlung)
- Sanftes Reinigen der Wunde
- Spüllösung vor Gebrauch anwärmen
- Verklebte Verbände vorher mit NaCl-Verband einweichen
- Krusten mit Olivenöl-getränkten Kompressen aufweichen (Dissemond 2012)
- Infektionen behandeln
- Trauma, Druck und Mazeration vermeiden
- Schmerztherapie
  - Kurzwirksame Opioide in ausreichendem Abstand vor Verbandwechsel
  - Ansonsten übliche Tumorschmerztherapie
  - Sterile Morphin-Gele und Lokalanästhetika werden - trotz mangelnder Evidenz in der LL 2019 empfohlen.

8.4.2 Hohes Exsudataufkommen

Hohes Exsudataufkommen belästigt Patienten über feuchte Kleidung und Betten, umliegende gesunde Haut wird mazeriert. Hier sollten absorbierende Verbände eingesetzt werden, ggf. können Wundhöhlen mit Alginat oder Hydrofasern (Aquacel) austamponiert werden.
  Alternativ kann Stomamaterial zum Ablauf oder die Vakuumtherapie (teuer) eingesetzt werden (LL 2019). In der häuslichen Umgebung kann auch über den „sterilen Wundverband" mit Supraabsorbern ein zweiter für die Angehörigen zu wechselnder „Verband" aus Inkontinenzprodukten (Windelhosen) zum häufigen Wechseln sinnvoll sein.
  Die umgebende Haut sollte mit Zinkcreme vor Mazeration geschützt werden. Durch die Exsudation verlieren die Patienten erhebliche Flüssigkeits- und Proteinmengen. Inwieweit

eine entsprechende Substitution bei erhöhtem Nährstoff- und Energiebedarf sinnvoll ist, bestimmt die Krankheitsphase und der Willen des Patienten.

8.4.3 Geruchskontrolle

Übler Geruch ist ein wesentliches Problem in der Wundbehandlung, Fötor ist stark belastend und führt zur sozialen Isolation des Patienten.

Da Geruch ein Infektionszeichen ist, steht an erster Stelle der Versuch einer antiinfektiven Therapie. Hier wird mit Octenidin, Hypochlorit oder Polyhexanid (PHMB) (Kramer et al. 2018) gespült, antimikrobielle Wundauflagen sollten eingesetzt werden. Dichtet man diesen Verband mit Aktivkohlekompressen ab, so werden Geruchsstoffe absorbiert. Bei Wundhöhlen kann man die Wunde auch mit zerbröselten Kohlekompretten auffüllen. Einzelne Palliativstationen verwenden sogar Kaffeepulver zwischen den Verbandlagen hierfür. In der Palliativversorgung hat sich das Einsprühen der Wunde mit Metronidazol (i.v.-Lösung) zur Elimination der Anaerobierbesiedelung gut bewährt. Als Ultima ratio gilt das Abdichten der Wunde mit Frischhaltefolie. Im Raum kann man Duftlampen, Untertassen mit Kaffeepulver und Nilador (Geruchsbinder) einsetzen (Uebach 2012).

> **Tipp**
>
> Die Leugnung der vom Patienten wahrgenommenen Geruchsbelästigung erleichtert nicht sein Schicksal, sondern treibt ihn weiter in die Isolation. Wahrhaftig bleiben!

8.4.4 Spontane Blutungen

Sind vital bedrohliche Blutungen als Komplikation denkbar, so sind Gespräche zur möglichen Therapiebegrenzung wie auch über eine palliative Notfallsedierung unausweichlich (Kloke 2012) (z. B. Midazolam 5–10 mg nasal). Weitere Tipps bei Blutungen sind:
- geeignete Lagerungsmaßnahmen,
- Bereithalten von dunkelblauen Handtüchern,
- mechanische Kompression,
- Applikation von blutstillenden Substanzen
  - Cold-Packs Sucralfat, Nasentropfen oder 1:10 verdünntes Adrenalin
  - Alginate
  - Tabotamp-Streifen, Clauden-Tupfer
  - Stärkepulver, Tranexamsäure lokal/systemisch (Montroy 2018)

In der palliativen Situation gilt es gemeinsam ein vernünftiges Therapieziel zu bestimmen und Symptome konsequent zu kontrollieren. Dazu gehören eben auch die Vorteile moderner Wundverbände, wie seltenere Wechselzeiten, bessere Infektions- und Geruchskontrolle, kosmetisch bessere Resultate und schmerzärmere Verbandwechsel.

8.4.5 Dekubitus

Die häufigste Wunde in palliativer Situation ist das Druckgeschwür (Dekubitus, Durchliege- oder Aufliegegeschwür).

Beim Dekubitus handelt sich im weiteren Sinne um eine druckbedingte Minderperfusion mit folgendem Gewebeuntergang. Übersteigt der Auflagendruck den Perfusionsdruck, ist die Haut nicht durchblutet. Einen wesentlichen Faktor stellt auch die Minderperfusionszeit dar, ab 2 Stunden ist mit der Entstehung von Weichteilnekrosen zu rechnen. Neben Zeit und Druck sind die üblichen Risikofaktoren von Durchblutungsstörungen einschlägig. Während sich der gesunde Mensch – selbst im Schlaf – durch unbewusste Lagewechsel selber schützt, gelingt dies bei weit fortgeschrittener Palliativsituation aufgrund der geminderten Vigilanz oder der reduzierten Kraft nicht mehr.

> **Risikofaktoren eines Dekubitus**
> - Immobilität
> - Kachexie
> - Neurotrophe Störungen

Dermatologische Symptome

- Inkontinenz
- AVK
- Schock/Exsikkose

Die üblichen **Prädilektionsstellen** für die Entstehung eines Dekubitus sind dünnere Hautschichten über Knochengewebe. So sind die Fersen, der Steiß und die Haut über dem Hüftkopf am häufigsten betroffen. Gleichwohl können Dekubiti an jeder Körperstelle mit Druckbelastung bestehen, bei einer kontrakten Hand sogar in der Handinnenfläche.Definition
Ein Dekubitus ist eine lokal begrenzte Schädigung der Haut oder des darunterliegenden Gewebes, infolge von Druck oder von Druck in Kombination mit Scherkräften.

- **Einteilung nach Schweregrad (Tiefe)**
- **Grad I: Nicht wegdrückbare Rötung.** Nicht wegdrückbare, umschriebene Rötung bei intakter Haut, gewöhnlich über einem knöchernen Vorsprung.
- **Grad II: Teilverlust der Haut.** Teilzerstörung der Haut (bis in die Dermis), die als flaches, offenes Ulcus mit einem rot bis rosafarbenen Wundbett ohne Beläge in Erscheinung tritt. Alternatives Vorkommen auch als serumgefüllte Blase. Klinisch glänzendes oder trockenes, flaches Ulkus ohne nekrotisches Gewebe (Differenzialdiagnose: Mazerationen oder Abschürfungen)
- **Grad III: Verlust der Haut.** Zerstörung aller Hautschichten. Subkutanes Fett kann sichtbar sein, jedoch keine Knochen, Muskeln oder Sehnen. Vorkommen von Belägen oder Unterminierungen.
- **Grad IV: Vollständiger Haut- oder Gewebeverlust.** Totaler Hautverlust mit freiliegenden Knochen, Sehnen oder Muskeln. Beläge oder Schorf können vorliegen. Tunnel oder Unterminierungen finden sich oft. Die Wunden können sich in Muskeln oder unterstützende Strukturen ausbreiten und dort zu Faziitis, Osteomyelitis oder Ostitis führen. Knochen und Sehnen sind sichtbar oder tastbar.

- **Therapie**

Wenngleich sich Pflegepersonal traditionell für zuständig hält, liegt doch die Therapieverantwortung beim Arzt. Es gibt über 2000 (!) Empfehlungen zur Behandlung, dabei besteht Evidenz nur für eine Druckentlastung. Die Wahl der Wundauflagen ist nicht evidenzbasiert, mithin sollte sie nach den o. a. Kriterien einer Wundbehandlung erfolgen und ist ab dem Stadium II indiziert.

> **Tipp**
>
> Im Gesäßbereich ist aufgrund der Kontamination eine tägliche Verbandkontrolle angezeigt. Obsolet sind: Ringkissen, synthetische Schaffelle, Essig, Eis, Föhnen, Mercucrom, Zucker, Wasserstoffperoxid etc.

- **Prophylaxe**

Eine Prophylaxe ist bei jedem Palliativpatienten indiziert (Büscher et al. 2017):
- Risikoeinschätzung (Braden-Skala, ◘ Tab. 8.3: sensorisches Empfindungsvermögen, Feuchtigkeit, Aktivität, Mobilität, Ernährung, Reibung und Scherkräfte)
- Mobilität fördern
- Entlastung durch Lagewechsel (zumeist wechselnd 30° Schräglage)
- Inkontinenz → Katheter?
- Weich- oder Wechseldruckmatratzen, natürliche Schaffelle
- Hautpflege (nichtallergisierende Basissalben und Fettcremes, ggf. mit Harnstoffzusatz)
- Optimierung des Ernährungsstatus
- Cave: MRSA!

Eine Wechsellagerung sollte bei allen Personen mit Dekubitusrisiko erwogen werden. Dabei ist natürlich ein Kompromiss aus der Belastung durch die Lagerung (z. B. Schmerzen) mit dem Benefit einzugehen. Gerade in den letzten Lebensstunden sollte die Lagerung auf ein Minimum beschränkt werden, wenn sie belastend ist.

Daher kommt passiven Maßnahmen in der Palliativmedizin besondere Bedeutung zu:
- Weichlagerungsmatratzen,
- Wechseldruckmatratzen

Tab. 8.3 Risikoeinschätzung nach Braden. Dekubitusrisiko bei 18 Punkten und weniger (Fortsetzung nächste Seite)

Zu vergebende Punkte	1	2	3	4
Sensible Wahrnehmung	Vollständig ausgefallen Keine Reaktion auf Schmerzreize (weder Stöhnen, Zucken, noch Greifen) auf Grund verminderter (nervaler) Wahrnehmungsfähigkeit (auch Koma) oder Missempfinden wird über den größten Körperanteil nicht wahrgenommen	Stark eingeschränkt Reaktion nur auf starke Schmerzreize, Mitteilung nur über Stöhnen oder Unruhe Sensorisches Empfinden stark herabgesetzt. Schmerzen werden über die Hälfte des Körpers nicht wahrgenommen.	Geringfügig eingeschränkt Reaktion auf Ansprechen, Missempfindungen bzw. Bedürfnis zum Lagerungswechsel können nicht immer vermittelt werden oder Sensorisches Empfinden teilweise herabgesetzt. Schmerzen werden in ein oder zwei Extremitäten nicht wahrgenommen	Nicht eingeschränkt Reaktion auf Ansprechen, Missempfindungen/ Schmerzen werden wahrgenommen und sind benennbar
Feuchtigkeit	Ständig feucht Die Haut ist ständig feucht durch Schweiß, Urin usw. Nässe wird bei jeder Inspektion festgestellt	Oft feucht Die Haut ist oft, aber nicht immer feucht Wäschewechsel mindestens einmal pro Schicht nötig	Manchmal feucht Die Haut ist hin und wieder feucht Wäschewechsel zusätzlich einmal täglich	Selten feucht Die Haut ist normalerweise trocken Wäschewechsel nur routinemäßig.
Aktivität, Grad der körperlichen Aktivität	Bettlägerig Das Bett kann nicht verlassen werden	An den Stuhl/Rollstuhl gebunden Gehfähigkeit stark eingeschränkt oder nicht vorhanden Kann sich selbst nicht aufrecht halten und/oder braucht Unterstützung beim Hinsetzen	Gehen Geht mehrmals am Tag, aber nur kurze Strecken, teils mit, teils ohne Hilfe Verbringt die meiste Zeit im Bett/Lehnstuhl/Rollstuhl	Regelmäßiges Gehen Verlässt das Zimmer mindestens zweimal am Tag Steht tagsüber etwa alle zwei Stunden auf
Mobilität, Fähigkeit, die Körperposition zu halten oder zu verändern	Vollständige Immobilität Mobilität nie ohne Hilfe	Stark eingeschränkt Eine Lageänderung des Körpers oder von Extremitäten wird hin und wieder selbstständig durchgeführt, aber nicht regelmäßig	Geringfügig eingeschränkt Geringfügige Lageänderungen des Körpers oder der Extremitäten erfolgen regelmäßig und selbstständig	Nicht eingeschränkt Lageänderungen regelmäßig und ohne Hilfe

Dermatologische Symptome

Zu vergebende Punkte	1	2	3	4
Allgemeines Ernährungsverhalten	Schlechte Ernährung Isst die Portionen nie auf Isst selten mehr als 1/3 jeder Mahlzeit Isst zwei eiweißhaltige Portionen oder weniger täglich Trinkt zu wenig Trinkt keine Nahrungsergänzungskost oder Wird per Sonde oder seit mehr als fünf Tagen intravenös ernährt	Wahrscheinlich unzureichende Ernährung Isst selten eine ganze Mahlzeit auf, in der Regel nur die Hälfte Die Eiweißzufuhr erfolgt über nur drei Portionen täglich Hin und wieder wird Ergänzungskost zu sich genommen oder erhält weniger als die erforderliche Menge Flüssigkost bzw. Sondenernährung	Ausreichende Ernährung Isst mehr als die Hälfte der meisten Mahlzeiten, mit insgesamt vier eiweißhaltigen Portionen täglich Lehnt hin und wieder eine Mahlzeit ab, nimmt aber Ergänzungsnahrung, wenn angeboten an oder wird über eine Sonde ernährt und erhält so die meisten erforderlichen Nährstoffe	Gute Ernährung Isst alle Mahlzeiten Nimmt normalerweise vier eiweißhaltige Portionen (Milchprodukte, Fleisch) zu sich Braucht keine Nahrungsergänzungskost

- Natürliche Schaffelle
- Anhebung der Ferse durch ein Kissen unter der Wade („frei liegende Fersen")

Ein Cochrane-Review zeigte, dass sowohl natürliche Schaffelle als auch Weichlagerungs- oder Wechseldruckmatratzen herkömmlichen Matratzen überlegen waren und das Dekubitusrisiko minimierten (McInnes et al. 2011). Wechseldruckauflagen und Wechseldruckmatratzen waren in Bezug auf die Dekubitusinzidenz gleich effektiv. Dagegen sollten kleinzellige Wechseldruckauflagen, synthetische Schaffelle, ausgeschnittene oder ringförmige Hilfsmittel und mit Wasser gefüllte Handschuhe nicht mehr angewendet werden.

Die gute Dekubitusprophylaxe und deren Dokumentation stellt heute den Pflegestandard dar. Bei Palliativpatienten ist die Entstehung eines Dekubitus jedoch nicht unbedingt ein Pflegefehler. Das Therapieziel am Lebensende „Leidenslinderung" kann gegen konsequente Lagerungsmaßnahmen sprechen, mithin können Dekubiti sich stark vergrößern.

- **„Du darfst alles auf einen Dekubitus tun, nur nicht den Patienten"!**

8.4.6 Exulzeriende Tumoren

Kutane Metastasen treten nur bei etwa jedem 20. Tumorpatienten auf und sind oft Zeichen einer weit fortgeschrittenen inkurablen Erkrankung. Zumeist handelt es sich um Metastasen (Mamma-, Bronchial-, Kolon-, Ovarial-, Prostatakarzinom), seltener um primäre Malignome (Melanom, Spinaliom). Nicht zuletzt durch die ständig ersichtliche Störung der äußeren Unversehrtheit, handelt es sich bei kutanen Metastasen oft um das am meisten belastende Symptom (Börgermann et al. 2007).

Während man einzelne Metastasen chirurgisch oder auch strahlentherapeutisch angehen kann, helfen chemotherapeutische Behandlungen bei den bereits weit fortgeschrittenen Tumorstadien mit bereits stattgefundener Chemotherapie nur selten.

So liegt der Behandlungsschwerpunkt bei der lokalen Wundbehandlung nach den o. a. Grundsätzen, der Symptomkontrolle (Geruch, Blutung, Schmerz, Exsudation) und dem Erreichen eines akzeptablen Äußeren.

8.4.7 Juckreiz

Pruritus ist ein häufiges, quälendes und recht schwierig zu therapierendes Problem in der Palliativversorgung. Neben Hautkrankheiten (atopische Dermatitis, Zoster, Skabies) sind systemische Erkrankungen (Niereninsuffizienz, Cholestase, Diabetes), Malignome (M. Hodgkin), Arzneimittel (Opioide!) und psychische Störungen ursächlich.

Jeglichem Therapiekonzept mangelt es an Evidenz, empfohlen werden:
- Opioidwechsel (und auslassen evtl. anderer möglicher Noxen)
- Baumwollkleidung
- Entspannungsübungen
- Meiden von Stress und Aufregung, scharfem Essen, Alkohol
- pH-neutrale Waschlotionen, vorsichtiges Abtrocknen
- Rückfettende und pflegende Hautcremes
- Harnstoffhaltige Externa
- Capsaicin Creme 0,025 %
- Tacrolimus 0,03 %
- UVB-Phototherapie
- Antihistaminika (Terfenadin), bei nächtlichem Pruritus sedierende (Promethazin)
- Antidepressiva (Doxepin, Amitriptylin, Mirtazapin, Paroxetin)
- Versuch mit Gabapentin, Pregabalin, Aprepitant (teuer), Kohle oral
- Bei cholestatischem Pruritus: Cholestyramin, Rifampicin, Ondansetron
- Glukokortikoide wahrscheinlich nicht hilfreich

8.4.8 Schwitzen

Auch beim Schwitzen gibt es eine umfangreiche Ätiologie, ebenso mannigfaltig sind die nicht evidenzbasierten Expertenempfehlungen:
- Raum kühlen, Ventilator
- Seide/„Gore-Tex-Textilien", keine Wolle

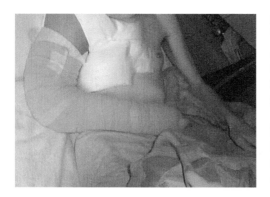

◘ Abb. 8.5 Massives Lymphödem bei Zustand nach Ablatio mammae

- Salbei-Tee-/Obstessig – Waschungen
- 2 Teelöffel Apfelessig in Glas Wasser (2× täglich)
- Opioidwechsel

8.4.9 Lymphödeme

Das typische Lymphödem trifft die Frau nach Ablatio mammae mit Lymphknotenexstirpation (◘ Abb. 8.5). Gleichwohl kommen Lymphödeme auch nach Bestrahlung, Tumorbefall der Lymphwege (Erysipelas carcinomatosum) und bei Einflussstauungen vor. So folgen einem Aszites nicht selten erhebliche Bein-/Skrotumödeme, einer oberen Einflussstauung bzw. einer Neck dissection Ödeme an Armen und Kopf.

Lymphödeme gehen mit folgenden Symptomen einher:
- Spannungs- oder Schweregefühl
- Schmerzen
- Bewegungseinschränkung
- Dysästhesien
- Paresen

Als Differenzialdiagnosen gelten Thrombosen, auch am Arm (Paget-von-Schrötter-Syndrom).

Neben den Beschwerden besteht das Hauptproblem in der Infektionsgefahr, jede Wunde kann zu einem Erysipel mit sehr schlechter Heilungstendenz führen.

Daher kommt der Patienteninformation eine große Rolle zu: Durch Merkblätter (▶ www.dglymph.de) werden die Patienten informiert, Verletzungen sowie körperliche Belastungen, Abschnürungen, Sauna oder ärztliche Eingriffe an der Extremität (Blutdruckmessen, Punktionen) sind in den Regionen mit Lymphödemen zu vermeiden.

Therapeutisch hat sich die komplexe physikalische Entstauungstherapie durchgesetzt. Sie besteht aus:
- Manueller Lymphdrainage
- Komprimierende Bandagen (Wickeln oder Strümpfe)
- Hauthygiene
- Entstauungsgymnastik

Daneben erfolgt eine symptomkontrollierende Schmerztherapie. Diuretika sind meist wenig hilfreich und erhöhen das Thromboserisiko. Unbelegt ist die Wirksamkeit von Lymphangiomotorika und Kortikoiden.

Literatur

AWMF „Lokaltherapie chronischer Wunden bei Patienten mit den Risiken periphere arterielle Verschlusskrankheit, Diabetes mellitus, chronische venöse Insuffizienz" Stand: 16.01.2014 Version: Entwurfsfassung 2

Börgermann C, vom Dorp F, Krege S, Rübben H (2007) Management kutaner Metastasen. Urologe 46:56–58

Büscher A, Blumenberg DPP, Krebs DPM, Moers M, Möller A, Schiemann D, Stehling H (2017) Dekubitusprophylaxe in der Pflege 2. Aktualisierung 2017

Deutsche Gesellschaft für Wundheilung und Wundbehandlung e.V (2012) Lokaltherapie chronischer Wunden bei Patienten mit den Risiken periphere arterielle Verschlusskrankheit, Diabetes mellitus, chronische venöse Insuffizienz. S3-Leitlinie. www.awmf.de. Zugegriffen am: 12.06.2012

Dissemond J (2012) Chronischen Wunden auf den Grund gehen. Hausarzt 18:37

European Pressure Ulcer Advisory Panel and National Pressure Ulcer Advisory Panel (2009) Prevention and treatment of pressure ulcers: quick reference guide. National Pressure Ulcer Advisory Panel, Washington, DC

Fernandez R, Griffiths R (2012) Water for wound cleansing. Cochrane Database. https://doi.org/10.1002/14651858.CD003861.pub3

Grade S, Eberhard J, Wagener P, Winkel A, Sajti CL, Barcikowski S, Stiesch M (2012) Therapeutic window of ligand-free silver nanoparticles in agar-embedded and colloidal state: in vitro bactericidal effects and cytotoxicity. Adv Eng Mater 14(5):B231–B239

Horn T (2012) Lokale Wundauflagen. Unfallchirurg 115:774–782

http://www.rki.de/DE/Content/Infekt/Krankenhaushygiene/ThemenAZ/W/Wundreinigung_neu.html

Kloke M (2012) Wenn Wunden nicht mehr heilen können. Angew Schmerzther Palliativmed 5:28

Kramer A et al (2018) Consensus on Wound Antisepsis. Skin Pharmacol Physiol 31(1):28–58

Kütemeyer M (2008) Die dissoziative Wunde – ein Erinnerungssyndrom seelischer Traumatisierung. ZPPM 6:27

McInnes E, Jammali-Blasi A, Bell-Syer SEM, Dumville JC, Cullum N (2011) Support surfaces for pressure ulcer prevention. Cochrane Database. https://doi.org/10.1002/14651858.CD001735.pub4

Montroy J, et al, The efficacy and safety of topical tranexamic acid: A systematic review and meta-analysis. Transfus Med Rev, 2018

Mudge E, Orsted H (2010). Wound infection and pain management made easy. Wounds International, 1(3), 1–6

National Pressure Ulcer Advisory Panel, European Pressure Ulcer Advisory Panel und Pan Pacific Pressure Injury Alliance. Prevention and Treatment of Pressure Ulcers: Quick Reference Guide. Emily Haesler (Hrsg.). Cambridge Media: Osborne Park, Western Australia; 2014

Uebach B (2012) Wundversorgung in der palliative care. Z Palliativmed 13:172

World Union of Wound Healing Societies (WUWHS) (2007) Principles of best practice: minimising pain at wound dressing-related procedures. A consensus document. WoundPedia Inc, Toronto

Terminalphase

Matthias Thöns und Christoph Gerhard

9.1 Grundsätzliches – 157

9.2 Letzte Lebensphasen – 158

9.3 Haltung ist wichtig – 160

9.4 Die 10 Aufgaben am Lebensende – 161
9.4.1 Terminalphase zuhause erwünscht? – 161
9.4.2 Aktives Zuhören – 161
9.4.3 Vorsorgeplanung – 161
9.4.4 Setzen neuer Schwerpunkte – 162
9.4.5 Therapie absetzen – umsetzen – 162
9.4.6 Palliativer Behandlungsplan erstellt? – 165
9.4.7 Erreichbarkeit sichergestellt, regelmäßigen Kontakt organisiert? – 165
9.4.8 Angehörige mitbetreuen – 165
9.4.9 Angehörige loben – 165
9.4.10 Sich um sich selbst kümmern – 166

9.5 Best Care for the Dying (BCD)/Leitfaden Sterbephase – 166

9.6 Mundpflege – 167
9.6.1 Verlust der oralen Aufnahmefähigkeit – 167
9.6.2 Künstliche Flüssigkeitszufuhr – 168
9.6.3 PEG – 168
9.6.4 Rektale Applikation – 168
9.6.5 Nasale /transmukosale Applikation (s.l./bukkal) – 168
9.6.6 Transdermale Applikation – 169
9.6.7 Intravenöse Applikation (i.v.) – 169

© Springer-Verlag GmbH Deutschland, ein Teil von Springer Nature 2019
M. Thöns, T. Sitte (Hrsg.), *Repetitorium Palliativmedizin*,
https://doi.org/10.1007/978-3-662-59090-4_9

9.7 Depression – 169
9.7.1 Diagnose – 169
9.7.2 Therapie – 169

9.8 Angst – 170
9.8.1 Prävalenz – 171
9.8.2 Einteilung der Angst bei onkologischen Patienten – 171
9.8.3 Symptomatik – 171
9.8.4 Therapie – 172

9.9 Symptomkrisen am Lebensende /Notfälle – 173
9.9.1 Schmerz – 174
9.9.2 Atemnot – 175
9.9.3 Krampfanfall – 176
9.9.4 Blutung – 177
9.9.5 Exulzerierende Wunden – 177
9.9.6 Delir /Unruhe /Verwirrung – 177
9.9.7 Koma – 179
9.9.8 Rasselatmung – 182

9.10 Nahtoderfahrungen – 183

9.11 Sterbephasen nach Kübler-Ross – 183

9.12 Zeichen des nahenden Todes – 184

9.13 Nach dem Todesfall – 187

Literatur – 187

Terminalphase

- **Kasuistik**

Unter der Alarmmeldung „Krampfanfall" rücken Notarzteinsatzfahrzeug und Rettungswagen zu einer 87-jährigen Patientin um 06:45 Uhr aus. Beim Eintreffen zeigt sich eine greise Patientin mit Kontrakturen an Armen und Beinen mit Zuckungen der Extremitäten sowie der mimischen Muskulatur. Unter fraktionierter Gabe von 5 mg Midazolam lassen die Krämpfe rasch nach, eine Hypoglykämie wird ausgeschlossen. Anamnestisch beschreibt die anwesende Tochter eine ausgeprägte Demenz, seit gestern sei im Dauerkatheterbeutel kein Urin mehr, es lägen Dekubiti am Steiß und den kontrakten Unterarmen vor (◘ Abb. 9.1), eine Kommunikation mit der Mutter sei „schon sehr lange nicht mehr möglich".

Eine Patientenverfügung läge nicht vor, die Diagnosen erscheinen allerdings aus der Gesamtsituation und der vorgelegten Medikamentenliste mit 12 verschiedenen Präparaten, wie auch der Pflegedienstmappe nachvollziehbar. Obgleich die Mutter in den letzten Monaten 6 (!) Mal notfallmäßig unter vergleichbaren Umständen in das Krankenhaus gebracht wurde, gibt es bislang leider keinerlei Vorbereitung für einen Wiederholungsfall. Der Notarzt erläutert in einem einfühlsamen Gespräch die Möglichkeiten leidenslindernder Anschlussbehandlung durch das örtliche Palliativteam und vermittelt über den Hausarzt den Kontakt. Bereits eine Stunde später übernimmt ein Arzt des Palliativteams die Weiterbehandlung. Nach einem Telefonkonsil mit dem Notarzt erfolgt anhand der Krankengeschichte die Einigung auf das Therapieziel „reine Symptomkontrolle". Die vom Notarzt angelegte Infusionstherapie wird beendet, die Möglichkeiten phantasievoller Mundpflege erläutert und demonstriert, Scopolamin-Tropfen bei leiser Rasselatmung übergeben. Darüber hinaus wird auch eine Notfallspritze Midazolam 5 mg ausgehändigt. Diese darf bei Stresszeichen (Unruhe, fahrige Armbewegungen, Schwitzen, Tränenlaufen) in die Nase eingeträufelt werden.

Die Patientin verstirbt noch am Abend des gleichen Tages ohne sichtbare Zeichen von Leiden im Beisein ihrer Tochter. „Hätten wir die Möglichkeiten der Palliativversorgung schon eher kennengelernt, hätte meiner Mutter vieles erspart werden können"

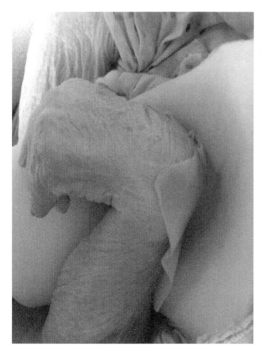

◘ **Abb. 9.1** Dekubiti an der kontrakten Hand bei fortgeschrittener Demenz

9.1 Grundsätzliches

„Wie Menschen sterben verbleibt in der Erinnerung derer, die weiterleben, und für sie – wie auch die Patienten – sind wir verpflichtet, über den Verlauf und die Behandlung finaler Schmerzen und Leiden informiert zu sein." (C. Saunders)

Auf die Frage nach der bevorzugten Art des Sterbens antworten Gesunde (◘ Abb. 9.2):

— 67 % plötzlich aus guter gesundheitlicher Verfassung ohne Dinge regeln oder Abschied nehmen zu können. (Nach Husebo: „Tod im Skistiefel")
— 27 % nach schwerer Krankheit über 2–3 Jahre bei klarem Bewusstsein mit guter Pflege und Möglichkeiten das Leben noch zu genießen.

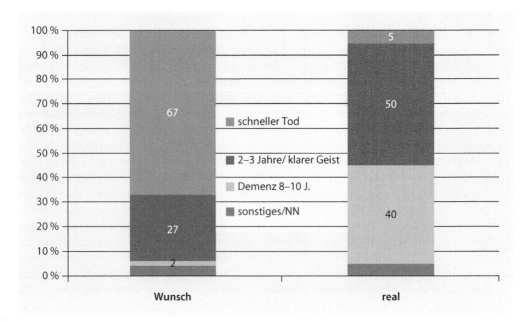

Abb. 9.2 Lebensende – Wunsch und Wirklichkeit

- 2 % nach schwerer Krankheit und Demenz über 8–10 Jahre bei guter Pflege und mehr Möglichkeiten, Lebenszeit zu nutzen (Der Spiegel 2012).

Die Realität ist eine andere: Nur 5 % sterben den plötzlichen Tod, der Rest etwa zu gleichen Teilen an Demenz und anderen schweren chronischen Krankheiten.

Insbesondere die Krankheitsverläufe sind beachtlich, die sich in ◘ Abb. 9.3 in Abhängigkeit palliativmedizinischer Beratung und Versorgung verändern.

Dabei sind 3 Änderungen häufig zu beobachten:
- **Krebs**: Palliativversorgung verbessert die Lebensqualität unter fehlendem Einfluss auf die Lebenszeit (oder gar mit Lebenszeitverlängerung).
- **Demenz**: Palliativversorgung verbessert die Lebensqualität, einfühlsame Gespräche ermitteln oftmals einen maximaler technisch möglicher Lebensverlängerung entgegenstehenden Patientenwillen, mithin ist eine Lebenszeitverkürzung möglich.
- **Wachkoma**: Einfühlsame Gespräche ermitteln oftmals einen technisch möglicher Lebensverlängerung entgegenstehenden Willen, die dann intensivierte Palliativversorgung mindert Symptome und bessert die Lebensqualität.

9.2 Letzte Lebensphasen

Die Definitionen der letzten Lebensphasen orientieren sich an der noch verbleibenden Aktivität des Patienten und der geschätzten zeitlichen Prognose. Nauck definiert sie wie folgt:
- **Palliative Rehabilitationsphase**: Wenngleich die Krankheit nicht mehr heilbar ist, so besteht das Ziel der Therapieansätze, den Patienten in sein normales gesellschaftliches Leben wieder einzugliedern. Behandlungsansätze gegen die Grundkrankheit stehen im Vordergrund (z. B. palliative Chemotherapie [1], Strahlentherapie), ergänzt durch Maßnahmen der Symptomkontrolle. Diagnostik – auch invasive – ist angezeigt. Die Lebens-

---

[1] Unter palliativer Chemotherapie wird ein nicht auf Heilung zielender Therapieansatz verstanden. Hauptziel ist eine Lebenszeitverlängerung, mithin ist der Name „palliativ" zart missbräuchlich.

Terminalphase

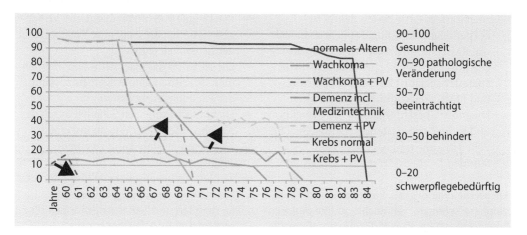

Abb. 9.3 Krankheitsverläufe bei Demenz, Krebs, Wachkoma mit und ohne Palliativversorgung (PV, Pfeil)

spanne umfasst die letzten Monate – Jahre (ECOG 0–1; **Tab. 9.1**).

- **Präterminalphase:** Es bestehen deutlich sichtbare Symptome des fortgeschrittenen Grundleidens. Die Symptomkontrolle rückt in den Vordergrund, hierdurch lassen sich die meisten Beschwerden lindern. In dieser Phase werden Chemotherapien beendet, sie sind ab einem ECOG-Score von 3 nicht mehr indiziert[2]. Die Möglichkeiten des aktiven Lebens sind eingeschränkt. Die Lebensspanne ist auf Wochen – Monate begrenzt (ECOG 2–3; **Tab. 9.1**).
- **Terminalphase:** Das Leben findet unmittelbar **an der Grenze zum Tod** statt (Terminus = Grenze). Die körperliche Schwäche nimmt zu, die Motilität des Gastrointestinaltraktes sinkt mit Appetitlosigkeit, Obstipation und Übelkeit. Atemnot folgt leichtester körperlicher Belastung. Die Symptomkontrolle wird forciert, kurative Medikation bzw. Therapieansätze werden spätestens jetzt beendet. Diagnostik ist auf ein Minimalprogramm zu beschränken, neben der körperlichen Untersuchung ist nur selten noch eine Blut-untersuchung sinnvoll. Der Patient ist überwiegend oder dauerhaft bettlägerig, die Aufmerksamkeit und Vigilanz sinken. Künstliche Ernährung ist nicht mehr indiziert, wahrscheinlich sogar schädlich. Einige Patienten sind klar und nehmen Abschied, andere sind ruhelos oder verwirrt. Die Lebensspanne ist auf Tage bis zu einer Woche begrenzt (ECOG 4; **Tab. 9.1**).
- **Finalphase:** Der Patient „**liegt im Sterben**", es besteht ein „Zustand in extremis" oder er ist „ad finem". Der Eintritt des Todes ist in absehbarer Zeit

Tab. 9.1 ECOG-Skala (Eastern Cooperate Oncology Group; Oken 1982)

Zustand des Patienten	ECOG-Skala
Normale Leistungsfähigkeit	0
Ambulante Betreuung, leichte Arbeiten möglich	1
Weniger als 50 % am Tage bettlägrig bzw. nicht mehr stehfähig, Selbstversorgung möglich, arbeitsunfähig	2
Mehr als 50 % am Tage bettlägrig, begrenzte Selbstversorgung	3
Ständig bettlägrig	4

---

2 Anmerkung: Die weit verbreitete Auffassung, eine „Chemotherapie ausschließlich auf Wunsch des Patienten" fortzusetzen oder durchzuführen oder auch eine „Chemotherapie zur psychischen Stabilisierung" ist rechtlich und ethisch problematisch. Sie weist auf einen Kommunikationsmangel hin.

zu erwarten. Es bestehen deutliche körperliche Symptome des Lebensendes, wie Rasselatmung, Bewusstseinsstörungen oder extreme körperliche Schwäche. Spätestens jetzt ist künstliche Nahrungs- und Flüssigkeitszufuhr zu beenden. Diagnostik beschränkt sich auf Inspektion und wenige unbelastende Handgriffe. Die Lebensspanne umfasst die letzten Stunden.

Oft werden die Begriffe Finalphase und Terminalphase synonym gebraucht, andere Autoren fassen unter dem Begriff Terminalstadium die letzten 3 Phasen zusammen. Eine einheitliche Definition gibt es nicht. Hier spiegelt sich wieder, dass jeder Mensch sein individuelles Krankheitsbild und ureigenes Verhalten – bis zum Tod zeigt. Mithin sind die Zeitangaben auch als grobe Richtschnur zu verstehen, selbst die Finalphase kann Wochen dauern oder der Zustand kann sich – überraschend für alle – noch einmal für eine gewisse Zeit stabilisieren. Das gilt im besonderen Maße bei Nichttumorerkrankungen: Hier kann einer „für alle offensichtlichen Finalphase" manchmal nach einer unerwarteten Stabilisierung eine Lebensspanne von Monaten oder gar Jahren folgen. Also: Vorsicht mit Prognosen!

9.3 Haltung ist wichtig

- Es ist nicht „die Finalphase vom Magenkrebs", sondern die wesentliche Zeit seines Lebens: Sie bedeutet Abschiednehmen und Weggehen von der Welt.
- Was in den letzten Stunden passiert, kann frühere schlechte Erinnerungen heilen oder es verbleibt als zerstörerisches Andenken, dass die Bewältigung der Trauer behindert.
- Wenn auch nur die letzte Lebensstunde leidvoll verläuft, kann das die liebevolle Umsorgung überschatten und die ganze Begleitung als gescheitert erscheinen lassen. Gelingt der Übergang, verliert der Tod seinen Schrecken.
- Durch gute palliativmedizinische Versorgung wird häufig sogar eine Verlängerung der Lebenszeit erzielt.
- Die Auswahl der diagnostischen Maßnahmen ist kritisch dem Allgemeinzustand des Patienten anzupassen.
- Diagnostik kann auch Schaden durch den Nocebo-Effekt: Das Wissen um eine Knochenmetastase kann zu einem schlimmen Schmerzbild führen.
- Zur letzten Lebensphase gehören immer auch die spirituelle Begleitung des Sterbenden und seiner Angehörigen bis zu seinem Tod und darüber hinaus.
- Sterbende und ihre Angehörigen bilden eine Einheit.
- Bedenke: während die Lebensqualität des Sterbenden eher nicht mehr abnimmt, sinkt die der Angehörigen in der letzten Lebensphase dramatisch.
- **Mit fortschreitendem Krankheitsverlauf nimmt die Angehörigenbetreuung einen steigenden Anteil der Leistung des gesamten Teams in Anspruch.**
- Wir hoffen, dass ein Patient am natürlichen Lebensende friedlich stirbt und einen guten Tod findet. Wenn wir das Gefühl haben, dass wir hierzu beigetragen haben, ist das Sterben weder für den Arzt, noch das gesamte betreuende Team ein Versagen, sondern eine erfüllende und äußerst wichtige Aufgabe.
- Auch liegt es in unserer Hand, dass unsere Kinder dies nicht als angsterfüllende Katastrophe erleben. Dies führt zu pathologischer und verlängerter Trauer und zu einer lebenslangen erhöhten Todesangst.
- „Letzten Endes verlängert und verbessert die wissenschaftliche Medizin zwar das Leben, sie verschlimmert aber auch zugleich den Tod." (Lown 2002)
- Therapiebegrenzung ist kein Todesurteil. Selbst die Begrenzung von Verfahren der Intensivmedizin ist nur mit einer unter 80 %igen Letalität verbunden (Ferrand et al. 2001).

9.4 Die 10 Aufgaben am Lebensende

Die 10 Aufgaben am Lebensende
- Terminalphase zuhause erwünscht?
- Aktives Zuhören
- Vorsorgeplanung
- Setzen neuer Schwerpunkte
- Medikation absetzen – umsetzen
- Palliativen Behandlungsplan erstellt
- Erreichbarkeit sichergestellt, regelmäßigen Kontakt organisiert?
- Die Angehörigen mitbetreuen
- Angehörige loben
- Sich um sich selbst kümmern

9.4.1 Terminalphase zuhause erwünscht?

- Frühzeitig klären, ob dies gewünscht wird (90 % wünschen dies so)
    - Nach Einschätzung der Angehörigen führt dies zu einer höheren Lebensqualität des Patienten.
    - Angehörige haben ein geringeres Risiko, psychiatrische Erkrankungen zu entwickeln (Wright et al. 2010).
    - Die Erkenntnis, dass Sterbende nicht in Institutionen verlegt werden müssen, setzt sich erst langsam durch (◘ Abb. 9.4).

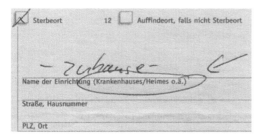

◘ Abb. 9.4 Nach dem Leichenschauschein NRW ist nur ein „Sterben in der Einrichtung vorgesehen" – ein Angehöriger regte hier im Rahmen der Todesfeststellung an, „Ikea-Birkeland" einzutragen

- Pflegehilfsmittel organisieren (oft Toilettenstuhl, Pflegebett notwendig)
- Betreuung organisieren (Die meisten Menschen möchten nicht alleine sterben)
- Religiöse Begleitung? Hospizdienst?
- Raumausstattung (Licht/Lärm/Geruch?/…)
- Es ist erlaubt, auch einmal Zeitung zu lesen und normal laut zu reden.
- Grundregel: „So wie immer: tagsüber normaler Umgang, nachts Ruhe!"
- Die Phase zwischen unabhängiger Mobilität und Bettlägerigkeit ist mit dem höchsten Risiko verbunden. Stürze oder die Kraftlosigkeit, die Toilette zu erreichen, können die häusliche Versorgungssituation plötzlich überfordern.
- Physiotherapeuten sollte man ob der Mobilität und der Sicherheit befragen.

9.4.2 Aktives Zuhören

- Basierend auf den drei Grundhaltungen in der Gesprächsführung: Empathie, Akzeptanz und Authentizität
- Achte auf eine sorgfältige Sprache:
    - Vermeiden: „Patient rasselt", „Todesrasseln", „finales Rasseln" oder „death rattle". Besser „geräuschvolle Atmung" oder „Rasselatmung"
    - Hauptproblem: unzureichende oder beängstigende Information

9.4.3 Vorsorgeplanung

- Gerade am Lebensende sind Vigilanzstörungen eher die Regel, als die Ausnahme.
- Formal juristisch benötigt also fast jeder Sterbende einen rechtlichen Vertreter, da oftmals auch in der Sterbephase noch Entscheidungen zu treffen sind (Infusion ja/nein?).
- Will man den Richter am Sterbebett vermeiden, frühzeitig an die Erstellung einer Vorsorgevollmacht denken: Die Vorsorgevollmacht ersetzt die Betreuung!

- Frühzeitige Vorsorgeplanung vermindert zudem unsinnige und aggressive Therapieverfahren am Lebensende (Mack et al. 2012).
- Entscheidungen durch Angehörige immer in dem Sinne treffen lassen: Was würde Ihr Vater jetzt wollen? Was hätte Ihr Vater Ihnen für diese Situation vor einem Monat in eine Patientenverfügung aufgeschrieben?
- Übersichtliche Notfallpläne sind selbst für den Notarzt hilfreich (◘ Abb. 9.5)

9.4.4 Setzen neuer Schwerpunkte

- Viele Angehörige wollen etwas für den Sterbenden tun und nicht nur einfach rumsitzen und auf das Ende warten.
- Kleine pflegerische Maßnahmen sind hilfreich, deren Relevanz sollte man auch betonen.
- Essen/Trinken → Mundpflege
- Waschen → sanfte Massage/Pudern, nur Nötigstes (Intimhygiene)
- Sauerstoffschlauch → Ventilator einsetzen, atemstimulierende Einreibung
- Schwerpunkt der Familienfürsorge sollte Liebe sein, auslagerbare Pflegemaßnahmen unter Achtung der Wünsche an Pflegedienst delegieren.
- Techniken der basalen Stimulation einsetzen
- Ruhige gleichmäßige und intensive Körperberührungen tragen dazu bei, dass das Atmen bewusster wird und führen zu Beruhigung.
- Lagerungsmaßnahmen:
  - Leichte Oberkörperhochlagerung
  - Evtl. bequeme 30°-Seitenlagerung wechselnd, evtl. mit schiefer Ebene (zusammengerollte Decke unter der Matratze)
  - Unterarme und Kniegelenke können mit weichen Kissen unterpolstert werden.
  - Oberarme können auf leicht aufgeblasene Luftballons gelagert werden.
  - Lagerung nur soweit, wie sie der Sterbende toleriert

9.4.5 Therapie absetzen – umsetzen

- Bei etwa jedem 2. Patienten muss in der letzten Lebensphase die Medikamentengabe verändert werden.
- Orale Opioide → s.c. Infusion mit Morphin, transdermal fortführen, ggf. transmukosal
- Antiemetika → MCP/Dimenhydrinat/Haloperidol s.c.
- Neuroleptika → Haloperidol/Levomepromazin s.c., Olanzapin s.l.
- Benzodiazepine → Tavor expidet s.l. oder Midazolam s.c.
- Unnötige Flüssigkeits- und Sauerstoffgabe vermeiden
- Herzschrittmacher verändert den Sterbeprozess selten.
- Implantierter Defibrillator kann Sterbephase jedoch empfindlich stören oder verlängern: Vom Kardiologen mit Programmiergerät abstellen lassen oder im Notfall Magnet auflegen (= Not-Aus, geht nicht bei allen Geräten).
- Kurativ und prophylaktisch ausgerichtete Medikation beenden, Therapieziel bedenken
- Fast alles darf abgesetzt werden, lediglich Opioide und Benzodiazepine müssen in angemessener Dosis weiter geführt werden.
- Viele Patienten und Angehörige fordern eine Infusionsbehandlung ein. Sie kennen das von anderen kritischen Krankheitssituationen. Hinter diesen Wünschen steht oft die Angst vor dem Sterben, nicht alles versucht zu haben oder die große Sorge um qualvolles Verdursten oder Verhungern.
- Medikation kann via bereits liegender Sonde, transdermal, subkutan, sublingual, nasal oder intravenös zugeführt werden.

Terminalphase

Name/Vorname/ Geb.

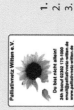

Therapieplan Palliativnetz-Witten e.V.

1. **Therapieziel: Leiden lindern**
2. kein Notarztruf/Krankenhaus ⇨ Palliativnetz 1751000
3. Dauermedikation wie im Plan
4. Essen Trinken anbieten, nicht aufzwängen
5. Keine Infusion/ künstliche Ernährung
6. **Mundpflege** (feucht halten, Eisstückchen, Lippenpflege)
7. **Bedarfsmedikation:**

- bei Schmerzen:
 O Fentanylspray 100 µg nasal,
 ggfs. nach 5 min. wdh. bis besser

- bei Unruhe / Angst
 O Tavor expidet 2,5 mg unter die Zunge

- bei Atemnot:
 O wie bei Schmerz
 O Tavor expidet 2,5 mg unter die Zunge

- bei Erstickungsanfall / Krampfanfall
 O Midazolam 5 mg (1 ml) Amp. Nasal

- bei rasselnder Atmung
 O 4 Tr. Mydrum AT alle 4 Stunden in den Mund

Die oben angekreuzten Positionen gelten als ärztlich angeordnet

Arztunterschrift:_____

O Patientenverfügung / O Definition des Behandlungsziels
Gewünschte Behandlung bei Lebensgefahr:

O **nur lindernde Maßnahmen** (z.B. ausreichende Schmerztherapie, Linderung anderer Symptome wie beruhigende Therapie bei Atemnot, **kein Notarztruf, keine Klinikeinweisung**)
O **begrenzte Therapie** (Basismaßnahmen - Notfalltherapie, z.B. auch Infusionen zur Kreislaufstützung, Absaugen, jedoch keine Intensivtherapie)
O **maximale Therapie** (volle medizinisch gebotene und mögliche Behandlung, z.B. Krankenhaus, Intensivtherapie, Beatmung und Intubation)

O **Vorsorgevollmacht/ O Info über Bevollmächtigten**
Als Bevollmächtigten gem. § 1896 Abs. 2 BGB, der im Falle meiner Einwilligungsunfähigkeit ausdrücklich auch über lebenserhaltende medizinische Maßnahmen entscheiden darf, bestimme ich:

_____

Unterschrift O Patient, O Bevollmächtigter

ggfs. vom Arzt alternativ auszufüllen:
O **Fehlende Indikation:** lebensverlängernde Behandlungen sind sinnlos geworden, da nicht mehr erfolgversprechend bzw. ohne Nutzen für Patienten.

Arztunterschrift:_____

Abb. 9.5 Notfallplan (▶ www.palliativnetz-witten.de)

Palliativnetz Witten e.V.

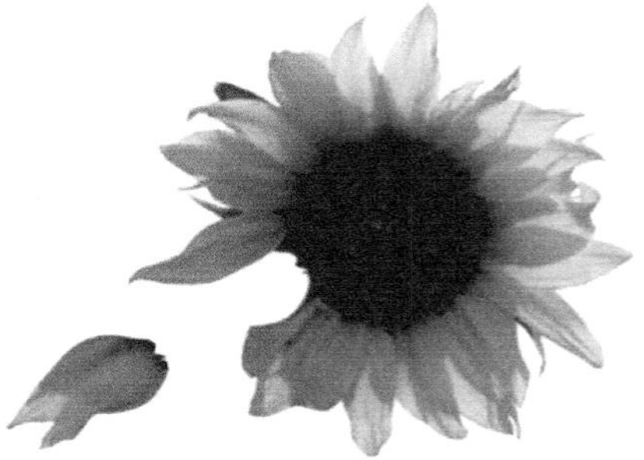

Du bist nicht allein!
24h Notruf 02302 175-1000
email@palliativnetz-witten.de
www.palliativnetz-witten.de

Palliativnetz Witten e.V.,
Wiesenstr. 14, 58452 Witten, Tel. 1751000, Fax. 276724

Spendenkonto: 692889, Sparkasse Witten (BLZ 45250035)

Gemeinnützigkeit anerkannt vom Finanzamt Witten, Körperschaftssteuer Nr. 348/5722/0983, Eingetragen im Vereinsregister Bochum am 29.09.2010

Machen Sie Wohlfühlangebote:
- Häufige Besuche, im Patientenraum wohnen, ggfs. das Bett teilen
- Vertraute Gerüche, Lieblingsgeruch (Parfüm), Lieblingsspeise riechen lassen
- Abwechslung durch vorsichtige Lagewechsel
- Durchbewegen der Gelenke, Vibration empfinden
- Geborgenheit durch begrenzende Lagerungen (»Nestlagerung«)
- Fersenhalten, Fußreflexzonen-/Bauchmassage
- Handauflegen an Schulter, Kopf, Nacken
  - vor allem als eindeutige Initialberührung
- Halten eines geliebten Gegenstandes
- Streicheln von Tieren
- Atemstimulierende Einreibungen
- Erzählen, Vorlesen, Gesang, leise Lieblingsmusik
- Alltagsgeräusche (Zimmer offen stehen lassen)
- Gedämpftes Licht, vertraute Bilder-/ Fotos
- Luftveränderung (»frische Luft«), Ausflug auf Balkon/in Garten

Abb. 9.5 (Fortsetzung)

9.4.6 Palliativer Behandlungsplan erstellt?

- Krisenmedikation besprechen
- Prävention statt Reaktion
- Beschwerden antizipieren, Maßnahmen erklären und aufschreiben (◘ Abb. 9.5)
- Plötzliche Veränderungen → hohe Aufmerksamkeit
- Gleichwohl sind die meisten „Notfälle" vorhersehbar (s. u.)

9.4.7 Erreichbarkeit sichergestellt, regelmäßigen Kontakt organisiert?

- Allein das Wissen um jederzeitige Erreichbarkeit eines Ansprechpartners mindert Angst und Hilflosigkeit („Sicherheitsversprechen").
- Regelmäßiger Kontakt mindert Ängste, gibt ein niederschwelliges Angebot aufkommende Probleme zu erkennen und zu besprechen und mindert die Anzahl an Notarztanforderungen.

9.4.8 Angehörige mitbetreuen

- Die Palliativmedizin sieht Patient und seine engsten Angehörigen als eine Betreuungseinheit (unit of care).
- Meist ist die Betreuung der Angehörigen im Rahmen der Palliativversorgung in der Sterbephase aufwändiger als die des Kranken. Dabei ist die Lebensqualität der Patienten direkt mit der der Angehörigen korreliert, z. B. Ängste oder Stimmungen der Angehörigen übertragen sich direkt auf den Patienten und andersrum.
- Besondere Konstellationen beachten: Kinder, betroffene Geschwister, Eltern junger Kinder, altes Ehepaar, was nur noch sich selber hat.
- Wenn Kinder sterben, ist es für Eltern immer besonders dramatisch. Dabei ist das Alter egal, für Eltern ist der Tod eines Kindes stets das denkbar schlimmste Ereignis, auch wenn das Kind schon 70 Jahre alt ist.
- Angehörigenbetreuung ist multiprofessionell, sie umfasst v. a. Sozialarbeiter, aber auch Psychologen, Seelsorger oder ehrenamtliche Hospizhelfer.
- Bei der Unterstützung für die Familie immer bedenken, wie sie wohl die getroffenen Entscheidungen im Nachgang bewerten. Gute Entscheidungen erleichtern den Trauerprozess – gute Entscheidungen später lobend hervorheben.
- Angehörige ruhig einmal nach draußen mitbegleiten, ihnen vermitteln, dass uns ihr Wohlergehen und ihre Zufriedenheit genauso am Herzen liegen, wie die des Sterbenden.
- Niemand braucht wegen seines Verhaltens ein schlechtes Gewissen zu haben, denn jeder verarbeitet eine solche Extremsituation anders.
- Ambivalenzgefühle sind völlig normal: Die meisten Angehörigen sind zerrissen durch die Gedanken, auf der einen Seite den geliebten Menschen nicht abgeben zu wollen und doch auf der anderen Seite ihm das Ende seines Leidens zu wünschen (Zerrissen zwischen „Tod als Gnade und Tod als Tragödie").
- Bahnt sich der Tod an, sollte dies erläutert werden.
- Bei Medikation in der Sterbephase stets darauf hinweisen, dass diese Leiden mindert, aber Lebenszeit nicht verkürzt.

9.4.9 Angehörige loben

- Viele Angehörige opfern sich geradezu in der Versorgung auf.
- Oft bricht das Freundesnetz zusammen, positives Feedback fehlt.
- Es gibt fast immer etwas zu loben – aber wahrhaftig bleiben.

9.4.10 Sich um sich selbst kümmern

- Das gilt für Angehörige, wie auch für das Palliativteam.
- Vergleiche Flugzeugansage: „Bitte ziehen sie sich erst selber, dann ihrem Kind die Sauerstoffmaske über".
- **Erschöpfte Helfer können nicht mehr helfen.**
- Nicht jede Begleitung gelingt friedvoll: Wer sein Leben in Unfrieden verbracht hat, wird auch in der Sterbephase nicht plötzlich anders sein. Das liegt nicht am Betreuungsteam, dies zu erkennen ist für die eigene Psychohygiene aber sehr wichtig.
- An regelmäßige Supervision/Balintgruppe denken.

9.5 Best Care for the Dying (BCD)/ Leitfaden Sterbephase

Es gibt einige grundsätzliche Leitfäden für die Sterbephase. Sie wurden zum Beispiel BCD (früher Liverpool Care Pathway of the Dying) niedergelegt. Ziel ist es, die palliative Behandlung gut vorzubereiten und vorausschauend die notwendigen Maßnahmen zu planen.

Der Nutzen der Leitfäden ist wissenschaftlich allerdings nicht belegt, dies hat jüngst ein Cochrane Revue festgestellt (Chan et al. 2016).

Vorgehen beim Diagnostizieren des Sterbens
Wir wären nicht überrascht, wenn der Patient in den nächsten Tagen sterben würde.

> **Leitfragen für eine Einschätzung**
> - Liegt dem Zustand des Patienten evtl. eine potenziell reversible Ursache zugrunde, die kausal behandelt werden sollte? (z.B. Opioidnebenwirkungen, Nierenversagen, Hyperkalzämie, Infektion o.ä.)
> - Welche konkreten Anzeichen sprechen für den wahrscheinlichen baldigen Todeseintritt? (z.B.: veränderte Atmung, verändertes Bewusstsein, sozialer Rückzug, Hautveränderungen, AZ Verschlechterung, verminderte orale Nahrungs- und Flüssigkeitsaufnahme)
> - Sind mögliche diagnostische Maßnahmen und sich daraus ergebende therapeutische Konsequenzen indiziert, angemessen, zumutbar und dem Willen des Patienten entsprechend?
> - Braucht es für eine Entscheidung die Unterstützung Anderer? (z.B. ein Palliativteam, Zweitmeinung, Seelsorge, Angehörige o. ä.)
> - **Maßnahmen**
>   - Erfassen der Symptombelastung (v. a. Unruhe, Schmerz, Atemnot, Übelkeit)
>   - Medikation wird überprüft, Unnötiges abgesetzt, Applikationsweg ggfs. angepasst (subkutan, Pflaster, per Sonde, transmukosal)
>   - Bedarfsmedikation ansetzen (Schmerz, Unruhe, Rasselatmung, Übelkeit/Erbrechen, Atemnot)
>   - Unangemessene Maßnahmen beenden (EKG, CT, Antibiose?, künstliche Ernährung, mehr als 500 ml Flüssigkeit, ICD)
>   - Unangebrachte Pflegemaßnahmen beenden (Mobilisation, nur noch angepasste Körperpflege und Lagerung, Monitorüberwachung, Einlauf)
>   - Kommunikationsfähigkeit Patient/ Familie erhoben, Einsicht in den Gesamtzustand vorhanden?
>   - Psychosoziale Unterstützung angeboten (Hospizdienst/Sozialberatung)
>   - Religiöse und spirituelle Bedürfnisse besprochen und angeboten (Patient und Familie)?
> - Ist geklärt, wer wann über Änderung oder den Tod informiert werden möchte?
>   - Ist der Hausarzt über den Zustand informiert?
>   - Der Betreuungsplan wurde erklärt/ diskutiert mit Patient und Familie.
>   - Das Informationsblatt wurde ausgehändigt.

Terminalphase

- **Betreuung nach dem Tod**
  - Information von Angehörigen, involvierten Diensten und dem Hausarzt
  - Würdige Herstellung der Leiche nach der Leichenschau
  - Möglichkeiten des persönlichen Abschiednehmens aufzeigen
  - Kinder wurden eingebunden
  - Fragen wurden geklärt
  - Informationsblatt für den Todesfall wurde übergeben (◘ Abb. 9.8)
  - Teamreflexion nach dem Todesfall

9.6 Mundpflege

- Das Durstgefühl wird im Wesentlichen durch einen trockenen Mund ausgelöst.
- Der Mund trocknet bei Sterbenden aufgrund der oft bestehenden Mundatmung besonders rasch aus.
- Mithin ist ein wesentliches Ziel guter Palliativversorgung, sich um ein intaktes Mundmilieu zu kümmern: Mundpflege.
- Mundpflege setzt die Freiwilligkeit des sterbenden Menschen voraus.
- Ruhig dazu Lieblingsgetränk einsetzen (Wein, Bier, Tee?).
- Respektvoller Umgang, denn der Mund ist ein sehr sensibles und intimes Organ.
- Es gibt industriegefertigte „Schaumstofflollis" oder Kompressen auf Zahnbürsten oder eine Kornzange ziehen oder sie mit dem behandschuhten Finger durch den Mund führen.
- Das Öffnen des Mundes mit sanften Ausstreichbewegungen der Kiefermuskulatur unterstützen.
- Wir nutzen Nasensprayfläschchen, einerseits befeuchtet der Sprühnebel großflächig, andererseits kann man gezielt auch bei aufeinanderliegenden Lippen Feuchtigkeit zuführen.
- Borken und Beläge äußerst vorsichtig mit Butter oder Honig entfernen.
- Lippenpflege mit Butter, Panthenol oder gerne auch mit einem geschmackführenden Lippenstift.
- Eischips kann man aus Lieblingsgetränk mittels leerer „Pralinenschachtel" selber herstellen, diese dann in den Mund legen.

9.6.1 Verlust der oralen Aufnahmefähigkeit

- Trenne Verlust der oralen Aufnahmefähigkeit als Zeichen generalisierter Schwäche am Lebensende in den letzten Lebenstagen von solchen jenseits der letzten Lebenstage bei neurologischen Erkrankungen bzw. möglicherweise reversibler Vigilanzminderung.
- Der Verlust der oralen Aufnahmefähigkeit ist voraussehbar, gleichwohl kann er plötzlich eintreten.
- Vorsorge ist notwendig: notwendige Medikation verordnen bzw. vorhalten.
- Medikamentenplan auf Unnötiges durchsehen, anderes parenteralisieren.
- Vor dem übereilten Ziehen zentraler Venenkatheter oder PEG-Sonden stets fragen, ob sie nicht noch für die Symptomkontrolle nutzvoll sein können. Extra gelegt werden müssen sie dafür natürlich nicht, dies ist eine hier oft gesehene Unsitte.
- Häufig leiden Angehörige unter dem Anschein, des „Hungerns bis zum Tod".
- Ziele bestimmen sowie die Erreichbarkeit dieser Ziele.
- Erhöhte Kalorienzufuhr am Lebensende steigert weder Kraft, noch Energie, Funktionsstatus oder Überleben.
- Sicher steigern sich allerdings durch invasive Ernährungsmaßnahmen Komplikationen (Infekte, Hautmazerationen, Aspirationspneumonie).
- Aufklären, dass in der Lebensendphase Nahrung nicht verwertet werden kann.
- Die Krankheit ruft Veränderungen hervor, dass der Körper die eigenen Reserven nutzt und nicht fremdzugeführtes.
- Die Aufmerksamkeit auf wichtigere Aufgaben als die Nahrungszufuhr lenken (Wohlfühlangebote s. unten).

9.6.2 Künstliche Flüssigkeitszufuhr

Folgen künstlicher Flüssigkeitszufuhr
- Natürlicher Sterbevorgang behindert
- Medizintechnik und Abhängigkeit ↑
- Ödeme ↑
- Atemnot ↑
- Urinproduktion → Katheter wird nötig oder Hautmazerationen nehmen zu

Künstliche Flüssigkeitszufuhr ist stets eine individuelle Entscheidung mit den Extremen:
- Eines völlig fehlenden Therapieziels im tiefsten Koma nach Hirnmassenblutung in den letzten Lebensstunden auf der einen Seite,
- auf der anderen Seite bei reversiblen Symptomen der Dehydratation, Hyperkalzämie oder opioidinduzierter Toxizität. Hier kann ein zeitlich befristeter Hydratationsversuch sinnvoll sein.

Subkutane Flüssigkeitsgabe
- Methode der Wahl in palliativer Situation bei Verlust der oralen Aufnahmefähigkeit
- Mittels Butterfly und Infusionssystem mit Tropfenzähler (ml/h einstellbar)
- Die meisten Medikamente sind s.c. nicht zugelassen, aber es funktioniert. Hierzu gibt es gute Literatur aus dem Erfahrungsschatz der praktischen Arbeit, z. B. unter ▶ www.palliativedrugs.com. Ungünstig sind reizende Substanzen (z. B. Diazepam).
- Ausnahme: bereits liegender Port oder liegender Zentralvenenkatheter (z. B. Broviak/Hickman = untertunnelte Zentralvenenkatheter für die Langzeitanwendung).
- An verschiedenen Stellen (unter Schlüsselbeinen, am Bauch, am Oberschenkel), bei Unruhe interskalenär.

9.6.3 PEG

Endoskopisch angelegte perkutane Sonden werden ab einer voraussichtlichen künstlichen Ernährungsdauer von mehr als 4 Wochen empfohlen und haben sich bei Patienten mit Schluckstörungen bewährt. Etablierte Indikationen umfassen dabei neurologische Schluckstörungen und Passagehindernisse im oberen Speiseweg (z. B. Apoplex, Ösophaguskarzinom), bei intestinaler Obstruktion können sie auch als Ablaufsonde genutzt werden.

In der Sterbephase, bei terminaler Demenz oder bei intaktem Speiseweg ist eine PEG nicht indiziert. Die Diskussion darum ist wissenschaftlich „abgefrühstückt", leider in der Praxis aber noch nicht angekommen. Fazit für die Terminalphase: Liegt eine PEG bereits, kann man sie etwa für die Medikamentengabe nutzen oder bei intestinaler Obstruktion als Ablaufsonde einsetzen. Extra gelegt werden muss sie in aller Regel nicht.

9.6.4 Rektale Applikation

- In der Palliativmedizin sehr unüblicher Zugangsweg, da weniger eingreifende Alternativen vorhanden.
- Im Notfall können aber retardierte Opioidtabletten rektal gegeben werden. Cave: bei Morphin höherer Wirkanteil aufgrund des fehlenden First-Pass-Metabolismus.
- Als Suppositorien sind Paracetamol, Diclofenac, MCP, Dimenhydrinat und Morphin verfügbar.

9.6.5 Nasale /transmukosale Applikation (s.l./bukkal)

- Fentanyl
- Lorazepam (eigentlich nur gastrale Resorbtion)
- Olanzapin
- Midazolam
- Buprenorphin

- Ketamin
- Naloxon (bei Opioidüberdosis und fehlendem Zugang Naloxonampulle nasal verabreichbar)

9.6.6 Transdermale Applikation

- Fentanyl, Buprenorphin, Scopolamin, Granisetron

9.6.7 Intravenöse Applikation (i.v.)

- dort sinnvoll, wo plötzlich schwerwiegende Notfälle auftreten können: Krampfanfälle, Symptomkrisen (Schmerz, Luftnot), Blutungen
- Startdosierungen/24 h:
- Morphin 30 mg
- Midazolam 40 mg
- Haloperidol 10 mg
- Levomepromazin 25 mg

9.7 Depression

- Prävalenz steigt mit zunehmender Krankheit, Behinderung oder Schmerzen.
- 47 % der Krebspatienten haben manifeste psychiatrische Erkrankungen.
- 68 % hatten eine reaktive Depression und Angst. In dieser Gruppe war die körperliche Symptomlast, insbesondere Schmerzen besonders hoch.
- Einige Krebsarten gehen mit **erhöhter Depressionsprävalenz** einher, z. B. Pankreaskarzinom.
- **Risikofaktoren** sind auch eine Familienanamnese mit Depression und eine bereits durchlebte depressive Phase.
- **Medikamenteninduziert**: Kortikosteroide, Chemotherapeutika, Amphotericin, Betablocker, Hirnbestrahlung, metabolisch- endokrine Entgleisungen, paraneoplastische Syndrome.
- Eine depressive Stimmung kann situationsadäquat sein, etwa als vorweggenommene Trauerreaktion.

9.7.1 Diagnose

- Die Depression wird unterdiagnostiziert.
- Sie stellt einen wesentlichen Risikofaktor für eine Klinikeinweisung dar.
- DSM-Kriterien sind wenig hilfreich, da die somatischen DSM-Kriterien ohnehin bei Palliativpatienten vorkommen.
- Bei der Diagnose vor allem auf die kognitiven Symptome achten: Wertlosigkeit, Hoffnungslosigkeit, Schuld, Suizidideen.
- „Zwei-Fragen-Test":
  - Fühlten Sie sich im letzten Monat häufig niedergeschlagen, traurig bedrückt oder hoffnungslos?
  - Hatten Sie im letzten Monat deutlich weniger Lust und Freude an Dingen, die Sie sonst gerne tun?

9.7.2 Therapie

- Supportive Psychotherapie
- Kognitive Verhaltenstherapie
- Antidepressive Medikation:
  - Bei mehreren Monaten Lebenserwartung: SSRI oder trizyklisches Antidepressivum
  - Bei nur noch wenigen Wochen Lebenserwartung: Methylphenidat (off label, BtM)
  - In Finalphase lediglich Benzodiazepine oder Opioidinfusionen hilfreich
- Wirksamkeit bei mittelschweren bis schweren Depressionen von Antidepressiva nachgewiesen, bei leichten Depressionen strittig
- Keine Substanzunterschiede bezüglich der Wirksamkeit, aber erhebliche Unterschiede bezüglich der Nebenwirkungen und Toxizität
- 70 % Besserung in den ersten beiden Wochen, wenn nicht, nur noch 15 % Wirkungswahrscheinlichkeit

- Vertrauensvolle Beziehung Arzt – Patient ist wichtigster Erfolgsfaktor für die Pharmakotherapie (gilt eigentlich immer!).

- **Trizyklische Antidepressiva (TCA)**
- Sehr viele Wechselwirkungen
- Anticholinerge Effekte (Verwirrung, Obstipation, trockener Mund, Harnverhalt)
- Antihistaminerge Effekte (Sedierung)
- Alpha-1-Blockade: Hypotonie, Sturzneigung
- Tachykardie
- ST-T-Veränderungen im EKG
- Eher aktivierend: Nortriptylin, Clomipramin
- Eher sedierend: Amitriptylin, Doxepin
- Wirkungseintritt nach 3–6 Wochen!
    - Number needed to treat (NNT): So viele Patienten muss man behandeln, damit einer davon profitiert.
        - NNT 9 (4–5 Wochen) (Rayner et al. 2011)
        - NNT 6 (6–8 Wochen)
        - NNT 5 (9–12 Wochen)
        - → Am Anfang wenig Effekt, gleichwohl weiternehmen und früh anfangen!
- TCA sind wirksamer als moderne SSRI und haben einen schnelleren Wirkbeginn.
- TCA haben mehr Studienabbrecher als SSRI.
- Schwindel und Mundtrockenheit bei TCA stärker.
- TCA helfen bei neuropathischem Schmerz.
- TCA bei Herz oder Leberkrankheiten kontraindiziert, Risiko des Harnverhalts
- TCA bei Patienten mit kardiovaskulärer Erkrankung, Engwinkelglaukom, Prostatahypertophie, Pylorusstenose und anderen ausgeprägten intestinalen Stenosen, schwerer Obstipation, kognitiven Störungen, Krampfleiden oder Verwirrtheitszuständen/Delir mit einem erhöhten Risiko verbunden.
- Einnahme einer Wochenration von TCA kann bei suizidalen Patienten letal sein. Nicht plötzlich absetzen, sondern schrittweise Reduktion über 4 Wochen.

- **Neuere Antidepressiva**
    - Weniger Nebenwirkungen, zumeist serotoninerge (Übelkeit, Diarrhö, Schlafstörung, Kopfschmerz, Sexualfunktionsstörungen)
    - Citalopram mit 10 mg starten, hoch bis 40–60 mg
    - Aktivierend
    - Reduziert Angst und Agitation.
    - Venlafaxin eher nicht sedierend
    - Mirtazapin eher sedierend, appetitsteigernd

- **Methylphenidat**
    - Sehr schneller Wirkbeginn
    - Aktivierend, aufmerksamkeitsfördernd, appetitstimulierend („Amphetamin")
    - Auch langfristige Verordnung unproblematisch
    - Start mit 2 × 2,5 mg
    - Nebenwirkungen: Überstimulation, Tachykardie, Tremor, Blutdruckanstieg, selten Dyskinesien, Tics oder Delir
    - Auch zur Minderung opioidbedingter Sedierung

9.8 Angst

Angst gehört unvermeidlich zu unserem Leben und begleitet uns von der Geburt bis zum Tod. Sie ist evolutionär wichtig, soll sie uns auf gefährliche Situationen vorbereiten und hilft diese zu vermeiden. Besonders stark ist sie, wenn wir alte, vertraute Bahnen verlassen, um neue Aufgaben zu bewältigen oder Wandlungen fällig sind.

Terminalphase

9.8.1 Prävalenz

Angst und Furcht, in der Literatur überwiegend synonym gebraucht, sind häufig. Die Prävalenz von Angsterkrankungen bei Patienten mit weit fortgeschrittenen Tumorerkrankungen liegt bei 2–28 %, die Prävalenz körperlicher und psychischer Symptome, die mit Angst verbunden sind, bei 25–48 % (Nübling et al. 2012). Die Prävalenz steigt mit zunehmendem Fortschreiten der Erkrankung und Abnahme der Funktionalität. In der Terminalphase schließlich nimmt die Prävalenz von Angst und Depression wieder ab.

9.8.2 Einteilung der Angst bei onkologischen Patienten

Nach Stiefel unterscheidet man (Stiefel und Razai 1994):
- Situationale Angst (Trauer, vermehrte Abhängigkeit, Autonomieverlust)
- Existenzielle Angst
- Psychiatrische Angst (Anpassungsstörungen, Phobien, Panikerkrankungen, posttraumatische Stresserkrankungen und generalisierte Angsterkrankungen)
- Organische Angst

9.8.3 Symptomatik

Angstauslösend sind eher die Vorstellungen eines qualvollen Sterbeprozesses oder von Isolation als der Tod an sich. Angst führt zu Anspannung, Ruhelosigkeit, Zittern, vegetativen Störungen, erhöhter Wachsamkeit, Schlaflosigkeit, Atemnot, Benommenheit, Besorgnis, Ärger und Grübeln. Meist kaschiert sich jedoch die Angst hinter mannigfaltigen körperlichen Beschwerden.

Symptome der Angst (Candy et al. 2012)
- Sorgen und Befürchtungen
- Schlaflosigkeit
- Nervosität
- Zittern
- Autonome Hyperaktivität
- Schwitzen
- Diarrhö
- Dyspnoe
- Palpitationen
- Parästhesien
- Delirante Zustände

> **Tipp**
>
> Der Arzt sollte insbesondere auf Befürchtungen, Ärger und Angst achten.

- Behandlungsbedürftigkeit in der Terminalphase ergibt sich aus dem Leidensdruck, aber auch aus problematischem Patientenverhalten, wie Non-Compliance.
- Angst ist meist verbunden mit Depression.
- Im Krankheitsverlauf häufig organische Angststörung bzw. Delir oder Folge von Atemnot, Sepsis, schlecht kontrollierter Symptome, Arzneimittelnebenwirkungen wie Akathisie oder Entzug. Auch drohende Atem-/Kreislaufstörungen, Lungenembolie, Elektrolytstörungen oder Dehydratation können sich primär durch Angst zeigen.
- Viele Medikamente wie auch das plötzliche Absetzen können Angst auslösen.

- **Vermeide konsequent Entzug von Benzodiazepinen oder Opioiden in der Terminalphase!**

> **Medikamente, die Angst auslösen können bzw. deren Absetzen zu Angst führt**
> - Alkohol
> - Antikonvulsiva
> - Benzodiazepine
> - Clonidin
> - Kortikosteroide
> - Nikotin
> - Opioide
> - Sedativa

9.8.4 Therapie

- Symptombezogene Angst – etwa bei Atemnot oder Schmerz – wird kausal behandelt.
- Aber: 70 % der Patienten einer Palliativstation erhalten Anxiolytika (Stiel et al. 2008).
- Neben kausaler Therapie stehen grundsätzlich Verhaltenstherapie und pharmakologische Therapie zur Verfügung.
- Die Therapie hängt ab von der Ätiologie, der Ausprägung und dem Umfeld.

Benzodiazepine
- Am sichersten kurzwirksame: Lorazepam, Alprazolam oder Oxazepam.
- Nachteil ist die „Durchbruchangst " und der „end of dose failure". Hier hilft die Verordnung längerwirkender Benzodiazepine wie Diazepam oder Clonazepam.
- Diazepam kann in der Terminalphase auch rektal verabreicht werden (Midazolam ebenso).
- Clonazepam wird traditionell auch bei Krampfanfällen eingesetzt, es soll auch hilfreich bei Depersonalisation oder Derealisation sein.
- Problem der Benzodiazepine: paradoxe Agitation, Toleranzentwicklung.

Neuroleptika
- Hierzu gehören Haloperidol, Chlorpromazin oder Olanzapin.
- Insbesondere indiziert, wenn zusätzlich Wahn oder Halluzinationen bestehen.
- In Bezug auf die Atemdepression sind Neuroleptika die sichersten Substanzen.

Antidepressiva (TCA)
- Hilfreich, allerdings ist die Dosis oft durch die anticholinergen Nebenwirkungen begrenzt.
- Insbesondere bei begleitender Depression indiziert.
- Bei zusatzlich bestehendem Schlafmangel eventuell überlegen Mirtazapin, Trazodon und Duloxetin.
- **Opioide wirken ebenfalls angstmindernd, insbesondere bei Kombination mit Schmerz oder Luftnot.**

Nicht-pharmakologische Ansätze/Familienunterstützung
- Bei der Therapie der Angst immer die Familie mit einbinden. Ziel ist ein enges Bündnis, um Gefühle der Isolation zu mindern.
- Irrmeinungen über Vergangenes oder Zukünftiges korrigieren, die aktuelle Situation in die Lebenserfahrung einzubinden.
- Beachtet werden sollten Trennungsgefühle, Verlustängste und die Angst vor dem Unbekannten was kommt.
- Bisherige Copingstrategien sollten aktiv erfragt und gefördert werden.
- Innere Ressourcen mobilisieren, Zukunftspläne modifizieren und helfen, das Unabänderliche zu akzeptieren. Gerade in der Terminalphase besteht hierzu die größte Chance.
- Vorweggenommene Trauer ist v. a. für die Familie im weiteren Prozess hilfreich.
- Die Zeit nutzen, um Versöhnung zu erreichen, wo Streit herrschte, wichtige Dinge zu regeln und zu sagen
- Oft berichten Patienten von „Ärger über die späte Diagnose" und somit nicht zu überwindenden Konflikten zu Vertrauenspersonen („der Hausarzt hat es jahrelang nicht gesehen").
- Familie benötigt immer wieder die Bestätigung, dass alles menschenmögliche getan wurde.
- Gerade die Terminalphase stellt die Weichen für den weiteren Trauerprozess. Die Art, wie man stirbt, beeinflusst nicht nur die Trauerphase der Familie. Das ganze weitere Leben der Angehörigen wird dadurch beeinflusst.

Terminalphase

- **Entspannungstechniken**
- Hilfreich sind geleitete Imagination, Hypnose und, wo es körperlich geht, Verhaltenstherapie.
- Jegliche nicht-pharmakologische Intervention wird bei Verwirrung schwierig.
- In Terminalphase: Entspannungstechnik mit anschließenden Techniken der Imagination oder Ablenkung.
- Entspannung mit passiver Atmung, anschließend Übung mit Vorstellung einer angenehmen Umgebung
- Spiritualität bzw. der Glaube an ein Weiterleben wirkt sich positiv auf das Angsterleben aus.
- Das Wissen, man befinde sich in der „palliativen Phase", kann zunächst Ängste auslösen, gleichwohl wirken eine gute Aufklärung und offene Gespräche in der palliativen Situation angstlösend (also kurzzeitige Steigerung der Angst, langfristige Reduktion durch ehrlichen Umgang).
- Die Behandlung von Angst kann sich jedoch äußerst schwierig gestalten.

9.9 Symptomkrisen am Lebensende / Notfälle

- Symptomkrisen am Lebensende sind besonders traumatisch für Familien. Sie können als letzte Erinnerung an das Sterben verbleiben.
- Der Begriff „Symptomkrise" beschreibt das Geschehen besser als Notfall, denn in den meisten Fällen können die Krisen antizipiert werden, es handelt sich mithin nicht um einen „unerwarteten Notfall".

Zu bedenkende Krisensituationen sind:
- Atemnot: Atemwegsobstruktion, Lungenembolie, Hämoptoe, fulminante Pneumonie, Perikardtamponade
- Schmerzkrise: pathologische Fraktur, Hohlorganperforation, akute spinale Kompression („spinaler Schock")
- Blutung: Bluterbrechen, Gefäßarrosion, massives Nasenbluten, Hämoptoe
- Übelkeit/Erbrechen
- Krampfanfälle
- Rasselatmung
- Unruhe
- Koma

Die meisten Krisen sind grundsätzlich antizipierbar, daher gelten folgende Grundprinzipien (Harlos 2010):
- Klare Notfallplanung (schriftlicher Plan!) ist wichtig (◘ Abb. 9.5).
- Ebenso wichtig ist eine klare und ehrliche Kommunikation über zu erwartende Beschwerden und ihr Management.
- Familie und Palliativteam müssen zusammenarbeiten in der Symptomerkennung: welche Symptome sind „normal", welche „Symptome drücken Leiden aus".
- In der Symptomlinderung kompetente Angehörige haben ein höheres Sicherheitsgefühl, weniger Angst, optimieren die Symptomkontrolle und reduzieren unnötige Notfallanrufe und Einweisungen.
- Notwendige Medikation muss vor Ort sein.

- **Medikamente kindersicher aufbewahren („one pill can kill" – vor allem die Krisenmedikation; ◘ Abb. 9.6).**

- Besondere Beachtung der Möglichkeiten vor Ort (greise Gattin kann etwa Nasenspray nicht verabreichen, aber eine Bukkaltablette nach (!) Öffnung der Sicherheitspackung).
- Verwendung von dunkelgrünen/blauen Handtüchern bei befürchteter Blutung, Brechschale
- Die bereits laufende Symptomkontrolle fortsetzen, insbesondere für Schmerz, Atemnot, Übelkeit, Juckreiz etc.
- Regelmäßiger und stetiger Kontakt durch das Palliativteam mit Reevaluation des Patienten und der Bedürfnisse der Familie.

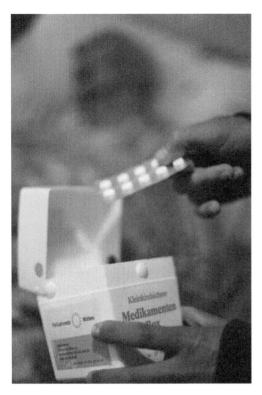

Abb. 9.6 Notfallbox, alle notwendigen Medikamente kindergesichert vor Ort

Tab. 9.2 Typische Probleme nach Organsystemen

Organsystem	Beachten
Neuromuskulär	Atemnot, Rasselatmung, Angst
Hirn	Krampfanfälle, Verwirrung, zunehmendes Koma, Rasselatmung, Erbrechen
Lunge	Angst, Atemnot, seltenst Blutung, Rasselatmung, Schmerz
Obere Atemwege	Angst, plötzliche Atemnotanfälle, Atemwegsblutung, Rasselatmung, Schmerzen
Niere	Unruhe, Schmerz, Koma, Erbrechen
Leber	Unruhe, Koma, Blutungen
Gastrointestinaltrakt	Erbrechen, Schmerz, Blutungen

— Erreichbarkeit des Palliativteams rund um die Uhr.
— Vorsorge individualisiert entsprechend dem hauptbetroffenen Organsystem (Tab. 9.2)

Hilfreiche Maßnahmen für Begleiter am Lebensende (▶ www.palliativnetz-witten.de) zeigt Abb. 9.7.

> **Zugangswege für die Notfallmedikation**
> — Intravenös – schnellster Zugangsweg
> — Nasal oder transmukosal – fast so schnell wie i.v.
> — Subkutan – kann eine unangemessene Wirkungsverzögerung darstellen
> — Intramuskulär – obsolet und nur in fatalen Ausnahmesituationen indiziert (z. B. agitierter Patient)

9.9.1 Schmerz

— 40 % der Patienten hatten in den letzten 3 Lebenstagen fast ständig schwere Schmerzen.
— Es bestehen keine grundsätzlichen Unterschiede gegenüber sonstiger Tumorschmerztherapie.
— Umstellungsnotwendigkeit von oralen Opioiden antizipieren und notwendige Verordnungen vornehmen (am Wochenende bekommt man selbst in Bochum nicht 200 mg Morphinampullen).
— Üblicherweise wird eine Durchbruchschmerzattacke mit einem Sechstel der Tagesdosis behandelt (Mercadante et al. 2009).
— Umrechnungsfaktor von 1:2 (parenteral zu oral) durch die Umgehung des First-pass-Effektes der Leber ist beachtlich (Caraceni et al. 2012).

Terminalphase

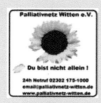

Handreichung »Bewusstseinsstörung«

Liebe Angehörigen,

mit dieser Handreichung möchten wir Ihnen eine Hilfestellung im Umgang mit ihrem bewusstlosen Angehörigen geben. Ohne Bewusstsein (»Koma«) heißt nicht, dass man »nichts mehr merkt«. Insofern ist der wichtigste Rat, sich so zu verhalten, als ob Ihr Angehöriger wach ist: Nicht über ihn, sondern mit ihm reden! Nichts im Zimmer reden, was man nicht auch direkt gesagt hätte. Und machen Sie Wohlfühlangebote (s.u.)!

hilfreiche medizinische Maßnahmen:

Mundpflege (mit Lieblingsgetränk die Lippen und Zunge mittels Tupfer befeuchten), Lippen pflegen, mit Spritze tröpfchenweise Flüssigkeit in den Mund geben, Sprühnebel* in den Mund geben.

Mydrum AT* bei rasselnder Atmung
(alle 4 Stunden 4 Tropfen in den Mund geben)

Der Patient leidet nur, bei **Stresszeichen**:
1. *Unruhe*,
2. *fahrigen Armbewegungen*
3. *Tränenlaufen* oder
4. *Schwitzen*

Bitte geben Sie dann:
Midazolam* 1 ml nasal

* Die Dinge incl. Sprühfläschchen befinden sich in der Kindersicherungsbox ⇨ zum Öffnen alle 3 Knöpfe gleichzeitig drücken

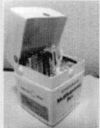

◘ **Abb. 9.7** Notfallplan Terminalphase (► www.palliativnetz-witten.de)

- Die Notfall-Opioiddosis in Krisen entspricht der doppelten üblichen Schmerzspitzenmedikation.
- Opioidpflaster fortsetzen, zusätzlichen Bedarf s.c. Morphin.
- Voraussehbaren Durchbruchschmerz (vor Lagerung) mit kurzwirksamem Opioid vorher abfangen.
- Schmerznotfall (► Abschn. 9.9.1).

- **Extreme Schmerzen brauchen Anästhesie, wenn Analgesie nicht mehr hilft.**

9.9.2 Atemnot

■ **Ursachen**
- Zumeist: zunehmende muskuläre Schwäche
- Tumorbedingt: Lungenaffektion, Atemwegsobstruktion, Ergüsse, Aszites, obere Einflussstauung, lymphatische Metastasierung
- Tumorassoziiert: Pneumonie, Lungenembolie, Hämoptysen, Anämie
- Therapiebedingt: Lungenfibrose, Kardiomyopathie

Behandelbare Ursachen werden mit zunehmender Todesnähe unwahrscheinlich, die symptomatische Behandlung rückt damit in den Vordergrund. Eventuell bestehende Optionen sind:
- Antibiose
- Transfusion
- Kortikoide bei Spastik oder Einflussstauung
- Pleurapunktion
- Stents/bronchoskopische Laserung

■ **Symptomatisches Therapiekonzept**

Therapieziel bei der meist vorliegenden Tachypnoe mit Atemfrequenzen bis über 50/min ist die Reduktion des Atemantriebes und der Atemfrequenz auf Werte unter 20/min. Damit

nimmt die Totraumventilation ab, die sonst schnell zum Tod des Patienten führen kann. So wirkt die eigentlich rein symptomatische Therapie letztlich doch immer wieder auch kausal.
- Oberkörper anheben
- Ventilator mit Luftzug auf das Gesicht/Fenster öffnen (Rezeptoren in der Gesichtshaut mindern Atemnot)
- Schnellwirksame Opioide nasal/i.v./s.l.
- Benzodiazepine bei Angst
- Sauerstoffgabe? (Wirkung fraglich, Therapieziel in Terminalphase fehlend, insofern ist es eine ärztliche Entscheidung Sauerstoff abzusetzen)
- Notfall (Asphyxie = Atemwegsverlegung): Midazolam 5 mg nasal/i.v.

In Todesnähe wird eine Symptomkontrolle bei Schmerz und Atemnot zunehmend auch mit Sedierung einhergehen. Dies muss offen besprochen werden und ist eine Nebenwirkung der effektiven Therapie, keine palliative Sedierung im engeren Sinne. Sedativadosierungen ab 5 mg Midazolam s.c. aufwärts.

Symptomkrisen gehen mit Agitation und Tachypnoe einher. Als spätes Zeichen sind Atemrhythmusstörungen, schließlich längere Atempausen aufzufassen.

Im Gegensatz dazu gehen massive Überdosierungen von Opioiden mit einer zunehmenden Bewusstseinsstörung und graduell zunehmender Bradypnoe einher. Auch die stecknadelkopfgroßen Pupillen weisen auf eine Opioidüberdosierung hin.

Palliative Sedierung ist ein alternativloses Verfahren bei stärkster anders nicht behandelbarer Symptomlast am Lebensende.

Hilfreich sind schriftliche Patienteninformationen (z. B. vom NPE, Übersicht).

Verhalten bei Atemnot
- Ruhe bewahren
- Patienten bequem lagern (Oberkörper hoch)
- Fenster öffnen oder Ventilator anstellen
- Fentanyl nasal oder als Tablette in den Mund alle 5 Minuten bis Besserung oder Beruhigung eintritt
- Atemgeräusche und Luftnot sind verschiedene Dinge.
- Atemnot mitzuerleben, ist oft sehr belastend, rufen Sie gerne an, wenn Sie Hilfe benötigen.
- Wenn Sie den Notarzt rufen, ist es wichtig, von der Palliativbetreuung zu berichten und die Patientenverfügung vorzulegen.

9.9.3 Krampfanfall

- Palliatives Therapiekonzept bei Status oder Serie
- Midazolam 5-mg-weise, bis Krampf sistiert (s.c., nasal).
- In desolater Situation Propofol hilfreich und krampfdurchbrechend

Hilfreich sind schriftliche Patienteninformationen (z. B. vom NPE; Übersicht):

Verhalten bei einem Krampfanfall (mod. nach Kloke 2011)
- Ruhe bewahren
- (Selbst-)Verletzungen vermeiden!
- Midazolam (5 mg/ml) 1 ml nasal verabreichen, bei unzureichender Wirkung nach 10 Minuten wiederholen
- Die meisten Krampfanfälle hören innerhalb von 5 Minuten von alleine auf.
- Die Betroffenen verlieren nicht immer das Bewusstsein.
- Während des Krampfanfalls kann es zu Stuhl- oder Urinabgang kommen. Auch kann es im Mundbereich zu Bissverletzungen kommen, die mit leichten Blutungen einhergehen.
- Nach dem Krampfanfall ist man für längere Zeit schläfrig.

9.9.4 Blutung

Zu unterscheiden sind:
- **Äußere Blutung inkl anale/vaginale Blutung**: Sehen schlimm aus, Angehörige höchst beunruhigt und traumatisiert, bis auf Angst wenig Symptomatik (Schwächerwerden, Koma)
- **Blutung im Bereich der Atemwege, Bluterbrechen** : Können durch Atemwegsverlegung Asphyxie mit schlimmem Leiden auslösen

Hilfreich sind schriftliche Patienteninformationen (z. B. vom NPE; Übersicht):

> **Verhalten bei Blutungen**
> - Ruhe bewahren
> - Dunkle blaue/grüne Tücher bereithalten zum Auffangen des Blutes
> - Patienten bequem lagern (Oberkörper hoch, bei stärkeren Blutungen Seitenlage, betroffene Lunge unten)
> - Bei Unruhe Midazolam (5 mg/ml) 1 ml nasal verabreichen, bei unzureichender Wirkung nach 10 Minuten wiederholen
> - Solange die Atmung frei ist, leidet ein Mensch nicht unter einer Blutung.
> - Eine Blutung mitzuerleben, ist oft sehr belastend, rufen Sie gerne an, wenn Sie Hilfe benötigen.
> - Wenn Sie den Notarzt rufen, ist es wichtig von der Palliativversorgung zu berichten und die Patientenverfügung vorzulegen.

9.9.5 Exulzerierende Wunden

- Ziele in Terminalphase sind die Vermeidung häufiger (schmerzhafter) Verbandwechsel, die Kontrolle von Exsudation, Geruch, Schmerz und Blutung (Thöns und Sitte 2013).
- Exsudation : Einsatz von modernen Wundverbänden (z. B. Superabsorber, Hydropolimerverbände) oder gar Stomamaterial
- Geruch : Antiseptik (Octinidin/Polyhexamid), Aktivkohlekompressen, bei Anaerobiern Wundspülung mit Metronidazol, Ultima ratio: Abdichten mit Verband und Frischhaltefolie
- Blutung: nicht verklebende Wundauflagen, bei Blutung Adrenalin- oder Xylometazolingetränkte Kompressen aufdrücken, Tabotamp oder Stärkepulver aufbringen

9.9.6 Delir /Unruhe /Verwirrung

„… Bei akutem Fieber, Lungenentzündung, Phrenitis und akuten Kopfschmerzen beobachte ich, dass die Kranken … mit den Händen in der Luft umherfuchteln, auf der Bettdecke Flusen zupfen und Spreu von der Wand pflücken. Alle diese Zeichen sind ungünstig, im Grunde tödlich". Hippokrates (ca. 460–370 v. Chr) beschrieb so sehr treffend eine Form der Bewusstseinsstörung – das Delir – und die nicht unerhebliche prognostische Relevanz in der Palliativmedizin. Gerade am Lebensende verlieren die Patienten oft das Bewusstsein, die zunehmende Vigilanzstörung ist mithin eines der noch am zuverlässigsten wegweisenden Zeichen für das nahende Lebensende (◘ Tab. 9.3).
- Delirprävalenz in Pflegeheimen: 58 % (Lorenzl et al. 2012), bei Patienten mit fortgeschrittenen Malignomen bis zu 85 %, in der Terminalphase 90 % (Harris 2007)
- 80 % **hypoaktive Delir form**: reduzierte Aktivität und Lethargie im Vordergrund
- Stark unterdiagnostiziert

◘ **Tab. 9.3** Prognostische Bedeutung von Vigilanzstörungen (Morita et al. 1998)

Rate %	1 Woche vorher	Letzte 6 h
Wach	56	8
Verwirrt	44	42
Komatös	0	50

- Dagegen **hyperaktive Delir form** mit Rastlosigkeit, Agitation, Halluzinationen oder Aggressivität
- Die Hälfte aller (!) Krankenhaustage sind direkt oder indirekt der Komplikation „Delir" geschuldet (Gogol 2008)

■ **Ursachen**
- Systemische Erkrankungen mit kardiovaskulären oder metabolischen Entgleisungen bzw. Infektionen, Organversagen
- Hirnerkrankungen (Perfusionsstörungen, Entzündungen, Krampfanfälle, Traumata, Auswirkungen der Grunderkrankung auf das Zentralnervensystem)
- Toxische Einflüsse, insbesondere durch Arzneimittel (anticholinerge Last!) sowie deren Entzug (v. a. Alkohol, Benzodiazepine, Opioide)
- Stark belastende Symptome wie Schmerz, Luftnot etc.
- Umgebungswechsel (!), (Todes-)Ängste (!), Depression (!)

■ **Ätiopathogenese**
- Unspezifische Funktionsstörung des Gehirns mit gemeinsamer Endstrecke
- **Hypothese des cholinergen Defizit:** Imbalancen der cholinergen und anderer Neurotransmitter (Hshieh et al. 2008)
- Cholinerge Reserve sinkt im Alter, in besonderem Maße bei Patienten mit einer Demenz.
- Viele Medikamente haben anticholinerge Last (Übersicht).
- Delirrisiko 14-fach erhöht bei Einnahme von 5 oder mehr Medikamenten.

> **Medikation mit anticholinerger Last**
> - Alle neurologisch-psychiatrischen Medikamente
> - Alle Analgetika
> - Primär systemische Arzneimittel (Antiarrhythmika, Antibiotika!, Antihistaminika, Kortikosteroide, Diuretika, Theophyllin)

■ **Diagnose**
Die Diagnosestellung erfolgt durch die **Confusion Assessment Method** (CAM) (Inouye 1990):
- **Akuter Anfang und fluktuierender Verlauf:** Fremdanamnestisch abklären: gibt es Hinweise für eine akute Veränderung des geistigen Zustandes des Patienten gegenüber seinem Normalverhalten? Tagesschwankungen innerhalb der qualitativen oder quantitativen Bewusstseinsstörung?
- **Aufmerksamkeitsstörungen**? Hat der Patient Mühe, sich zu konzentrieren? Ist er leicht ablenkbar?
- Sowie eines der beiden Zeichen:
  - **Denkstörungen**: Hat der Patient Denkstörungen im Sinne von inkohärentem, paralogischem, sprunghaftem Denken? Oder
  - **Bewusstseinsstörungen**: Jeder Zustand außer „wach" (z. B. schläfrig-komatös oder hyperalert)

Die Sensitivität der CAM beträgt 97 %, die Spezifität 93 %!

Weitere Symptome, die regelhaft auftreten sind:
- Psychotische Symptomatik (z. B. Wahnvorstellung, Halluzinationen)
- Neurologische Symptome (Myoklonie, Ataxie, Aphasien, Apraxien, Agnosien)
- Vegetative Symptome (Schwitzen, Tachykardie, Mydriasis, Blutdruckanstieg, Tremor) vor allem bei Entzugsdelir

■ **Therapie**
Nicht-pharmakologische Therapie
- Das Ausschöpfen nicht-pharmakologischer Maßnahmen bedeutet Therapie und Prävention zugleich.

- Vermeidung eines Ortswechsels (möglichst keine Klinikeinweisung!)
- Eindeutige Kommunikation
- Gute Orientierung (Uhr/Kalender, klarer Tag/Nacht-Rhythmus mit guter Tagbeleuchtung)
- Förderung der Mobilisierung, Krankengymnastik

Terminalphase

- Konstante Bezugspersonen, Einbindung der Angehörigen
- Entspannende Musik und Gerüche (Aromatherapie)
- Vermeiden von Reizüberflutung (Dauerfernseher?) oder Reizdeprivation (Blick an die Decke)
- Berührungen durch vertraute Personen
- Gute und ausreichende Schmerz- und Symptomkontrolle
- Regelmäßige Überprüfung der Medikation (Reduktion der Polymedikation)
- Vermeidung von Infektionen, Fixierung, Blasenkatheter
- Behandlung sensorischer Einschränkungen (Hörgerät, Brille)
- Genügend Flüssigkeitszufuhr, ausreichende Ernährung
- Kein Entzug von Substanzen mit Abhängigkeitspotenzial („Lieber Bier als Delir")

- **Therapie auslösender Ursachen**

Mögliche Ursachen sind – wo angemessen – kausal zu behandeln.

Therapierbare Hauptursachen in palliativer Situation
- Infektion
- (Poly-)Medikation
- Dehydratation
- Hypoglykämie
- Hyperkalzämie
- Opioid-/Benzodiazepin ↑ oder ↓
- Non-konvulsiver Status
- Unkontrollierte Symptome (Schmerz, Angst, Depression, spirituelle Not)

- **Pharmakotherapie**
- Obligat ist eine Pharmakotherapie ausschließlich bei Entzugsdelir.
- In der Terminalphase ist die Indikation zur medikamentösen Therapie bei Agitation/Unruhe großzügig zu stellen.
- Fixierung ist ein „no go" in der Palliativversorgung.

◘ Tab. 9.4 gibt eine Übersicht über die Pharmakotherapie der verschiedenen Delirformen.

- **Notfalltherapie**
- Midazolam 5 mg und Haloperidol 5 mg s.c., bei fortgesetzter Agitation bis zu 3-mal im Abstand von ½ Stunde wiederholen
- Anschließend dosisangepasster Dauertropf mit:
- Haloperidol 5–15 mg/d
- Levomepromazin 12,5–200 mg/d
- Midazolam 20–100 mg/d
- Zudem Bedarfsmedikation mindestens in der 2-Stunden-Dosis

Das Delir ist extrem belastend für die Familie, beschädigt dies doch das letzte Bild eines geliebten Menschen und bleibt in traumatischer Erinnerung. Auch für den Patienten ist dies mutmaßlich eine Katastrophe, sollte er sich seines Zustandes bewusst sein.

- **Diagnostische Anstrengungen dürfen rasche und effektive Symptomkontrolle nicht verzögern.**

9.9.7 Koma

Vigilanzstörung en bei Palliativpatienten werden von Ärzten und Angehörigen diametral verschieden wahrgenommen: Der Arzt verfällt wegen „vermeintlich guter Symptomlinderung" in therapeutischen Nihilismus. Dagegen empfindet die Familie die Entwicklung als dramatisch und fordert häufig massives Eingreifen ein (→ „Blaulichtmedizin auf dem Sterbebett").

- **Grundregel: Bei sich rasch entwickelnden Störungen muss nach einer kausalen Therapie gesucht werden. Langsam und protrahiert entwickelnde Komata weisen oft auf das nahende Lebensende hin.**

- **Differenzialdiagnose**

Bei jeder Vigilanzstörung fürchten sich Patient und Angehörige vor Hirnmetastasen, bei einer Prävalenz von über 20 % ist dies keine unbe-

Tab. 9.4 Delirformen und deren Pharmakotherapie. (Mod. nach Hewer et al. 2009)

Medikament	Indikation	Dosis Start (Tagesdosis in mg)	Bemerkung
Entzugsdelire			
Clometiazol	Alkoholentzugsdelir Alternativ bei hyperaktivem Delir	1–2 Kps. (6–25)	Cave bei Lungenerkrankungen
Diazepam	Entzugsdelire Psychomotorische Unruhe Angst	2,5–5 (10–40)	Paradoxe Effekte, Delirinduktion, Sturzgefahr
Midazolam		1–5 (20–60)	
Clonidin	Entzugsdelire Starke vegetative Symptomatik	0,15 (0,45–1,5)	Cave RR ↓, Bradykardie
Hyperaktive Delire			
Haloperidol	Psychotische Symptomatik Psychomotorische Unruhe	0,5–1 (2–25)	Cave extrapyramidal-motorische Nebenwirkungen, RR ↓
Risperidon	Besser verträglich als Haloperidol	0,5 (1–2)	
Quetiapin		12,5 (25–200)	
Olanzapin		10–20 mg s.l.	s.l.= rasch
Melperon	Psychomotorische Unruhe Schlafstörung	25–50 (50–150)	Müdigkeit, RR ↓
Pipamperon		20–40 (60–200)	
Physostigmin	Anticholinerges Delir	0,5 mg (2–6)	Cave Bradykardie, Hypersalivation, nur unter Überwachung

gründete Furcht. Klinisch treten Hirndruckzeichen mit Übelkeit und Erbrechen sowie Kopf-, Nacken- und Rückenschmerzen (Meningismus!), neurologische Herdsymptome und Krampfanfälle auf.

Wegen der erheblichen prognostischen Relevanz müssen folgende häufige Differenzialdiagnosen neben dem terminalen Koma ausgeschlossen werden:
- Hirntumoren oder -metastasen (schon im Verdachtsfall hochdosiert Dexamethason)
- Wernicke-Enzephalopathie (Trias: Ataxie – Augenmuskellähmungen und Vigilanzminderung: Thiamingabe)
- Nicht-konvulsiver Status epilepticus (EEG: Besserung durch Benzodiazepingabe)
- Infektionen (Antibiotikum)

- **Therapie**

Palliativer „Koma-Cocktail"
- Hypoglykämie? → Glukose i.v.
- Opioidüberdosis (enge Pupillen, Bradypnoe) → Naloxon vorsichtig titrieren
- Benzodiazepinüberdosis → Flumazenil
- Zentral anticholinerges Syndrom → Physostigmin vorsichtig titrieren
- Wernicke-Enzephalopathie → Thiamin hochdosiert
- Dehydratation → NaCl 1000 ml
- Nicht konvulsiver Status → 2 mg Midazolam oder Lorazepam sublingual
- Hirndruck → 20 mg Dexamethason
- Fieber → Antibiose?

Patienten, die im Koma liegen, können sich ihrer selbst bewusst sein. Über die Hälfte der Patienten berichten nach ihrer Genesung von Erinnerungen an diese Zeit (Tosch 1988).

> **Tipp**
>
> Nicht über den Komatösen sprechen, sondern ihn ins Gespräch „einbinden".

Die Kommunikation mit dem komatösen Patienten, das Spielen seiner Lieblingsmusik, Erläuterungen dessen, was genau passiert, und eine dezidiert positive Einstellung können zu einer rascheren Genesung beitragen (La Puma et al. 1988).

Plötzlich verstärkte Atmung, angespannte Körperhaltung sind Ausdruck eines Unbehagens, der entspannte, ruhig atmende Betroffene zeigt Wohlfühlen. Nach überstandenem Koma gaben Betroffene an, dass sie im Koma Schmerzen hatten (Gerhard 2010). Man muss also – trotz Koma – auf Stresszeichen achten und insbesondere Schmerzen oder auch Atemnot (Rasselatmung) weiter behandeln.

Eine nützliche Beobachtungsskala stellt das **Zurich Observation Pain Assessment** (ZOPA) dar. Bereits eine Auffälligkeit sollte den Verdacht auf Schmerz lenken („Im Zweifel Schmerz behandeln").

> **Zurich Observation Pain Assessment (ZOPA) (Handel 2009)**
> — **Lautäußerungen**
>   – Stöhnen/Klagen
>   – Brummen
> — **Gesichtsausdruck**
>   – Verzerrter, gequälter Gesichtsausdruck
>   – Starrer Blick
>   – Zähne zusammenpressen
>   – Augen zusammenkneifen
>   – Tränenfluss
> — **Körpersprache**
>   – Ruhelosigkeit
>   – Massieren oder Berühren eines Körperteils
>   – Angespannte Muskeln
> — **Physiologische Indikatoren**
>   – Änderungen in den Vitalzeichen
>   – Blutdruck/Puls
>   – Atmung
>   – Veränderung der Gesichtsfarbe
>   – Schwitzen/Röte

Hypersalivation (meist durch vermindertes Herunterschlucken der normalen Speichelmenge) und die Rasselatmung sind häufige Probleme. (Butyl-)Scopolamin (Mydrum AT oral oder Buscopan) ist dabei deutlich sinnvoller als stetes Absaugen.

Wichtig ist auch, die Angehörigen einzubinden. Gerhard hat sehr hilfreiche „**Wohlfühlangebote**" publiziert, die wir in einer Patienteninformation aufgenommen haben (Gerhard 2011).

> **Patienteninformation**
> Liebe Angehörigen,
>   mit dieser Handreichung möchten wir Ihnen eine Hilfestellung im Umgang mit Ihrem bewusstlosen Angehörigen geben. Ohne Bewusstsein („Koma") heißt nicht, dass man „nichts mehr merkt". Insofern ist der wichtigste Rat, sich so zu verhalten, als ob Ihr Angehöriger wach ist: Nicht über ihn, sondern mit ihm reden! Nichts im Zimmer reden, was man nicht auch direkt gesagt hätte. Und machen Sie **Wohlfühlangebote** (s. u.)!
> — Häufige Besuche, im Patientenraum wohnen, ggf. das Bett teilen
> — Vertraute Gerüche, Lieblingsgeruch (Parfüm), Lieblingsspeise riechen lassen
> — Abwechslung durch vorsichtige Lagewechsel
> — Durchbewegen der Gelenke, Vibration empfinden
> — Geborgenheit durch begrenzende Lagerungen („Nestlagerung")

- Fersenhalten, Fußreflexzonen-/Bauchmassage
- Handauflegen an Schulter, Kopf, Nacken – vor allem als eindeutige Initialberührung
- Halten eines geliebten Gegenstandes
- Streicheln von Tieren
- Atemstimulierende Einreibungen
- Erzählen, Vorlesen, Gesang, leise Lieblingsmusik
- Alltagsgeräusche (Zimmer offen stehen lassen)
- Gedämpftes Licht, vertraute Bilder/Fotos
- Luftveränderung („frische Luft"), Ausflug auf Balkon/in Garten

9.9.8 Rasselatmung

- Die Trias aus zunehmendem Kräfteverfall, Vigilanzstörung und fortgesetzter Speichelproduktion führt bei Sterbenden regelhaft zu einer rasselnden Atmung, da Speichel und Atemwegssekrete weder geschluckt noch abgehustet werden.
- Rasselatmung ist besonders häufig bei Lungen- und Hirntumoren, Pneumonie oder Dysphagie.
- Die **Inzidenz** wird mit 23–92 %, die Dauer im Median mit 23 Stunden angegeben (Pastrana et al. 2012).
- Das Geräusch vermittelt den Eindruck, der Patient würde „in seinem Saft ertrinken oder ersticken", und ist für Angehörige und das Team sehr belastend.
- Rasselatmung ist ein deutlicher Hinweis für das **nahende Lebensende**. Drei von vier Patienten sterben binnen 48 Stunden (Wildiers und Menten 2002). Kein anderes Symptom ist in seiner Prognose für das nahende Lebensende so verlässlich.
- Wissenschaftlich wird ein **Typ 1**, der in den oberen Atemwegen entsteht, von einem **Typ 2**, der die tieferen Atemwege betrifft, unterschieden.
- Bei Typ 2 differenzialdiagnostisch Rasselgeräusche aufgrund einer pulmonalen Pathologie abgrenzen: Pneumonie, Aspiration oder Lungenödem?
- Die Belastung des Patienten ist wissenschaftlich „umstritten", wir meinen jedoch, eine Belastung ist – wie immer – bei bestehenden Stresszeichen anzunehmen.
- Unterscheide „Können" oder „Wollen": „Will" der Patient diese Sekrete aufgrund einer tiefen Bewusstseinsstörung gar nicht abhusten oder schlucken – so ein Leiden eher nicht vorstellbar. „Kann" er dagegen die Sekrete aufgrund seiner muskulären Schwäche etwa durch die fortgeschrittene Kachexie nicht abhusten – so ist Leiden sehr naheliegend.
- Simple Inspektion hilft: Hat der Patient die 4 klassischen „Stresszeichen", also Schwitzen, Tränenlaufen, Unruhe oder fahrige Armbewegungen, dann leidet er.
- Bei Leiden wird eine symptomkontrollierende Medikation eingesetzt.

■ **Pathophysiologie**
Die Pathophysiologie hilft auch im Gespräch mit Angehörigen: Jeder Mensch produziert etwa 1500 ml Speichel am Tag, das sind etwa 1 ml pro Minute. Wenn er soweit komatös ist, dass sein Schluckreflex versiegt, dann führt der Speichel im Rachen zu einer rasselnden Atmung. Das ist nicht bedrohlich, sondern natürlich. Da bereits 10 ml reichen, um dieses rasselnde Geräusch auszulösen, ist Absaugen schlicht falsch: Denn man müsste alle 10 Minuten absaugen und durch die Traumatisierung wird die Schleimproduktion noch angeregt. Absaugen beschreiben Betroffenen als eine der unangenehmsten Prozeduren.
- **Absaugen allenfalls oberflächlich erlauben!**

■ **Therapiekonzept**
- Angehörigeninformation
- Seitenlagerung, wenn tolerabel
- Anticholinerge Medikation frühzeitig:
- Scopolamin Augentropfen oral (Mydrum) 4 Tr. alle 4 Stunden (Scopolamin gibt es sonst nur als zu spät und zu niedrigdosiertes Pflaster oder als Ampulle über die internationale Apotheke)

- Butylscopolamin (80 mg/Tag = alle 6 Stunden eine Ampulle oder als Dauertropf)
- Glycopyronium (0,6 mg/Tag)
- Atropin (2 mg/Tag)
- Bei Stresszeichen: Benzodiazepin s.c./s.l., z. B. Midazolam 5 mg
- Keine künstliche Flüssigkeitszufuhr

Die umstrittene Belastung des Patienten mag dahinstehen, da nachweisliche Belastung von Angehörigen und Team vorliegt. Bereits dies ergibt einerseits aus dem ganzheitlichen Ansatz der Palliativmedizin die Behandlungsindikation, andererseits ist bekannt, dass sich Ängste der begleitenden Menschen auf den Kranken übertragen.

9.10 Nahtoderfahrungen

In der Geschichte findet man zu allen Zeiten und in allen Kulturen Berichte von Menschen, die sich nach einer lebensbedrohlichen Krise an eine außergewöhnliche Erfahrung erinnert haben. Der erste Bericht der Neuzeit zur Nahtoderfahrung stammt aus dem Jahr 1892. Prof. Heim trug im Jahrbuch des Schweizer Alpenclubs 30 Fälle von überlebten Absturzereignissen zusammen und schildert unter anderem das Erlebnis seines eigenen Absturzes (Heim 1892): „Alle Gedanken und Vorstellungen waren zusammenhängend und sehr klar, keineswegs traumhaft verwischt. … Dann sah ich, wie auf einer Bühne aus einiger Entfernung, mein ganzes vergangenes Leben in zahlreichen Bildern sich abspielte…. Alles war wie verklärt von einem himmlischen Lichte."

Nahtoderfahrungen sind aus der Erinnerung geschilderte Eindrücke während eines außergewöhnlichen Bewusstseinszustands mit charakteristischen Elementen wie der Erfahrung eines Tunnels, eines Lichts, eines Lebenspanoramas, der Begegnung mit Verstorbenen. Diese Erfahrung führt fast durchgehend zu tief greifenden nachhaltigen Änderungen der Lebensauffassung und zu einer furchtlosen Einstellung gegenüber dem Tod (Sutherland 1992). Seit 1975 wurden an die 50 Studien mit über 2500 Patienten zu Nahtoderfahrungen veröffentlicht (► www.iands.org). NTE sind kulturunabhängig und treten selbst bei Kindern auf (Morse et al. 1986). Long veröffentlichte bislang die umfangreichste Untersuchung zu dem Phänomen (Long und Perry 2011). Er gibt 9 Beweise für ein Leben nach dem Tod an und sieht Übereinstimmungen mit Aussagen der Religionen.

Bei einer NTE werden immer wieder mitgeteilt:
- Ein Gefühl von Frieden und Ruhe, fehlender Schmerz
- Ein Verlassen des Körpers, bzw. eine außerkörperliche Erfahrung
- Aufenthalt in einem dunklen Raum/Tunnel
- Wahrnehmung einer wundervollen Landschaft, herrlicher Farben oder Klänge
- Begegnung und Kommunikation mit Verstorbenen
- Begegnung mit einem strahlenden Licht, Erfahrung von Wärme, Akzeptanz und Liebe
- Lebensrückblick
- Wahrnehmen einer Grenze
- Bewusste Rückkehr in den Körper

Auch im Rahmen der Palliativbetreuung werden verschiedene vergleichbare Phänomene berichtet, hier spricht man teils auch von „Sterbebettvisionen".

9.11 Sterbephasen nach Kübler-Ross

Die Psychiaterin Elisabeth Kübler-Ross (1926–2004) hat die Auseinandersetzung mit einer schweren zum Tode führenden Erkrankung in Phasen beschrieben. Die Forschungsarbeiten sind für uns sehr hilfreich, da wir durch sie die Reaktionen der Betroffenen besser einschätzen, einordnen und akzeptierend begleiten können, ohne uns angegriffen zu fühlen.

- **Nichtwahrhaben**

Dies ist die Phase des anfänglichen Schocks, nachdem eine Person eine schlechte Nachricht erhalten hat. Die betroffene Person wehrt sich in dieser Phase gegen die für sie furchtbare

Nachricht, die sie nicht wahrhaben kann. Äußerungen wie: „Das kann doch nicht sein" oder „die haben bestimmt die Befunde vertauscht" sind ganz typisch für diese Phase. Für die Gesundheitsberufe ist es wichtig, diese Phase als Schutzfaktor des Menschen zu akzeptieren und zuzulassen. Äußerungen wie: „schauen Sie doch der Wahrheit ins Auge" oder „Akzeptieren Sie doch, dass die Befunde ganz klar für die tödlich verlaufende Erkrankung X sprechen" sind in dieser Phase nicht hilfreich, denn sie verstärken nur die Abwehr.

- **Zorn**

Der Betroffene hadert in seinem Zorn mit der Frage „warum gerade ich?". Diese Phase ist für die Gesundheitsberufe und die Angehörigen oft besonders schwer zu ertragen. Betroffene können ihre Wut und Verzweiflung über ständige Nörgeleien, Kritik etc. äußern. Wir können den Betroffenen helfen, indem wir uns nicht von Ihnen abwenden sondern uns nur soweit abgrenzen, dass wir sie ertragen können. Trotz aller „Nörgelei" ist es wichtig, dass wir berechtigte Klagen über Schmerzen oder andere Symptome dennoch gut erfassen und lindern.

- **Verhandeln**

Der Betroffene verhandelt noch mit seinem Schicksal. „Ich weiß dass ich sterben muss, aber die Hochzeit meiner Kinder möchte ich noch erleben." Nach dem erreichten Ziel tauchen dann weitere Ziele, die noch erreicht werden sollen, auf. Wichtig ist es für uns Begleitende, dass wir diese Phase ohne zu bewerten akzeptierend begleiten und die Hoffnung der Betroffenen zulassen ohne unrealistisches zu schüren.

- **Depression**

Betroffene wirken in dieser Phase traurig, niedergeschlagen, hoffnungslos, klagend. Sie ziehen sich zurück, wirken starr oder weinen viel. Wie in den anderen Phasen auch, können wir den Betroffenen entscheidend helfen, wenn wir die Reaktionen dieser Phase zulassen und Ihnen akzeptierend begegnen anstatt sie „weg" zu erklären.

- **Zustimmung**

Nicht jeder Sterbende erreicht diese Phase. Sie ist von einer extremen Ruhe und Annahme der Sterbesituation gekennzeichnet. Betroffene sind kaum mehr gesprächsbereit und wirken bereits wie in einer anderen Welt. Dieser Zustand wird oft als friedvolles Sterben beschrieben. Durch eine gute Symptombehandlung können wir fördern, dass Betroffene sich ganz auf diese Phasen konzentrieren können und so besser die Möglichkeit haben, ihr Sterben durchleben können.

Die Phasen werden nicht streng in einer Richtung durchlaufen, sondern es gibt Schwankungen und Mischbilder, schnelle und langsam durchlaufende Phasen und sogar ein „Steckenbleiben" in einer Phase.

9.12 Zeichen des nahenden Todes

Problematisch bei Prognoseangaben ist, dass diese sich oft nicht mit den Einschätzungen von Patient und Familie decken. Aussagen wie „50 % der Patienten mit Ihrem Tumor leben 2 Jahre und länger", werden von Patienten oft komplett falsch verstanden, „naja meistens passiert ja nix" oder als „spätestens nach einem Jahr bin ich tot, hat der Doktor gesagt".

Mithin sollte man keine konkreten Zeitangaben machen, die ja selten stimmen, sondern sich auf Größenordnungen beschränken: Stunden bis Tage, Tage bis Wochen, Wochen bis Monate …

Gleichwohl ist das Erkennen des „point of no return" sehr wichtig. In der Luftfahrt wird damit beim Start der Zeitpunkt bezeichnet, an dem der Pilot den Startvorgang aufgrund der Geschwindigkeit nicht mehr abbrechen kann. Hier ist höchste Aufmerksamkeit gefordert.

Prognosen sind äußerst wichtig, um aggressive Therapien am Lebensende zu vermeiden, rechtzeitig palliative Therapiestrategien einzusetzen und weitere Versorgung zu strukturieren. Wird eine Prognose über den nahenden Tod erstellt, so versterben Menschen häufiger zuhause bzw. an dem Ort ihrer Wahl,

Terminalphase

Tab. 9.5 Prognoseschätzung abhängig von Erfahrung

	Richtig	Zu lang	Zu kurz
Palliativmediziner	58 %	27 %	16 %
Andere Ärzte	33 %	63 %	17 %

haben häufigere Arztvisiten und eine bessere Lebensendplanung (Abarshi 2011).

Ärzte schätzen die verbleibende Lebenszeit überwiegend zu optimistisch ein (Christakis und Lamont 2000): 63 % geben zu lange Prognosen, 17 % zu kurze, nur 1/3 liegen richtig. Bei Palliativmedizinern wurde eine bessere Schätzung ermittelt (Tab. 9.5) (Fromme 2010).

- **Grundsätzlich gilt: Je erfahrener ein Arzt, desto besser seine Prognoseschätzung. Je näher der Tod rückt, desto besser sind die Prognosen.**

Ein systematisches Revue zeigte, dass Scoresysteme bislang weder validiert sind, noch sagen sie zuverlässig die Mortalität voraus (Yourman et al. 2012). Hinweise auf das nahende Lebensende gibt die „Surprise-Question": Wären Sie überrascht, wenn Ihr Patient im nächsten halben Jahr stirbt? Ca. 2/3 der Einschätzungen stimmen, die Voraussagesicherheit ist bei Krebspatienten besser (Downar 2017).

Folgende Zeichen weisen auf den nahenden Tod hin:
- Abnehmende orale Nahrungs- und Flüssigkeitsaufnahme
- Verminderte Teilhabe am Leben (sic!)
- Zu schwach zum Sprechen
- Zunehmende Agitation oder Vigilanzstörung
- Zentralisation, Tachykardie, Blutdruckabfall
- Abnehmende, später sistierende Urinausscheidung
- Inkontinenz/Harnverhalt
- Versagen des Schluckreflex/Hustenreflex → Rasselatmung („death rattle")
- Atmung mit Unterkieferbewegungen
- Störungen des Atemmusters (Cheyne-Stokes, Biot, Atempausen)
- Zyanose mit schlechter Sauerstoffsättigung (Pulsoximetrie: Werte von 40–70 % prognostisch schlecht)
- Kreislaufstillstand (plötzliche Veränderungen der Gesichtsfarbe zeigen manchmal den Kreislaufstillstand an.)
- Schnappatmung
- Weite Pupillen

- **Hinweisend sind v. a. die zunehmende Bewusstseinsstörung, die Rasselatmung, die Atmung mit Unterkieferbewegungen und die Störungen des Atemmusters.**

Vor Feststellung sicherer Todeszeichen ist Vorsicht mit der Aussage „Mutter ist tot" geboten. Bis 30 Minuten nach dem Tod ist eine Defäkation möglich, eine Peristaltik hörbar (Pleschberger et al. 2009). Schnappatmung und Kieferbewegungen können auch noch nach sehr langem Atemstillstand auftreten. So können die Angehörigen Zweifel an der korrekten Todesfeststellung im Nachgang bekommen („Der Doktor hat gesagt, er war schon tot, dann hat er wieder angefangen zu atmen …"). Einige Zeit nach dem Atemstillstand kommt es zur Asystolie, dies kann mitunter auch sehr lange dauern (bei dem Beenden einer Beatmung teils noch 30 Minuten EKG ableitbar bei Apnoe!)

Sichere Todeszeichen
- Leichenflecken (Livores, ab 30 Minuten, Aussparung an Aufliegeflächen)
- Leichenstarre (ab 1 Stunde, Beginn am Kiefer, charakteristisch: wächserner Widerstand, Unterschied zu Kontraktur: nach Durchbrechen der Leichenstarre freie Beweglichkeit in dem Bewegungsumfang des „Durchbrechens")

Handreichung nach einem Todesfall

Sie haben einen Menschen in seiner letzten Lebensphase begleitet und ihm damit einen großen Dienst erwiesen.

Auch wenn der Tod dieses Menschen für Sie noch schmerzlich nah ist, müssen jetzt einige Formalitäten erledigt werden. Dabei möchten wir Ihnen helfen und stellen hier eine Liste der wichtigsten Dinge zusammen:

▸ Verstorbene können zuhause bis zu 48 Stunden **aufgebahrt** werden. Der Bestatter kann in Ruhe ausgesucht und informiert werden. Beim Wunsch nach längerer Aufbahrung zuhause wird ein ärztliches Zeugnis benötigt.

▸ Der Leichnam ist nicht giftig, wenn eine Krankenhausinfektion bestand, sind die üblichen Hygienemaßnahmen fortzusetzen (Händewaschen).

▸ Es sollte überlegt werden, wer eventuell noch zuhause Abschied nehmen möchte.

▸ Selbst ganz kleine Kinder dürfen Abschied nehmen – wenn sie es wollen (Informationen unter www.palliativnetz-witten.de).

▸ Bitte überlegen Sie, wen Sie informieren möchten.

▸ Der **Totenschein** (2 Briefe) ist dem Bestattungsunternehmen zu übergeben, er wird beim zuständigen Standesamt in dem Bezirk, in dem der Mensch verstorben ist, abgegeben. Zur Ausstellung von Sterbeurkunden wird dort das **Familienbuch** mit Geburts-/Heiratsurkunde (oder eine beglaubigte Abschrift) benötigt.

▸ **Schlaf- oder Beruhigungsmittel** sollten nicht eingenommen werden, dies betrifft natürlich nicht eine eventuell bestehende Dauermedikation.

Bitte wenden ⇨

▸ Das **Bestattungsinstitut** regelt alle Formalitäten der Bestattung (Todesanzeige, Trauerfeier, Grabkauf, Bestattung, Danksagungen, Überführung, etc.) und ist gerne auch bei den anderen formalen Dingen behilflich.

▸ **Sterbeurkunden** werden benötigt für Versicherungen, Rentenkasse, Arbeitgeber, Finanzamt, Verträge und Abonnements (Zeitungen, Strom, Wasser, Gas, Telefon, GEZ, Mietvertrag,...). Diese Formalien sollte man durch das Bestattungsunternehmen erledigen lassen.

▸ Benachrichtigung der **Kirchengemeinde** oder des Seelsorgers zur Vorbereitung der Trauerfeier.

▸ **Sparkasse/Bank** benachrichtigen. Nur mit einer entsprechenden Vollmacht oder bei Gemeinschaftskonten kann man sofort über das Konto des Verstorbenen verfügen.

▸ Ein **Testament** muss ungeöffnet beim Amtsgericht am letzten Wohnsitz des Verstorbenen eingereicht werden.

Für die kommende Zeit empfehlen wir, folgende **Grundaufgaben** zu erledigen:

Ziel 1: Die Realität des Verlustes akzeptieren.
Ziel 2: Den Trauerschmerz erfahren und Durcharbeiten.
Ziel 3: Sich einer Umgebung anpassen, in der der Verstorbene fehlt.
Ziel 4: Dem Verstorbenen emotional einen Platz zuweisen und das eigene Leben wieder aufnehmen.

hilfreiche Telefonnummern:
ambulanter Hospizdienst Witten/Hattingen 02302/17526260
Palliativnetz Witten e.V. 02302/175-1000

Falls Sie Fragen haben, sind wir sehr gerne für Sie da, jetzt oder zu einem späteren Zeitpunkt.

Wir wünschen Ihnen für die kommende Zeit die nötige Kraft und Hilfe sowie Gottes Segen.

© MMXI Dr. M. Thöns

Palliativnetz Witten e.V., Wiesenstr. 14, 58452 Witten, Notruf 02302/175-1000, email@palliativnetz-witten.de

Spendenkonto: Nr. 692889, Sparkasse Witten (BLZ 45250035)

Gemeinnützigkeit anerkannt vom Finanzamt Witten, Körperschaftssteuer Nr. 348/5722/0983, eingetragen im Vereinsregister Bochum am 29.09.10

Abb. 9.8 Informationsblatt für die wichtigsten formalen Dinge nach einem Todesfall

- Fäulnis: Im Rahmen der Leichenschau wird man auch als Palliativmediziner mitunter den charakteristischen Geruch spüren. Als sicheres Todeszeichen (durchscheinende Venen/Flecken am Bauch) Spätphänomen
- Körperzerstörung und Hirntod als Kriterien nur nach Unfällen bzw. im Rahmen der Intensivmedizin bei Beatmung

9.13 Nach dem Todesfall

Gerade die Todesfeststellung bietet dem Palliativmediziner noch einmal die Gelegenheit, Trauer in eine gute Richtung zu lenken, offene Fragen zu klären und Ermutigendes zu schildern. Nahezu standardmäßig weisen wir Angehörige auf sichere Todeszeichen und fehlendes Leiden am Lebensende hin: Gerade die Feststellung fehlender Erstickungszeichen (z. B. Einblutungen in den Bindehäuten/Skleren) sollte kommuniziert werden, denn die oft auftretenden Atemgeräusche, Atemmusterstörungen oder die Schnappatmung werden häufig als „Ersticken" wahrgenommen.

- **Neben der sicheren Feststellung des Todes („Ihr Vater hat bereits Totenflecken.") kann ein Arzt auch feststellen, ob ein Mensch in den letzten Lebensstunden gelitten hat („Bei Ihrem Vater konnten wir keine Stresszeichen feststellen, er ist sicher nicht erstickt.").**

Abschließend erläutern wir die wichtigsten formalen Dinge, geben Raum für Fragen, und übergeben ein Informationsblatt (◘ Abb. 9.8). Die Leiche wird nach der Leichenschau hergerichtet, z. B. Gebiss eingesetzt, Mund und Augen verschlossen, Hände gefaltet, Körper zugedeckt, Medizintechnik beseitigt. Routinemäßig wird zeitnah der Hausarzt informiert.

Literatur

Abarshi E, Echteld M, Donker G, Van den Block L, Onwuteaka-Philipsen B, Deliens L (2011) Discussing end-of-life issues in the last months of life: a nationwide study among general practitioners. J Palliat Med 14(3):323–330

Candy B, Jackson KC, Jones L, Tookman A, King M (2012) Drug therapy for symptoms associated with anxiety in adult palliative care patients. Cochrane Database. https://doi.org/10.1002/14651858.CD004596.pub2

Caraceni A, Hanks G, Kaasa S, European Palliative Care Research Collaborative (2012) Use of opioid analgesics in the treatment of cancer pain: evidence-based recommendations from the EAPC. Lancet Oncol 13:e58–e68

Chan RJ, Webster J, Bowers A (2016) End-of-life care pathways for improving outcomes in caring for the dying. Cochrane Database of Syst Rev 2

Christakis NA, Lamont EB (2000) Extent and determinants of error in doctors' prognoses in terminally ill patients: prospective cohort study. BMJ 320:469–473

Der Spiegel (2012) Ein gutes Ende: Wege zu einem würdevollen Sterben. Heft 22/12

Downar J, Goldman R, Pinto R, Englesakis M, Adhikari NK (2017) The "surprise question" for predicting death in seriously ill patients: a systematic review and meta-analysis. Canadian Medical Association Journal, 189(13), E484-E493

Ferrand E, Robert R, Ingrand P, Lemaire F (2001) Withholding and withdrawal of life support in intensive-care units in France: a prospective survey. Lancet 357:9–14

Fromme EK (2010) Incorporating routine survival prediction in a U.S. hospital-based palliative care service. J Palliat Med 13:1439

Gerhard C (2010) Palliative Versorgung sterbender Schlaganfallpatienten. Astup 03:37

Gerhard C (2011) Neuro-palliative care. Hans Huber, Bern

Gogol M (2008) Das Delir im höheren Lebensalter. Z Gerontol Geriatr 41:431–439

Handel E (2009) Praxishandbuch ZOPA. Hans Huber, Bern

Harlos M (2010) The terminal phase. In: Hanks G, Cherny NI, Christakis NA et al (Hrsg) Oxford textbook of palliative medicine. Oxford University Press, Oxford, S 1107–1144

Harris D (2007) Delirium in advanced disease. Postgrad Med J 83:525–528

Heim A (1892) Notizen über den Tod durch Absturz. Jahrbuch Schweizer Alpenclub 27:327–337

Hewer W, Drach LM, Thomas (2009) Das Delir beim alten Menschen. Neurol Psychiater 05:47

Hshieh TT, Fong TG, Marcantonio ER, Inouye SK (2008) Cholinergic deficiency hypothesis in delirium: a synthesis of current evidence. J Gerontol 63:764–772

Inouye SK (1990) Ann Intern Med 113:941–948

Kloke M (2011) Notfallpalliation statt Notarzt. Notfall Rettungsmed 14:459–464

La Puma J, Schiedermeyer DL, Gulyas EA, Siegler M (1988) Talking to comatose patients. Arch Neurol 45:20–22

Long J, Perry P (2011) Beweise für ein Leben nach dem Tod: Die umfassende Dokumentation von Nahtoderfahrungen aus der ganzen Welt. Goldmann, München

Lorenzl S, Füsgen I, Noachtar S (2012) Verwirrtheitszustände im Alter: Diagnostik und Therapie. Dtsch Arztebl Int 109(21):391–400

Lown B (2002) Die verlorene Kunst des Heilens. Schattauer, Stuttgart

Mack JW, Cronin A, Keating NL (2012) Associations between end-of-life discussion characteristics and care received near death: a prospective cohort study. J Clin Oncol. https://doi.org/10.1200/JCO.2012.43.6055. (online first 13.11.2012)

Mercadante S, Ferrera P, Villari P et al (2009) Frequency, indications, outcomes, and predictive factors of opioid switching in an acute palliative care unit. J Pain Symptom Manag 37:632–641

Morita T, Ichiki T, Tsunoda J et al (1998) A prospective study on the dying process in terminally ill cancer patients. Am J Hosp Palliat Care 15:217–222

Morse ML, Castil lo P, Venecia D, Milstein J, Tyler DC (1986) Child hood near-death experiences. Am J Dis Child 140:1110–1114

Nübling G, Allmendinger S, Lorenzl S (2012) Medikamentöse Therapie der Angst bei Patienten mit fortgeschrittenen Tumorerkrankungen bzw. Patienten in der palliativen Situation. Schmerz 26:537–549

Oken MM (1982) Toxicity and response criteria of the Eastern Cooperate Oncology Group. Am J Clin Oncol 5:649–655

Pastrana T, Reineke-Bracke H, Elsner F (2012) Empfehlung bei Rasselatmung. Schmerz 26:600–608

Pleschberger S, Eggenberger E, Hornek S (2009) Diagnosing dying – a neglected topic in medical textbooks. EAPC, Vilvoorde/Belgium

Rayner L, Price A, Evans A, Valsraj K, Hotopf M, Higginson IJ (2011) Antidepressants for the treatment of depression in palliative care: systematic review and meta-analysis. Palliat Med 25(1):36–51

Stiefel F, Razai D (1994) Common psychiatric disorders in cancer patients: II. Anxiety and acute confusional states. Support Care Cancer 2:233–237

Stiel S, Krumm N, Schroers O et al (2008) Indications and use of benzodiazepines in a palliative care unit. Schmerz 22:665–671

Sutherland C (1992) Transformed by the light. Bantam Books, Sydney

Thöns M, Sitte T (2013) Lokale Wundkontrolle und Symptombehandlung. Niedergelassene Arzt 4:70–74

Tosch P (1988) Patients recollections of their posttraumatic coma. J Neurosci Nurs 20:223–228

Wildiers H, Menten J (2002) Death rattle: prevalence, prevention and treatment. J Pain Symptom Manag 23(4):310–317

Wright AA, Keating NL, Balboni TA, Matulonis UA, Block SD, Prigerson HG (2010) Place of death: correlations with qualitiy of life of patients with cancer and predictors of bereaved caregivers' mental health. J Clin Oncol 28:4457–4464

www.iands.org

Yourman LC, Lee SJ, Schonberg MA, Widera EW, Smith AK (2012) Prognostic indices for older adults. A systematic review. JAMA 307(2):182–192

Psychosoziale und spirituelle Aspekte

Eckhard Eichner und Pfarrerin Christine Jung-Borutta

10.1 Palliative Care – 190

10.2 Integration existentieller und spiritueller Bedürfnisse von Patienten und ihren Angehörigen – 193
10.2.1 Die Bedürfnisse von Patienten – 193
10.2.2 Bewältigungs – und Anpassungsmechanismen von Patienten sowie Angehörigen – 195
10.2.3 Die Wahrnehmung und Einordnung existentieller Probleme (materiell und sozialrechtlich) – 196
10.2.4 Hilfsmittelversorgung – 197

10.3 Das soziale Umfeld der Patienten – 198

10.4 Auseinandersetzung mit Sterben, Tod und Trauer sowie deren kulturellen Aspekten – 198

10.5 Auswirkungen von Belastungen auf Betroffene, soziale Systeme und Familienstrukturen – 199

10.6 Humor in der Palliativmedizin – ist Lachen die beste Medizin? – 199
10.6.1 Was passiert im Körper? – 200
10.6.2 Humor als Therapie – 201
10.6.3 Professioneller Einsatz – 201

Literatur – 201

© Springer-Verlag GmbH Deutschland, ein Teil von Springer Nature 2019
M. Thöns, T. Sitte (Hrsg.), *Repetitorium Palliativmedizin*,
https://doi.org/10.1007/978-3-662-59090-4_10

■ **Kasuistik**
Die 61-jährige Patientin mit beidseitigem Mammakarzinom, Lungen- und Knochenmetastasen und einem fortgeschrittenen Fatigue-Syndrom wird zur spezialisierten ambulanten Palliativversorgung (SAPV) durch die behandelnde Hausärztin überwiesen.

Die Patientin wohnt alleine in ihrer Wohnung. Sie erhält Unterstützung von ihrer 85-jährigen Mutter und ihrer Lebensgefährtin. Neben dem führenden Symptom „Schmerz" hat sie vor allem große Zukunftsängste und Nöte: Sie ist mit einem kleinen esoterischen Laden selbstständig, indem sie neben entsprechenden Büchern und esoterischen Utensilien auch Ayurvedamassagen und Pediküren anbietet. Aufgrund der Schmerzen durch die Knochenmetastasen kann sie nicht mehr arbeiten.

Beim Erstbesuch ist sie bereits sehr schwach und kann sich kaum bewegen, hat stärkste Schmerzen (VAS = 8), ist aber gleichzeitig sehr zurückhaltend bei der Einnahme von Medikamenten und außerordentlich kritisch. Sie macht sich Gedanken, wo sie wohl hin könnte, wenn es daheim nicht mehr geht (z. B. ins Hospiz). Patientenverfügung und Vorsorgevollmacht gibt es nicht, das soziale Netz ist dünn, das Geld reicht noch für ca. sechs Wochen. Andere soziale Absicherungen gibt es nicht.

In den kommenden Tagen zeigt sich, dass die Schmerztherapie zwar einerseits gut anspricht. Die Patientin aber andererseits aufgrund ihrer vielen Ungewissheiten (zukünftiger Wohnort, finanzieller Bankrott, Verschuldungsgefahr, ungeklärte Zukunft ihres kleinen Geschäfts) auch weiterhin massive körperliche Symptome hat.

Erst als es gelingt, ihre sozialen und spirituellen Nöte aufzulösen, beruhigt sich die Gesamtsituation und die körperlichen Symptome sind unter Kontrolle zu bringen: Die Patientin kann wieder essen und trinken, die Schmerzen sind mit einer Standard-Opioid-Schmerztherapie nun gut beherrschbar, die Patientin ist wieder in der Lage, ihre Lebensumstände den Gegebenheiten der Erkrankung anzupassen, sie erhält Hartz IV.

Insgesamt stabilisiert sich die Patientin soweit, benötigt aber auch weiterhin Interventionen in der palliativmedizinisch und -pflegerischen Symptomlinderung und vor allem im sozialrechtlichen, sozialen und spirituellen Bereich.

Sie kann unter dieser Betreuung ihre verbleibende Lebenszeit sehr gut nutzen und stirbt an den Folgen der Tumorerkrankung $1\frac{1}{2}$ Jahre später.

10.1 Palliative Care

Palliative Care beschreibt die umfassende Begleitung eines Patienten am Ende seines Lebens. Damit ergibt sich zwangsweise, dass Palliative Care und damit auch die Palliativmedizin als Teil von Palliative Care umfassender als alleine somatisch gedacht werden müssen. Palliative Care hat zum Ziel, unter Berücksichtigung einer ganzheitlichen Betrachtungsweise Leiden zu lindern und höchstmögliche Lebensqualität für Betroffene und ihre Angehörigen zu gewährleisten.

Die WHO hat bereits 1990 eine Definition von Palliative Care vorgelegt, die 2002 überarbeitet wurde: „Palliative Care" ist ein Ansatz zur Verbesserung der Lebensqualität der Patienten und ihrer Familien, die mit Problemen im Zusammenhang mit einer lebensbedrohlichen Krankheit konfrontiert sind. Dies soll durch Vorbeugung und Linderung von Leid, durch frühzeitige Erkennung und genaue Beurteilung und Behandlung von Schmerzen und anderen physischen, psychosozialen und spirituellen Problemen geschehen.

> **Ziele von Palliative Care (palliativ.net 2008)**
> Palliative Care …
> − … lindert Schmerzen und andere belastende Symptome,
> − … bejaht das Leben und betrachtet Sterben als einen normalen Prozess,
> − … zögert den Tod nicht hinaus, beschleunigt ihn aber auch nicht,

- … integriert die psychischen und spirituellen Aspekte der Patientenversorgung,
- … bietet eine Unterstützung, die Patienten hilft so aktiv wie möglich bis zum Tod zu leben,
- … bietet ein Unterstützungssystem, um der Familie bei der Bewältigung der Krankheit und ihrer eigenen Trauer zu helfen,
- … nutzt einen Teamansatz, um den Bedürfnissen der Patienten und ihrer Familien gerecht zu werden, wenn nötig einschließlich Trauer und Beratung,
- … fördert die Lebensqualität und kann auch den Krankheitsverlauf positiv beeinflussen,
- … ist früh in einem Krankheitsverlauf anwendbar, in Verbindung mit anderen Therapien, die das Leben verlängern können, wie Chemo- oder Strahlentherapie und schließt erforderliche Untersuchungen mit ein, um schwere klinische Komplikationen besser verstehen und behandeln zu können.

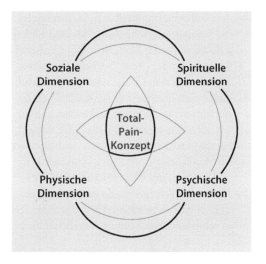

○ Abb. 10.1 Mehrdimensionalität von Leid. (Nach dem Total-Pain-Konzept von C. Saunders)

Die Begründerin von Palliative Care, Cicely Saunders, hat diese Mehrdimensionalität von menschlichem Leiden in ihrer Metapher als **Total-Pain -Konzept** beschrieben (○ Abb. 10.1). Demnach hat Leid neben der körperlichen Präsentation (beispielsweise von Schmerzen) stets auch eine soziale, spirituelle und psychische Dimension, die es zu berücksichtigen gilt.

Soziale Arbeit soll schwerkranke und sterbende Menschen dabei unterstützen, ihr Leben im Rahmen ihrer Möglichkeiten selbstbestimmt und würdevoll zu gestalten. Soziale Arbeit folgt in ihrem Handeln den wesentlichen Grundsätzen ihrer Profession: In sozialen Notlagen werden die betroffenen Menschen auf Basis von Ressourcenerschließung in ihrer Handlungs- und Entscheidungsfähigkeit unterstützt, der Zugang zu sowie die Nutzung von weiteren professionellen Hilfesystemen wird ermöglicht. Die Betroffenen werden dabei immer als Experten ihrer Lebenswelt gesehen. Die Einbettung im persönlichen Netzwerk wird durch Förderung der Kommunikation, Bearbeitung des Spannungsfeldes divergierender Bedürfnisse und Wünsche sowie durch Entlastung gestärkt. Hierbei werden neben den klassischen Methoden auch spezifische Methoden und Konzepte angewandt, wie z. B. Netzwerkarbeit oder Case Management (DGP Profil Arbeitskreis Soziale Arbeit in Palliative Care der DGP 2006).

Im Zusammenhang mit sterbenden Menschen dürften Begrifflichkeiten wie „Ressourcenerschließung", „Betroffene" (statt der üblichen „Geduldigen" [lat. patientes: die Geduldigen]) oder „Experten ihrer Lebenswelt" zunächst ungewöhnlich klingen: Genau hier entfaltet sich jedoch die Multiperspektivität bzw. Mehrdimensionalität, die dem Palliative-Care-Konzept zugrunde liegt:
- dass selbst sterbende Menschen eben nicht im klassischen schulmedizinischen Sinne Patienten, sondern Betroffene sind, die an Krankheiten leiden;
- dass trotz der Asymmetrie des Arzt-Patienten-Verhältnisses der Patient der Experte (seiner Lebenswelt und damit auch seiner aktuellen Lebenssituation = Sterbesituation) und nicht der Arzt ist;

- dass selbst im unmittelbaren Sterbeprozess die Ressourcenerschließung des Sterbenden z. B. im Sinne der Einbeziehung in Entscheidungen und der (Rest-)Teilhabe am Leben Kernbestandteil des Gesamtkonzeptes sind;
- dass neben dem Sterbenden und seinen Bedürfnissen, Symptomen und Wünschen die weiteren Beteiligten wie Angehörige/Zugehörige, Nachbarn, Freunde etc. insbesondere im häuslichen Kontext ganz unmittelbar mit in den Fokus der Unterstützung und der Hilfestellungen rücken, da im Sinne einer unit-of-care jeder Mensch bis zu seinem Tod in seinen sozialen Kontext eingebettet bleibt.

Aufgaben der Sozialarbeit in der Hospizarbeit und Palliativversorgung
- Psychosoziale Begleitung, Gespräche mit Patient und Umfeld
- Beratende Tätigkeit in Bezug auf sozialrechtliche Ansprüche
- Unterstützung oder auch Übernahme bei der Durchsetzung dieser Ansprüche
- Case Management (Organisation, Koordination von Hilfen, Weitervermittlung von Patienten und Angehörigen an andere Anlaufstellen)

Für den Bereich der spezialisierten ambulanten Palliativversorgung wurde im Rahmen einer qualitativen Forschung gezeigt (Schneider et al. 2011), dass selbst hochspezialisierte palliative Versorgungsformen neben der körperlichen Symptomkontrolle zwei weitere Wirkfunktionen haben, die untrennbar mit der Symptomkontrolle verbunden sind und sich gegenseitig bedingen: dem Herstellen von Sicherheit und von „Alltag" (◘ Abb. 10.2). (Auf diese beiden Begrifflichkeiten kann hier nicht weiter eingegangen werden, Details siehe den Ergebnisbericht von Schneider et al. 2011).

Fasst man diese unterschiedlichen Ansatzpunkte und Arbeiten zusammen, ergibt sich für Palliative Care eine abgestufte medizinisch-pflegerische Palliativversorgung, die insbeson-

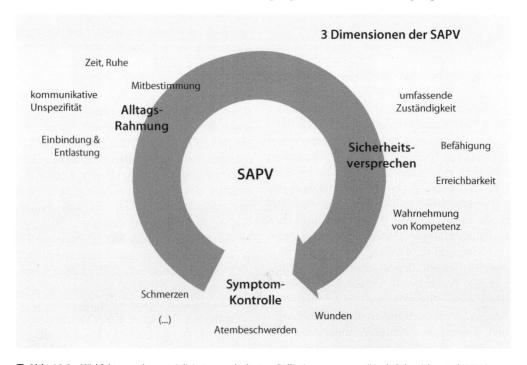

◘ Abb. 10.2 Wirkfaktoren der spezialisierten ambulanten Palliativversorgung. (Nach Schneider et al. 2011)

Psychosoziale und spirituelle Aspekte

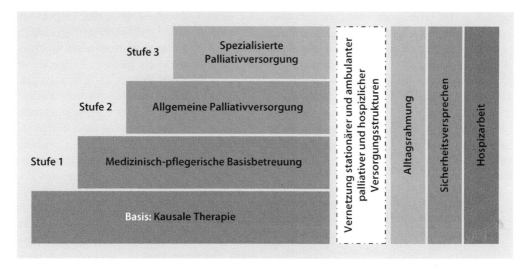

Abb. 10.3 Wirkfaktoren der ambulanten Palliativversorgung

dere die körperliche Dimension der Not adressiert. Daneben stehen die Herstellung eines Alltags für Patient und Angehörigen, der bewältigt werden kann, die Herstellung von Sicherheit und die Vernetzung aller beteiligten Versorgungsstrukturen. Die Hospizarbeit als unverzichtbarer Bestandteil des Gesamtkonzepts Palliative Care ergänzt die Arbeit der professionell Tätigen. Hospizarbeit ist – von einer teilweisen Finanzierung abgesehen – nicht Bestandteil des deutschen Gesundheitssystems, sondern als Bürgerbewegung Teil des zivilgesellschaftlichen Engagements. Gerade diese Nicht-Abhängigkeit zum deutschen Gesundheitssystem ist eine der ganz großen Stärken der Hospizbewegung (◘ Abb. 10.3).

10.2 Integration existentieller und spiritueller Bedürfnis se von Patienten und ihren Angehörigen

10.2.1 Die Bedürfnisse von Patienten

Schwere Erkrankungen und der nahende Tod betreffen immer den ganzen Menschen und sein soziales Umfeld. Neben physischen Auswirkungen und Erfordernissen entstehen psychische, seelische, kulturelle, spirituelle und soziale (zwischenmenschliche, berufliche, finanzielle und weitere) Bedürfnisse und Probleme. Es bestehen Wechselbeziehungen zwischen ihnen. Diese sind in der Regel nicht isoliert zu betrachten und werden unter „psychosozial" zusammengefasst (Nordrhein-westfälisches Qualitätskonzept).

Nicht aus einer spirituellen, sondern aus einer soziologischen Perspektive heraus kann Sterben auch als sozialer Prozess beschrieben werden, bei dem ein Mitglied einer Gemeinschaft unwiederbringlich aus dieser ausgegliedert wird (Schneider 2010). Dabei führt das geänderte Weltbild von einer ehedem göttlichen Ordnung von Diesseits und Jenseits zu einer selbst gestaltbaren Gesellschaftsordnung und zu einem Wandel von Todesbildern und Sterbepraxis. Früher wurden Leiden und Krankheit als Prüfung und Vorbereitung für die moralische Existenz im Jenseits verstanden und der Tod als Durchgangsstadium der Erlösung oder Verdammnis im Jenseits. Dem steht der heutige Lebensentwurf mit seiner individuellen Verwirklichung entgegen, der oft nur noch die diesseitige Existenz umfasst. Leiden und Krankheit werden in einem solchen Lebensentwurf als Defizit gesehen, der Tod als Endpunkt des eigenen Lebens (Schneider 2009). Sterben als biologisch natürlicher Vorgang solle darum schnell und nicht qualvoll und langsam verlaufen. Das Lebensende wird zum gestaltbaren und wenn möglich frei wählbaren Event, das selbst inszeniert werden könne. Wo dies nicht möglich ist, wird Sterben institutionalisiert.

Einer solchen – auch sozialen – Inszenierung des Lebensendes inklusive aktiver Selbstbeendigung stehen die Palliativversorgung und Hospizarbeit als Bürgerbewegung mit ihren grundlegenden Prinzipien Offenheit, Ganzheit und Freiheit entgegen.

> **Die drei grundlegenden Prinzipien der Hospizbewegung (Saunders et al. 1999)**
> - Das Prinzip der Offenheit für das Dies- und Jenseits und für die Patienten und deren Angehörige/Zugehörige
> - Das Prinzip der Ganzheit und Einheit von Herz und Verstand, das eine der Echtheit und Wahrhaftigkeit verpflichtete Haltung und die individuelle und persönliche Fürsorge meint
> - Das Prinzip der geistigen Freiheit, das dem Betroffenen bei aller Fürsorge absolute Freiheit lassen muss, damit er seinen eigenen Weg zum Sinn finden kann

Aus dem Gesagten ergibt sich zudem quasi zwangsläufig, dass das körperliche Leid nur die somatische Dimension in der palliativen Versorgung darstellt, Patient und Angehörige jedoch weitere Bedürfnisse haben, die ebenfalls wahrgenommen und respektiert werden sollten.

> **Dimensionen palliativer Versorgung**
> - Respekt vor der Autonomie von Patientinnen und Patienten
> - Wahrnehmen der jeweiligen Individualität und Lebensgestaltung
> - Wahrnehmen eines gefährdeten Selbstwertgefühls
> - Wahrnehmen eines veränderten Körperbildes
> - Bedeutung von Vitalität und Sexualität
> - Wertschätzender Umgang mit den Gefühlen der Patienten und ihrer Angehörigen

All diese Wahrnehmungen, der Respekt vor der individuellen Lebensform und -gestaltung sind üblicherweise nicht Bestandteil einer somatisch ausgerichteten Medizin. Einiges davon findet sich jedoch auch in der psychosomatischen und in der Präventionsmedizin wieder.

Gerade in der ambulanten Palliativversorgung sind zwei Punkte neben einer Symptomkontrolle von großer Bedeutung: Für die allermeisten Patienten ist die Ausübung der **Autonomie**, also die Beteiligung an der Entscheidungsfindung selbst bei kleinen Entscheidungen wichtig. Der zweite, für viele Patienten ebenfalls sehr wichtige Punkt, ist der **respektvolle Umgang mit der individuellen Lebensform**. Bei allem Respekt muss jedoch berücksichtigt werden, dass die Entscheidungsfähigkeit von Patienten sowie deren Angehörigen angesichts der Notlage, in der sie sich befinden, aber auch angesichts der körperlich-geistigen Folgen, die durch die fortschreitende Erkrankung entstehen, oft eingeschränkt ist. Hierzu gehört auch, dass stets die Einwilligungsfähigkeit eines Patienten sowohl in die Durchführung als auch in den Verzicht einer medizinisch indizierten Maßnahme am Lebensende geprüft werden muss. Gegebenenfalls kann nicht mehr der aktuell erklärte Wille verwendet werden, sondern es müssen die Vorausverfügungen und die Informationen der Angehörigen über den Willen zur Entscheidungsfindung herangezogen werden.

Sehr häufig wird eine Ambivalenz dessen, was gewollt ist, vorgefunden. Diese ist Ausdruck der **Gleichzeitigkeit vom Leben wollen, aber nicht leiden wollen.** Sie ist auch Ausdruck der Uneindeutigkeit von Ereignissen in der letzten Lebensphase und ist beeinflusst vom jeweiligen Zustand (beispielsweise dem aktuellen Schmerzlevel, der Schlaflosigkeit in der letzten Nacht, anderen körperlichen Symptomen oder Uneinigkeit in der Familie, implizite und explizite Erwartungen an den Patienten bzw. an das Umfeld etc.).

Zudem verändern sich im Laufe einer Erkrankung die Bedürfnisse. Steht am Anfang noch der Wunsch, gesund zu werden, wofür erhebliche Beeinträchtigungen durch medizinische Therapien in Kauf genommen werden, werden im weiteren Verlauf häufig Erwartungen an

Psychosoziale und spirituelle Aspekte

eine möglichst umfassende Leidreduktion oder das Verbleiben im häuslichen Umfeld geäußert. Bereits 1984 hat Calman erkannt, dass die Lebensqualität eines Menschen durch die Differenz zwischen den Erwartungen eines Menschen und der tatsächlich vorhandenen Realität bestimmt wird (Calman 1984). Dieses als „**Calman's Gap** " bekannte Phänomen bedeutet im Umkehrschluss, dass Menschen, die ihre Erwartungen und Bedürfnisse mit ihrer Realität in Deckung bringen, trotz schwerer Krankheit oder großer Symptomlast Lebensqualität empfinden.

Ein weiteres Bedürfnis schwerkranker und sterbender Menschen, das oft tabuisiert wird, soll an dieser Stelle ebenfalls erwähnt werden: die **sexuellen Bedürfnis se** von Patienten. Da Sterben eine Lebensphase ist und Menschen neben ihrer zum Tode führenden Erkrankung und den damit verbundenen Einschränkungen und Symptomen auch ihr Leben leben wollen – und getreu dem Saunders'schen Motto eines „Leben bis zuletzt" auch sollen –, ist Sexualität selbstverständlich Bestandteil auch dieser letzten Lebensphase. Wie im gesamten Leben ist das Ausleben sexueller Bedürfnisse jedoch Teil intimer Privatheit eines Menschen – was gerade in den dem öffentlichen Raum zuzuordnenden Organisationen der Palliativversorgung oder des Hospizwesens durchaus ein Dilemma darstellt, weil dort die Privatheit der Betroffenen mit der Öffentlichkeit der Versorgenden oder Fürsorgenden kollidiert. Hier bedarf es eines besonderen Fingerspitzengefühls und der Zusicherung von Privatheit trotz der bestehenden organisatorischen Öffentlichkeit, um Menschen die Erfüllung dieser Bedürfnisse zu ermöglichen. Im Hospiz können etwa – ähnlich wie im Hotel – „Bitte-nicht-stören"-Schilder hilfreich sein.

10.2.2 Bewältigungs – und Anpassungsmechanismen von Patienten sowie Angehörigen

Die Tatsache, nicht nur grundsätzlich sterblich zu sein, sondern tatsächlich in absehbarer Zeit sterben zu müssen oder vom eigenen Tod – zum Beispiel aufgrund einer entsprechenden Diagnose – bedroht zu sein, führt in der Regel bei den Betroffenen zu erheblichem Stress, der in unterschiedlicher Art und Weise bewältigt werden muss.

Unter **Bewältigungsstrategie** (engl. **Coping**) versteht man Prozesse, die dazu dienen, erwartete oder bereits eingetretene Belastungen und Einschränkungen kognitiv, emotional und aktiv handelnd auszugleichen und zu meistern. Hierzu gehört auch der Umgang eines Betroffenen mit einem als bedeutsam und schwierig empfundenen Lebensereignis oder einer Lebensphase.

Im palliativmedizinischen Kontext können die von Elisabeth Kübler-Ross und anderen postulierten **Trauerphasen** (Kübler-Ross 1973) als solche Bewältigungsstrategien verstanden werden.

> **Mögliche Bewältigungsstrategien im Rahmen des Sterbens**
> (nach den Trauerphasen nach Elisabeth Kübler-Ross)
> - Nichtwahrhabenwollen und Isolierung (Denial)
> - Zorn (Anger)
> - Verhandeln (Bargaining)
> - Depression
> - Akzeptanz (Acceptance)

Bereits 1997 wurden von David Kessler die Rechte sterbender Menschen formuliert, bei denen nur ein einziges Recht der zwölf Rechte alleine der körperlichen Dimension zuzuordnen ist.

> **The Rights of the Dying (Kessler 1997)**
> - Das Recht, als lebender Mensch behandelt zu werden und sich ein Gefühl der Hoffnung zu bewahren, egal, wie subjektiv diese Hoffnung auch sein mag.
> - Das Recht, Gedanken und Gefühle zum Thema Tod auf seine Weise zum Ausdruck zu bringen.
> - Das Recht, an allen, die eigene Pflege betreffenden Entscheidungen teilzuhaben.

- Das Recht, von mitfühlenden, sensiblen und kompetenten Menschen gepflegt zu werden, die sich bemühen, die Bedürfnisse des Kranken zu verstehen.
- Das Recht, den Prozess des Todes zu verstehen und auf alle Fragen ehrliche und vollständige Antworten zu bekommen.
- Das Recht zu sterben.
- Das Recht, Trost in geistigen Dingen zu suchen.
- Das Recht, körperlich schmerzfrei zu sein.
- Das Recht der Kinder, am Tod teilzuhaben.
- Das Recht, friedlich und in Würde zu sterben.
- Das Recht, nicht einsam zu sterben.
- Das Recht, zu erwarten, dass die Unantastbarkeit des Körpers nach dem Tod respektiert wird.

10.2.3 Die Wahrnehmung und Einordnung existentieller Probleme (materiell und sozialrechtlich)

Die Sterbephase eines Menschen ist weniger eine Krankheit als vielmehr eine Lebensphase. Damit muss neben der somatisch ausgerichteten Symptomlinderung und Palliativpflege Sterben als sozialer Prozess wahrgenommen werden und die existenzielle Krisensituation des Betroffenen Berücksichtigung finden. Hier greift der bereits erwähnte Wirkfaktor „Herstellung von Sicherheit/Sicherheitsversprechen."

Als eine geeignete Methode ist das **Case Management** für den Bereich Palliative Care sehr gut geeignet, die bereits erwähnten Wirkfaktoren Sicherheitsversprechen und Alltagsrahmung herzustellen.

Zentrale Bereiche und Inhalte des Case Management bei der palliativen Versorgung (Wissert 2010)
- Pflegerische (palliative) Versorgung inkl. Versorgung mit notwendigen Hilfsmitteln
- Medizinische (palliative) Versorgung inkl. „Schmerz- und Symptommanagement" (§ 32b SGB V)
- Soziale Beratung inkl. des Bereichs der hauswirtschaftlichen Unterstützung oder Versorgung (sowie Entlastung der Angehörigen)
- Psychosoziale Unterstützung u. a. durch ehrenamtliche Mitarbeiter auch in der Sterbebegleitung
- Zugang zur bzw. Wiedergewinnung der Spiritualität incl. der Beachtung auch „außergewöhnlicher" spiritueller Auffassungen und Praktiken

Case Management schafft und organisiert die Rahmenbedingungen für die notwendigen Unterstützungsleistungen, erbringt diese aber in der Regel nicht selbst (Monzer und Wissert 2009).

In der Arbeit mit Sterbenden geht es in der kurzen verbleibenden Zeit darum, die Wünsche und Ziele des Patienten und dessen Angehörigen herauszuarbeiten und zu erreichen. Die besondere Herausforderung an dieser Arbeit ist der „Ausnahmezustand", in dem sich Case Management bewegt. Die gesamte Lebenssituation ist in vielen Fällen kompliziert, komplex und sehr emotional. Die Interventionen müssen schnell greifen, die begrenzte Lebenserwartung bringt einen enormen Zeitdruck mit sich. Schwierigkeiten können auch dann auftreten, wenn der Patient das baldige Sterben verneint und diese Haltung auch nicht verändern will. Dann ist es beispielsweise kaum möglich, den Patienten bei der Erledigung anstehender persönlicher oder familiärer Dinge zu helfen.

Ein entscheidendes Argument für den Einsatz von Case Management ist die Komplexität und die Vielzahl von Dienstleistungserbringern, deren Einsatz koordiniert werden muss. In der Palliativversorgung bzw. der schwierigen Situation der Patienten bedeutet dies auch, die Patienten bei der Entscheidungsfindung zu unterstützen.

> **Ziele des Case Managements (Löcherbach 2005)**
> - Stärkung der Veränderungsbereitschaft
> - Aktive Beteiligung der Patienten und der Angehörigen an der Hilfeplangestaltung
> - Stärkere Beteiligung der Kooperationspartner
> - Verbesserte regionale Bestands- und Bedarfserhebung

Sozialrechtliche Interventionen müssen in der Palliativversorgung schnell greifen. Manches wie das Beantragen von Erwerbsminderungsrente oder eines Schwerbehindertenausweises ist nur in Ausnahmefällen sinnvoll bzw. notwendig. Im Mittelpunkt stehen existentielle Probleme angesichts der sehr begrenzten Lebenszeit. In den meisten Fällen geht es darum, das Bezugssystem des Patienten zu unterstützen, Möglichkeiten der Versorgung am gewünschten Ort (meistens zuhause) aufzuzeigen und zu organisieren. Darunter fällt das Einschalten von ambulanten Pflegediensten, Notrufsystemen, Hilfsmitteln und Hospizdiensten. Gleichzeitig müssen aber auch die Grenzen der Versorgung aufgezeigt und Alternativen organisiert werden. Darunter fallen Aufgaben wie Information des Patienten und seines Umfelds über Pflege- und Versorgungsmöglichkeiten, auch im Hinblick auf sozialrechtliche Voraussetzungen und finanzielle Aspekte dabei. Hier geht es vor allem um Beratung zu Leistungen der gesetzlichen Kranken- und Pflegeversicherung (SGB V und XI). Bei manchen Patienten sind zur existentiell-materiellen Absicherung Leistungen der Grundsicherung (SGB XII) zu beantragen. Aufgabe der Sozialarbeit ist es hier die Wünsche und Vorstellungen des Patienten und seiner Angehörigen bzw. seines Umfelds zu erfassen, die Ressourcen zu ermitteln und geeignete Maßnahmen vorzuschlagen bzw. zu initiieren.

Gerade am Anfang einer Versorgung von großer Bedeutung sind genauere Informationen zur Wohnsituation, zur sozialen, psychischen, finanziellen Situation und zur Versorgung mit Hilfs- und Pflegehilfsmitteln. Aufgabe der Sozialarbeit ist es unter anderem, den Pflege- und Betreuungsbedarf des Patienten zu ermitteln und abzuklären, ob das soziale Umfeld in der Lage ist diesen abzudecken. Dabei werden Bedürfnisse und Ressourcen ermittelt und gemeinsam überlegt, was in der nächsten Zeit bzw. in der letzten Zeit des Patienten wichtig und möglich ist. Die medizinische und pflegerische Versorgung bei den Patienten wird nahtlos durch die psychosoziale Unterstützung von Patient und Umfeld ergänzt.

10.2.4 Hilfsmittelversorgung

Wichtiger Bestandteil der Herstellung von Sicherheit für Patienten im häuslichen Umfeld ist die Hilfsmittelversorgung. Diese müssen möglichst zeitnah zur Verfügung stehen. Nach einem Krankenhausaufenthalt wird dies üblicherweise durch das Überleitungsmanagement bzw. den Sozialdienst des jeweiligen Krankenhauses geregelt, andernfalls muss dies zeitnah durch den vor Ort versorgenden Dienst erfolgen.

> **Hilfsmittelliste der Augsburger Palliativversorgung (Stand: 24. Februar 2013)**
> - Absauggerät
> - Aromalampe
> - Badehilfe
> - Badewannenlift
> - Bettpfanne
> - Einlegerahmen
> - Ernährungspumpe
> - Gehhilfe
> - Gelkissen
> - Infusionsständer
> - Inhalationsgerät
> - Inkontinenzversorgung
> - O_2-Flüssigsauerstoff
> - O_2-Konzentrator
> - Pflegebett
> - Pflegetisch
> - Rollator
> - Rollstuhl (evtl. besondere)
> - Spezialmatratze
> - Toilettensitzerhöhung

- Toilettenstuhl
- Treppensteiger/Scalamobil
- Urinflasche (mit Halterung)
- Urinflasche (ohne Halterung)
- Wechseldrucksysteme

10.3 Das soziale Umfeld der Patienten

Eine der zentralen Stellen der eingangs zitierten WHO-Definition von Palliative Care besagt, dass Patienten nicht isoliert, sondern gemeinsam mit ihren Angehörige zu betreuen sind. Angesichts der sozialen Dimension des Sterbens wird gerne vom Konzept der „Unit of Care" gesprochen. Das Konzept des Patienten und seiner engsten Bezugspersonen („significant others") als Betreuungseinheit („Unit of Care") ist einer der wichtigsten Charakteristika der Palliativbetreuung. Damit gemeint ist die Tatsache, dass der Betroffene und seine Angehörigen/Zugehörigen in einem Beziehungsgefüge leben und nur gemeinsam betrachtet werden sollten. Häufig ist gerade die Komplexität des sozialen Umfeldes dafür verantwortlich, dass Menschen zuhause nicht versorgt werden können oder erhebliche Aufwände der häuslichen Versorgungssituation für die Zugehörigen aufgebracht werden müssen. Gerade die Einbettung in den sozialen Kontext eines Menschen und die Rolle, die die Angehörigen/Zugehörigen für die Lebensqualität des Patienten spielen, bedeuten den ausschlaggebenden Faktor für eine gelingende Betreuung am Lebensende. Zudem dürfen auch die spezifischen Bedürfnisse von Angehörigen nicht unbeachtet bleiben: hierzu gehört insbesondere die Sicherheit, nicht alleine gelassen zu werden, egal was passiert; kompetente Unterstützung für alle Fragen und Notwendigkeiten zu erhalten; die eigene Not kommunizieren zu können; Wertschätzung für die Leistungen zu erhalten u. a. m.

Des Weiteren korrelieren die Belastung von Patienten und Angehörigen stark miteinander (Kaub-Wittemer et al. 2003). Das bedeutet nicht nur, dass jede Verminderung des Leidens des Patienten die Angehörigen entlastet – dieses Prinzip gilt gerade auch umgekehrt: Jede Entlastung, die man für die Familie erreichen kann, erhöht direkt die Lebensqualität des Patienten. Dies ist geradezu regelhaft in der Praxis – insbesondere im häuslichen Umfeld – festzustellen (Borasio und Volkenandt 2006).

10.4 Auseinandersetzung mit Sterben, Tod und Trauer sowie deren kulturellen Aspekten

Die Auseinandersetzung mit Sterben, Tod und Trauer sowie deren kulturelle Aspekte in einem Bezugssystem spielen ebenfalls eine wichtige Rolle für den Ablauf der letzten Lebensphase. Ob ein Mensch sein Leiden als Strafe Gottes wahrnimmt oder ob er seine Erkrankung als schicksalhaft empfindet, welche Bedeutung ein Mensch also dem Sterben beimisst, hat Einfluss auf den Sterbeverlauf.

Dabei gibt es eine Vielfalt von Bewältigungs – und Anpassungsmechanismen bzw. -strategien, wie Menschen mit schwerer Krankheit und nahem Tod umgehen. Die Spannweite reicht von heftigem Widerstand („ich kämpfe") über tiefe depressive Verhaltensweisen, sie reicht von Wut und Aggression bis zu gelassener Erwartungshaltung.

In diese Auseinandersetzung mit Sterben, Tod und Trauer greift das Konzept von Lebensqualität in der Palliativmedizin: „Nicht dem Leben mehr Tage, sondern den Tagen Leben geben" hat dies Cicerly Saunders kurz und prägnant formuliert. Nicht nur der Einfluss der Lebensqualität auf den Krankheitsverlauf steht in den letzten Jahren im Fokus des Forschungsinteresses, sondern auch als primäres Behandlungsziel. Die Frage ist also nicht, ob durch eine hoch belastende Therapie einige Tage mehr Lebenszeit erreicht werden können, wenn gleichzeitig durch diese Therapie die verbleibende Lebenszeit nicht sinnvoll genutzt werden kann, sondern die Nebenwirkungen der Therapie das Leben unerträglich werden lassen.

Psychosoziale und spirituelle Aspekte

10.5 Auswirkungen von Belastungen auf Betroffene, soziale Systeme und Familienstrukturen

Sterben darf nicht nur als biophysisches/medizinisches oder psychosoziales Geschehen, sondern muss auch in seiner spirituellen Dimension wahrgenommen werden. Gerade die unumkehrbare Ausgliederung eines Mitglieds aus seiner Gemeinschaft bedeutet auch ein **transzendentes** Geschehen.

Oft Hand in Hand mit der psychosozialen Not gehen die spirituellen Nöte der Patienten, die es genauso wahrzunehmen gilt wie alle anderen Nöte. Die existenzielle Bedrohung einer potenziell tödlichen Erkrankung, deren Fortschreiten sowie die letzte Lebensphase stellt viele Menschen vor Fragen nach dem Woher, dem Warum sowie dem Wohin. Des Weiteren stellen sich Fragen nach der Sinnhaftigkeit des erlebten Leids, nach den Folgen des durch die Erkrankung veränderten Lebensentwurfs sowie zu der Konfrontation mit dem eigenen Lebensende, um nur einige zu nennen.

In der Konfrontation mit dem eigenen Ich im Angesicht des eigenen Endes kommen fast zwangsläufig Fragen nach dem „Zurückgebundensein" an etwas anderes oder an jemand anderen (Re-ligio, lat.: das Zurückgebundensein). Für die Praxis der Palliativmedizin relevant ist die Unterscheidung zwischen Spiritualität und Religion. „**Spiritualitä**" meint die persönliche Suche nach Sinn und Zweck des Lebens. Sie umfasst … „alle Bedürfnisse, Haltungen, Werte, Praktiken, die unsere materielle Welt übersteigen (transzendieren). Etymologisch steht der lateinische Begriff Spiritus (Atem, Wind, Geist) als Bild für die Präsenz einer höheren Macht, die Gott genannt werden kann, aber nicht muss" (Borasio und Volkenandt 2006).

Unter **Religiosität** wird zusätzlich zur Spiritualität die Zugehörigkeit zu einer Glaubensgemeinschaft (z. B. der katholischen Kirche) sowie die Teilnahme an deren religiösen Praktiken und Traditionen verstanden.

– Gerade weil die eigene Spiritualität und die eigenen Vorstellungen zu Spiritualität und Religiosität der ehrenamtlich oder professionell Tätigen regelhaft von denjenigen der Betroffenen abweichen, bedarf es auch hier eines respektvollen Umgangs mit den Patienten und dessen Angehörigen.

10.6 Humor in der Palliativmedizin – ist Lachen die beste Medizin?

M. Thöns

Arzt mit pastoraler Stimme „Sie werden nur noch zwei Tage leben. … Vielleicht wollen Sie Ihre Angelegenheiten regeln. Möchten Sie irgendjemanden sprechen?" „Ja", kam mit schwacher Stimme die Antwort – „Einen anderen Arzt."

Ist das ein Witz? Darf man darüber lachen? Darf man über solche Situationen Witze machen? Dürfen Ärzte, dürfen Angehörige oder darf nur der Patient selber Witze machen? Was passiert in Ihrem Gehirn, wenn Sie Witze erkennen und darauf reagieren? Dies alles sind Teilaspekte des Humors. Weiterhin gehört dazu auch die Fähigkeit, selber Witze zu erzählen bzw. sich darauf einzulassen. Humor beinhaltet auch die Fähigkeit, zu wissen, wann Komik in sozialen Situationen erlaubt und oft auch hilfreich ist (Wild 2010): Und hier benötigt es viel Feingefühl.

Unter **Witz verständnis** wird die Fähigkeit verstanden, formell als erheiternd konstruierte Texte oder Bilder zu erkennen und zu verstehen. **Erheiterung** ist die so ausgelöste Emotion, wenn der Witz als gut betrachtet wird. Mit **Komik** sind Verhalten oder Situationen gemeint, die Erheiterung auslösen aber eigentlich nicht speziell entworfen wurden, sondern eher spontan entstanden sind. Das Duden-Fremdwörterbuch definiert letztlich: Humor ist die Fähigkeit und Gabe eines Menschen, der Unzulänglichkeiten der Welt und der Schwierigkeiten und Missgeschicken des Alltags mit heiterer Gelassenheit zu begegnen, sie nicht so tragisch zu nehmen und über sie und sich lachen zu können.

Treffend bringt es Freud auf einen Nenner: Komik entsteht, Witze macht man und Humor hat man (Freud 2004).

Leider haben viele Menschen im Umgang mit Sterbenden das Gefühl, das Witze verboten sind, dagegen Schweigen, dunkle Räume und allenfalls leise Gespräche „mit pastoraler Stimme" angemessen sind.

Frankl ein KZ-Überlebender betont: „Nichts ist mehr geeignet, Distanz zu schaffen von der schlimmen Realität als Humor". Das gilt auch für Onkologie und Palliativmedizin. Grundvoraussetzung für Humor, Schmunzeln oder heitere Bemerkungen sind Empathie, Feinfühligkeit, Respekt sowie Verantwortungsbewusstsein. Von Patienten kennen wir immer wieder auch einmal witzige Bemerkungen, teils sogar fast unpassende. Hier erkennt man den Versuch, inwieweit wir uns auf ein Tabuthema einlassen wollen und können.

- **Kasuistik**

Bei dem Besuch eines jungen Patienten mit Kolonkarzinom war eine Aszitespunktion notwendig. Aufgrund erheblicher Angst bot ich ihm an, diese unter Ketaminanalgesie durchzuführen. Seine Ehefrau – eine Kollegin – war besorgt um die möglichen Albträume unter Ketamin. Ich verwies sie auf möglicherweise sogar positive Träume und sagte dem Patienten beim folgenden Einschlafen: Jetzt an was Schönes denken! Er sagte „F..... („umgangssprachlich für beischlafen") am Strand" und nach problemloser Aszitespunktion hatten er und wir eigentlich bei jedem folgenden Hausbesuch immer wieder Anlass zu herzhaftem Lachen.

10.6.1 Was passiert im Körper?

Lachen bzw. Lächeln führen zu physiologischen, emotionalen und sozialen Reaktionen. Vereinfacht gesagt ist beim Lachen der ganze Körper einbezogen („sich schütteln vor Lachen"), beim Lächeln nur der Kopf. Beim Lachen wird ein regelrechtes „Humornetzwerk" im Körper aktiviert. Zunächst scheinen Gebiete im Temporallappen regelrecht über die Pointe zu stolpern, sie erkennen die Inkongruenz in dem Witz. Aus linksfrontalen Hirnarealen wird anschließend versucht, den neuen Sinn, die neue Perspektive zu erkennen. Bei dann folgender richtiger Erheiterung werden limbische und andere subkortikale Gebiete wie Amygdala, Hippokampus, Thalamus und Zerebellum aktiviert. Körperlich folgen nicht nur muskuläre Veränderungen (ca. 300 verschiedene Muskeln, v. a. für die Respiration, Kopfbewegung, „Schlapplachen"), sondern auch Veränderungen der kardiovaskulären Aktivität (Herzfrequenz, Vasodilatation), der Atmung, Vokalisation, Pupillendilatation, exokrinen („Tränenlachen") und der endokrinen Sekretion. Auch kommt es zu einer gesteigerten Immunabwehr mit messbarem Anstieg der T-Helferzellen, von Immunglobulinen und Zytokinen. Die Muskelaktionen beim Lachen aktivieren das Endorphinsystem, welches die zentrale Rolle in der Schmerzverarbeitung spielt. Ausgiebiges Lachen erhöhte die Schmerzschwelle von Probanden über endorphinvermittelte Opioideffekte. Auch wurde nachgewiesen, dass wer lustige Kömodien ansieht, anstelle ernster Kriegsfilme, um bis zu 50 % weitere Gefäße hat.

Dies alles ist von vielfältigen psychosozialen Vorzügen begleitet:
- positive Emotionen
- Ablenkung
- Förderung der inneren Gelassenheit
- Entlastung von Sorgen
- Phantasieanregung
- Aufbau von Copingstrategien zum Umgang mit der Palliativsituation
- Optimierung der eigenen Psychohygiene
- Unterstützung beim Aufbau von sozialen Beziehungen
- Entschärfung von Konflikten und Verhinderung der Sprachlosigkeit

Lachen entlastet von Angst, Wut, Ärger und Anspannung und dient dem Stressabbau. Lachen hilft, unerträgliche Situationen zu ertragen. Das Lachen wird von einigen Richtungen der Psychotherapie wie z. B. der provokativen Therapie und der Logotherapie ganz bewusst gefördert, um den Patienten ihre Ängste zu nehmen und ihnen dadurch zu mehr Selbstbewusstsein zu verhelfen (Grunemann 2005).

Die Fähigkeit humorvoll zu sein, hängt nicht an einzelnen Hirnarealen. Gleichwohl erfolgt diese große Denkleistung im Alter verzögert, damit „fällt der Groschen zwar langsamer" – aber genauso heftig.

10.6.2 Humor als Therapie

Therapierelevante Funktionen von Humor sind neben der Vermittlung positiver Emotionen der Aufbau einer vertrauensvollen Arzt-Patienten-Beziehung und die Provokation eines Perspektivenwechsels. Gerade der Perspektivenwechsel – raus aus der Patientenrolle und rein in die Rolle der normalen Lebenswelt, ist ein wichtiger Grundstein palliativmedizinischer Behandlungsansätze. Zudem sollte Humor zu den Kernressourcen insbesondere im Palliativteam gehören. In der mit einem Preis ausgezeichneten Untersuchung „Wieviel Tod verträgt das Team" stand Humor nach der Unterstützung durch das Team als zweitwichtigster Schutzfaktor gegen Burnout (Müller und Pfister 2013). Zudem fördert Humor die Kreativität, reduziert Stress und optimiert die Produktivität.

- Nur allzu oft werden sterbende Patienten behandelt, als seien sie bereits tot. Gemeinsam zu lachen, hilft dem Patienten solange weiter zu leben, bis er tatsächlich stirbt.

10.6.3 Professioneller Einsatz

Der Arzt Patch Adams, gilt als der geistige Vater der Humormedizin. Einiges lässt sich aber auch einfach in die bestehenden Strukturen (Kliniken/SAPV-Teams) eingliedern: lustige Videos (Loriot, Heinz Rühmann, Heinz Erhard, Otto Walkes, …), Cartoons aufhängen, Anschaffen humorvoller Literatur oder einem Sack voller skurriler Inhalte (z. B. Quietschgegenstände, komische Brillen und rote Nasen). Besonders aber unsere positive Grundhaltung zum Thema Humor im Zusammenhang mit schweren Erkrankungen muss als Basis angelegt werden, um damit Zuneigung zu zeigen, Zuwendung zu geben um mit Kreativität und Spontaneität mit den schwierigen Situationen umgehen zu lernen (Grunemann 2005).

Bei unangemessenem Gebrauch kann Humor natürlich auch schaden.

- Was kränkt macht krank. Niemals (nie!) dürfen wir über, sondern stets nur mit unseren Patienten lachen.

Insofern verbieten sich naturgemäß Scherze über Behinderungen, Einschränkungen, Gerüche oder Entstellungen, es sei denn der Patient macht sie selber. Humor sollte nicht aufgedrängt werden. Auch darf er nie mit Zynismus oder Lästern verwechselt werden.

Insofern ist Humor nicht das, was der Scherzende sagt, sondern das, was sein Gegenüber davon versteht. Aber richtig eingesetzt scheint es gerade in der Palliativmedizin zu stimmen: „Humor ist die beste Medizin".

Literatur

Borasio GD, Volkenandt M (2006) Palliativmedizin – weit mehr als nur Schmerztherapie. Z Med Ethik 52(3):215–223

Calman KC (1984) Quality of life in cancer patients – an hypothesis. J Med Ethics 10(3):124–127

Freud S (2004) Der Witz und seine Beziehung zum Unbewußten. Der Humor, 7. Aufl. Fischer, Frankfurt am Main

Grunemann E (2005) Humor ist wenn man trotzdem lacht: Abschlussarbeit an der EFH Freiburg, Kontaktstudiengang Palliativ Care I/4

Kaub-Wittemer D, von Steinbüchel N, Wasner M, Laier-Groeneveld G, Borasio GD (2003) Quality of life and psychosocial issues in ventilated patients with amyotrophic lateral sclerosis and their caregivers. J Pain Symptom Manag 26:890–896. http://www.sciencedirect.com/science/article/pii/S0885392403003233

Kessler D (1997) Die Rechte des Sterbenden. Beltz Quadriga, Weinheim

Kübler-Ross E (1973) Interviews mit Sterbenden. On death and dying. Kreuz, Freiburg

Löcherbach P (2005) Innovation in und durch Case Management. In: Wendt WR (Hrsg) Innovation in der sozialen Praxis. Nomos, Baden-Baden, S 108–128

Monzer M, Wissert M (2009) Rolle und Funktion des Case Managements in der Begleitung Sterbender. Case Manag 6:5–6

Müller M, Pfister D (2013) Wie viel Tod verträgt das Team? Vandenhoeck & Ruprecht, Göttingen

Nordrhein-westfälisches Qualitätskonzept – Maßstäbe für die Soziale Arbeit im Hospiz- und Palliativbereich Arbeitskreis psychosozialer Fachkräfte in Hospiz- und Palliativeinrichtungen in NRW

Saunders CM, Hörl C, Meyer C (1999) Brücke in eine andere Welt. Was hinter der Hospiz-Idee steht. Herder, Freiburg i.Br.

Schneider W (2009) Menschen an Orten. Sterben dort, wo man zuhause ist – Soziologische Aspekte zur Praxis der ambulanten Hospizarbeit. 24.10.2009. Veranstalter, Bocholt

Schneider W (2010) Zu Hause sterben? ein (W)Ort mit vielen Facetten. In: Eichner E, Schneider W (Hrsg) Palliative Care nur noch auf Krankenschein??? 28. November 2009, 09.00–17.00 Uhr. Augustanasaal, Augsburg. Augsburger Hospiz- und Palliativversorgung e.V. (AHPV), Augsburg, S 22–36

Schneider W, Eichner E, Eschenbruch N et al (2011) Wirksamkeit und Qualitätssicherung in der SAPV-Praxis – eine explorative Begleitstudie. Ergebnisbericht, Augsburg

Wild B (2010) Humor und Gehirn – neurobiologische Aspekte. Z Gerontol Geriat 43:31–35

Wissert M (2010) Sind Sterbende Fälle? Case Management und Palliativ Care. Vortrag vom 28.11.2009 in Augsburg. Augsburger Hospiz- und Palliativversorgung e.V. (AHPV), Bd 1. Augsburger Hospiz- und Palliativversorgung e.V. (AHPV), Augsburg, S 36–44

Vorgeschlagene Literatur

ALPHA/Arbeitskreis psychosozialer Fachkräfte in Hospiz- und Palliativeinrichtungen in NRW (2007) Nordrhein-westfälische Qualitätskonzept – Maßstäbe für die Soziale Arbeit im Hospiz- und Palliativbereich. Münster

Bausewein C, Roller S, Voltz R (2007) Leitfaden Palliativmedizin Palliativ Care. Urban & Fischer, München/Jena, S 9

Dunbar RIM et al (2012) Social laughter is correlated with an elevated pain threshold. Proc Biol Sci 279:1161–1167

Profil Soziale Arbeit in der DGP (Deutsche Gesellschaft für Palliativmedizin DGP). http://www.g-ba.de/downloads/62-492-437/SAPV-RL_2010-04-15.pdf

Thöns M, Heer M (2012) Humor in der Palliativmedizin – ist Lachen die beste Medizin? PAP 07:5

Trauer

Alexandra Wilde und Elmar Wilde

11.1 Menschen trauern – 204
11.1.1 Trauer als Prozess – 204
11.1.2 Trauer braucht Rituale – 205

11.2 Trauer und Seelsorge – 206
11.2.1 Trauergespräch und Bestattung – 206
11.2.2 Trauerbegleitung – 207
11.2.3 Trauer und Schuldgefühle – 208
11.2.4 Verwaiste Eltern – 208

11.3 Trauer in der ärztlichen Praxis – 210
11.3.1 Trauer in der psychosomatischen Medizin – 211
11.3.2 Trauerreaktionen und ihre Therapie – 211
11.3.3 Trauer und Depression – 213

11.4 Ars moriendi – das eigene Ende – 213

Literatur – 214

© Springer-Verlag GmbH Deutschland, ein Teil von Springer Nature 2019
M. Thöns, T. Sitte (Hrsg.), *Repetitorium Palliativmedizin*,
https://doi.org/10.1007/978-3-662-59090-4_11

> **Kasuistik**
>
> Die 61-jährige Patientin war an einem bronchoalveolären Karzinom erkrankt, das knapp ein Jahr nach der operativen Entfernung rezidivierte und eine ausgedehnte intrapulmonale Metastasierung verursachte. Eine off-label-Behandlung mit einer *targetted therapy*, multiple aufwendige radiologische Interventionen und die stationäre Behandlung in einer Naturheilklinik konnten die Progredienz des Krebsleidens nicht aufhalten. Die Patientin litt an zunehmender Dyspnoe und wurde zuhause palliativ behandelt, wobei die Symptomkontrolle zuletzt schwierig war. Einige Wochen nach ihrem Tod kam ihre 28-jährige Tochter in die hausärztliche Sprechstunde wegen herzbezogener Beschwerden (sie hatte deswegen schon mehrfach den ärztlichen Bereitschaftsdienst in Anspruch genommen) und allgemeiner Erschöpfung. Es wurde eine depressive Belastungsreaktion mit Panikattacken diagnostiziert, eine medikamentöse Behandlung lehnte die Tochter ab. Die Symptome besserten sich erst nach etwa einem halben Jahr, als das Haus verkauft wurde, das die Tochter mit ihrer verstorbenen Mutter und ihrem Vater bewohnt hatte. Ein weiteres Jahr später trennte sie sich von ihrem Lebensgefährten und war dann bereit, eine stationäre psychosomatische Behandlung durchzuführen, bei der das schwierige Verhältnis der Tochter zu ihrer Mutter (die sie als dominant erlebt hatte) thematisiert werden konnte. Sie lernte allmählich, um ihre Mutter zu trauern und gesund weiterzuleben. Die vier Söhne der verstorbenen Patientin hatten – anders als ihre Schwester – gemeinsam mit ihrem Vater ihre Mutter ritualisiert betrauert (kirchliche Feiern und Gedenktage, Erinnerungsbild mit Kerze, Musik usw.). Der Vater wandte sich der Bildhauerei zu und bewältigte den Verlust seiner geliebten Frau außerordentlich gut.

11.1 Menschen trauern

11.1.1 Trauer als Prozess

Alle Menschen erleben Verluste, aber nicht alle Menschen erleben Trauer. Alle Menschen sind Viren ausgesetzt, aber nicht alle Menschen werden krank. Mediziner sind daher manchmal versucht, Trauer als Krankheit zu sehen, oder zumindest als eine *psychologische* Reaktionsweise wie z. B. Freude. Im somatischen Bereich wird Fieber ja zunächst als Krankheit erlebt, kann aber als *physiologische* Reaktionsweise gleichzeitig die Überwindung einer Virusinfektion ermöglichen. Ähnlich ist es bei Trauer, die als Reaktion auf einen Verlust gesehen wird und gleichzeitig als Weg zu dessen Bewältigung.

Trotz aller Analogien: Trauer ist *keine* Krankheit! Wenn wir in der palliativmedizinischen Praxis ganz verschiedene Verhaltensweisen trauernder Menschen erleben – sei es bei den Palliativpatienten selber oder deren Angehörigen – kann es aber hilfreich sein, diese Trauerphänomene als Erscheinungen eines seelischen und sozialen Prozesses zu sehen. Trauer als Prozess kann insofern etwas Gutes und „Normales" sein. Trauer als Prozess kann aber – genauso wie eine Infektionskrankheit – aus dem Ruder laufen und eine Eigendynamik mit unnötigem Leid und krankhafter Autoaggression auslösen. Wir sind mit der „physiologischen" Trauer genauso konfrontiert wie mit der so genannten pathologischen Trauer. Und der Versuch, Trauerarbeit unbedingt zu vermeiden, kann Menschen ebenfalls krank machen.

Trauer als Prozess verläuft ganz offensichtlich in **Phasen**, die allerdings bei jedem trauernden Menschen unterschiedlich aussehen und unterschiedlich lang sein können. Jeder Mensch trauert zunächst allein und für sich selbst, und jeder Mensch trauert anders. Es gibt dementsprechend zahllose verschiedene theoretische Modelle des phasenhaften Trauerprozesses. In der medizinischen und seelsorgerischen Praxis haben sich davon vor allem zwei durchgesetzt. *Verena Kast* (*1943) ist eine im deutschsprachigen Raum führende Tiefenpsychologin und Psychoanalytikerin, sie hat die 1982 die Sterbephasen von E. Kübler-Ross und die Trauerphasen von J. Bowlby/C.M. Parkes zu einem eigenen Modell verschmolzen. *Yorick Spiegel* (1935–2010) hat als Theologe ein eigen-

◘ **Tab. 11.1** *Trauerphasen*

Verena Kast	Yorick Spiegel
Nicht wahrhaben wollen: ein überwältigender Schockzustand – „wie ein böser Traum".	*Schockphase:* der Trauernde ist innerlich wie betäubt und zu keiner Gefühlsregung fähig – will den Tod nicht akzeptieren.
Aufbrechende Emotionen: heftige und oft widersprüchliche Gefühle, psychosomatische Symptome, Suche nach Schuldigen.	*Kontrollierte Phase:* hinter einer Fassade oft innere Leere, Affekte werden verdrängt zum Zweck der Selbstkontrolle.
Suchen und sich trennen: intensives Erinnern und Erzählen ermöglicht die Integration des Verlusterlebnisses, Stabilisierung.	*Phase der Regression:* sozialer Rückzug und Fokussierung auf das Verlusterlebnis, Idealisierung des Verstorbenen, Hilflosigkeit.
Neuer Selbst- und Weltbezug: der Verlust wird akzeptiert und der Blick wieder in die Zukunft gerichtet.	*Phase der Anpassung:* die neue Realität wird zugelassen, der Trauernde kehrt wieder ins Leben zurück.

ständiges vergleichbares Phasenmodell entwickelt. Beide Modelle beschreiben **vier Trauerphasen** und beziehen sich ausschließlich auf Todesfälle (◘ Tab. 11.1).

Die **Dauer der Trauerphasen** ist individuell höchst unterschiedlich:

- Die *Schockphase* kann nur wenige Stunden dauern (wenn mit dem Ableben des Verstorbenen schon länger zu rechnen war), manchmal aber auch mehrere **Tage** lang (wenn der Tod „plötzlich und unerwartet" kommt).
- Die zweite Trauerphase *(Chaos und Kontrolle)* fällt in der Regel zeitlich zusammen mit der Organisation und Durchführung der Beerdigung bzw. den **Wochen** der konkreten Veränderungen infolge des Verlustes.
- Die schwierige Phase von *Ambivalenz und Regression* ist für den trauerden Menschen am meisten belastend und kann **Monate** dauern.
- Am Ende des früheren traditionellen *Trauerjahres* kann für viele Trauernde das Leben wieder weitergehen – jetzt erst haben sie wirklich Abschied genommen: „Und jedem Abschied wohnt ein Zauber inne/der uns beschützt und der uns hilft zu leben" (Hermann Hesse).

11.1.2 Trauer braucht Rituale

Die archäologischen Funde von Bestattungsritualen (eiszeitliche Höhlenmalereien, Hügelgräber, altägyptische Grabkammern) sind neben Werkzeugen, Waffen und anderen Gebrauchsgegenständen die ältesten Zeugnisse menschlicher Kultur auf der Erde. Trauerrituale haben seit Jahrtausenden und bei allen Völkern der Welt den Menschen geholfen, mit dem Wissen um die eigene Endlichkeit und dem Verlust geliebter Mitmenschen klarzukommen.

Grundsätzlich sind Rituale die sozial anerkannte Form, in der Menschen zu bestimmten so genannten Schwellensituationen des Lebens gemeinsam ihre Gefühle ausdrücken und verarbeiten können. Geburt und Pubertät geben kulturübergreifend Anlass zu so genannten Initiationsritualen. In der westlichen Welt gibt es vor dem Hochzeitsritual den Junggesellenabschied, der Berufsabschluss wird ebenso gefeiert wie der Berufsabschied. Immer geht es um einen Übergang, und immer entsteht aus menschlicher Natur menschliche Kultur. Rituale strukturieren diese Übergänge und begleiten die betroffenen Menschen in ihre neue Situation. Dabei ist die Bestattungs- und Trauerkultur aber seit dem letzten Jahrhundert in unserer zunehmend individualisierten Gesellschaft genauso verkümmert wie viele andere Bräuche.

Als alte und teils wieder neu belebte Trauerrituale kennen wir noch
- die verschiedenen Bestattungsrituale (s. ▶ 11.2.1)
- das Trauerjahr, das mit einem hilfreichen und klaren Rahmen die Gefühle trauernder Menschen eingrenzte – nach einem Jahr ist es dann aber genug!
- die schwarze Trauerkleidung
- den Totensonntag in der evangelischen und Allerseelen in der katholischen Tradition
- das Errichten von Grabmalen und das Aufstellen von Grablichtern

In unserer pluralistischen Gesellschaft haben sich dazu neue Trauerrituale entwickelt:
- Ausstreuen der Asche oder Umformung des Kohlenstoffs in einen Diamanten
- Individuelle private Abschiedsfeiern
- Digitale Trauer im Internet

Die traditionellen Rituale werden von vielen Menschen als unecht und anachronistisch erlebt. Das liegt einmal daran, dass der christliche Kontext abhanden gekommen ist, in den sie eingebettet waren; zum andern sind sie auch heute noch leider oft Ausdruck aufgesetzter oder geheuchelter Gefühle. Demgegenüber gelten moderne Trauerrituale irgendwie als authentisch. Ihre Schwäche besteht aber in gerade in der individualisierten Form: alleine trauern macht die Sache noch sehr viel schwerer als sie ohnehin schon ist!

Für den Trost, den jeder Trauernde braucht, ist etwas anderes entscheidend: **Trauer braucht einen Ort des Abschieds und der Erinnerung**! Viele Menschen wollen oder müssen heute aus finanziellen Gründen auf eine Grabstätte verzichten und wählen die anonyme Bestattung („unter dem grünen Rasen"). Damit machen sie es den Menschen schwer, die einst um sie trauern werden. Auch eine noch so liebevoll gestaltete Erinnerungsecke im Wohnzimmer kann den Friedhof nicht ersetzen, zu dem Menschen sich begeben um mit ihren verstorbenen Angehörigen stille Zwiesprache zu halten. Dort haben die Toten einen auch für alle anderen sichtbaren Ort in dieser Welt, und viele Menschen tröstet der Gedanke, einst neben dem geliebten Verstorbenen im Grab zu liegen.

11.2 Trauer und Seelsorge

11.2.1 Trauergespräch und Bestattung

Wenn ein Mensch gestorben ist, rücken zwei Berufsgruppen in den Fokus der trauernden Angehörigen: die Bestattungsunternehmer und die Verantwortlichen für die Trauerfeier. In vergangenen Jahrzehnten waren vor allem in ländlichen Regionen die Zuständigkeiten hier klar geregelt: der Schreiner kümmerte sich um den Sarg und der Pastor kümmerte sich um die Beerdigung; für das gesamte „Drumherum" sorgte die Großfamilie und die Dorfgemeinschaft. Ganz anders heute in unserer urbanen und individualisierten Gesellschaft. Die professionellen Bestattungsunternehmer haben die verschiedensten Angebote einer so genannten „Sepulkralkultur" entwickelt – erlaubt ist (natürlich auch hier im Rahmen der gesetzlichen Vorgaben) auch hier was gefällt. Bestattungsunternehmer sind heute psychologisch geschult und begleiten die Angehörigen bis zur Bestattung; oft vermitteln sie auch einen Trauerredner, die musikalische Gestaltung der Trauerfeier usw.

Gut die Hälfte der Menschen im deutschen Sprachraum gehören noch einer christlichen Kirche an. Hier übernimmt in den evangelischen Kirchen die Pastorin oder der Pastor, in der katholischen Kirche (aufgrund des zunehmenden Mangels an geweihten Priestern) immer häufiger eine vom Bischof beauftragte Beerdigungsleiterin die Rolle der Trauerbegleitung

in der ersten Trauerphase (s. ▶ 11.1.1). Parallel zur Organisation der Trauerfeier und der Beerdigung oder Feuerbestattung verabreden diese Seelsorgerinnen und Seelsorger ein **Trauergespräch** in der Wohnung des Verstorbenen oder bei einem der Hinterbliebenen. Im Vordergrund stehen dabei zunächst organisatorische Fragen:
- Welche Zeremonien in der Kirche/Kapelle und ggf. am Grab sind geeignet?
- Welche Lieder, Texte und Gebete erscheinen passend?
- Sind bestimmte Musikwünsche („Lieblingslied") realisierbar?
- Wieviel spiritueller oder religiöser Kontext ist insgesamt authentisch?

Dieser äußere Rahmen der Trauerfeier verdient schon deshalb höchste Aufmerksamkeit und Sorgfalt der Seelsorger, weil sich Beerdigungszeremonien – besonders der Abschied am offenen Grab – wegen ihrer maximalen emotionalen Bedeutung tief und oft unauslöschlich in das Gedächtnis der anwesenden Trauernden einprägen! Angehörige haben oft sehr kreative und manchmal auch ungewöhnliche Ideen; dann braucht es viel Einfühlungsvermögen, diese in die Gestaltung der Feier passend einzubauen (oder auch nicht).

Für den weiteren Verlauf der Trauer ist jedoch vor allem entscheidend, mit welchen Worten des Verstorbenen beim Abschied gedacht wird. Hier entfaltet sich beim Trauergespräch immer die **Biographie** der oder des Verstorbenen und sehr häufig auch sehr viel **Familiendynamik**: Fremde Menschen erzählen der Seelsorgerin – manchmal unter Tränen, manchmal mit versteinertem Gesicht – Geschichten die sie mit den Verstorbenen erlebt haben. Oft wird deutlich dass es sich dabei um **Narrative** handelt: sinnstiftende Erzählungen der Familie, die Werte und Emotionen transportieren und Orientierung bieten und das vergangene Leben des Verstorbenen legitimieren. Die Seelsorge soll nicht den Wahrheitsgehalt dieser Geschichten hinterfragen, sondern sie mit Empathie aufnehmen. Oft hört man den Satz: „Nirgendwo wird so viel gelogen wie bei Beerdigungen" – es ist dann die Kunst der Seelsorgerin, es in der Traueransprache bei der Bestattung damit nicht zu übertreiben. So kann das Trauergespräch die Basis sein für eine gute und trostreiche Beerdigungszeremonie und einen gelingenden Trauerprozess.

11.2.2 Trauerbegleitung

Seit einigen Jahren gibt es überall in Deutschland Trauergruppen und auch so genannte **Trauercafés**, die von Hospizvereinen und Kirchengemeinden oder auch privaten Initiativen angeboten werden. Auch diese Angebote füllen eine Lücke in unserer individualisierten Gesellschaft, die entsteht, wenn trauernde Menschen niemanden mehr haben, der sie in ihrer Trauer begleiten könnte. Trauercafés sind keine festen Gruppen, zu denen man sich anmelden muss, sondern ein offenes niederschwelliges Angebot, das auf die Bedürfnisse vereinsamter trauernder Menschen zugeschnitten ist: sie können einfach hingehen und reden – und sehr oft auch weinen. Der Austausch gemeinsamer Erfahrungen, aber auch das Anhören unterschiedlichster Erlebnisse wird von den Teilnehmern fast immer als befreiend empfunden und oft mit großer Dankbarkeit angenommen. Allein das Gefühl, nicht allein zu trauern, kann den Trauerprozess enorm erleichtern. Sehr oft erzählen die TeilnehmerInnen auch, wie schwierig es für sie war ihre Trauer zu zeigen, oder sie berichten über problematische und wenig hilfreiche Reaktionen ihres Umfelds auf ihre Trauer.

Wir sollten die Hinterbliebenen unserer verstorbenen Palliativpatienten ausdrücklich ermuntern, ein Trauercafé zu besuchen. Über das regionale Angebot kann man sich informieren auf ▶ www.trauercafe.de.

11.2.3 Trauer und Schuldgefühle

> **Kasuistik**
>
> „Plötzlich und unerwartet, für uns alle unfassbar …" begann die Todesanzeige eines meiner ersten Palliativpatienten. Ein fortgeschrittenes Pankreaskarzinom bereitete ihm höllische Schmerzen, die medikamentös nicht beherrschbar waren. Schließlich führten die Kollegen in der Klinik eine invasive Schmerztherapie durch. Am folgenden Tag besuchte ich den Patienten zuhause. Er war jetzt bettlägerig, und die Schmerzen waren kaum besser. Wütend beschuldigte er die Klinikärzte, sie hätten ihn „falsch gespritzt". Am nächsten Morgen rief die Ehefrau in der Sprechstunde an: das Unbegreiflich sei geschehen, ihr Mann sei in der Nacht gestorben, ich sei schuld weil ich ihn in die Klinik geschickt hätte … Damals habe ich das alles nicht begriffen und mich ziemlich geärgert. Im Nachhinein erahne ich heute, was damals alles falsch gelaufen ist. Die Hilflosigkeit der Angehörigen und ihre Wut haben zu dieser grotesken Situation geführt.

Auch einen aus medizinischer Sicht voraussehbaren Tod können Angehörige als „plötzlich und unerwartet" erleben – das bedeutet meist, dass hier **Schuldgefühle** im Spiel sind: die Hinterbliebenen fühlen sich entweder selber schuldig – sie bezichtigen sich etwas versäumt oder falsch gemacht zu haben –, oder sie suchen die Schuld wie im Beispiel oben bei anderen (meist bei den behandelnden Ärzten). Wir hören oft solche Sätze wie „Hätte ich ihn/sie doch gleich zum Arzt geschickt …" oder „Hätten wir doch die Chemotherapie nicht abgelehnt …". Auch wenn wir versucht sind, den Hinterbliebenen diese Selbstbezichtigungen auszureden oder Schuldzuweisungen zurückzuweisen: besser ist es, ruhig zuzuhören, so absurd die Vorwürfe auch sein mögen. Denn die Quelle von Schuldgefühlen und Schuldvorwürfen sind innere Affekte: **Scham** richtet den Schuldvorwurf nach innen gegen sich selber, **Wut** projiziert ihn nach außen gegen andere. Da kann es für Betroffene am hilfreichsten sein, sich das schlechte Gewissen „von der Seele zu reden". Nicht zu vergessen ist in diesem Zusammenhang auch das große Kausalitätsbedürfnis vieler Menschen.

Schuld bei Trauernden ist also immer ein subjektives Gefühl und Ausdruck eines Affektes. Es geht in der ärztlichen oder seelsorgerischen Begleitung von Hinterbliebenen nicht um die Objektivierung von Schuld wie in einem Gerichtsprozess. Schuld im Trauerprozess kann bestenfalls von alleine weichen, wenn die Trauernden es schaffen, sich selbst zu verzeihen. Es gibt aber auch viele Hinterbliebene, die auch Monate nach dem Tod ihrer Angehörigen ihre Schuldgefühle kaum ertragen können. Daraus kann sich dann eine krankhafte Trauer entwickeln, etwa im Sinne einer reaktivierten (neurotischen) Depression, die einer Therapie bedarf (s. ▶ Abschn. 11.3.2 und ▶ 11.3.3).

11.2.4 Verwaiste Eltern

Es gibt wenige Situationen, die uns so hilflos und ratlos machen, wie wenn wir Eltern gegenüberstehen, die ein Kind verloren haben – sei es schon vor oder kurz nach der Geburt, sei es durch eine schwere bösartige Erkrankung, sei es vor allem durch einen plötzlichen Unfalltod oder Suizid. Gibt es da überhaupt Trost? Oder gibt es da wenigstens etwas, was den Eltern gut tut? S. Wiebe und S. Baumgarten haben Mütter und Väter gefragt, was ihnen nach dem Tod ihres Kindes geholfen hat – deutlich wird in den Aussagen der betroffenen Eltern, dass es hier noch viel weniger als beim Tod erwachsener Menschen irgendwelche Patentrezepte gibt. Das zeigt auch ein Beispiel aus unserem eigenen Erleben.

Anderthalb Jahre später sprechen die Eltern darüber, wie sie das Sterben ihrer Tochter und die Trauer in der Familie erleben.

Kasuistik

Anna erkrankte im Alter von neun Jahren – das jüngste ihrer drei Geschwister war da gerade geboren – an einem Rhabdomyosarkom der Thoraxwand. Nach Operation, Chemotherapie und anschließender Radiatio (Bestrahlung) in der Hochschulklinik kam es zwei Jahre später zu einem ersten Rezidiv, es wurde erneut operiert und mit neun Kursen Chemotherapie sowie Bestrahlung nachbehandelt. Das zweite Rezidiv kam dann sieben Jahre nach der Erstdiagnose – der Tumor komprimierte einen Ureter. Der Tumor und der linke Ovar wurden entfernt. Eine weitere Chemotherapie und Bestrahlung schloss sich an. Im folgenden Jahr wurde das dritte Rezidiv diagnostiziert, bei dem aufgrund fehlender Therapiealternativen eine Re-Bestrahlung indiziert wurde. Es kam jedoch zu keiner klinischen Remission mehr, und Anna starb mit 18 Jahren zuhause, kurz vor ihrem geplanten Abitur.

Was wir über trauernde Eltern wissen sollten

Was hilft:
- Anhören und zuhören sowie aktives und wiederholtes Nachfragen auch nach längerer Zeit: auch wenn es unsere Zeit als ÄrztInnen kostet – wir können sie den trauernden Eltern schenken!
- Sich um ein gutes und schönes Ambiente auch nach dem Tod kümmern: „Die schöne Beerdigung war ein großer Trost!"
- Das „Feiern" der Gedenktage wie z. B. Geburtstage und Todestage erhält das Andenken. Die/der Tote lebt mit der Familie weiter.
- Trauer klar ansprechen – „Ich glaube Ihnen geht es noch lange nicht gut, das ist völlig in Ordnung." (Ärztin)
- Tränen können gut sein und helfen (z. B. traurige Filme, Gedenktage).
- **Selbsthilfegruppen, Seminare** und vergleichbare therapeutische Angebote für Eltern und Geschwister.
- Insbesondere in der ersten Trauerphase unbürokratische und pragmatische ärztliche Hilfe, z. B. Krankschreibung, Rezept für manuelle Physiotherapie, …
- Es hilft auch nach einem halben Jahr (oder ggf. auch erst nach mehreren Jahren) die Eltern **nochmals anzusprechen**, um auf therapeutische Angebote, Selbsthilfegruppen, usw. hinzuweisen.
- Eine Eltern-Kind-Kur, um Abstand zu gewinnen und damit für die (oft vernachlässigten!) Geschwister auch wieder etwas getan wird, kann als absolut hilfreich erlebt werden – sofern das Ambiente stimmt.

Was nicht hilft:
- Gutgemeinte Ratschläge jeglicher Art: Zum Beispiel: „Jetzt ist es schon so lange her, Du musst mal langsam drüber hinwegkommen."
- **Verwaiste Eltern müssen gar nicht über den Tod ihres Kindes hinwegkommen!**, weil man nie darüber hinwegkommen wird, man sollte lernen damit irgendwie weiter zu leben. „Wenn die Reihenfolge verkehrt ist, verliert man seine Trauer nicht, sie verändert sich lediglich mit der Zeit."
- Übertriebenes Schonenwollen: Arbeit kann eine willkommene Ablenkung darstellen – nicht jeder will nach dem Tod seines Kindes wochenlang krankgeschrieben werden!

Sterbende Kinder und vor allem Jugendliche wollen meist bis (fast) zuletzt am Leben teilnehmen. Wenn ihnen ein **Sterben zuhause** und damit ein **Abschied** ermöglicht wird, kann das für Eltern und Geschwister (bei älteren Kindern und Jugendlichen auch für gleichaltrige Freunde!) über Jahre hinweg Trost in einer nie endenden Trauer bedeuten.

11.3 Trauer in der ärztlichen Praxis

Als Hausarzt und Palliativmediziner werden Sie nach dem Tod eines Angehörigen häufig um die Verordnung von „Beruhigungsmitteln" oder auch um eine Krankschreibung gebeten. Beides kann hilfreich sein, ist aber sicherlich nicht alles, was Sie bei zur Unterstützung Hinterbliebener tun können. Wenn Sie in diesem Fall die Diagnose „akute Belastungsreaktion" (ICD 10: F43.0) stellen, sollten Sie verschiedene Arten kennen, wie Menschen auf den Tod eines Angehörigen reagieren können:

- **Emotional**. Das Zeigen und Ausdrücken bzw. Ausleben von Emotionen stellt die am weitesten verbreitete und sozial akzeptierte Art dar: Weinen und Klagen (in vielen Kulturen ritualisiert: „Klageweiber") wird daher auch bei uns als „normal" angesehen.
- **Rational**. Manche Menschen müssen in dieser Situation alles analysieren. Sie befragen das Internet und grübeln intensiv über alles nach. Manchmal wirken sie kühl und distanziert und stellen kritische Fragen, was auf den Arzt befremdend wirken kann.
- **Agieren**. Es kann Menschen helfen, einen eigentlich unerträglichen Verlust zu ertragen, wenn sie sich in Aktivität flüchten: Hausputz, Sport, die normale Erwerbsarbeit oder auch die perfekte Organisation der Beerdigung.
- **Vermeidend**. Wir erleben das heute immer häufiger bei Menschen, dass sie gar nicht in der Lage sind, den Tod ihres Angehörigen überhaupt zu realisieren und an sich heranzulassen. Um sich selbst zu schützen, wirken diese Menschen so, als sei überhaupt nicht passiert – ein Zeichen großer seelischer Not!

Sie sollten niemals diese verschiedenen Reaktionsweisen bewerten oder sich gar die Bewertung anderer Betroffener zu eigen machen („Das ist doch nicht normal, dass meine Mutter überhaupt nicht weint …!"). Beim seelischen Erleben und Verhalten gibt es keinen Normalbereich!

Stereotypen und Klischeevorstellungen über Trauer, die Trauernden nicht weiterhelfen:
- Die ersten Wochen sind am schlimmsten, dann wird es schon wieder.
- Ein Jahr trauern ist in Ordnung, dann geht das Leben weiter.
- Man durchläuft eine Trauerphase nach der anderen.
- Man muss Trauerarbeit leisten und den Verlust „bewältigen"

Es gibt keine Patentrezepte für den Umgang mit Trauernden. Im Folgenden werden einige Stichpunkte genannt, die Ihnen als Hausarzt im Kontakt mit trauernden Hinterbliebenen hilfreich sein können.

- **Zuhören** und weniger selbst reden. Wenn Trauernde immer wieder dasselbe erzählen, ist dies für den Zuhörer ermüdend, für den Trauernden kann es aber heilsam sein. Auch Schweigen auszuhalten, ohne sich selber auszubreiten, ist wichtig.
- **Fragen wie es geht!** Parzival macht in der gleichnamigen mittelalterlichen Sage seinen entscheidenden Fehler, als er es versäumt angesichts des leidenden Gralskönig Amfortas die erlösende Frage nach seinem Befinden zu stellen.
- **Keinen falschen Trost spenden** nach dem Motto „Die Zeit heilt alle Wunden!"
- Den meisten Trauernden tut es gut, wenn man im Gespräch von sich aus immer wieder an den Verstorbenen erinnert, statt ihn „totzuschweigen"
- Das Trauern nicht bewerten oder mit eigenen oder anderer Leute Trauererfahrungen vergleichen.
- Gefühle, auch negativer Art (Zorn, Vorwürfe) zulassen.

11.3.1 Trauer in der psychosomatischen Medizin

Der Umgang mit unheilbar Kranken gehört in der psychosomatischen Medizin zu den Kernkompetenzen ärztlichen Handelns. Darüber hinaus hat sich seit den achtziger Jahren des letzten Jahrhunderts eine interdisziplinäre Zusammenarbeit bei der Betreuung von Krebskranken mit der Psychoonkologie als Spezialfach etabliert. In diesem Zusammenhang sind auch die Probleme gut untersucht worden, die sich im Umgang mit den Angehörigen unheilbar Kranker ergeben können:

- **Schuldgefühle.** Ziemlich häufig sorgen Angehörige für Irritationen durch übermäßig kritisches oder sogar aggressives Verhalten (siehe dazu auch das *Fallbeispiel* unter ▶ Abschn. 11.2.3), indem Ärzten und Pflegenden vorgeworfen wird, sie hätten nicht alles für den unheilbar Kranken oder Sterbenden getan. Wie oben schon gesagt ist es dann unabdingbar, dies nicht als persönlichen Vorwurf aufzufassen, sondern eine verstehende ärztliche Grundhaltung einzunehmen. Die Angehörigen sind angesichts des nahenden oder bereits eingetretenen Todes überlastet und hilflos. Wenn – wie so häufig – die frühere Beziehung zu dem Menschen, der dann erkrankte und unser Patient ist, ambivalent und von (oft unbewussten) aggressiven Wünschen und Fantasien geprägt war, können massive Schuldgefühle entstehen, besonders bei Kindern von unheilbar Kranken (auch wenn es schon erwachsene Kinder sind!). Diese werden dann aggressiv abreagiert.
- **Enttäuschung.** Wenn Angehörige von unheilbar Kranken, die dann versterben, noch viel erwartet haben (z. B. gemeinsam verreisen, wenn endlich der Ruhestand erreicht ist), ist oft die Enttäuschung groß, das der/die Verstorbene die Erwartungen nicht mehr erfüllen kann. Eine häufige Formulierung in Todesanzeigen ist dann „Er/Sie hatte noch so viel vor". Die Auswirkungen auf das Palliativteam können die gleichen sein wie bei Schuldgefühlen: Wut und Aggression.
- **Vorweggenommene Trauer.** Trauer beginnt immer schon vor dem Tod, wenn die Unheilbarkeit der zum Tode führenden Erkrankung wahrgenommen wird. Manchmal wird dieser Trauerprozess auch schon vor dem Tod des Patienten abgeschlossen, vor allem und wenn die Beziehung ohnehin angespannt oder instabil war. Besonders wenn sich der Aufbau einer neuen Beziehung vor dem Tod des unheilbar kranken Angehörigen schon konkretisiert, wirkt das auf Außenstehende grausam („Bevor die Frau tot war, hatte er schon eine Neue!"), dabei handelt es sich auch in diesem Fall um eine Art Bewältigungsmechanismus, den man nicht moralisch bewerten sollte.
- **Persistierende Trauer.** Wenn Angehörige außerordentlich lange über den Tod des unheilbar erkrankten Patienten hinaus ihr Verhalten auffällig verändern, kann eine noch unverarbeitete Trauer die Ursache sein. Aus psychosomatisch-psychotherapeutischer Sicht ist das beispielsweise oft der Fall, wenn Hinterbliebene ihren Beruf aufgeben oder ihre Werteinstellungen radikal verändern. Dahinter stecken oft Wiedergutmachungswünsche aufgrund von Schuldgefühlen. Ein typisches Beispiel ist ehrenamtliches Überengagement, ohne auf sich selber zu achten („sich aufopfern").

11.3.2 Trauerreaktionen und ihre Therapie

Verlustreaktionen äußern sich auf verschiedenen Ebenen des menschlichen Daseins:
- **Körperlich** können Verlusterlebnisse zu Funktionsstörungen des autonomen Nervensystems führen, also zu klassischen psychosomatischen Symptomen (wie sie

beispielsweise auch bei Hunden nach dem Verlust des „Bezugsmenschen" beobachtet werden können): Übelkeit und Erbrechen, Schwindel, Inappetenz und Gewichtsverlust, Wechsel zwischen Durchfall und Obstipation, Schlafstörungen und ständige Müdigkeit.
- **Seelisch** kann eine sogenannte Belastungsreaktion bzw. Anpassungsstörung auftreten mit den Symptomen von Angst (Schreckhaftigkeit, Ruhelosigkeit, Panik mit oder ohne Agoraphobie) und/oder Depression (Schuldgefühle, Niedergedrücktheit, oft mit ausgeprägter Apathie und Desinteresse am Leben). Häufig sind auch Sinnestäuschungen: man meint den Schatten des Verstorbenen in der Zimmertür gesehen zu haben usw., diese sind nicht psychotischer Art!
- **Schlafstörungen** spielen in der Praxis deswegen eine besondere Rolle, weil der Arzt von Angehörigen häufig um die Verordnung eines „Schlafmittels" gebeten wird. Bei vielen betroffenen Angehörigen ist die Schlafstörung mehr als das Symptom einer Depression oder vegetativen Dysbalance: Das Dunkel der Nacht und der partielle Bewusstseinverlust im Schlaf symbolisieren den Tod. Der Platz neben einem im Ehebett wird für immer leer bleiben.
- Ein **sozialer Rückzug** geht regelmäßig mit den körperlichen und seelischen Reaktionen einher. Trauer macht einsam – auch das ist (in Maßen) normal!

Die **Häufigkeit** körperlicher und seelischer Trauersymptome ist empirisch gut untersucht:
- Schlafstörungen (95 %)
- Magen-Darm-Störungen (35 %)
- Herz-Kreislauf-Störungen (50 %)
- Infektanfälligkeit (25 %)
- Atembeschwerden (15 %)
- Kopfschmerzen (80 %)
- Innere Unruhe (100 %)
- Gefühl der Hilflosigkeit (70 %)
- Depressive Verstimmung (95 %)
- Schuldgefühle (80 %)
- Sinnestäuschungen (25 %)

Auch wenn wir wissen, dass dies selbstverständlich nicht so ist, werden wir häufig um eine Arzneiverordnung gebeten, weil Angehörige meinen, bestimmte Symptome der Trauer sonst nicht ertragen zu können. Es geht also um eine **kurzfristige** und **unterstützende symptomatische Behandlung**, die immer in eine umfassende hausärztliche Trauerbegleitung eingebettet sein sollte.

- **Benzodiazepine** sind überaus beliebt, insbesondere zur Behandlung von Schlafstörungen. Die Behandlungsdauer sollte 2(–4) Wochen wegen der Gefahr einer Abhängigkeitsentwicklung niemals überschreiten. Anderseits ist dies aber kein Grund, Menschen in großer seelischer Not und einer existentiellen Ausnahmesituation eine gut wirksame und verträgliche Medikation vorzuenthalten. Wenn – beispielsweise in der Beerdigungssituation – eine ausgeprägte phobische oder Panikreaktion befürchtet werden muss („Nervenzusammenbruch"), hat sich Bromazepam 6mg bewährt (1/4–1/2 Tbl. b. Bed.).
- **Antidepressiva** sind durchaus geeignet zur pharmakologischen Aktivierung von trauernden Menschen, die unter einer quälenden Apathie und Antriebsstörung mit Desinteresse am Leben und an den Mitmenschen selber leiden – also unter einer depressiven Belastungsreaktion. Man kann den Betroffenen erklären, dass es ganz normal ist, wenn in ihrer Situation „der Akku leer ist" und dass die pharmakologische Wirkung von Antidepressiva in der Regel primär antriebssteigernd ist (und weniger stimmungsaufhellend). Das Medikament wirkt dann einige Wochen lang „wie ein Ladegerät" (oder wie eine Krücke), bis es wieder „von alleine geht". Klären Sie Ihre Patienten ggf. darüber auf, dass Antidpressiva (entgegen einem verbreiteten Vorurteil) nicht abhängig machen und auch nicht die Gefühle und das Trauern unterdrücken (s. auch den folgenden
  ▶ Abschn. 11.3.3)

- Depotneuroleptika (Fluspirilen 1.5 mg i.m. – die „Imap®" Spritze) sind in der Behandlung von Belastungsreaktionen obsolet!

11.3.3 Trauer und Depression

Wenn trauernde Menschen in ihrer Trauer „versinken" und nicht mehr herausfinden, kann es sich um eine **depressive Anpassungsstörung** handeln. Als Palliativmediziner können wir dabei nicht immer klar entscheiden – sofern wir den trauernden Angehörigen als Patient nicht schon länger kennen -, ob das entscheidende differentialdiagnostische Kriterium für die Abgrenzung zur rezidivierten depressiven Episode erfüllt ist: dass nämlich der trauernde Angehörige nicht schon vorher (ggf. latent) an Depressionen erkrankt war und die Depression ohne Belastung nicht aufgetreten wäre. Der Tod eines geliebten Menschen gilt dabei als klassischer Auslöser einer depressiven Anpassungsstörung. Die depressive Symptomatik kann bis zu einem halben Jahr, in Einzelfällen bis zu zwei Jahren anhalten. Mit der herabgedrückten Stimmung sind oft Ängste und übergroße Besorgnis verbunden.

> **Typisch für depressive Anpassungsstörungen ist die Somatisierung: die Betroffenen klagen in der Hausarztpraxis z. B. über Kopfschmerzen oder Schlafstörungen. Hilfreich sind dann die zwei kurzen Fragen zum Depressionsscreening:**
>
> 1. „Fühlten Sie sich im letzten Monat häufig niedergeschlagen, traurig bedrückt oder hoffnungslos?"
> 2. „Hatten Sie im letzten Monat deutlich weniger Lust und Freude an Dingen, die Sie sonst gerne tun?"

Die Therapie erfolgt wie bei der (rezidivierenden) depressiven Störung abhängig vom Schweregrad; dieser kann anhand eines einfachen Fragebogentests (z. B. PHQ-9) gut eingeschätzt werden. Bei leichteren und kürzer dauernden depressiven Anpassungsstörungen ist meist eine strukturierende Verhaltenstherapie ausreichend (z. B. im Rahmen der hausärztlichen psychosomatischen Grundversorgung): mit dem Patienten werden schrittweise Bewältigungsstrategien erarbeitet und Möglichkeiten der sozialen Unterstützung aufgezeigt, dabei soll der Patient lernen Frustrationen und Überforderungen zu vermeiden. Bei schwereren und längerdauernden depressiven Zuständen kann eine antidepressive Pharmakotherapie mit SSRI zum Einsatz kommen (z. B. Escitalopram).

11.4 Ars moriendi – das eigene Ende

Trauerphasen und Sterbephasen haben viel gemeinsam! Wenn seelisch gesunde Menschen mit dem bevorstehenden Verlust ihres Lebens konfrontiert werden, kann es zu Verhaltensweisen kommen, die im einfachsten Fall eine Art Trauer um sich selbst darstellen, im Idealfall eine *ars moriendi* – die Kunst das eigenen Sterbenmüssen zu bewältigen.

Die Hospizbewegung und die Palliativmedizin haben in den vergangenen dreißig Jahren viel dazu beigetragen, in unserer Gesellschaft wieder ein Bewusstsein dafür zu schaffen, dass der Tod zum Leben gehört. Trotzdem leben wir nach Ansicht der Psychotherapeutin *L. Reddemann* immer noch in einer Zeit der Todesverdrängung: „Da es den Menschen nicht gelungen ist, den Tod abzuschaffen, haben sie beschlossen, nicht mehr an ihn zu denken" sagte der französische Philosoph *Blaise Pascal* schon im 17. Jahrhundert. Das millionen-schwere Geschäft mit dem so genannten anti-Aging ist ein sichtbares Zeichen dieser kollektiven Verdrängung menschlicher Todesangst.

Das Wissen um die eigene Sterblichkeit unterscheidet den Menschen vom Tier. Die verschiedenen Kulturen und Religionen der Welt haben im Lauf der Jahrhunderte verschiedene Strategien entwickelt, mit diesem Wissen zu leben ohne es zu verdrängen:

- Transzendenzerfahrungen: der Mensch ist eingebettet in etwas Größeres (**Spiritualität** im allgemeinen Sinne – Gegenstand der palliativmedizinischen Aus- und Weiterbildung)
- Glaube an ein Weiterleben im Jenseits (Christentum und Islam)
- Pflege menschlicher Beziehungen (Psychotherapie, *I.D. Yalom* – s. u.)
- Musik als Zeichen der Verbindung von Schönheit und Vergänglichkeit (*Reddemann*)
- Leben im Augenblick (Achtsamkeit)

Als Palliativmediziner sind wir regelmäßig mit Sterben und Tod konfrontiert. Wenn wir unseren Palliativpatienten authentisch begegnen wollen, sollten wir uns selber unserer Endlichkeit bewusst sein und uns den grundsätzlichen Fragen unseres Lebens stellen. Gerade jüngere moribunde Patienten werden angesichts ihres unausweichlichen Lebensendes in einer als beziehungslos und bodenlos erlebten Welt von existentiellen Ängsten überwältigt.

Der amerikanische Psychoanalytiker *I.D. Yalom* beschreibt, wie Menschen trotzdem ihr eigenes Ende gut bewältigen können:

1. **Bescheid wissen**: Informationen über den Stand der Diagnostik, die Therapieoptionen und die Prognose sammeln und verwerten.
2. **Negative Gefühle** wahrnehmen und bearbeiten (s.o.)
3. **Antizipatorische Trauer:**
   - Schaffung eines kollektiven Überlebensbildes (= im Andenken der Nachwelt bleiben, z. B. durch Autobiographie, Stiftungen oder literarisch-künstlerischen Nachlass)
   - Abschied nehmen von den Menschen, zu denen man in – guten oder schlechten – Beziehungen steht.
   - Orte der Vergangenheit aufsuchen und Nachholen versäumter Gelegenheiten (hervorragend und humorvoll dargestellt in dem Film „Das Beste kommt zum Schluss" (*The Bucket List*) mit Morgan Freeman und Jack Nicholson 2007).

Unsere eigene Rolle als sterbliche Ärzte – oft vergeblich bemüht, das Sterben zu manipulieren und den Tod zu verdrängen – ist nirgendwo schöner beschrieben als in dem Grimmschen Märchen vom **Gevatter Tod**:

> Der Tod ist Taufpate eines jungen Menschen, der später Arzt wird. Er gibt ihm Heilmittel, die er nur verwenden darf, wenn er (der Tod) „zu Häupten" des Kranken steht. Wenn er jedoch am Fußende des Krankenbettes steht, kann und darf der Arzt nichts mehr machen. Als der Arzt aber schließlich versucht, den Tod auszutricksen, indem er den Patienten im Bett herumdreht, ist sein eigenes Ende gekommen.

Literatur

Müller W (2010) Lebe mit Leidenschaft. Patmos, Ostfildern

Paul C (2015) Keine Angst vor fremden Tränen. Gütersloher Verlagshaus, Gütersloh

Sammer U. (2011) Verlust, Trauer und neue Freude. Klett-Cotta, Stuttgart o. J

Spiritual Care

Pfarrerin Christine Jung-Borutta und Thomas Sitte

12.1 Das Menschenbild in der Palliativmedizin – 216

12.2 Der spirituelle Schmerz – 217

12.3 Beispiele – 217
12.3.1 Fall 1: 29-jähriger Mann, Glioblastom – 217
12.3.2 Fall 2: 79-jährige Frau, Mammakarzinom – 218

12.4 Religiöse Spiritualität – 219

12.5 Spiritual Care ganz praktisch: das Ritual – 221

12.6 Spiritual Care ist ein Denkkonzept – 222

12.7 Spiritual Care ist Begegnung – 223
12.7.1 Leben ohne Normalität – 223
12.7.2 Wie weiter ohne Normalität – 223
12.7.3 Sinnfindung – 224
12.7.4 Sinnverlust – 224
12.7.5 Die abschiedliche Existenz – 225

12.8 Spiritual Care ist Begegnung und Begegnung ist Kommunikation – 226
12.8.1 Wahrheitsübermittlung – 226
12.8.2 Hilfreiches Gespräch – 226
12.8.3 Aktives Zuhören – 228
12.8.4 Säulen der Identität – Ressourcensuche – 228

Literatur – 230

© Springer-Verlag GmbH Deutschland, ein Teil von Springer Nature 2019
M. Thöns, T. Sitte (Hrsg.), *Repetitorium Palliativmedizin*,
https://doi.org/10.1007/978-3-662-59090-4_12

■ **Kasuistik**

Die 56-jährige Frau mit unbekanntem Primärtumor schildert mir einige Wochen vor ihrem Tod einen Traum: „Ich wandere durch eine große gelbe Wüste. Ich bin gut ausgerüstet, ich habe keine Angst. Obwohl mir im Laufen immer deutlicher wird, dass ich kein Ziel für meine Wanderung habe. Dann plötzlich überschlagen sich die Ereignisse. Als erstes sehe ich einen riesigen, tiefschwarzen Kubus auftauchen. Obwohl ich langsam gehe, wie es ja auf einer Wüstenwanderung richtig ist, kommt der Kubus schnell näher und ich erkenne, dass er ganz glatt, fugenlos und schwarz ist, wie Marmor. Ich bin mir nicht sicher, ob ich dem Kubus ausweichen kann. Seine Größe und seine offensichtliche Eigenbewegung ängstigen mich. Als ich überlege, mich umzudrehen und vor ihm wegzulaufen, muss ich erkennen, dass der Kubus gar nicht die größte Gefahr ist, in der ich mich befinde. Ich werde nämlich von Tuareg auf Pferden verfolgt. Sie schreien und schwingen ihre Schwerter. Sie schreien Tod, Tod, Tod … (Das war die Stelle, wo ich als Seelsorgerin schon ganz in Nöten war, weil solche zwischen Hammer-und-Amboss- Geschichten immer schwer auszuhalten sind. Für den Träumenden, aber auch für die Hörenden. Aber die Dame erzählt weiter, und an Sprechduktus und Klang ist deutlich, es geht gut weiter, nicht etwa erschreckend …) Und als ich mich wieder zu dem schwarzen Klotz umdrehe, da ist er schon ganz nahe. Ich brauche nur den Arm auszustrecken, dann kann ich seine glatte Oberfläche spüren. Kühl und samtig glatt. Also gehe ich ein paar Schritte, um die Ecke zu kommen, damit die Reiter mich wenigstens einen Moment nicht sehen können. Da ist auf der anderen Seite eine Tür. Ich denke nicht nach, drücke mich hinein und augenblicklich schließt sich die Tür. Das merke ich noch und wache mit einem Gefühl von absoluter Sicherheit auf".

Die Dame ist höchst beglückt über diesen Traum. Ich soll auch gar nichts zerreden, wie sie sagt. Sie will ihn nur teilen und sich im Erzählen noch einmal an dem Erlebnis „Traum" freuen.

Wir begegnen in diesem Traum Spiritualität. Wenn auch die Kraftquellen, die sinnstiftenden, lebendig erhaltenden Inhalte ganz und gar verborgen sind in dem schwarzen, undurchschaubaren Kubus.

Spiritualität fordert von allen Menschen, die ihr begegnen, einen respektvollen Umgang. Sie ist da, auch wenn wir, die Begleitenden sie nicht erkennen können und sie tut ihre gute Arbeit für den Schwerkranken oder Sterbenden, auch wenn wir gar nicht verstehen, wie das denn funktionieren soll.

Die Dame ist, wie nach diesem Traum zu erwarten war, „ruhig" gestorben. Sie hat wunderbar auf alle Medikamente reagiert, hat später im Verlauf selber auch Medikamente zur Beruhigung eingefordert. Nicht, weil sie sehr unruhig oder ängstlich gewesen wäre, sondern weil sie sich damit ihre Souveränität bewahrte. Sie hielt sich den Kubus immer „in greifbarer Nähe".

12.1 Das Menschenbild in der Palliativmedizin

Der Mensch besteht aus drei Anteilen, dem körperlichen, dem psychosozialen und dem spirituellen Teil. Das Konzept des „**total pain**" von Dame Cicely Saunders (1919–2005) trägt dem Rechnung. „I think that's probably the best definition of pain that we can have: Pain is what the Patient says hurts."

— **Maßgeblich für alles Handeln im Spiritual Care ist der Patient. Hier geschieht der erste und entscheidende Wechsel in der Blickrichtung.**

Nicht länger der Arzt ist der Experte, sondern im Segment „Schmerz und auch Symptomlast" ist es der Patient. Das gilt umso mehr, je weiter wir uns vom rein körperlichen Schmerz entfernen. Bei aller Schwierigkeit, den rein körperlichen Schmerz von den Beeinflussungen des Schmerzempfindens durch die sehr subjektive Erfahrung von geistigem oder seelischem Schmerz zu trennen. Und nach dem Wechsel der Blickrichtung, was die Experten angeht, den Schmerz in seiner Relevanz zu beurteilen, ist die Weitung des Blicks über die Beendigung des Schmerzes hinaus der zweite Schritt.

Der andere Fokus der Seelsorge/Spirituellen Begleitung ist: „Suffering beginns, when the pain ends". Die Bemühungen richten sich nicht auf den Schmerz, sondern auf den **leidenden Menschen**, sein Subjekt-sein, seine Identität.

12.2 Der spirituelle Schmerz

Die WHO fügt der dreidimensionalen Sicht der Schmerzverursachung und des Schmerzerlebens (körperlich, sozial und psychisch) eine vierte Dimension hinzu: den spirituellen Schmerz. Damit bewegen wir uns in einem schwer zu fassenden Bereich. Dennoch zeigt die Erfahrung, dass diese vierte Ebene der Begleitung entscheidende Bedeutung für eine gelingende ärztliche Versorgung eines schwerkranken oder sterbenden Menschen hat.

Es soll hier also die Spiritualität behandelt werden. Auch sie ein Bereich, in dem ein Mensch defizitär sein kann. Ein Bereich, in dem er „erkranken", leiden kann.

Spiritualität ist ein Begriff, der im weitesten und offensten Sinne steht
- für die Deutung und Gestaltung des Lebens,
- für die eigene Lebenskraft und Lebensenergie.

Damit ist sie eine anthropologische Grundkonstante, und in diesem Sinne ist jeder Mensch spirituell.

Bei der Beschäftigung mit Spiritual Care muss sinnvollerweise dieser allumfassende Begriff erst einmal definiert werden. Dazu gibt es verschiedene Möglichkeiten. In der Spiritualitätsforschung ist man sich relativ einig, dass eine exakte begriffliche Bestimmung von Spiritualität kaum zu erreichen ist.

> **Definition von Spiritualität**
> - Definition der WHO: „personal beliefs", in ihrer Bedeutung von Lebenssinn, Lebensdeutung, Krisenbewältigung,
> - Definition in der Forschung: Spiritualität als das Leben von Menschen in den Dimensionen von:
>   - Selbstwerdung („becoming")
>   - Sinnfindung („finding meaning")
>   - Soziale Einbindung („connecting")
>   - Transzendenz („transcending")

Spiritualität in der Praxis: die begriffliche Unschärfe zwingt
- zum genauen Hinhören,
- zu genauem Erfragen,
- zum Würdigen des Individuums,
- zur Klärung der Begriffe im Angesicht des Individuums.

Die Spiritualität des Menschen beinhaltet das,
- zu was er lebenslang in **Beziehung** steht,
- was seine **Kraftquelle** ist,
- was seinem Leben **Sinn** gibt,
- was ihn **lebendig** erhält wie Atmen.

12.3 Beispiele

Es folgen zwei Beispiele, was Spiritualität sein bzw. wie sie Menschen befähigen kann, sich mit der vorliegenden Aufgabe des Sterben-Müssens auseinander zu setzen.

12.3.1 Fall 1: 29-jähriger Mann, Glioblastom

Der Patient, seit 10 Jahren erkrankt, hatte sich sehr mit Allem an Therapie gequält, was die moderne Medizin zur Verfügung hat, weil es immer sein unbedingter Wunsch war, zu kämpfen und „sein Bestes" zu geben gegen den Krebs. Vor etwa 1/2 Jahr nun das Rezidiv. Zum Zeitpunkt, als ich ihn und seine Eltern (Vater und Stiefmutter), bei denen er wieder einziehen musste, kennenlerne, ist er in einem körperlich sehr schlechten Allgemeinzustand. Er selbst bezeichnete sich als absolut kraftlos, „zu müde zum Denken, zu schwach zum

Schreien". Er bestätigte meinen Vorschlag: „abgekämpft!"

Sein Gemützustand wechselt manchmal mehrmals täglich zwischen: ‚Mach mich tot' und ‚Ich ruhe mich jetzt ein bisschen aus und dann esse ich was und dann wird das schon wieder'. Für sein Umfeld, Ärzte, Pflegepersonal und Angehörige gleichermaßen, ist dieser stete Wechsel der Gemütslage sehr anstrengend.

Als seine Stiefmutter einmal klagte, dass sie Angst hätte, „dass der Junge in diesem Sturm vor lauter Wellenbergen und Tälern gar nicht den Hafen findet oder gar nicht in den Hafen einfahren kann", haben wir uns Gedanken gemacht über etwas, dass ihm ohne Hafen, mitten auf dem Wasser, mit all den hohen Wellen trotzdem Halt geben kann. Wir haben versucht, einen Anker zu finden.

Die Definition von Spiritualität des IZP München ist bei solchem Suchen hilfreich: Was mich lebenslang begleitet, woraus ich Sinn schöpfe, eine individuelle Kraftquelle und/oder was mich so lebendig hält, wie Atmen.

Es fiel der Stiefmutter zu schwer, von ihren eigenen Vorstellungen zu abstrahieren, aber der leibliche Vater kam sehr schnell auf den Gedanken, dass das, was seinen Sohn durch sein ganzes Leben begleitet hat, seine Musik war. Der Patient war Mitglied einer Schülerband gewesen, es gab alte Bänder. Er hatte in seiner Wohnung eine Sammlung von alten Langspielplatten. Seine Gitarre war auch in den diversen Krankenhäusern immer mit gewesen, auch wenn er schon sehr sehr lange nicht mehr darauf gespielt hatte.

Und tatsächlich konnte die Musik in den folgenden Wochen ein Anker sein, der zumindest phasenweise dem Patienten Ruhezeiten ermöglichte, bevor das nächste Wellental durchlitten oder der nächste Wellenberg erklommen werden musste.

Einen Zugang zu seiner Spiritualität gefunden zu haben, also zu dem, was ihn zu sich selbst finden lässt, ist kein Allheilmittel. Aber es verbindet „in all dem Elend" wieder mit „was Realem". In der Musik konnte der Patient wieder anknüpfen an seine Existenz vor der Krankheit. So sehr sein Körper vom Verfall durch die Krankheit, der er sich hatte ergeben müssen, verändert war, er selbst, sein Personenkern war der Gleiche geblieben. Die Musik hat ihn das fühlen lassen. Reine Spiritualität.

Wenn Menschen unverstellten Zugang zu ihrer Spiritualität haben, dann gelingt ihnen das Leben besser. Es ändert nichts an ihrem Sterbenwerden, und vielleicht sterben sie auch nicht einmal leichter. Aber sie leben auf jeden Fall die Restzeit, die ihnen bleibt, lebensfroher, lebenssatter. Und das erleichtert dem gesamten System die schwere Arbeit des Begleitens und im Anschluss das Abschiednehmen.

12.3.2 Fall 2: 79-jährige Frau, Mammakarzinom

Das Lebensmuster der alten Dame war der „Versorgungsauftrag", den sie zu erfüllen hatte. Nicht, dass ihr das selbst bewusst gewesen wäre, sie erzählte nur gerne und ausdauernd davon, dass sie schon im Krieg anstelle der Mutter für die jüngeren Geschwister gesorgt hätte. Dass sie dann für ihren Vater gesorgt hat, später für ihren Ehemann und seine Freunde, und dann für ihre Kinder. Immer ist sie pausenlos ihrem Versorgungsauftrag gerecht geworden. Daraus resultieren in ihrer gegenwärtigen Situation zwei wesentliche dramatische Entwicklungen: Erstens war der Patientin durchaus bewusst, dass es für ihre Kinder schwer werden würde, ohne sie auszukommen, da nicht alle Kinder in der Atmosphäre von Sorge und Überfürsorge zu lebenspraktischen Menschen herangewachsen waren.

Der Kern ihrer Spiritualität heißt „Versorgungsauftrag" und der Respekt davor bringt es mit sich, den wert zu schätzen, und ihr so wieder Zugriff auf die Kraftquellen zu ermöglichen.

Die Patientin hat im Weiteren lange Listen erstellt mit Fähigkeiten, die namentlich der Sohn, der bei ihr in der Wohnung lebt, noch erlernen muss und hat auch gleich verteilt, wer in der Pflicht eines erweiterten Versorgungsauftrages steht, wenn ihre Zeit nicht mehr ausreicht.

Die Geschwister haben sich mehr schlecht als recht bemüht. Eigentlich konnte man nur sagen, sie haben sich nicht offen verweigert.

Dennoch stimmten die sinnstiftenden Bedingungen der Patientin wieder: „Ich sorge für euch" und damit stimmte auch der Sinn in ihrem Leben wieder.

Die zweite dramatische Entwicklung ihrer gegenwärtigen Situation hat mit religiöser Spiritualität zu tun. Da nämlich erlebte sie einen gefühlten Vertragsbruch Gottes. Von ihm, Gott, glaubte sie diese Versorgungsaufträge erhalten zu haben, und während sie ihren Teil immer vorbildlich erfüllt hatte, ist Gott jetzt offensichtlich ungerecht, denn es wäre doch mindestens ein langes gutes Leben von ihm zu erwarten gewesen.

Die Frage nach Gerechtigkeit, nach dem „Womit habe ich das verdient?" ist bekanntlich nicht zu beantworten. Nachdem aber ihr Anteil am Versorgungsauftrag eine neue Fassung bekommen hatte, verlor die Frage nach dem göttlichen Vertragsbruch vollkommen an Bedeutung. Darüber ist, zumindest in meiner Gegenwart, nie wieder gesprochen worden.

Es kann für die Patientin gut sein, wenn Sie ein Sensorium dafür entwickeln, dass Ihnen mit solchen Geschichten nicht nur einfach Geschichtchen präsentiert werden, sondern Sie Spiritualität begegnen. Spiritualität als Sinn und Kraftquelle, als lebenslange Beziehung, als etwas, dass genauso lebensfördernd ist wie Atmen.

12.4 Religiöse Spiritualität

In den Bildern von Hildegard von Bingen sind allgemein gehaltene urtümliche Symbole aufgemalt, die eine Ursehnsucht und gleichzeitig ein Urwissen von Menschen wiedergeben (◘ Abb. 12.1).

Die **Ursehnsucht** ist, ein unverwechselbares Individuum zu sein und dennoch Teil eines Ganzen, Teil einer Gemeinschaft zu sein. Eines Ganzen, einer Gemeinschaft, aus der ich gekommen bin und zu der ich wieder gehen werde. In vielen Gesprächen ist mir dieser Wunsch begegnet: Wichtiger, unverzichtbarer, unvergesslicher Teil zu sein, von etwas Größerem. Ich persönlich glaube, dass auch der tiefe Wunsch nach behütet sein, Geborgenheit mit dazu gehört. Auch davon sprechen die Bilder Hildegard von Bingens.

Das **Ziel einer spirituellen Begleitung** kann die Erschließung und Beachtung aller Bedürfnisse des Menschen sein. Außerdem kann sie die Menschen befähigen, selbst für ihr Leben (auch für den letzten Lebensabschnitt!) verantwortlich zu sein. Ziel spiritueller Begleitung ist es, Halt, Orientierung und Kraft in den eigenen Ressourcen zu finden.

▬ **Es ist nicht die Aufgabe der Begleitung, so kompetent sie sich immer fühlen mag (und ist), diesen Halt, die Orientierung oder Kraft zu geben! Wir tragen nur dazu bei, dass die Betroffenen all das in sich selbst (wieder) entdecken!**

Und als Letztes gehört dazu, in einer spirituellen Begleitung den Menschen dabei zur Seite zu stehen, wenn sie in Liedern, Bildern und Symbolen sich selbst ein wenig besser verstehen. Das schafft Sinn und stärkt den Glauben an eine über mir stehende höhere Macht, die in der Lage ist, ein Geschehen mit Sinn aufzuladen, auch wenn ich ihn nicht verstehe.

■ **Religiosität /Spiritualität gehören zusammen und sind doch selbstständig**

Spiritualität schließt, entsprechend seiner Definition, alle Bereiche des Lebens ein – auch den Alltagsverlauf. Spiritualität im Alltagsverlauf ist für viele Menschen heute ein wichtiger Bestandteil. Demgegenüber gehört die Religion nicht für viele Menschen zum täglichen Leben. Die Spiritualität steht jedem offen, unabhängig von der Religion. Dagegen besitzen die Religionen jedoch einen spirituellen Auftrag, den sie leben und weitergeben.

Religiosität und Spiritualität gehören also zusammen und sind aber nicht eins. Anders als die Religiosität benötigt die Spiritualität keine Kirchen oder andere Gotteshäuser. Die Spiritualität braucht keine besondere Theologie.

Definiert ist Religion als ein vielfältiges kulturelles Phänomen, das menschliches Handeln, Denken und Verhalten prägt. Dagegen bedeutet der ursprünglich griechische Begriff Spiritualität eine auf die Geistigkeit bezogene Aktivität.

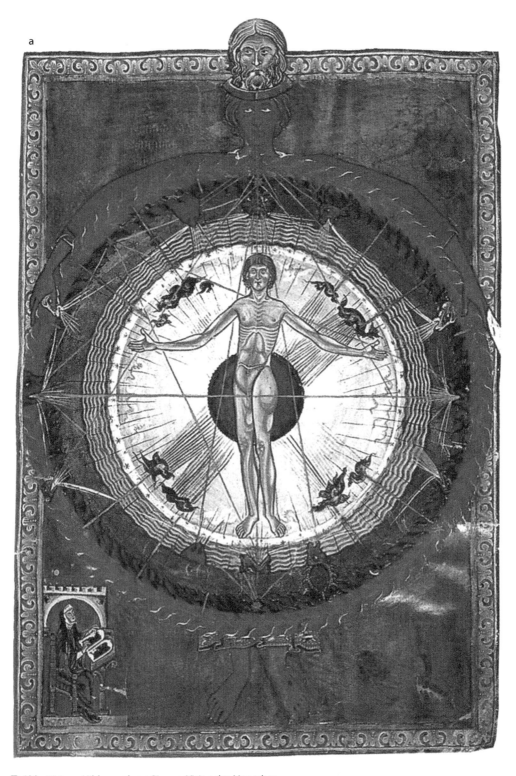

◻ Abb. 12.1 a Hildegaard von Bingen, Vision des Menschen

b

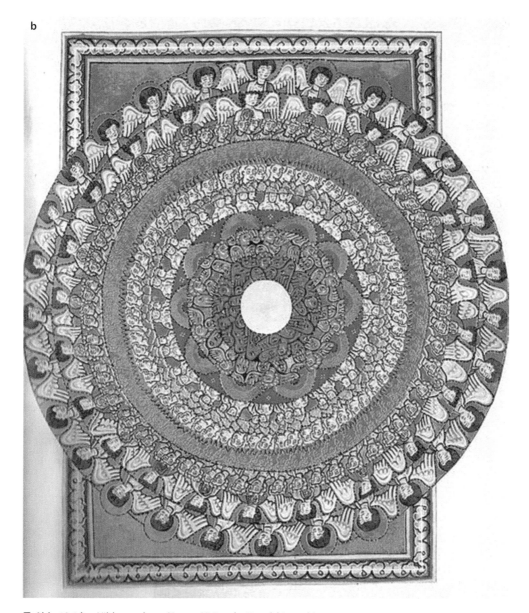

◘ Abb. 12.1 b   Hildegaard von Bingen, Vision der Engelshierarchie

12.5 Spiritual Care ganz praktisch: das Ritual

Die einfachste Form einem erkrankten Menschen und seinen An- und Zugehörigen in hospizlicher Haltung zu begegnen ist der Gebrauch von Ritualen.

Rituale sind meistens kulturell eingebunden, folgen einer festgelegten Struktur und machen die Bedeutung der jeweiligen Handlung sichtbar/spürbar/erlebbar.

- **Rituale geben Halt und Orientierung**

Sie vereinfachen den Umgang mit schwierigen Situationen, in dem sie durch die vorher bekannte, festgelegte Abfolge von der Pflicht entbinden, jeweils spontan und individuell angemessen reagieren zu müssen. Ist ein Ritual einmal bekannt, muss man es nur noch „mitmachen". Man muss das Rad nicht jedes Mal neu erfinden, sondern kann auf Bewährtes zurückgreifen und auch sicher sein, dass die anderen Teilnehmenden die eigenen Gesten oder Formulierungen verstehen. Gerade in emotional sehr anspruchsvollen Situationen kann es hilfreich sein, sich auf ein Ritual zurückziehen zu können.

Dabei sind nicht nur religiöse Rituale gemeint. Auch der Hausbesuch kann durch einen verlässlichen Ablauf, Handschlag, auf den selben Platz setzen, erst die positiven Dinge ansprechen, dann zu Schmerzen, Defiziten, Verschlechterungen kommen, zu einem Ritual werden, das Halt gibt. Dazu gehört auch, dass immer dieselben Formulierungen gebraucht werden, wenn z. B. das nahende Sterben angesprochen wird …

- **Rituale stiften Gemeinschaft**

Durch den gemeinschaftlichen Vollzug von Ritualen entstehen ein größerer Zusammenhalt in der Gruppe und bessere Verständigung. In diesem Zusammenhang sind Initiationsrituale zur Aufnahme in eine bestimmte Gruppe von besonderer Bedeutung. Durch ihre gemeinschaftsstiftende Wirkung können Rituale auch abgrenzend, schützend wirken. Zum Beispiel das gemeinsame Wissen um die Notfallbox in der ambulanten Palliativversorgung von Patienten oder auch die Erlaubnis, eine Notfallnummer zu benutzen. Ein solches Ritual darf in seiner Bedeutung als vertrauensbildende Maßnahme für die Angehörigen nicht unterschätzt werden.

- **Rituale können die Wirklichkeit verändern**

Der Vollzug von Ritualen drückt nicht nur eine Bedeutung aus, sondern lässt diese auch wahr werden. Rituale sind performativ. Zum Beispiel das Angebot, jedes Mal bei Schmerzen oder Luftnot nicht nur die Medikamente zu verabreichen, sondern auch eine Vertrauensperson in immer gleicher Weise auf einen Stuhl ans Bett zu setzen und das Fenster zu öffnen. Solche Rituale verändern die Wirklichkeit.

- **Rituale ermöglichen Religion**

Sichtbare Zeichen und Handlungen geben einer transzendenten Wirklichkeit Raum und Gestalt – Worte allein würden dafür nicht ausreichen. Dafür gibt es viele Beispiele aus dem Erfahrungsschatz religiösen Lebens: Gebet, Segen, Salbung, Sakrament, Gottesdienst …

12.6 Spiritual Care ist ein Denkkonzept

Klar ist, dass Spiritualität sich nicht auf Religiosität beschränken lässt. Religiosität ist nur eine mögliche Ausprägung von Spiritualität. Andererseits können religiöse Rituale auch für weniger gläubige Menschen als sehr hilfreich empfunden werden. Gebete, Segen und Salbung werden oft als großer Trost von den Patienten selbst und ihren Angehörigen erlebt.

Auch wenn Spiritualität nicht auf Religiosität beschränkt bleibt, soll an dieser Stelle eine erweiterte Beschreibung angeboten werden, die einem latenten religiösen Bedürfnis gerecht wird.

Religiöse Spiritualität kann verstanden werden als

- Deutungsbedürfnis, also als der Versuch zufriedenstellende Antworten auf Fragen der Bedeutung von Leben, Krankheit und Tod zu finden,
- Suche nach einer übernatürlichen Wirklichkeit,
- Beziehungs- und Bedeutungsnetz, das dem Leben Kohärenz verleiht,
- subjektiv erlebter Sinnhorizont innerhalb oder außerhalb traditioneller Religiosität, der allen Menschen zu eigen ist.

Im weitesten Sinn geht es immer um das Suchen und Finden einer transzendenten, das individuelle Ich übersteigenden Wirklichkeit, die Hoffnung, Kraft, Sinn und Überzeugung gibt (Harald Walach) und es ist etwas, das sich in Begegnung erweist.

12.7 Spiritual Care ist Begegnung

Spiritual Care wird unbewusst häufig mit dem Wort Seelsorge gleichgesetzt oder sogar ersetzt und dann denken wir in erster Linie an speziell ausgebildete Frauen und Männer, die Bestandteil der meisten Kliniken und auch der meisten Palliativteams sind. Diese Menschen kümmern sich, wenn es irgendwie nicht reibungsfrei läuft, der Patient in einer nicht genau zu definierenden Weise nicht ist, wie er zu sein hat. Sie kümmern sich und fangen ihn auf.

Wir denken das Wort Seelsorge so, dass es innerhalb des Gesundheitssystems sich um die nicht physischen Fragen dreht, die Sinnfragen. Seelsorge ist Begleitangebot für die Sterbenden und ihre An- und Zugehörigen und bietet je nach Gusto rituelle Vollzüge der unterschiedlichen Glaubensgemeinschaften.

- **Spiritual Care ist etwas anderes als Seelsorge.**

Spiritual Care ist in erster Linie eine Haltung, die den Erkrankten, den Sterbenden und seinen An- und Zugehörigen mit einer bestimmten Art begegnet. Spiritual Care ist sich immer bewusst, dass sie dem Sterbenden und seinen An- und Zugehörigen in einer, trotz aller Unwägbarkeiten, relativ definierten Situation begegnet, nämlich einer Krisenhaften.

12.7.1 Leben ohne Normalität

Die Beteiligten müssen sich endgültig aus ihrer Normalität verabschieden. Normalität herrscht, wenn uns nichts Besonderes auffällt, wenn alles seinen gewohnten Gang geht. Dazu gehören für einen Gesunden, nicht erwähnenswerte Tätigkeiten, wie sich zu waschen und zu kleiden, sich bewegen zu können, zu essen, zu trinken, worauf und wann man Lust hat. Dazu gehören auch Entscheidungen, wen ich wann wie nah an mich heranlasse, von wem ich wie gesehen werden will. Dazu gehören auch selbstverständliche Gedanken an eine nahe Zukunft und Pläne, Träume, Bilder einer ferneren Zeit.

Normalität ist das, was ich nicht extra bedenken muss.

Aus dem Beschriebenen wird deutlich, dass sich das alles für einen erkrankten Menschen, einen Schwerkranken oder Sterbenden ganz anders darstellt. Nichts bewegt sich mehr innerhalb der gewohnten Normalität. Selbst die selbstverständlichsten Kleinigkeiten, wie Essen und Trinken bedürfen weitreichender Planung und vor allem fremder Hilfe. Ein Schwerkranker, ein Sterbender, kann nicht wählen, ob er zu einer Begrüßung aufsteht, kann sich fremde Menschen nicht länger vom Leibe halten, Nähe und Distanz werden von außen diktiert. Er kann nicht in die Zukunft planen. Im besten Falle macht es Sinn, sich um Übermorgen zu kümmern, manchmal muss in noch kleineren Abschnitten gedacht werden.

Vom Augenblick der Diagnosestellung einer lebensverkürzenden Erkrankung an endet das, was der Erkrankte als Normalität kannte. Auch wenn es lange Zeit noch so aussieht, als würden die Dinge „normal" weiterlaufen, als würde der Alltag funktionieren.

Die Haltung im Spiritual Care bedeutet also, der Tatsache eingedenk zu sein, dass wir einem Menschen begegnen, der in seinen Grundfesten erschüttert ist. Seine Normalität ist außer Kraft gesetzt. Er ist ein „abschiedlich Lebender". Nichts von dem, was gestern noch galt, ist heute von Bestand. Es gibt keine unbezweifelbare Selbstverständlichkeit mehr.

Es ist unmittelbar nachvollziehbar, dass von einem solchen Menschen nicht im Ernst erwartet werden kann, dass er sich nach unseren Gesichtspunkten „normal" verhält. Wessen Normalität zerbrochen ist, der kann schlechterdings nicht „normal" sein.

- **„Normalität" ist keine definierbare Kategorie, sondern wird maßgeblich vom subjektiven Empfinden geprägt.**

12.7.2 Wie weiter ohne Normalität

Wir alle leben in gestalteten Systemen. Gehören in einen Familienkreis, Freundeskreis, eine Nachbarschaft, einen Kollegenkreis, Sportverein usw., und wenn ein Teil aus solch einem System durch eine lebensbedrohliche Erkrankung getroffen ist, dann berührt das alle anderen Teile mit.

Mal mehr Mal weniger, aber unberührt bleibt keiner. Erkrankte machen die erschreckende Erfahrung, dass ihre Systeme, wenn die eigene Normalität erst einmal zerbrochen ist, sich auch aus der Normalität zurückziehen. Es kommt zu einem Abbruch auch von sicher geglaubten Beziehungen.

So sehr wir von außen erkennen können, dass größtenteils Unsicherheit hinter den Abbrüchen steht, bleibt es doch für die betroffenen Erkrankten eine sehr bestürzende Erfahrung, plötzlich „alleine" dazustehen. Diese Art der sozialen Ausgrenzung wirkt wie ein vorweggenommener Tod, eine Isolation aus dem Umfeld, das vorher so selbstverständlich tragend war (Schnegg 2007).

In manchen Fällen wird die aufgezwungene Isolation durch die Sozialsysteme durch einen inneren Rückzug der Betroffenen verstärkt. Das Leben im Abschied braucht viel Kraft, viel Gedankenarbeit, viel Zeit. Von außen wird das als wenig kommunikative Zeit wahrgenommen. Der Erkrankte braucht Zeit, um sich einzufinden in dem neuen Zustand, in den er nun geworfen ist. Er muss sich erst orientieren in der neuen Zeit, die plötzlich so sichtbar nach vorne begrenzt ist.

Die Haltung im Spiritual Care bedeutet, dass ich den erkrankten Menschen, aber auch seine An- und Zugehörigen wahrnehme als Menschen, denen alle bekannten Systeme zerbrochen sind, die weder mit sich noch mit ihren jeweiligen sozialen Kontexten im Reinen sind.

Hauptamtliche Begleiter durch diese Zeit, also auch Ärzte und Pflegekräfte, müssen sich darauf einlassen, was ihnen begegnen wird, in der riesigen Spannbreite zwischen, „Ich kann keinen mehr sehen!", über „Du bist der Einzige, der sich als verlässlich erwiesen hat!". Nichts davon spiegelt die wirkliche Beziehung. Es ist ausschließlich Ausdruck des komplett aus den Fugen geratenen Sozialsystems.

12.7.3 Sinnfindung

Ein kleiner Prozentsatz von Betroffenen und ihren Familien vollbringt ein Wunder. Auch wenn dies etwas unwissenschaftlich formuliert ist, so will dies sagen, es gelingt ihnen, zu einer Haltung zu kommen, die es ihnen ermöglicht, ihre Wahrnehmung zu wandeln. Sie sind – nach dem ersten Schreck und Entsetzen – in der Lage, Freude, Sinn und Glück in dem zu entdecken, was sie immer schon umgeben hat, was sie aber neu wahrnehmen können: Ihr Zuhause, Farben, Tiere, Natur, Mitmenschen, Spiritualität, Musik usw.

Von einem Wunder kann gesprochen werden, weil das Auftreten dieses Phänomens nicht planbar oder machbar ist. So gerne alle Begleiter und Begleiterinnen von Schwerkranken und Sterbenden das würden vermitteln wollen, so unmöglich ist es. Es bleibt unverfügbar, ereignet sich ohne erkennbaren Auslöser und auch deshalb ist es ein Wunder, weil wir es nicht voraussetzen können. Die Haltung des Spiritual Care ist aufmerksam, ob solch eine Umwandlung des Lebens stattgefunden hat. Dann freut sie sich mit und teilt das Wunder.

Niemals würde Spiritual Care einen Erkrankten, einen Sterbenden darauf ansprechen, dass diese „feinsinnige" Betrachtung der Umwelt zu einer Verbesserung der Lebensqualität führen könnte. Wenn sterbenskranke Menschen nicht zu solch einer Haltung finden können, dann ist das kein Defizit, es ist einfach nicht ihr Weg.

12.7.4 Sinnverlust

Die dunkle Seite. Zum Tode erkrankte Menschen sehen sich einem unausgesprochenen Druck ausgesetzt, dass sich das oben beschriebene Wunder ereignen soll. Menschen, die für sich einen neuen Lebenssinn gefunden haben, entsprechen dem Bedürfnis ihrer Mitmenschen, das sie duldsam, geduldig, und angenehm sind. Was es für die begleitenden gesunden Menschen natürlich viel leichter macht mit den Erkrankten umzugehen. Auch dem ärztlichen und pflegerischen Fachpersonal ist es angenehmer, mit geduldigen, dankbaren Patienten und Angehörigen zusammenzuarbeiten.

Unabhängig davon, wie uns ein schwerkranker oder sterbender Mensch begegnet, unabhängig davon, wie geduldig, genügsam und dankbar er ist, irgendwo hinter dieser Fassade lauert bei jedem Menschen auch die dunkle Seite. In jedem Menschen existieren Wut, Aggression, auch Ekel vor sich selbst oder Verzweiflung. Diese Gefühle sind da. Mal näher mal weniger nah unter der Oberfläche, aber immer vorhanden.

Das Herausgerissen sein aus der Normalität, das Ausgeliefertsein, die Ohnmacht sind Trigger, die bei jedem Menschen Zugang auch zu diesen Gefühlen auslösen können.

Die Haltung des Spiritual Care bedeutet, dass wir mit solchen Gefühlen rechnen. Es kann uns nicht überraschen, wenn ein normalerweise freundlicher Zeitgenosse sich unwirsch, unhöflich, ungerecht zeigt, obwohl wir alles richtig gemacht haben und uns keiner Schuld bewusst sind.

Die Haltung des Spiritual Care respektiert, dass der Erkrankte und auch seine An- und Zugehörigen, von solchen als „negativ" empfunden Gefühlen umgetrieben werden. Diese Gefühle dürfen nicht klein- oder weggeredet werden. Am erträglichsten gestaltet sich die Situation sowohl für die Helfer als auch für den Patienten, indem die Gefühle erkennbar wahrnehmbar werden: ihm das Gefühl geben, ihn zu sehen und damit zu wertschätzen. Verleugnung und Moralisieren verschärfen in den meisten Fällen die Lage.

Mit dem Respekt vor dem Vorhandensein auch solcher subjektiv als negativ empfundener Gefühle geht nicht einher, dass akzeptiert werden muss, wie der Patient den Helfer behandelt. Es gibt Grenzen des Respekts, die gewahrt bleiben müssen. Im Zweifel kann ein Besuch eine Visite, ein Kontakt zu diesem Zeitpunkt nicht gewinnbringend zu Ende gebracht werden und muss abgebrochen werden.

> **Tipp**
>
> Nicht mit negativen Du-Botschaften. „Ich komme wieder, wenn Du Dich wieder beruhigt hast!" Sondern „Wir machen weiter, wenn wir alle ruhiger geworden sind". Das entzerrt die Macht der Gefühle.

Von subjektiv negativen Gefühlen wird gesprochen, weil in Gefühlen wie Zorn, Wut und Aggression eine Menge Dynamik und damit auch Lebenskraft steckt. Unter Umständen ermöglichen es gerade diese Gefühle dem Patienten, wieder einen Zugang zu seiner Kraft/Überlebenskraft zu finden. Auch dies ein Grund, die Situation zu verbalisieren und als zum gegenwärtigen Zeitpunkt zum Patienten gehörend zu akzeptieren.

Die Haltung des Spiritual Care beinhaltet die Offenheit, das Vorhandensein dunkler Gefühle überhaupt wahrzunehmen. Und dann auszuhalten, dass es nicht immer ein Gegenmittel gibt. Die Haltung des Spiritual Care bedeutet, die Ohnmachtsgefühle auszuhalten, die ausgelöst werden, wenn nichts gegen solch subjektives Leid getan werden kann. Dies ist gerade für Menschen, die sich in so genannten „helfenden Berufen" engagieren, nicht immer leicht auszuhalten.

12.7.5 Die abschiedliche Existenz

Die größte Einzelleistung, die ein Mensch erbringen muss, der lebensbedrohlich, lebensverkürzend erkrankt ist, ist wohl die, dass er gezwungen ist, sich in eine abschiedliche Existenz einzufügen. Eine kaum nachvollziehbare schwere Anforderung. Gilt es doch, von wirklich allem Abschied zu nehmen, dass ihm vertraut ist. Es gilt Abschied zu nehmen, von

- banalen Alltagsgegenständen,
- den ehemals guten Freunden,
- körperlichen Fähigkeiten,
- Menschen, mit denen es noch etwas zu klären gab,

- Plänen für die unmittelbare und die mittelbare Zukunft,
- Wünschen und Träumen
- und schließlich von den liebsten und vertrautesten Menschen, unabhängig davon, ob sie wirklich dazu in der Lage sind, ohne den Sterbenden auszukommen.

Schließlich, mit zunehmendem Zerfall des Körpers, muss auch Abschied vom **Ich** genommen werden. So sehr das Wesen eines Menschen mehr ist als sein Leib, so ist er doch untrennbar an ihn gebunden.

Die Haltung des Spiritual Care beinhaltet, dass wir versuchen, uns diese Abschiedsleistung annähernd vorzustellen. In Gänze ist das unmöglich! Und es bedeutet eine fortwährende Würdigung dieser Leistung, die unseren Beistand fordert, wann immer der gewünscht wird.

12.8 Spiritual Care ist Begegnung und Begegnung ist Kommunikation

Im Folgenden sollen drei Situationen beschrieben werden, in denen eine zielgerichtete und zielführende Form der Kommunikation stattfinden muss.

12.8.1 Wahrheitsübermittlung

Einer der sensibelsten Aufgaben für den Begleiter schwerkranker und sterbender Menschen und ihrer Angehörigen ist die Frage der Wahrheitsvermittlung bei lebensbedrohlichen Erkrankungen. Ein Mensch hat das Recht auf die Kenntnis seiner Diagnose und damit auf die Wahrheit und die Möglichkeit der Auseinandersetzung damit. Ganz ab davon, dass der Arzt auch die Pflicht zur Aufklärung hat.

Die Frage, die jedoch zu stellen ist und nur in der sensiblen Wahrnehmung des Gegenübers, beantwortet werden kann, lautet: Was möchte der Betroffene wirklich wissen und wie soll es ihm vermittelt werden?

Wirklich im aufrichtigen Kontakt mit dem anderen zu sein, bedeutet, offen zu sein für Signale oder vorsichtig zu fragen. Es bedeutet nicht, auf alle Fragen eine Antwort haben zu müssen. Wirklich im aufrichtigen Kontakt zu sein bedeutet tatsächlich „an-wesend" zu sein. Mich mit meinem ganzen Wesen, meinem tatsächlich Wesentlichen, anzubieten. Sehr verkürzt gesagt, kann es schon helfen, wenn sich die Wahrheitsvermittelnden in der Situation nicht meilenweit weg wünschen …!

Meist braucht es keine besonderen Strategien oder gar Interventionen. Denn die Wahrhaftigkeit einer Beziehung bezieht sich nicht auf eine situative, möglicherweise brachiale Vermittlung der Diagnose, sondern bestimmt die Beziehung zwischen medizinischem Fachpersonal und Betroffenem vom ersten Tag der Begegnung an. Eine Antwort sollte so gegeben werden, dass sie nicht zu einem späteren Zeitpunkt zurückgenommen werden oder richtig gestellt werden muss. Dies bedeutet immer einen Vertrauensbruch. Vielmehr sollte die Vermittlung von Details aufeinander aufbauen.

Mögliche Fragen
- Welche Fragen möchten Sie noch stellen? Möchten sie jetzt noch etwas erklärt bekommen?
- Welche Befürchtungen haben Sie? Worauf setzen Sie ihre Hoffnungen?
- Was möchten Sie gerne noch tun können? Was ist Ihnen wichtig?
- An welchem Ort fühlen Sie sich am wohlsten?
- Was, meinen sie, ist am wichtigsten für ihre Familie/Freundeskreis?

12.8.2 Hilfreiches Gespräch

Um mit Menschen in den Ausnahmezeiten ihres Lebens zu reden, ein Gespräch führen zu wollen, Informationen über Entscheidungen haben zu wollen, bedarf es einer Form der Gesprächsführung, die sich von anderen Formen unterscheidet.

Ein helfendes Gespräch zu führen beruht auf der Erkenntnis, dass ein Gespräch mindestens auf zwei Ebene stattfindet; auf der Informationsebene und auf der Gefühlsebene. Das heißt, jemand gibt mir mit dem, was er sagt, eine bestimmte Information; gleichzeitig drückt er mit seinen Worten, mit ihrer Betonung, mit seiner Körperhaltung und seiner Mimik bestimmte Gefühle, eine bestimmte Befindlichkeit aus.

Will der Begleiter den Patienten wirklich verstehen, dann kommt es darauf an, sich einzufühlen, d. h. wahrzunehmen, welche Gefühle (u. U. auch mehrere, und auch widersprüchliche) er mitteilt. Man hört also nicht nur mit dem Kopf, sondern auch mit dem Herzen zu. Diese Haltung wird **aktives Zuhören** genannt.

> „Gute" Sätze
> - „Wir machen weiter, wenn wir alle ruhiger geworden sind."
> - Bei Tränen: „Ich sehe, dass sie ganz bewegt sind im Moment. Können wir trotzdem weiter reden?"
> - „Ich würde gerne hören, was Sie meinen."
> - Schweigendes Zuhören bzw. Augenkontakt, Nicken, „Ich verstehe."
> - „Das ist jetzt wirklich eine belastende Nachricht. Sollen wir jetzt oder später weiter darüber reden, welche Schritte nun folgen?"
> - „Sie sind so ruhig, können Sie noch zuhören oder sind Sie ganz in ihren eigenen Gedanken versunken?"

Das aktive Zuhören bietet den Vorteil, dass schon während des Gesprächs mitbekommen und nachgefragt werden kann, wie viel von der Information, die dem Patenten vermittelt werden soll, auch wirklich angekommen ist. In der Antwort bzw. Reaktion auf eine Äußerung versucht man dem anderen mitzuteilen, was von ihm gehört und verstanden wurde.

Zu einer offenen und ehrlichen Begegnung gehört auch, dass man dem anderen zeigt, was seine Äußerungen beim Begleiter selbst auslöst. Dies nennet man **Ich-Botschaften**. Der andere soll auch erfahren, wo der Begleiter ist, bzw. was das von ihm Geäußerte mit ihm zu tun hat oder bei ihm auslöst. Eine Ich-Botschaft ist außerdem eine gute Möglichkeit zu reagieren, ohne den andern zu be- oder verurteilen. (Bei Tränen: Ich sehe, dass sie ganz bewegt sind im Moment. Können wir trotzdem weiter reden? – statt: „Tränen nützen jetzt auch nichts. Andere Patienten werden mit so was viel besser fertig.")

Eine Voraussetzung für ein helfendes, hilfreiches Gespräch, ist, dass der Begleiter sich selbst gut kennen und verstehen lernt. Nur, wenn der Begleiter seine eigenen Ängste, Fragen, Befürchtungen in bestimmten Situationen wahrnimmt und mit ihnen umgehen kann, kann er überhaupt aufnehmen, was der Andere von sich selber mitteilen möchte. Nur dann kann man ihm auch helfen, mit seinen eigenen Ängsten, Fragen usw. umzugehen und sich über alles, was ihn beschäftigt, auszusprechen.Ein hilfreiches Gespräch bedeutet

- den anderen an dem Ort und in der Situation aufsuchen, in der er sich gerade befindet,
- sich in seine Gefühle einzufühlen und sie zu verstehen suchen,
- ihn so annehmen, wie er ist und wie er sich gibt,
- ihm so zuhören, dass er auch Unangenehmes auszusprechen wagt,
- ihm mitzuteilen, was ich verstehe (spiegeln) oder auch anders sehe,
- ihm helfen, eigene Entscheidungen zu treffen,
- aus ärztlicher, pflegerischer Sicht priorisierte Meinungen erklären und eine Alternative vorstellen – so wird der Patient Entscheidungen treffen, die von Compliance getragen sind,
- ihm die eigene Ansicht als persönliche Erfahrung bezeugen.

Der letzte Punkt kommt sehr altbacken daher („Wenn es meine Familie wäre …"). Ehrlich geäußert, ist er aber eine nicht zu unterschätzende Entscheidungs- und Ordnungshilfe für den schwerkranken und sterbenden Menschen und besonders für An- und Zugehörige.

Es geht viel Zeit damit verloren, dass Information in einer Situation von „Gefühligkeit" gesprochen wird (Schreck, Angst, Unsicherheit, Ohnmacht). Die Aufnahmekapazität von Information sinkt bei steigendem „Gefühlspegel"!

- **Ein hilfreiches Gespräch bedeutet nicht**
- auf Anhieb Antworten auf existentielle Fragen geben,
- dem anderen Ratschläge geben und eigene Entscheidungen abnehmen,
- trösten, im Sinne von aufmuntern, ablenken,
- nur über Spirituelles reden.

Beim helfenden Gespräch geht es also nicht darum, auf bestimmte Fragen die richtigen Antworten zu wissen. Es geht um die Haltung, mit der man einem anderen einfühlsam und offen begegnet und ihn so akzeptiert, wie er ist. Der Begleiter braucht sich selbst dabei nicht völlig zurückzunehmen, sondern ist dem anderen mit seinen eigenen Gefühlen, Erfahrungen und Gedanken ein Gegenüber. Er unterstützt ihn, sich selbst besser zu verstehen und in der Situation anzukommen.

12.8.3 Aktives Zuhören

Weiter oben war der Begriff aktives Zuhören erwähnt worden. Eine sehr effektive Methode, um herauszufinden, ob die Gesprächspartner sich noch im selben Gespräch befinden oder ob sie sich gefühlsmäßig verabschiedet haben oder an einem bestimmten Punkt hängengeblieben sind.

Die ganze Kunst des aktiven Zuhörens besteht darin, dass der Gesprächsführende sich als Empfänger von Botschaften versteht. Und das obwohl er eigentlich derjenige ist, der eine Nachricht zu überbringen hat. Wenn nun der Empfänger dem Sender die Ergebnisse seiner Dekodierung, also was er sieht und hört und spürt, häufig und fortlaufend rückmeldet, dann kann man am ehesten davon ausgehen, dass beide wissen, was sie vom anderen gehört haben. (Es ist unangenehm, wenn z. B. nach einem Aufklärungsgespräch sowohl der Erkrankte, als auch die anwesenden Angehörigen der Meinung sind, dass „vom Sterben nicht die Rede war", statt dessen ganz viel von Prozentzahlen und Therapiemöglichkeiten …) Man kann nie ganz sicher sein, einen anderen vollständig oder genau verstanden zu haben. Deshalb muss die Genauigkeit des Verstehens unbedingt überprüft werden, um so die Gefahr, der in der interpersonellen Kommunikation üblichen Zahl von Missverständnissen und Verzerrungen, so gering wie möglich zu halten.

Türöffner („Ich würde gerne hören, was Sie meinen."), passives Zuhören mit oder ohne Aufmerksamkeitsreaktionen (schweigendes Zuhören bzw. Augenkontakt, Nicken, „Ich verstehe") zeugen nur von der Absicht des Gesprächsführenden, sein Gegenüber wirklich zu verstehen. Das aktive Zuhören liefert den Beweis, dass die beiden Gesprächspartner wirklich an derselben Stelle im Gespräch stehen. Der Gesprächsführende braucht nur immer wieder seinen Eindruck vom Gespräch und vom Patienten wiederzugeben. Es ist ein Test. Kann der Gesprächspartner den Eindruck akzeptieren? (Das ist jetzt wirklich eine belastende Nachricht. Sollen wir jetzt oder später weiter darüber reden, welche Schritte nun folgen?) – (Sie sind so ruhig, können Sie noch zuhören, oder sind Sie ganz in ihren eigenen Gedanken versunken?)

12.8.4 Säulen der Identität – Ressourcensuche

Lang/Schmeling-Kludas/Koch haben fünf Kategorien zusammengestellt, aus deren Bereichen sich ein recht sicheres Bild zusammensetzt, wie es um die physische und psychische Situation eines Patienten bestellt ist:
- Ziele, Sorgen, Hoffnungen
- Beziehung zwischen Patient und sozialem Netz
- Angenehme Aktivitäten

- Krankheit und Behandlung
- Spiritualität

Damit korrespondieren die Säulen der Identität nach Hilarion Petzold. Egal, wer mit einem Schwerkranken oder einem Sterbenden und deren An- und Zugehörigen zu tun hat, neben der fachgerechten medizinisch-pflegerischen Versorgung sollte immer im Vordergrund stehen, die Betroffenen zu unterstützen und zu stärken. Die Suche nach den eigenen Ressourcen der Betroffenen ist eine gute Möglichkeit der Hilfe zur Selbsthilfe.

Die fünf Säulen stellen eine individuelle Identität dar und können, wenn gewünscht, Leitlinien zur Aufarbeitung der Lebensgeschichte darstellen. Angesichts des unabwendbar bevorstehenden Todes brechen alle fünf Säulen in sich zusammen. Sie einzeln mit den Betroffenen wieder aufzubauen, bedeutet für die Menschen, dass sie die Individualität des eigenen Lebens und des besonderen Selbst zurückgewinnen.

Nicht nur zur Begleitung der letzten Lebensphase, sondern auch zum Verständnis von Krisensituationen ist das fünf Säulenmodell zur individuellen Begleitung und Assistenz bei Schutzbefohlenen geeignet.

- **Erste Säule: Arbeit**

Die Arbeit verbunden mit dem Wissen darüber, was ein Mensch im Laufe seines Lebens geschaffen und geleistet hat, ist ein wichtiger Teil der Identität. Die Arbeitsstelle ist für viele Menschen ein enorm wichtiger Ort. Hier wird nicht nur gearbeitet, sondern auch Beziehung gepflegt, Feste gefeiert, hier wird gemeinsam an einer Sache gearbeitet, hier hat man Erfolg. Das Wichtige daran ist, dass Menschen sich hier erleben als jemand, der etwas schaffen kann. Der stark ist, Durchhaltevermögen gezeigt hat, erfolgreich sein konnte. Eine wichtige Ressource kann sein, daran zu erinnern. („Sie sind es gewohnt, hart zu arbeiten. Aber Sie wissen auch, dass es lohnt, sich für eine Sache einzusetzen.")

- **Zweite Säule: soziale Bezüge**

Hier geht es darum, zusammen mit den Betroffenen sich deren soziale Netzwerke anzuschauen. Die meisten erkennen, dass sie große Bedeutung für andere Menschen hatten und dass sie sich oft auch für andere eingesetzt haben, anderen hilfreich zur Seite gestanden haben. Eine Ressource kann aus dem Wissen erwachsen, dass nicht ungerechtfertigt jetzt die Hilfe von Freunden und Familienmitgliedern angenommen wird. Die anderen geben zurück, was auch schon in aller Selbstverständlichkeit für sie getan wurde.

Es ist auch möglich, wichtige Beziehungen noch einmal aufleben zu lassen und, wenn die Menschen nicht mehr persönlich zu einem Besuch kommen können, dies in Gedanken zu tun. Die Begleitung durch Haupt- und Ehrenamtliche wird zum Substitut für Kontakte, die es real nicht mehr geben kann. Sie verkörpern Beziehung zur Welt und sind eine Brücke zu Gefühlen und Erinnerungen. Die Ressource heißt: „Ich gehöre dazu".

- **Dritte Säule: materielle Sicherheit**

Für viele Menschen ist es eine große Sicherheit, in den eigenen vier Wänden sterben zu können. Sollte dies nicht möglich sein, kann auch ein fremdes Zimmer durch lieb gewonnene Gegenstände ein Gefühl von Zuhause geben. Die Hobbys, die Kerzen- oder die Büchersammlung, der Computer, das lebensgroße Plüschtier oder das heißbegehrte Autogramm des Liebling-Stars, die eigenen CD's und vieles mehr sind Besitztümer, deren individuelle Bedeutung im Angesicht des Todes nicht etwa abnimmt, sondern die die Individualität bestärken und bestätigen. Das kann auch der große Gleichmacher Tod nicht hintergehen.

Elemente der Natur, wie frische, jahreszeitlich bezogene Blumen, unterstützen den tiefen archaischen Gedanken, selbst ein Teil dieser vielfältigen Verwandlung der Natur und in ihr aufgehoben zu sein. Das Wiederaufleben lassen von Orten, die im Laufe des Lebens eine Rolle gespielt haben, unterstützt das tief empfundene Gefühl der biographischen Ganzheitlichkeit. Die Ressource heißt: „Wenn ich sterbe, verliere ich alles, wenn ich sicher was, ich gelebt habe, habe ich zumindest gelebt."

- **Vierte Säule: Leiblichkeit**

Hier steht einmal nicht die medizinisch-pflegerische Versorgung im Fokus. Der Körper ist im Leben eine selbstverständliche Begleitung. In der letzten Lebensphase verändert sich das Körpergefühl, die Vitalität wird schwächer, die Körperlichkeit ist eine gänzlich andere als früher.

Menschen definieren sich über ihren Körper, über ihr Aussehen und das, was sie mit ihrem Körper tun können. Bei älteren Menschen oder bei Menschen, die schon länger krank sind, ist diese Säule häufig schon mitten im Leben instabil. Verschiedene körperliche Beeinträchtigungen oder motorische Einschränkungen sind im Laufe des Lebens mit dem Erleben der eigenen Körperlichkeit in Verbindung gebracht worden. Hier bieten sich nicht nur Elemente der basalen Stimulation, der Massage, des Bewusstmachens von Körpergrenzen durch Streicheln oder sanftes Abklopfen an, sondern auch eine Erinnerung an besonders leibbetonte Phasen des Lebens. Dies kann eine Erinnerung an gern besuchte Tanzveranstaltungen, Diskobesuch oder auch eine Erinnerung an einen Strandurlaub sein, mit dem Gefühl der Sonne und des Sandes auf der Haut. Es geht auch das Gefühl einer rasanten Fahrt mit dem Motorrad.

Wird beim Anblick des ausgemergelten Körpers an die anderen Zeiten erinnert, transzendiert sich der schwache Körper. Er ist nicht länger alleinige Wirklichkeit. Die Identität des Menschen hängt nicht am Jetztzustand, sondern an dem Körper, aus guten gesunden Zeiten. Die Ressource heißt: „Das bin nicht ich, das ist die Krankheit!"

- **Fünfte Säule: Werte und Normen**

Hier geht es um Weltorientierung, Religion und Sinn. Der sterbende Mensch braucht Sicherheit. Es darf nicht darum gehen, ihn in seiner religiösen oder im weitesten Sinne philosophischen Grundhaltung zu verunsichern, sondern darum, das, was für ihn wichtig und sinnvoll ist, aufzugreifen, lebendig zu machen und zu bestärken.

In Kenntnis des Hintergrundes des erkrankten Menschen kann es hier um religiöses Tun gehen, mit Gebet oder Krankensalbung oder auch im spirituellen Angebot von Musik, Videos oder dem Verlesen wichtiger Geschichten oder Texte. Der Anfang eines freien Gebetes könnte sein: „Jetzt ist alles so anders, als wir es uns gedacht und erhofft hatten, Gott, …"

Im Betrachten der fünften Säule begegnen wir Fragen nach dem Sinn, der Gerechtigkeit oder der Ordnung. Keine Sorge, die Menschen erwarten nicht wirklich eine Antwort. Sie haben bereits eine, denn es ist im weitesten Sinn ungerecht zu nennen, nicht in Ordnung und sinnlos, was sie erleben müssen.

Die Begleiter sind aufgefordert, das mit dem Patienten zusammen auszuhalten. Es ist nicht an einem Alleine, die Gerechtigkeit zu postulieren, die Ordnung wieder herzustellen oder dem Ganzen einen Sinn zu geben. Im besten Falle tun die Patienten das selbst. „Meinem Verein geht es auch nicht besser als mir!"

Die Ressource liegt im gemeinsam ertragenen Leiden, im gemeinsamen jeden Tag einen neuen Versuch starten. Und im obengenannten Fall des Fußballfans in der verblüffenden Äußerung: „Beten sie für die, die haben es nötiger!"

> **Die fünf Säulen der Identität – Kernsätze (nach Petzold)**
> - Sie sind es gewohnt hart zu arbeiten. Aber Sie wissen auch, dass es lohnt, sich für eine Sache einzusetzen
> - Ich gehöre dazu.
> - Wenn ich sterbe, verliere ich alles; aber, wenn ich sichere, was ich gelebt habe, habe ich zumindest gelebt.
> - Das bin nicht ich, das ist die Krankheit!
> - Beten Sie für die, die haben es nötiger!

Literatur

Schnegg M (2007) Seelsorge ist: in der Sorge sein um die Seele …. Hospizdialog 32:14

Ethik in der Palliativmedizin

Gerald Neitzke

13.1 Definitionen: Wert – Moral – Ethik – 232

13.2 Ethische Begründungssysteme – 234

13.3 Ethik und Moral im Gesundheitswesen – 236
13.3.1 Medizinethische Prinzipien und Werte (Auswahl) – 236
13.3.2 Konsequenzen für die Praxis – 237

13.4 Grundsätze der BÄK zur ärztlichen Sterbebegleitung – 239
13.4.1 Basisbetreuung – 239
13.4.2 Entscheidungsfindung, Ethikberatung – 240

13.5 Ethikberatung im Gesundheitswesen – 240

Literatur – 242

© Springer-Verlag GmbH Deutschland, ein Teil von Springer Nature 2019
M. Thöns, T. Sitte (Hrsg.), *Repetitorium Palliativmedizin*,
https://doi.org/10.1007/978-3-662-59090-4_13

■ **Kasuistik**

Herr M., 59 Jahre alt, leidet an einem Ösophaguskarzinom mit infauster Prognose. Der Patient hat jede weitere Chemotherapie und Bestrahlung abgelehnt. Er wird seit seiner Klinikentlassung daheim von seiner Ehefrau mit Unterstützung durch einen palliativen Pflegedienst gepflegt und von seiner Hausärztin palliativmedizinisch betreut. Herr M. ist inzwischen dauerhaft bettlägerig. Er klagt über Schmerzen im Bereich des Thorax, die nicht zufriedenstellend gelindert werden können.

Nach etwa vier Wochen bittet Herr M. die Ärztin, eine Sedierung zu beginnen und bis zum Eintritt des Todes fortzuführen. Er begründet diesen Wunsch mit der zunehmenden Schwäche und Hinfälligkeit, den fortbestehenden Schmerzen und vor allem damit, dass eine orale Ernährung inzwischen vollständig unmöglich geworden sei, lediglich kleine Mengen an Flüssigkeit könne er noch zu sich nehmen. Herr M. lehnt jede Form der künstlichen Ernährung ab, da er keine Verlängerung dieses für ihn unwürdigen Sterbeprozesses ertrage. Deshalb wolle er auch nicht länger auf seinen Tod warten, sondern ihn durch eine Sedierung einleiten. Einen freiwilligen Verzicht auf Flüssigkeit, der den Eintritt des Todes beschleunigen könnte, lehnt er als „unzumutbare Quälerei" ab.

Die Ärztin weist darauf hin, dass eine Sedierung als ultima ratio der Symptomkontrolle zulässig ist. Sie schlägt zunächst eine zeitlich begrenzte Sedierung vor, damit Herr M. Kraft schöpfen und von seinem Leid Abstand gewinnen könne. Seine Antwort: „Und dann wollen Sie mich wieder wach machen, nur damit ich sehen und erleben muss, wie dreckig es mir immer noch geht?".

Die beiden erwachsenen Kinder von Herrn M. unterstützen ihren Vater in seiner Absicht, aber seine Ehefrau ist verzweifelt und empfindet es als unzumutbare Belastung, am Bett ihres sedierten Mannes auf seinen Tod zu warten. Sie möchte ihrem Mann „auch in schlechten Zeiten" zur Seite stehen. Dazu müsse sie aber mit ihm kommunizieren können. Herr M. signalisiert, dass ihm die Wünsche seiner Frau sehr wichtig sind. Andererseits empfindet er es als unwürdig, dass er seiner Familie durch sein Siechtum noch länger zur Last fällt. Frau M. weist seine Einschätzung vehement zurück, dass er eine Belastung für sie sei.

Ethische Herausforderungen:
— Ist die gewünschte Sedierung zulässig?
— Sind alternative Behandlungsangebote (Symptomkontrolle, Psychotherapie, intermittierende Sedierung) in ausreichendem Maße angeboten worden?
— Kann das Leid als ansonsten therapiefraktär eingeschätzt werden?
— Ist die dauerhafte, tiefe Sedierung eine Wunschbehandlung?
— Was unterscheidet das Einleiten einer Sedierung ethisch von einer Tötung auf Verlangen?
— Welche Bedeutung hat die Tatsache, dass einerseits durch die Sedierung die Fähigkeit zur natürlichen Flüssigkeitsaufnahme genommen wird, Herr M. aber andererseits die künstliche Flüssigkeitszufuhr ablehnt?
— Wie kann mit dem Dissens in der Familie umgegangen werden?
— Welche ärztlichen Pflichten bestehen gegenüber dem Patienten und gegenüber der Familie?

13.1 Definitionen: Wert – Moral – Ethik

Wert
— Moralische Werte geben eine Orientierung, welche Handlungsweisen, Haltungen oder Eigenschaften angestrebt werden sollen.
— Moralische Werte sind die Grundlage dafür, „gut" von „schlecht/böse" zu unterscheiden.
— Moralische Werte sind ein Maßstab für unser Handeln.
— Moralische Werte prägen als Regeln oder Normen unser Verhalten.

Ethik in der Palliativmedizin

- Moralische Werte gelten z. B. für Individuen, soziale Gruppen (z. B. Ärzteschaft) oder die ganze Gesellschaft.
- Im Gegensatz zu moralischen Werten beziehen sich ästhetische Werte auf Geschmacksurteile.

Moral
- Moral bezeichnet eine Gesamtheit von Werten, Werthaltungen und Normen.
- In den Bereich der Moral fallen also alle moralischen Einstellungen, Haltungen, Positionierungen und Bewertungen.
- Moral bezieht sich auf Individuen, soziale Gruppen (die ärztliche Moral wird bspw. auch als „ärztliches Ethos" bezeichnet) oder die ganze Gesellschaft.
- Moral beeinflusst die eigene Lebensplanung, Vorstellungen von einem guten und gelingenden Leben, das Menschenbild, Haltungen zu Sterben und Tod.
- Moral ist eine Grundlage der individuellen oder gesellschaftlichen Identität.
- Moral kann sich wandeln – das gilt für die individuelle und für die gesellschaftliche Moral (Beispiel: Umgang mit Sterben und Tod).

Ethik
- Ethik bezeichnet die Theorie oder Wissenschaft von der Moral und moralischen Bewertungen.
- Ethik nimmt also eine übergeordnete (Meta-)Ebene zur Moral ein.
- Deshalb umfasst Ethik alle Formen der Reflexion von moralischen Überzeugungen, sowie der Verständigung, Auseinandersetzung und Diskussion über moralische Fragen.
- Ein Kernelement von Ethik ist dabei die Begründung moralischer Werturteile.
- Eine moralische Position ist dann ethisch gerechtfertigt, wenn deren Begründung systematisch, widerspruchsfrei und konsistent mit anderen Positionen erfolgt.
- Ethik benötigt klare Kriterien, die eine Prüfung der Legitimität nachvollziehbar ermöglichen. Bloßes „Bauchgefühl" und Ad-hoc-Entscheidungen werden durch eine rationale Prüfung von Kriterien ersetzt.
- Ethik prüft – wie oben beschrieben – die Gültigkeit von Moral, bzw. die Legitimität von moralischen Werten und moralrelevanten Entscheidungen.
- Darüber hinaus setzt sich Ethik für die Verbindlichkeit von Moral ein. Verbindlichkeit besteht, wenn die für Ärztinnen und Ärzte gültigen Moralvorstellungen in der Praxis verbindlich angewendet/umgesetzt werden. (Leitfrage: Werden die als gültig akzeptierten Werte im ärztlichen Alltag angewendet, und wenn nein, warum nicht?) Die Verbindlichkeit von Moral („Moralität" oder „Moralisch-Sein") erfordert eine Auseinandersetzung mit motivationalen (psychologischen) Faktoren.

■ **Beispiele**

Es ist eine Frage der individuellen Moral, ob ein Arzt persönlich für oder gegen eine „Tötung auf Verlangen" eingestellt ist. Es ist eine Frage der Ethik, ob diese Position rational begründet, argumentativ untermauert und z. B. im Behandlungsteam oder gegenüber dem Patienten angemessen vertreten und diskutiert werden kann.

Es ist eine Frage der gesellschaftlichen Moral (und damit auch der Gesetzgebung), unter welchen Umständen ein Schwangerschaftsabbruch als moralisch gerechtfertigt gelten soll. Es ist eine Frage der Ethik, ob diese Position angemessen begründet werden kann und zu keinen Widersprüchen in der Systematik der Gesetzgebung (z. B. Strafrecht [StGB] und Embryonenschutzgesetz [EschG]) führt.

Es ist eine Frage der ärztlichen Standesmoral (synonym: ärztliches Ethos), ob Ärzten eine Gewissensentscheidung über einen ärztlich assistierten Suizid freigestellt wird oder nicht. Es ist eine Frage der Ethik, ob diese Standesmoral (die z. B. im Genfer Ärztegelöbnis oder in der Berufsordnung kodifiziert wird) ausreichend begründet ist, in der Ärzteschaft transparent diskutiert wird, sich im Einklang mit anderen relevanten Regelwerken (z. B. Strafrecht) befindet (Konsistenz) und in der Praxis verbindlich angewendet wird.

- **Konsequenzen für die Praxis**

Ethik ist (im oben definierten Sinne) eine Technik der Auseinandersetzung und Verständigung in Problembereichen und Konflikten von Moral. Ethik kann als eine Technik verstanden werden, sich qualifiziert und professionell mit Fragen der Moral (hier: in der Palliativmedizin) zu befassen. Diese Technik kann gelehrt und erlernt werden. Voraussetzungen sind eine ehrliche, offene Kommunikation über moralische Bewertungen und eine faire Auseinandersetzung aller am Konflikt beteiligten Personen und Gruppen. Das Ziel ist eine moralisch tragfähige Übereinkunft („Konsens") durch einen multiprofessionellen Diskurs unter Einbeziehung von Patienten und deren Bezugspersonen.

13.2 Ethische Begründungssysteme

In der philosophischen und theologischen Ethik existiert eine Reihe von (konkurrierenden) Begründungsansätzen von Moral (= „Ethiken"). Einige wichtige Hauptrichtungen werden – ohne Anspruch auf Vollständigkeit – im Folgenden skizziert.

Zunächst sind deskriptive und normative Ansätze der Ethik zu unterscheiden. **Deskriptive** (= beschreibende) Ansätze beschreiben und analysieren empirisch bestehende Meinungen und Einstellungen zu moralischen Fragen (Beispiel: Wie groß ist die Zustimmung/Ablehnung in der Bevölkerung bezüglich einer „Tötung auf Verlangen"?). Damit leistet die deskriptive Ethik eine wichtige Bestandsaufnahme vorherrschender moralischer Überzeugungen. Aus einem „Sein" („x% der Bevölkerung befürworten eine Tötung auf Verlangen"), kann jedoch nicht auf ein „Sollen" („wegen der hohen Zustimmung ist die Tötung auf Verlangen ethisch akzeptabel") schließen. Da ein Sein-Sollen-Schluss nicht zulässig ist, bedarf es weiterer Annahmen und Begründungen durch eine **normative** Ethik, die Moralvorstellungen nicht nur beschreibt, sondern darüber hinaus begründet und festlegt.

- **Prinzipienethik**

In ihrem einflussreichen Buch „Principles of biomedical ethics" beschreiben die Autoren Tom L. Beauchamp und James Childress, dass sich medizinethische Konflikte durch eine Analyse von vier grundlegenden Prinzipien lösen lassen. Diese Prinzipien sind: Respekt vor der Autonomie (Selbstbestimmung), Nicht-Schaden (Schadensverbot), Benefizienz (Wohltun, Fürsorge) und Gerechtigkeit. Die Autoren beschreiben diese Prinzipien als gut etabliert und unumstritten. Deshalb kann dieser Ansatz dem Bereich der deskriptiven Ethik zugeordnet werden. Die Autoren begründen die Gültigkeit der Prinzipien nicht, sondern leiten deren Legitimität aus ihrer weiten Verbreitung und allgemeinen Akzeptanz ab.

> Grundlegende medizinethische Prinzipien (nach Beauchamp und Childress)
> – Respekt vor der Autonomie (Selbstbestimmung)
> – Nicht-Schaden (Schadensverbot)
> – Benefizienz (Wohltun, Fürsorge)
> – Gerechtigkeit

Christliche Ethik

Die christliche Morallehre ist begründet in der Annahme, dass die Menschen Geschöpfe Gottes sind und daraus bestimmte Pflichten abgeleitet werden können. So lassen sich die Forderungen Gottes im Alten Testament in den 10 Geboten wiederfinden. Darüber hinaus gibt Jesus von Nazareth im Neuen Testament Hinweise zur Nächstenliebe, die die eigenen Wünsche an subjektives Wohlbefinden zum Maßstab und zur Richtschnur für das eigene Verhalten macht („liebe deinen Nächsten wie dich selbst"). Dieses Konzept von Nächstenliebe geht weit über den Gehalt der so genannten „Goldenen Regel" („Was du nicht willst, das man dir tu', das füg' auch keinem anderen zu!") hinaus, mit der es häufig irrtümlich gleichgesetzt wird.

Deontologische Ethik

Deontologische Ethiken behaupten, dass eine Handlung selbst, ohne Betrachtung ihrer Folgen, als gut oder schlecht zu erkennen sei. Die Handlung selbst habe einen intrinsischen moralischen Wert. Wichtig sei allein, dass eine verpflichtende Regel (gr. deon = Pflicht) die Rechtmäßigkeit der Handlung begründe und dass dieser Pflicht gefolgt werde. So fordert etwa der **Kategorische Imperativ** gemäß Immanuel Kant, dass jede Handlung darauf geprüft werde, ob sie „zugleich als Prinzip einer allgemeinen Gesetzgebung gelten könne". Die Vernunft ist fähig zu prüfen, ob eine Handlung auch allen Anderen erlaubt sein kann, ohne zu einem Selbstwiderspruch zu führen. Als vernunftbegabtes Lebewesen hat der Mensch jederzeit die Wahl, entweder der Vernunft oder anderen Neigungen und Trieben zu folgen. Jeder Mensch habe die Pflicht, der Vernunft zu folgen, da er nur dadurch sein Menschsein erweise/erlange.

Konsequentialistische Ethik /Utilitarismus

Konsequentialistische Ethiken bewerten eine Handlung nach der moralischen Qualität ihrer Folgen oder Konsequenzen („Der Zweck heiligt die Mittel."). Die bekannteste konsequentialistische Ethik ist der Utilitarismus: Eine Handlung oder Norm ist moralisch gut, wenn sie dazu beiträgt, den Nutzen (lat. utilitas) für die Gemeinschaft zu maximieren oder zumindest zu erhöhen. Der Gemeinschaftsnutzen wird als Summe des individuellen Nutzens aller Mitglieder der Gemeinschaft bestimmt. Eine Gesamtnutzenerhöhung kommt deshalb nicht notwendig allen Mitgliedern der Gemeinschaft zugute. Da der Nutzen – anders als in der Phase des klassischen Utilitarismus (wichtige Vertreter: John Stuart Mill, Jeremy Bentham, Henry Sidgwick) vermutet – in einer pluralen Gesellschaft nicht objektiviert werden kann, bevorzugen moderne Vertreter dieser Ethik (z. B. Peter Singer) einen Präferenzutilitarismus: Jedes Individuum kann selbst festlegen, welche Güter aus seiner Sicht nützlich und deshalb schützenswert sind.

Diskursethik

Die Diskursethik (wichtige Vertreter: Karl-Otto Apel und Jürgen Habermas) benennt keine absoluten moralischen Werte und verzichtet darauf, Werte universell zu begründen. Die Gültigkeit von moralischen Werten wird in einem intersubjektiven Diskurs festgelegt, an dem im Idealfall alle von dem Problem Betroffenen beteiligt sind. Der so gefundene Konsens besitzt für die Beteiligten moralische Legitimität („Gerecht ist, worauf sich die Beteiligten fair geeinigt haben."). Dazu sind bestimmte prozedurale Qualitäten des stattfindenden Diskurses erforderlich: Es muss fair und gleichberechtigt diskutiert („herrschaftsfreier Diskurs") und die Lösung muss transparent und nachvollziehbar gefunden werden. Die Klinische Ethikberatung (s. u.) arbeitet häufig nach einem diskursethischen Verfahren.

Kohärentismus

Der Kohärentismus sucht nicht nach (Letzt-)Begründungen für Moralprinzipien, sondern knüpft an die in einer Gemeinschaft konsensfähigen moralischen Überzeugungen an. Daraus wird ein kohärentes Rahmengerüst aus normativen Prinzipien entwickelt. Die vier Prinzipien von Beauchamp und Childress stellen einen solchen kohärentistisch begründeten Prinzipienkanon dar.

13.3 Ethik und Moral im Gesundheitswesen

13.3.1 Medizinethische Prinzipien und Werte (Auswahl)

- Menschenwürde

Dem Konzept der Menschenwürde liegt die (philosophische) Überzeugung zu Grunde, dass jeder Mensch einen (immanenten) Wert darstellt, der bei allen Menschen (unabhängig von z. B. Geschlecht, Alter, Nationalität, kultureller Zugehörigkeit, sozialer Schicht, Gesundheit/Krankheit/Behinderung) gleich groß ist. Menschenwürde begründet also die Gleichheit aller Menschen und ist damit Ursache und Quelle der allen Menschen gleichermaßen zukommenden Menschenrechte. Die Menschenwürde stellt einen absoluten Wert dar, der also nicht aberkannt, fortgenommen oder geteilt und verkleinert werden kann (Grundgesetz, Art. 1: „Die Würde des Menschen ist unantastbar."). Ein Mensch kann verletzt, gefoltert oder misshandelt werden, aber niemand kann ihm die Würde nehmen. Menschenwürde findet ihren Ausdruck darin, dass (gemäß Immanuel Kant) jeder Mensch niemals nur als bloßes Mittel, sondern immer zugleich als (Selbst-)Zweck behandelt werden soll.

- Respekt vor Autonomie

Das Selbstbestimmungsrecht ist ein zentrales moralisches Gut im Gesundheitswesen. Jeder Mensch darf sich für oder gegen die angebotenen medizinischen und pflegerischen Maßnahmen entscheiden. Als Entscheidungsgrundlagen dienen das je eigene Menschenbild, der eigene Lebensentwurf, Vorstellungen eines guten und gelingenden Lebens und Überzeugungen zur Sinnhaftigkeit von Medizin und medizinischen Maßnahmen. Voraussetzung für eine aktuelle Ausübung von Autonomie ist die Entscheidungs- bzw. Einwilligungsfähigkeit des Patienten. Diese festzustellen ist ärztliche Aufgabe. Eine Zustimmung des Patienten zu einer Maßnahme kann erst nach ehrlicher (s. u.) und umfassender Information und Aufklärung erfolgen („informed consent"). Eine Behandlung gegen den Patientenwillen ist juristisch nicht zulässig und stellt einen Bruch des Autonomieprinzips dar. Auch wenn die Entscheidung des Patienten unvernünftig erscheint, ist eine Behandlung gegen seinen Willen nicht zulässig. Das Autonomieprinzip (der Patient entscheidet) hat den früher in der Medizin vorherrschenden Paternalismus (der Arzt als Experte entscheidet) abgelöst (Übersicht). Der Respekt vor der Patientenautonomie gilt heute als höchstes Prinzip in der Palliativversorgung.

> **Vom Paternalismus zur Patientenautonomie**
> Zur Ablehnung einer Behandlung heißt es in den Grundsätzen der Bundesärztekammer zur ärztlichen Sterbebegleitung:
> - 1993: „Der Arzt soll Kranken, die eine notwendige Behandlung ablehnen, helfen, ihre Einstellung *zu überwinden*."
> - 1998: „Der Arzt soll Kranken, die eine notwendige Behandlung ablehnen, helfen, die Entscheidung *zu überdenken*."

— Die Wahrung der Autonomie des Patienten gilt heute als eines der höchsten Prinzipien in der Palliativversorgung.

- Nicht-Schadens-Prinzip („non-maleficence")

Es ist eine ärztliche Verpflichtung dafür zu sorgen, dass dem Patienten kein Schaden geschieht („primum nil nocere"). Daher ist bei jeder Behandlungsentscheidung auf ein ausgewogenes Nutzen-Schaden-Verhältnis zu achten. Jeder Patient hat das Recht, individuell festzulegen, was er aus seiner Sicht als Schaden, Risiko oder Belastung bewertet.

- Benefizienz /Fürsorge

Das Prinzip der Benefizienz sagt aus, dass Ärzte und Pflegende sich verpflichtet fühlen, ihren Patienten etwas Gutes zu tun, also einen Nutzen oder Hilfe zu leisten. Daher wird Benefizienz auch häufig mit Fürsorge gleichgesetzt.

Benefizienz ist die ärztliche oder pflegerische Verpflichtung auf das Patientenwohl. In Kombination mit dem Respekt vor der Autonomie wird deutlich, dass das Patientenwohl immer individuell verstanden werden muss. Jeder Mensch darf für sich selbst festlegen, was er als Nutzen oder Hilfe bewertet.

- **Verantwortung**

Verantwortung bedeutet im Kontext von Gesundheitsversorgung, dass Ärzte und Pflegende die Konsequenzen/Folgen ihres eigenen Handelns reflektieren und als gerechtfertigt/wünschenswert einschätzen. Auf individualethischer Ebene verantwortet jeder Arzt die Folgen seiner Therapieentscheidungen für den konkreten Patienten, auf sozialethischer Ebene werden die Folgen für die Medizin oder die Gesellschaft als Ganze verantwortet. Das „Prinzip Verantwortung" (Hans Jonas) erfordert einen vorausschauenden, professionellen und gewissenhaften Umgang mit den Konsequenzen des eigenen Tuns. Das Erfordernis einer Technik-Folgenabschätzungen („health-technology-assessment") ist Ausdruck der gesellschaftlichen Übernahme von Verantwortung.

- **Ehrlichkeit**

Ehrlichkeit ist eine Tugend, die im Gesundheitswesen eine hohe Bedeutung hat. Jeder Patient muss sich auf die Ehrlichkeit der ärztlichen Aussagen verlassen können. Sie ist daher eine zentrale Grundlage von Vertrauen. Der Begriff lässt eine weitere Differenzierung in die Teilaspekte „Wahrheit" und „Wahrhaftigkeit" zu. Der Begriff Wahrheit nimmt eher darauf Bezug, dass alle getroffenen Aussagen korrekt, also zutreffend sind, während der Begriff Wahrhaftigkeit in den Vordergrund stellt, dass die Bedeutung der Information so dargestellt wird, dass sie vom Patienten verstanden und angenommen werden kann. Zur Wahrhaftigkeit gehört auch eine authentische Vermittlung der Information.

- **Verschwiegenheit /Schweigepflicht /Datenschutz**

Die Verschwiegenheit der an Behandlung und Pflege Beteiligten ist eine weitere Grundlage von Vertrauen. Juristisch findet die Verschwiegenheit ihren Ausdruck in der Schweigepflicht und dem Datenschutz. Verschwiegenheit ist die Kehrseite der Ehrlichkeit, denn als Patient habe ich das Recht, alle über mich und meinen Gesundheitszustand verfügbaren Informationen zu erhalten, diese Informationen aber gleichzeitig vor dem Zugriff durch Dritte (Angehörige, Arbeitgeber, Nachbarn, Presse etc.) zu schützen.

- **Gerechtigkeit**

Das Prinzip der Gerechtigkeit setzt die Bedürfnisse und Ansprüche des Einzelnen in Beziehung zu den Bedürfnissen und Ansprüchen Anderer. Eine gerechte Verteilung kann im konkreten Einzelfall erforderlich sein („Triage", z. B. beim Massenanfall von Verletzten) oder zwischen abstrakten Personen oder Gruppen erfolgen. Damit wird die Bedeutung von Gerechtigkeit als sozialethisches Prinzip deutlich. Es gibt unterschiedliche Gerechtigkeitsvorstellungen: die egalitäre Gerechtigkeit geht von der Gleichheit der Menschen und ihrer Rechte und Ansprüche aus; die liberale Gerechtigkeit stellt die größtmögliche Wahlfreiheit und damit die Abwesenheit von gesellschaftlichem Zwang als Kriterium für Gerechtigkeit in den Vordergrund; ein utilitaristisches Gerechtigkeitsverständnis bewertet vor allem diejenige Verteilung von Gütern/Gesundheitsleistungen als gerecht, die den größtmöglichen Nutzen für die Gemeinschaft (nicht notwendigerweise für jedes Individuum) gewährleistet (s. o.). Es werden distributive (= zuteilende, verteilende) Gerechtigkeit und retributive (= kompensatorische oder wiedergutmachende) Gerechtigkeit unterschieden.

13.3.2 Konsequenzen für die Praxis

Die genannten medizinethischen Werte und Normen sind Teile jedes einzelnen Behandlungsschrittes. Nebenfachlich-naturwissenschaftlichen Einschätzungen werden durch die ärztliche Tätigkeit immer auch moralische Bewertungen vorgenommen:

- **Diagnose**: Die (wissenschaftstheoretisch notwendige) Zuordnung von Patienten zu bestimmten Diagnosen („labelling") enthält Werturteile und kann im Extremfall eine mit der Menschenwürde nicht vereinbare Diskriminierung befördern.
- **Prognose**: Die Prognose ist einerseits eine statistische Angabe über die Eintrittswahrscheinlichkeit möglicher Krankheitsverläufe, andererseits ist sie untrennbar mit der Frage nach der Bedeutung dieser Angaben verbunden: lohnt sich das Behandlungsangebot angesichts der Erfolgsaussichten?
- **Indikation**: Die Indikation ist eine fachlich begründete Einschätzung, dass eine ärztliche Maßnahme sinnvoll/nützlich/hilfreich ist, um ein bestimmtes Ziel zu erreichen. Die Sinnhaftigkeit kann nicht ohne moralische Bewertungen bestimmt werden. Das Stellen einer Indikation ist ein zweischrittiges Verfahren („medizinische" und „ärztliche" Indikation): Zunächst wird geprüft, welche Behandlungsmaßnahmen für die vorliegende Krankheit laut Leitlinie, Lehrbuch oder Studienlage zulässig sind. Damit wird der medizinische Nutzen der Maßnahme für diese Krankheit begründet (z. B. Anämie → Transfusion). In einem zweiten Schritt muss geprüft werden, ob der jeweilige individuelle Patient in seinem Erkrankungsstadium, mit den bei ihm vorliegenden Begleiterkrankungen und bei seiner individuellen Prognose voraussichtlich von der Maßnahme profitieren wird (z. B. in der Finalphase keine Verbesserung der Lebensqualität durch eine Transfusion). Es ist als eine ärztliche Einschätzung vorzunehmen, ob das, was grundsätzlich indiziert ist („medizinische Indikation") auch bei diesem Patienten zur Erreichung eines angestrebten Therapieziels führen kann („ärztliche Indikation"). Wie jede Einschätzung gehen auch hier moralische Bewertungen in die Frage der Sinnhaftigkeit der Maßnahme ein (Neitzke 2012).
- **Therapieziel**: Welches Therapieziel ist aus Sicht des Patienten sinnvoll? Diese Festlegung ist vom Menschenbild und der eigenen Lebensplanung abhängig, also moralisch überformt.
- **Lebensqualität**: Die Einschätzung von Lebensqualität ist notwendig subjektiv. Wie bewerte ich mein Leben vor dem Hintergrund meiner Lebenseinstellung und individueller Bedürfnisse und Erwartungen?
- **Nutzen-Schaden-Verhältnis**: Die Abwägung des Nutzens von medizinischen Maßnahmen gegen die damit verbundenen Risiken und Belastungen ist vom Menschenbild, den eigenen Lebensplänen und subjektiven moralischen Bewertungen abhängig.
- **Kosten-Nutzen-Bewertung**: Zunehmend wird im Gesundheitssystem der (statistische) Nutzen mit den dafür aufzuwendenden finanziellen Mitteln verglichen. Es ist eine moralische Bewertung, ob ein bestimmter pekuniärer Aufwand einen medizinischen Nutzen rechtfertigt oder nicht.

Die Beispiele zeigen, dass der ärztliche Alltag durchzogen ist von (oft impliziten) moralischen Bewertungen. In vielen Fällen werden die moralischen Intuitionen aller Beteiligten – etwa zur Sinnhaftigkeit lebenserhaltender Maßnahmen oder zur Bedeutung von Palliation – übereinstimmen. Die Reflexion und sensible Kommunikation dieser Bewertungen ist aber unerlässlich, wenn es Anhaltspunkte für moralische Differenzen etwa über den Sinn der weiteren Behandlung gibt. Aus ärztlicher Perspektive (nicht notwendigerweise aus Patientensicht) ist dabei der Ausgleich von individualethischen und sozialethischen Aspekten eine bedeutende ethische Herausforderung.

▪ **Beispiel**

Die ethische Diskussion über die Bewertung der „Tötung auf Verlangen" (so genannte „aktive Sterbehilfe") dient als Beispiel für die Anwendung der genannten medizinethischen Prinzipien und Werte.
- **Pro**: Für eine Tötung auf Verlangen (und damit für deren Legalisierung) spricht das

Selbstbestimmungsrecht des Patienten. Für Befürworter erstreckt sich der Respekt vor der Autonomie auch auf diese grundlegendste Lebensentscheidung eines Menschen („Möchte ich überhaupt weiterleben oder nicht?"). Somit können auch Aspekte der Fürsorge und Nutzenerwägungen eine Tötung auf Verlangen rechtfertigen.
- **Kontra**: Autonomie kann nicht dadurch respektiert werden, dass man das autonome Subjekt auf Verlangen tötet, ihm also die Autonomie dauerhaft nimmt. Bestimmte Interpretationen von Verantwortung lassen nur Angebote zum Leben, nicht aber eine Tötung auf Verlangen zu. Neben der individualethischen ist hier vor allem auch die sozialethische Dimension relevant: Wie verändern sich gesellschaftliche Beziehungen und die Bewertung von Alter und Krankheit, wenn Tötung eine akzeptierte Alternative darstellt? Kann der autonome Wille, leben zu wollen, vor illegitimem sozialem Druck geschützt werden?

13.4 Grundsätze der BÄK zur ärztlichen Sterbebegleitung

Die „Grundsätze der Bundesärztekammer zur ärztlichen Sterbebegleitung" sind ein standesethisches Dokument, das Ärzten als Orientierungshilfe zu einer verantwortungsvollen Entscheidungsfindung in der Begleitung von Sterbenden dienen soll. Die Grundsätze wurden zuletzt 2011 überarbeitet.

> **Ärztliche Aufgaben**
> - Selbstbestimmungsrecht des Patienten achten
> - Leben erhalten
> - Gesundheit schützen und wiederherstellen
> - Leiden lindern
> - Sterbenden bis zum Tod beistehen

Die Beachtung der Patientenautonomie (Selbstbestimmungsrecht) steht über allen Zielen ärztlicher Behandlung. Die übrigen Aufgaben sind je nach Lebens- und Behandlungssituation gleichwertig, so dass eine ärztliche Verpflichtung zur Lebensrettung „nicht unter allen Umständen" besteht. Deshalb sollen die individuellen Umstände geprüft werden. Die Grundsätze liefern dazu Kriterien, ob eine eher kurative oder palliative Therapieausrichtung sinnvoll und im Sinne des Patienten ist.

Eine bloße Sterbeverlängerung ist kein zulässiges Ziel ärztlicher Behandlung. In diesen Fällen ist ein Sterbenlassen durch Therapiebegrenzung unter Wahrung der Basisbetreuung nicht nur erlaubt, sondern sogar moralisch geboten. „Ein offensichtlicher Sterbevorgang soll nicht durch lebenserhaltende Therapien künstlich in die Länge gezogen werden."

Dies zeichnet einen weithin unbeachteten Paradigmenwechsel aus: War ein Therapiezielwechsel bis 2011 ausschließlich auf der Grundlage eines Patientenwillens legitim, wird nun ein Therapiezielwechsel aufgrund der ärztlichen Einschätzung legitimiert und sogar gefordert: Nunmehr handelt es sich bei der „Verlängerung des offensichtlichen Sterbevorgangs" – etwa durch lebenserhaltende Maßnahmen – um eine Fehlbehandlung.
- **Dies markiert einen Paradigmenwechsel in der Medizin: Eine lebenserhaltende Behandlung, die früher möglicherweise als Lebensverlängerung gerechtfertigt erschien, wird aus heutiger Sicht in bestimmten Fällen als eine unzulässige Sterbeverlängerung, also eine nicht (mehr) indizierte Therapie, bewertet.**

13.4.1 Basisbetreuung

Mit diesem Fachausdruck verweist die BÄK auf unverzichtbare Elemente in der Begleitung von Sterbenden, die bis zum Eintritt des Todes angeboten werden müssen:
- **Zuwendung**: Wie viel und welche Zuwendung ist vom Sterbenden gewünscht? Wie

viel Zuwendung erfolgt durch den Palliativmediziner, die Pflegenden, die Familie oder andere? Wie kann ich meine Vorstellungen von angemessener Zuwendung von denen des Patienten trennen/unterscheiden?
- **Menschenwürdige Unterbringung**: In jedem Fall ist individuell zu prüfen, ob die Betreuungssituation würdevoll ist. Als Maßstab zur Orientierung dient dabei eher die vom Patienten selbst gewählte Wohn-/Lebenssituation und nicht ein vom Behandlungsteam gewünschter Idealzustand.
- **Körperpflege**: Wie viel/wenig Körperpflege wünscht sich der Patient? Welche Standards der Körperpflege sind aus Sicht des Teams unverzichtbar?
- **Symptomkontrolle** : Explizit genannt wird in den Grundsätzen der BÄK das Lindern von Schmerz, Atemnot und Übelkeit; eine Verpflichtung zur Behandlung anderer körperlicher Symptome wie Obstipation oder Juckreiz sowie psychischer Symptome lässt sich zumindest implizit ableiten.
- **Stillen von Hunger und Durst**, soweit diese vom Sterbenden subjektiv als Belastung empfunden werden. Also: keine regelhafte künstliche Ernährung und Hydrierung bis zum Eintritt des Todes, sondern eine am subjektiven Befinden orientierte individuelle Entscheidungsfindung.

Diese Definition von Basisbetreuung hat weitreichende Konsequenzen: Das Betreuungsteam ist in jedem Fall verpflichtet, Basisbetreuung anzubieten. **Wenn der Patient Maßnahmen der Basisbetreuung nicht wünscht, muss er sie explizit ablehnen.** Bei allen anderen medizinischen Maßnahmen verhält es sich anders: Sie werden ebenfalls vom Arzt angeboten bzw. empfohlen, dürfen aber erst nach expliziter Zustimmung nach Aufklärung („informed consent") durchgeführt werden.

13.4.2 Entscheidungsfindung, Ethikberatung

In den Grundsätzen werden Hinweise auf eine qualifizierte Entscheidungsfindung gegeben. Dazu zählen die fachübergreifende Konsensfindung innerhalb der Ärzteschaft, die Konsensfindung im multiprofessionellen Behandlungsteam und die Ethikberatung bei Bedarf. Kritische Entscheidungssituationen in der Palliativmedizin können z. B. entstehen bei:
- Therapiezieländerung
- Entscheidungen über Therapieeskalation oder Therapiebegrenzung
- Festlegungen zum Verzicht auf Wiederbelebung oder andere lebenserhaltende Maßnahmen
- Anwendung einer Patientenverfügung
- Sedierung am Lebensende/palliative Sedierung

- **Eine Entscheidung für Palliativversorgung oder gegen die Fortführung oder den Beginn kurativer Behandlungsmaßnahmen darf nicht von wirtschaftlichen Erwägungen abhängig gemacht werden.**

13.5 Ethikberatung im Gesundheitswesen

Kurze Geschichte der Klinischen Ethikberatung
- 1960er-Jahre: In den USA entscheidet ein Klinik-Komitee über die Zuteilung knapper Dialyse-Plätze („God-committee", wegen der Entscheidung über Leben und Tod).
- 1976: Der Oberste Gerichtshof von New Jersey urteilt im Fall der Komapatientin Karen Ann Quinlan: Die lebenserhaltende Behandlung darf auf Betreiben der Eltern der Patientin eingestellt werden, wenn vorher ein (noch zu gründendes) Krankenhaus-

komitee einbezogen wird. Die Idee der Klinischen Ethikberatung ist geboren und Juristen waren ihre Geburtshelfer ...
- 1992: In den USA wird das Vorhandensein eines Ethikberatungsdienstes Voraussetzung für die Akkreditierung eines Krankenhauses.
- 1997: Startschuss in Deutschland: die Konfessionellen Krankenhausverbände (KKVD und DEKV) empfehlen ihren Mitgliedskliniken, Ethikberatung aufzubauen und anzubieten. Erste Gründungen von Klinischen Ethik-Komitees (KEK).
- 2005: Curriculum für Ethikberater der AG Ethikberatung in der Akademie für Ethik in der Medizin (AEM): Empfehlungen zu einer qualifizierten Fortbildung in Ethikberatung.
- 2006: Stellungnahme der Zentralen Ethikkommission (ZEKO) bei der Bundesärztekammer (BÄK) befürwortet, fördert und fordert Klinische Ethikberatung.
- 2010: Standards der AEM zur Ethikberatung in Einrichtungen des Gesundheitswesens: inhaltliche, strukturelle und methodische Mindestanforderungen an Gremien zur Ethikberatung
- 2012: Das Hessische Krankenhausgesetz fordert für jedes Krankenhaus eine/n Ethikbeauftragte/n; dadurch wird erstmals in Deutschland ein Aspekt von Ethikberatung gesetzlich geregelt.

Implementierungsformen von Ethikberatung
- **Stationär**
    - Im Krankenhaus ist das Klinische Ethik-Komitee (KEK) die häufigste Implementierungsform; alternative Bezeichnungen: z. B. Arbeitskreis Ethik, Ethikforum.
    - Darüber hinaus werden Ethikkonsil- oder -liaisondienste durch Einzelpersonen angeboten.
    - Einrichtungen der Altenpflege (und auch der Behindertenbetreuung) weisen bislang kaum Gremien zur Ethikberatung auf, obwohl hier ein hoher Beratungsbedarf besteht.
    - Auch in stationären Hospizen ist Ethikberatung eher die Ausnahme.
- **Ambulant**
    - Vereinzelt beginnen Palliativstützpunkte, SAPV-Teams oder Palliativpflegedienste mit dem Aufbau von strukturierter Ethikberatung.
    - Darüber hinaus ist für niedergelassene Ärztinnen und Ärzte derzeit keine Ethikberatung verfügbar, obwohl auch hier ein erheblicher Beratungs- und Orientierungsbedarf gesehen wird.

Aufgaben der Ethikberatung
- Sensibilisierung der Mitarbeitenden für Fragen der klinischen Ethik: z. B. Ethik-AGs, regelmäßig stattfindendes Ethik-Café, jährlicher Ethiktag
- Fortbildungen für Mitarbeiter zu Aspekten der klinischen Ethik: z. B. Therapiebegrenzung auf der (Intensiv-)Station, Formen der Sterbehilfe, Umgang mit Patientenverfügungen, Rolle von Bevollmächtigten/Betreuern, Ermittlung des Patientenwillens, Organspende
- Beratung in ethischen Konfliktfällen (Ethik-Fallberatung): Beratung erfolgt auf Antrag (Ausnahme: regelmäßige Ethikvisiten); antragsberechtigt sind neben Ärzten und Pflegenden häufig auch Patienten, Bewohner und Angehörige; retrospektive oder prospektive Betrachtung von Konfliktfällen; Ethikgremium entscheidet nicht, sondern ist beratend tätig;

Ziel der Ethik-Fallberatung ist ein Konsens (die aus Sicht aller an der Beratung Teilnehmenden bestmögliche und gemeinsam verantwortbare Handlungsoption) aller Beteiligten
- Erarbeitung von Ethik-Leitlinien für in der Einrichtung regelmäßig auftretende Konfliktkonstellationen: z. B. Umgang mit Zeugen Jehovas, Therapie am Lebensende, Ermittlung des Patientenwillens, Umgang mit dem Wunsch nach Schwangerschaftsabbruch

Literatur

Akademie für Ethik in der Medizin (AEM) (2010) Standards für Ethikberatung in Einrichtungen des Gesundheitswesens. Ethik Med 22:149–153

Bundesärztekammer (2011) Grundsätze der Bundesärztekammer zur ärztlichen Sterbebegleitung. Dtsch Ärztebl 108:A346–A348

Neitzke G (2012) Medizinische oder ärztliche Indikation – worauf kommt es an? J Anästh Intensivbeh 19(1):152–156

Rechtliche Aspekte

Wolfgang Putz und Matthias Thöns

14.1 Rechtliche und ethische Grundlagen des ärztlichen Berufs – 245
14.1.1 Festlegung der Therapie in zwei Schritten – 245
14.1.2 Setzt nun der zur Rechtfertigung erforderliche Patientenwille Aufklärung voraus? – 247
14.1.3 Form der Aufklärung – 247
14.1.4 Patientenverfügung und Aufklärung – 248
14.1.5 Ermittlung des Patientenwillens (Selbst – und Fremdbestimmung; . Abb. 14.3) – 248

14.2 Behandlungsfehler in der Palliativmedizin – 249
14.2.1 Grundsätzliche Besonderheiten des Medizinrechts – 250
14.2.2 Medizinzivilrecht in der Palliativmedizin – 251
14.2.3 Medizinstrafrecht in der Palliativmedizin – 252

14.3 Betreuungsrecht – 259
14.3.1 Vertretung des Patienten – 259
14.3.2 Aufgaben der Patientenvertreter – 259
14.3.3 Notfallbögen – 260
14.3.4 Patientenwille von Kindern – 260

14.4 Der neue § 217 StGB – 261

Literatur – 261

© Springer-Verlag GmbH Deutschland, ein Teil von Springer Nature 2019
M. Thöns, T. Sitte (Hrsg.), *Repetitorium Palliativmedizin*,
https://doi.org/10.1007/978-3-662-59090-4_14

■ **Kasuistik**

Die 76-jährige Patientin entwickelte nach einer schweren Hirnblutung in 2002 ein Wachkoma ohne jede Besserungstendenz. Nach einer Fraktur wurde ihr 2006 der linke Arm amputiert, im Dezember 2007 war sie bei einer Körpergröße von 1,59 cm auf 40 kg abgemagert (BMI 15,8, bei fehlendem Arm). Übereinstimmend konnten beide Kinder den einer fortgesetzten PEG-Ernährung entgegenstehenden Willen erklären. Sie hatte beiden Kindern ihre Einstellung zu Behandlungsoptionen am Lebensende deutlich gemacht und unter anderem erklärt: „falls ich bewusstlos werde und mich nicht mehr äußern kann, möchte ich keine lebensverlängernden Maßnahmen in Form künstlicher Ernährung und Beatmung, ich will nicht an irgendwelche ‚Schläuche' angeschlossen werden".

Der betreuende Hausarzt verneinte bereits die Indikation für eine künstliche Ernährung im konkreten Fall und unterstützte das Vorhaben der Kinder. Für die Weiterbehandlung fehlte es also sowohl an einer ärztlichen Indikation als auch an einem entsprechenden Patientenwillen.

Das Personal des Pflegeheims hatte erhebliche Probleme mit einem Beenden der künstlichen Ernährung, obwohl die entsprechende Anordnung des Hausarztes für die Behandlungspflege bindend ist und die Pflegekräfte rechtlich absichert. Man einigte sich nicht zuletzt durch die Hilfe eines spezialisierten Rechtsanwalts darauf, dass das Personal des Heimes die Grundversorgung weiterhin leiste, für die Rückführung der Ernährung und der Flüssigkeitszufuhr sowie die Mundpflege zur Vermeidung des Durstgefühls aber fortan allein die Kinder der Patientin zuständig wären.

Entsprechend der seinerzeit wie heute gültigen Rechtslage war eine im Konsens von Arzt und Betreuern getroffene Entscheidung über das Beenden einer lebenserhaltenden Maßnahme aufgrund des (mutmaßlichen) Willens des Betroffenen für die Pflege bindend. Deshalb gaben die Kinder über die PEG-Sonde fortan nur noch Flüssigkeit, die sie in drei Tagen von 250 ml/Tag auf Null reduzierten. Es war ihr Ziel, die Mutter an ihrem schweren Grundleiden sterben zu lassen ohne den Tod zu beschleunigen.

Trotz der für das Heim bindenden Absprache der Betreuer mit dem Hausarzt wurde gegen den Patientenwillen und gegen die ärztliche Anordnung auf Betreiben der Heimleitung diese Einigung widerrufen. Den Kindern wurde mitgeteilt, sie sollten innerhalb von 10 Minuten wieder in die künstliche Ernährung einwilligen, ansonsten würde ihnen Hausverbot erteilt werden.

Der Rechtsanwalt, der das gesamte Vorgehen in Eigenverantwortung leitete, gab den Kindern daraufhin die Anweisung, die PEG-Sonde direkt über der Bauchdecke zu durchtrennen, denn eine einstweilige Verfügung gegen diese rechtsbeugende Anweisung war aus Rechtsgründen schließlich auch nicht zeitnah vor Weihnachten zu erlangen. Dies führte die Tochter sofort aus, da sie Handlungsunfähigkeit durch das drohende Hausverbot fürchtete. Rechtlich handelt es sich nicht um verbotene Selbstjustiz sondern um gebotene Selbsthilfe. Wo zumutbare Selbsthilfe wirksam den rechtlich korrekten Zustand herstellt oder sichert, besteht keine Möglichkeit für die ordentliche Gerichtsbarkeit zur Unterstützung. Erst nach vollzogenem Hausverbot, wenn die Kinder die Zwangsbehandlung nicht mehr selbst hätten unterbinden können, wäre ein solches „Rechtsschutzbedürfnis" entstanden. Dies war als zweiter Schritt hilfsweise angedacht. Der Rechtsanwalt aber alarmierte die Polizei und erwartete, dass das Entfernen der Sonde und die Zuhilfenahme der Polizei die weitere Zwangsbehandlung verhindern würden.

Nachdem die Entfernung der Sonde vom Pflegepersonal bemerkt worden war, wurde auf Initiative des Heimes die Staatsanwaltschaft Fulda aktiv. Diese und nicht etwa ein Gericht ordnete die Neuanlage einer PEG-Sonde in einem Krankenhaus an und leitete die Strafverfolgung der Kinder samt ihrem Rechtsanwalt ein. Die Patientin verstarb an ihrem Grundleiden wenige Tage später.

Während das Landgericht Fulda die Tochter (der Sohn war verstorben) aufgrund eines „unvermeidbaren Erlaubnisirrtums" freisprach, wurde der Rechtsanwalt wegen versuchten Todschlags zu einer Freiheitsstrafe von neun Monaten auf Bewährung verurteilt. Der Bundesgerichtshof sprach ihn schließlich am 25. Juni 2010 frei und klärte in einem wichtigen Grundsatzurteil schwierige Rechtsfragen um palliativmedizinische Entscheidungen.

14.1 Rechtliche und ethische Grundlagen des ärztlichen Berufs

- **Medizinethische Grundlagen**

Die für die Palliativmedizin einschlägige, moderne Medizin**ethik** wurde seit 1994 wesentlich durch Grundsatzurteile des Bundesgerichtshofs im Medizin**recht** geprägt (▶ Kap. 13).

- **Medizinrechtliche Grundlagen**

Der Arztberuf ist kein rechtsfreier Raum. Das hat nichts mit Verrechtlichung zu tun. Das Medizinrecht ist in mehrere Gesetzen „verstreut" (z. B. Strafrecht, Sozialgesetze, Medizinproduktegesetz, Betreuungsrecht und andere Gebiete des BGB). Das frühere Richterrecht zum zivilrechtlichen Teil des Medizinrechts wurde durch das Patientenrechtegesetz, das am 01.01.2013 in Kraft trat, praktisch inhaltsgleich in das BGB übernommen.
— Jeder ärztliche Eingriff ist nach geltendem Recht der äußerliche Tatbestand einer Verletzung des Körpers des Patienten, sei es durch Stahl, Strahl oder Chemie.

Die Rechtfertigung der ärztlichen Behandlung stützt sich auf die „zwei Säulen des Medizinrechts", Indikation und Patientenwille (◘ Abb. 14.1). Die Indikation alleine rechtfertigt niemals eine Behandlung, denn es gibt keine ärztliche Behandlung, die per se gerechtfertigt ist (etwa die „absolute Indikation " oder die „lebensrettende, lebenserhaltende, lebensverlängernde Behandlung").

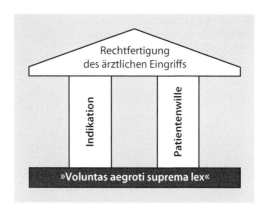

◘ Abb. 14.1 Die zwei Säulen des Medizinrechts

— Patientenwille sticht Indikation (voluntas aegroti suprema lex)! Nichts geht gegen den Patientenwillen!

Jede anstehende Behandlung muss also auf den Prüfstand der Rechtfertigung. In der Medizin darf nur eine indizierte Behandlung dem Patienten „angeboten" werden. Was nicht (oder nicht mehr) indiziert ist, hat zu unterbleiben (muss beendet werden). Lehnt der Patient eine indizierte (Weiter-)Behandlung ab, ist Nichtaufnahme oder Beendigung der indizierten Behandlung zwingend geboten (◘ Abb. 14.2).

14.1.1 Festlegung der Therapie in zwei Schritten

- **Erster Schritt: Ist die angedachte Behandlung indiziert?**

Indikation heißt „ärztliche Gebotenheit unter Abwägung von Nutzen, Schaden und Risiken". Doch schon vor Projektion auf den konkreten Patienten und seine konkrete Krankheitssituation enthält jede allgemein anerkannte Indikation sowohl Elemente des aktuellen Stands der Wissenschaft (Facharztstandard) als auch aktuell allgemeingültige Definitionen von Nutzen, Schaden, Sinn oder Unsinn einer Behandlung. Schon die vom Patienten abstrahierte Indikation (oft **medizinische Indikation** genannt) ist also bereits zum Teil von einer Wer-

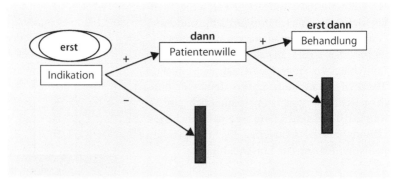

Abb. 14.2 Therapiezielbestimmung nach § 1901b BGB

teordnung abhängig. Sodann muss die Indikationsstellung auf den konkreten Patienten und seine Erkrankung erfolgen (oft **ärztliche Indikation** genannt).

Nicht indizierte Behandlungen sind in der Palliativmedizin so gut wie nie dem Patienten anzubieten (z. B. Chemotherapie „zur psychischen Stabilisierung"). Außerhalb der Palliativmedizin sind die wenigen Beispiele nicht indizierter aber durch den Patientenwillen allein gerechtfertigter Behandlungen etwa der Wunschkaiserschnitt oder die Schönheitsoperation (also sog. wunscherfüllende Medizin oder Lifestyle-Medizin).

- **Zweiter Schritt: Ist die angedachte Behandlung vom Willen des Patienten gedeckt?**

Zum einen muss nicht jeder Patient jene Wertvorstellung haben, welche der Indikation zu Grunde liegt (Beispiel: Nutzen einer Bluttransfusion aus Sicht eines Zeugen Jehovas oder lebensverlängernde Dialyse bei einem einsichts- und entscheidungsfähigen Sterbewilligen). Zum anderen gibt es keine paternalistische Korrektur von medizinischen Vorstellungen des Patienten, die dem Arzt unsinnig erscheinen (Rechtsprechung seit rund 60 Jahren, heute z. B. Ablehnung einer deutlich lebensverlängernden weiteren Chemotherapie).

— Der einsichtsfähige Patient kann jede Behandlung, auch wenn sie das Leben erhält oder verlängert, aus jedem Grund verweigern. Gegen den Patientenwillen darf keine „noch so indizierte" Behandlung durchgeführt werden. Das Blutbild des Patienten ist genauso wichtig wie sein Weltbild!

Die Indikation allein ergibt kein Behandlungsrecht des Arztes. Die indizierte Behandlung ist nur durch den zustimmenden Patientenwillen rechtlich abgesichert. Nur in akuten Notfällen (kaum in der Palliativmedizin) genügt der vom Arzt unterstellte „mutmaßliche Wille".

Das werden Sie nie vergessen

— Arzt – Kaminkehrer: Der Arzt möchte den Patienten am Darm operieren. Der Patient lehnt ab: „Mein Bauch gehört mir!"
— Der Kaminkehrer möchte den Kamin kehren. Der Hauseigentümer lehnt ab: „Mein Haus gehört mir!"
— Wie geht es weiter?
— Der Kaminkehrer holt die Polizei. Diese nimmt den Hauseigentümer in Gewahrsam, bis der Kamin gekehrt ist. Der Kaminkehrer hat kraft Gesetz ein Kehrrecht!
— Der Arzt hingegen muss die Ablehnung akzeptieren. Der Arzt hat kein Behandlungsrecht! Das Recht zur Behandlung kann ihm nur der Patient einräumen! Selbst die absolute Indikation erlaubt keine Missachtung des Patientenwillens. Die Durchführung der Behandlung gegen den

Rechtliche Aspekte

> Patientenwillen ist eine rechtswidrige, strafbare Körperverletzung.
> - Wären Sie dann doch lieber Kaminkehrer? Noch können Sie umschulen!

Aus der amtlichen Begründung des Patientenverfügungsgesetzes von 2009: „Aus dem verfassungsrechtlich geschützten Selbstbestimmungsrecht des Menschen folgt, dass weder die Krankheit noch der ärztliche Heilauftrag ein Behandlungsrecht des Arztes begründen".

14.1.2 Setzt nun der zur Rechtfertigung erforderliche Patientenwille Aufklärung voraus?

> **Praxistipps zur Aufklärung des einsichtsfähigen Patienten**
> - Einsichtsfähigkeit des Patienten dokumentieren!
> - Dem Patienten unbedingt Aufklärung anbieten!
> - Will der Patient nicht aufgeklärt werden, unbedingt dokumentieren und möglichst vom Patienten unterschreiben lassen.
> - Stimmt der Patient ohne Aufklärung dem Eingriff zu („ich will gar nicht wissen, was da alles passieren kann, ich vertraue Ihnen Herr Doktor und gebe Ihnen meine Zustimmung!"), möglichst Verzicht auf Aufklärung und Zustimmung zur Behandlung unterschreiben lassen, gegebenenfalls Zeugen zuziehen. Zustimmung ist dann rechtlich wirksam, auch wenn auf nicht informierter Basis erfolgt. Der Patient übernimmt das Risiko der Uninformiertheit, welches sonst den behandelnden Arzt trifft.
> - Akzeptiert der Patient die Aufklärung, Aufklärung durchführen und dokumentieren und Patient möglichst unterschreiben lassen.
> - Stimmt der Patient der Behandlung nach Aufklärung zu, Zustimmung dokumentieren und Patient unterschreiben lassen (klassischer „informed consent"),
> - Stimmt der Patient der Behandlung nicht zu (mit oder ohne Aufklärung, was zu dokumentieren ist, s. o.), dokumentieren und Patient möglichst unterschreiben lassen.
> - Kann der Patient nicht unterschreiben, Zeugen zuziehen, Protokoll fertigen, allseitig unterschreiben.

14.1.3 Form der Aufklärung

Adressat ist der Patient, bei Heranwachsenden der Patient **und** die Erziehungsberechtigten, bei nicht entscheidungsfähigen Patienten der Bevollmächtigte oder der rechtliche Betreuer (siehe unten unter „Betreuungsrecht").

Geschuldet ist – wenn der Patient das Aufklärungsangebot des Arztes annimmt – das Aufklärungs**gespräch**, nicht ein Formular über die Aufklärungsinhalte. Das Aufklärungsformular, die Unterschrift des Patienten, gegebenenfalls Zeugen sind nur prozessuale Beweismittel und schützen den Arzt vor Strafe und Haftung. Nur deswegen heißt es verkürzt immer wieder: „Der Patient muss aufgeklärt sein" bzw. „der Arzt muss aufklären". Eine korrekte Dokumentation, dass der Patient ohne Aufklärung abgelehnt oder zugestimmt hat (siehe oben) schützt den Arzt aber ebenso.

Palliative Patienten sind häufig in ihren geistigen Fähigkeiten stark eingeschränkt. Für die Zustimmung zu einer ärztlichen Behandlung und für das Verständnis der Aufklärung muss keine **Geschäftsfähigkeit** sondern nur die notwendige **Einsichtsfähigkeit** (Verständnis für die Aspekte der anstehenden Behandlung) vorhanden sein. Ist dies nicht der Fall, so muss der Vertreter des Patienten (Bevollmächtigter oder rechtlicher Betreuer) die Zustimmung des Patienten ersetzen. Folglich sind in diesem Falle der Bevollmächtigte oder Betreuer aufzuklären (ebenso dokumentieren und vom Vertreter des Patienten unterschreiben lassen!).

14.1.4 Patientenverfügung und Aufklärung

Bei einer Patientenverfügung ist der später behandelnde Arzt, der die Patientenverfügung beachten muss, regelmäßig nicht behandelnder Arzt zum Zeitpunkt der Abfassung der Patientenverfügung gewesen. Ihn kann bzw. konnte somit keine Aufklärungspflicht hinsichtlich der Inhalte der Patientenverfügung treffen.

Bei der Patientenverfügung geht das Aufklärungsrisiko auf den Patienten über wie bei einem Patienten, der ausdrücklich auf Aufklärung verzichtet. Die Frage, ob der Patient die Patientenverfügung aufgeklärt abgefasst hat, ist daher in der Praxis der Umsetzung der Patientenverfügung regelmäßig nicht relevant.

14.1.5 Ermittlung des Patientenwillens (Selbst- und Fremdbestimmung; ◘ Abb. 14.3)

— Jeder Patient hat einen Willen – immer! Auch in Schlaf, Narkose und Koma!

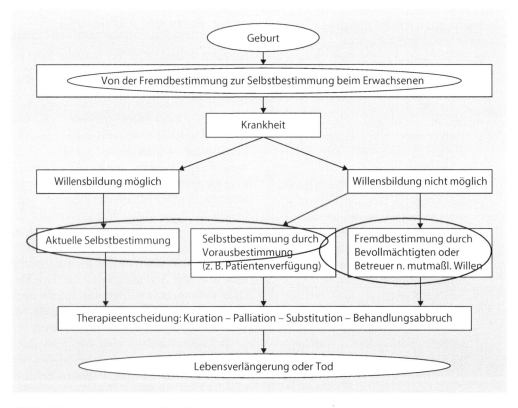

◘ Abb. 14.3 Selbstbestimmung/Fremdbestimmung

Rechtliche Aspekte

> **Schema zur Ermittlung des Patientenwillens**
> - Wenn der Patient **entscheidungsfähig** ist: Eigene Entscheidung nach angebotener und ggf. erteilter Aufklärung
> - Wenn der Patient **entscheidungsunfähig** ist:
> - Schriftliche Vorausverfügung: „Patientenverfügung", § 1901 a, I BGB, eventuell nach Ermittlung des „wirklichen" Willens (kein „Haften am buchstäblichen Sinn des Ausdrucks", § 133 BGB)
> - Wenn keine schriftliche Patientenverfügung vorliegt, mündliche Vorausverfügung: „Behandlungswünsche", § 1901 a, II BGB
> - Wenn keine mündliche Vorausverfügung vorliegt: Mutmaßlicher Wille des Patienten, § 1901 a II BGB

Der **mutmaßliche Wille** ist aufgrund konkreter Anhaltspunkte zu ermitteln. Zu berücksichtigen sind insbesondere frühere mündliche oder schriftliche Äußerungen, ethische oder religiöse Überzeugungen und sonstige persönliche Wertvorstellungen des Patienten (so wörtlich § 1901 a, II BGB).
- Der Patientenwille hängt von keiner Form ab (Schriftform, Handschrift, notarielle Form). Der Patientenwille bindet in jeder Form.

Daher kann auch der Widerruf einer Patientenverfügung in jeder Form (z. B. mündlich) erfolgen, § 1901 a, I BGB. Dazu muss aber der Patient noch entscheidungsfähig sein, also die Tragweite seines Widerrufs verstehen.

Liegt eine Patientenverfügung vor, so hat der Patient diese für eine Situation niedergelegt, dass er seinen Willen nicht mehr bilden und/oder verständlich äußern kann. Bleiben bezüglich Widerruf Zweifel, z. B. Artikulationsschwierigkeiten oder Zweifel an der aktuellen Einsichtsfähigkeit, so gilt die Patientenverfügung. Denn auch gerade im Hinblick auf solche späteren Zweifel über Äußerungen im kranken Zustand soll eine Patientenverfügung in gesunden Tagen im Voraus eine Entscheidung treffen.

Liegt jedoch keine Patientenverfügung vor oder bleiben aus dem Wortlaut der Patientenverfügung oder aus der Krankheitssituation Zweifel an der Bindungswirkung der Patientenverfügung oder liegen aus sonstigen Gründen Zweifel am Patientenwillen vor, die zwischen dem Arzt und dem Patientenvertreter nicht ausgeräumt werden können, so ist ein betreuungsrechtliches Verfahren beim zuständigen Amtsgericht/Betreuungsgericht einzuleiten, § 1904 Abs. 2 BGB. Dies klärt, ob ein Patientenwille feststellbar ist. Ist der Wille auch in einem sorgfältigen Prüfverfahren nicht festzustellen, so gilt **in dubio pro vita!** Ein solches Verfahren gibt es also nicht, wenn bereits am Krankenbett Arzt und Vertreter des Patienten sich über den Willen des Patienten einig sind (egal in welcher Richtung der Wille geht).
- Der Betreuungsrichter ist nicht dazu da, das Zulassen des Sterbens zu genehmigen oder dem Arzt den Rücken zu stärken. Das Betreuungsgericht entscheidet nur bei einem Streit über den Willen des Patienten, nicht bei medizinischen Fragen.

Der **Nachweis des Patientenwillens** erfolgt durch Urkundenbeweis (Patientenverfügung) oder Zeugenbeweis (Behandlungswünsche oder mutmaßlicher Wille) (◘ Abb. 14.4).
- Trifft eine Patientenverfügung die eingetretene Situation „1 zu 1", so bindet sie den Arzt unmittelbar, auch wenn es keinen Vorsorgebevollmächtigten oder rechtlicher Betreuer gibt, § 630d I BGB.

14.2 Behandlungsfehler in der Palliativmedizin

Wenngleich Behandlungsfehler in der Palliativmedizin bislang öffentliche Aufmerksamkeit nicht erregten, so sah sich der Herausgeber bereits einem solchen Vorwurf ausgesetzt (ver-

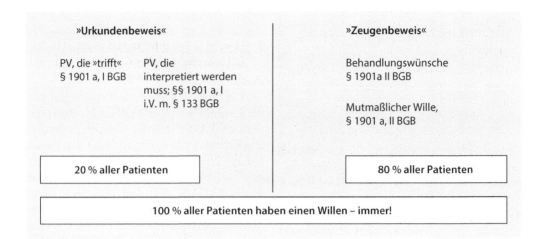

● Abb. 14.4 Der Patientenwille des Willensunfähigen

meintlich todesursächliches Absetzen von Slow-sodium-Tabletten). Mithin sind auch in der Palliativmedizin die üblichen Aufklärungspflichten zu beachten.

Fehlen die Indikation und/oder die Einwilligung des Patienten oder wurde die Behandlung fehlerhaft durchgeführt, so begeht der Arzt eine **rechtswidrige Körperverletzung**. Dies hat Konsequenzen im **Zivilrecht** (Rechtsverhältnis zwischen Arzt und Patient, insbesondere Haftung) und im **Strafrecht** (Strafverfolgung durch den Staat).

14.2.1 Grundsätzliche Besonderheiten des Medizinrechts

Eine entscheidende Besonderheit für die Ausgestaltung des Medizinrechts ist die Physiologie des menschlichen Körpers. Fast jede ärztliche Heilbehandlung ist nur ein Heilversuch mit mehr oder weniger guten Chancen. So muss eine absolut korrekte Behandlung nicht zum Erfolg führen. Daher ist rechtlich auch der Erfolg der Behandlung nicht geschuldet wie etwa beim **Werkvertrag** (z. B. Autoreparatur). Hinzu kommt, dass häufig eine korrekte Behandlung, ein korrekt verabreichtes Medikament, ein korrekt durchgeführter operativer Eingriff zu unvermeidlichen oder aber zu möglichen aber unerwünschten Nebenfolgen oder zur Verwirklichung von Risiken führen. Für all das kann der Arzt nichts! Der Arzt schuldet eben gerade nicht den Erfolg der Heilung oder die gelungene Palliation, sondern nur korrektes Handeln (**Dienstvertrag**). Der Rückschluss vom negativen Ergebnis auf eine fehlerhafte Behandlung ist daher fast immer unzulässig.

Schließlich geschehen als weitere Besonderheit des Medizinrechtes die Behandlungsfehler naturgemäß dort, wo der Patient krank ist und deshalb behandelt wird, wenn es sich nicht gerade um Seitenverwechslungen oder Patientenverwechslungen handelt. Bei allen anderen Schadensabwicklungen werden intakte Sachen oder gesunde Körper geschädigt, die ohne Schädigung weiterhin intakt oder gesund wären. Der Patient hingegen kann trotz richtiger Behandlung nicht gesund werden, seine Krankheit kann schlimmer werden, neue Beschwerden können hinzutreten. Das alles schützt in gewisser Weise den Arzt vor Haftung und Strafe. So steht der Arzt vergleichsweise seltener „mit einem Fuß im Gefängnis" oder kommt in die Haftung als beispielsweise jeder Berufskraftfahrer.

14.2.2 Medizinzivilrecht in der Palliativmedizin

- **Arztrecht ist Dienstrecht.** Der Arzt schuldet nicht den Erfolg der Heilung, sondern nur die korrekte Behandlung.
- „**Korrekt**": Handeln innerhalb der Bandbreite des ärztlichen Standards.
- „**Standard**": Aktueller anerkannter fachärztlicher Stand der Wissenschaft, Schulmedizin, Orientierung an Leitlinien der Fachgesellschaften usw.
- „**Fehler**": Das Handeln des Arztes liegt außerhalb der Bandbreite des Facharztstandards.
- „**Körperschaden**": Das Missergebnis ist iatrogen verursacht und nicht schicksalhaft, wenn also der Schaden auf dem Fehler beruht.
- **Folge**: Haftung für Schmerzensgeld und weiteren Schaden. Die Haftung ist durch berufliche Haftpflichtversicherung versicherbar.
- Unterscheide: Fehler – Schaden

Nachdem die Logik des Medizinrechts darauf aufbaut, dass der Arzt ebenso an den Standard wie an den Willen des Patienten gebunden ist, führen zu möglichen haftungsrechtlichen Folgen
- Missachtung des Patientenwillens (Aufklärungsfehler oder Übergehen des Willens)
- Missachtung des Facharztstandards (Behandlungsfehler)

▪ Aufklärungsfehler
Die Rechtsprechung hat die Aufklärungspflichten inzwischen umfassend ausgeurteilt. Der Patient muss über die Risiken und Nebenwirkungen im Großen und Ganzen informiert werden. Je gewichtiger diese sind, desto intensiver muss die Aufklärung sein. Es kommt weniger auf die Häufigkeit als auf die Bedeutung des Risikos an. Der Patient muss sich darüber im Klaren sein, was die Verwirklichung des Risikos für seine künftige Lebensführung bedeuten würde.

Ferner kommt es je nach dem Gewicht der bevorstehenden Behandlung bzw. deren Risiken und Nebenfolgen auf den **Aufklärungszeitpunkt** an. Entsprechend der Tragweite der bevorstehenden Behandlung muss der Patient weniger oder mehr Zeit haben, sich innerlich frei entscheiden zu können, was bei stationärer Behandlung und einer Aufklärung am Vorabend oder gar erst am Tag des Eingriffs regelmäßig nicht mehr der Fall ist.

Im Bereich der **Aufklärung in der Palliativmedizin** müssen dem Patienten in besonderer Deutlichkeit die Unterschiede von Therapieoptionen erklärt werden, wenn diese im Hinblick auf Lebensqualität und Lebensdauer deutlich unterschiedlich sind. Denn gerade die Frage, ob der Patient Lebensqualität oder Lebensverlängerung mit einer höheren Priorität bewertet, ist ausschließlich die Entscheidung des Patienten.

- **Die Lebenswertentscheidung steht alleine dem Patienten (resp. dessen Bevollmächtigtem oder rechtlichen Betreuer) zu.**

Es gibt keine „Grenzen der Selbstbestimmung"! Der Patient hat das absolute Hoheitsrecht über seinen Körper. Artikel 2 des Grundgesetzes garantiert die körperliche Unversehrtheit und das **Recht auf Leben**, begründet aber **keine Pflicht zu leben** und gibt niemandem das Recht zur Behandlung des Patienten. Häufig wird als Grenze der Selbstbestimmung gesehen, dass der Arzt nicht zur Mitwirkung an Behandlung oder Tötung gezwungen werden kann. Beides wäre keine Selbstbestimmung des Patienten über seine Integrität sondern Fremdbestimmung des Arztes, was dieser tun soll. Tatsächlich ist die Selbstbestimmung des Patienten über seine ärztliche Behandlung grenzenlos. Die Patientenautonomie, also die Freiheit der Selbstbestimmung, wird ebenfalls von Art. 2 des Grundgesetzes garantiert. Dieser garantiert dem Patienten auch, dass er selbst und kein anderer bestimmt, was er unter Würde versteht. Diese selbst definierte Würde steht dann nach Art. 1 des Grundgesetzes unter dem

höchsten Schutz, den unsere Rechtsordnung kennt.
– **Der Patient kann dem Arzt alles verbieten, aber nichts vorschreiben!**

- **Behandlungsfehler**

Längst gibt es auch in der Palliativmedizin einen Facharztstandard. Dieser hat fast immer eine Bandbreite. Der Patient hat keinen Anspruch auf die beste Behandlung sondern nur auf eine Behandlung innerhalb der Bandbreite des Standards. Der Verstoß gegen den Standard ist regelmäßig ein Behandlungsfehler. Kann der Standard nicht gewährleistet werden, stellt sich die Frage des Übernahmeverschuldens. Das gilt etwa beim Einsatz junger Ärzte am Anfang der Facharztausbildung.
– **Der Standard von heute ist der Kunstfehler von morgen.**

- **Übertherapie (Behandlung ohne Therapieziel)**

Das Oberlandesgericht München hat in einem aufsehenerregenden Urteil vom 21. 12.2017, AZ 1 U 454/17.JURIS, erstmals in der Rechtsgeschichte einen Arzt wegen einer nicht indizierten Lebensverlängerung verurteilt. Die Lebensverlängerung mittels PEG-Sonde hatte nur noch das schwere Leiden des Patienten in schwerster Demenz verlängert. Dazu hatte der medizinische Sachverständige des Gerichts die Indikation verneint. Dafür muss – so das Oberlandesgericht München - ein Arzt Schmerzensgeld und die verursachten Pflegekosten bezahlen. Die Verurteilung des Arztes stützte das Gericht ausschließlich auf den Verstoß gegen den umfangreich belegten Facharztstandard für Hausärzte, nicht etwa auf den Patientenwillen, auf den es nur bei einer indizierten Behandlung angekommen wäre. Das Urteil ist noch nicht rechtskräftig. Mit einer Revisionsentscheidung des Bundesgerichtshofs ist im Jahr 2019 zu rechnen.

14.2.3 Medizinstrafrecht in der Palliativmedizin

Eine Behandlung ist Körperverletzung, wenn sie nicht durch Einwilligung gerechtfertigt ist, § 228 StGB. Die Therapiezieländerung vom kurativen Ansatz zum Zulassen des Sterbens unter palliativer Begleitung kann umgekehrt aber auch eine strafbare Tötung durch Unterlassen (§ 212 StGB) sein, wenn sie gegen den palliativmedizinischen Standard oder den Patientenwillen verstößt!
– **Nichts geht gegen den Patientenwillen!**

- **Straftatbestände (persönliche Konsequenz: Strafe – nicht versicherbar!)**

Grundvoraussetzung: sicherer Nachweis von Verschulden (anders als im zivilen Haftungsrecht individuelle Vorwerfbarkeit) und sichere Kausalität zwischen Fehler und eingetretenem Körperschaden. Sonst „in dubio pro reo" („Im Zweifel für den Angeklagten").
– §§ 211 ff StGB Tötungsdelikte, insbesondere § 222, fahrlässige Tötung
– §§ 216 StGB Tötung auf Verlangen – siehe unten „Sterbehilfe"
– § 217 StGB Gesetz zur Strafbarkeit der geschäftsmäßigen Förderung der Selbsttötung
– §§ 218 StGB ff Abtreibungsdelikte
– §§ 223 StGB ff Körperverletzungsdelikte
– § 323 c StGB Unterlassene Hilfeleistung (Achtung: Vorsatzdelikt, also Absicht erforderlich!)
– § 203 StGB Verletzung der ärztliche Schweigepflicht

- **Entscheidungen am Ende des Lebens**

Naturgemäß werden in der Palliativmedizin besonders häufig Therapieentscheidungen getroffen, die über das Weiterleben des Patienten oder das Zulassen seines Sterbens unter palliativer Behandlung und Pflege die Weichen stellen. Oft geht es nicht um das Begleiten des unausweichlichen Sterbens, sondern das gezielte Unterlassen einer an sich möglichen lebensverlängernden Therapie, **damit** der Patient sterben kann. Zum zentralen rechtlichen Thema in der Palliativmedizin wird daher der Themenkomplex „**Sterbehilfe**". Dieser Begriff sollte wertfrei als Überbegriff aller Formen der Begleitung des Sterbens verwendet wer-

Rechtliche Aspekte

den, so, wie „Geburtshilfe" alle Formen der Begleitung am Anfang des Lebens als Überbegriff umfasst.
- **Sterbehilfe ist das Gegenstück zur Geburtshilfe.**

Der Streit, ob man diesen Begriff vermeidet, oder besser von „Hilfe beim/im oder zum Sterben" spricht, ist unsinnig. Meist verstehen zudem verschiedene Diskutanten unter den jeweiligen Begriffen Verschiedenes. Wann immer im Kontext von Therapieentscheidungen am Lebensende über „Sterbehilfe" gesprochen wird, muss unbedingt geklärt werden, was inhaltlich darunter verstanden wird.

> **Tipp**
>
> Nicht über Begriffe, sondern über Inhalte reden!

Die fünf Formen der Sterbehilfe
- Erster Komplex: Sterben durch die Hand eines Menschen – Tötung und Selbsttötung
- Indirekte Sterbehilfe
- Direkte aktive Sterbehilfe
- Beihilfe zur Selbsttötung (Suizid)
- Zweiter Komplex: Sterben zulassen
- Sterbebegleitung
- Beendigung einer lebensverlängernden Behandlung („passive Sterbehilfe")

- **Erster Komplex: Sterben durch die Hand eines Menschen – Tötung und Selbsttötung**

Tötung und Selbsttötung des Patienten sind Tötungshandlungen, ohne die das Leben erst einmal weitergehen würde. Bei Tötungshandlungen ist zu unterscheiden, ob Täter und Opfer identisch sind (Selbsttötung) oder ob eine Fremdtötung vorliegt (ein Mensch tötet einen anderen).

> **Tipp**
>
> Begriffe wie „Selbstmord" oder „Freitod" als wertende Begriffe, nämlich Diskriminierung resp. Verherrlichung, sind zu vermeiden!

Ob unser Recht eine Beteiligung am Ende des Lebens mit Strafe bedroht oder nicht bedroht, hängt nicht davon ab, ob getötet wird (alle Formen aktiver Sterbehilfe) oder ob man zulässt, dass der Patient an seiner Erkrankung stirbt (alle Formen passiver Sterbehilfe). Das Recht kennt **straffreie aktive Tötung** ebenso wie **strafbare Tötung durch Unterlassen**, letzteres nämlich immer dann, wenn ein Mensch eine **Garantenpflicht** hat, das vom Patienten gewünschte Weiterleben zu gewährleisten. Will ein Patient geheilt oder lebensverlängernd behandelt werden und unterlässt dies der behandelnde Arzt, so macht er sich der Körperverletzung und ggf. der Tötung, jeweils durch Unterlassen, schuldig.

Der Arzt ist nicht verpflichtet, das Leben des Patienten **gegen den Willen** des Patienten zu erhalten. Durch solche Lebenserhaltung macht er sich vielmehr strafbar! (Grundsätze der Bundesärztekammer zur ärztlichen Sterbebegleitung (Deutsches Ärzteblatt 108 (2011) A 346–348) sowie BGH vom 25.06.2010, NJW 2010, 2963).

- **Indirekte Sterbehilfe**

Handelt der Arzt nach dem Willen des Patienten und sorgt durch eine medizinisch zwingend gebotene (indizierte) Palliation für die Verhinderung oder Minderung von Schmerzen oder sonstiger Leiden, so handelt er immer **straffrei!** Dies gilt auch dann, wenn die notwendige palliativmedizinische Behandlung ungewollt (aber billigend in Kauf genommen) das Leben verkürzen könnte. Ethisch wird oft vom „Doppeleffekt" gesprochen. Das gilt sogar auch dann, wenn die notwendige palliativmedizinische Behandlung unausweichlich mit einer Lebensverkürzung einher geht und auf andere Weise keine ausreichende Freiheit von

Leiden erzeugt werden kann. Letzteres dürfte angesichts der in solchen Fällen gebotenen palliativen Sedierung (die ja selbst keine Lebensverkürzung bewirkt!) kaum jemals zu rechtfertigen sein. Da eine solche indirekte Sterbehilfe gegebenenfalls durch die medizinische Behandlung kausal den Tod herbeiführt, heißt die korrekte Bezeichnung „**indirekte aktive Sterbehilfe**".

- **Direkte aktive Sterbehilfe**

Wenn die Verkürzung des Lebens nicht wie bei der indirekten Sterbehilfe als ungewollte oder unausweichliche Nebenwirkung neben der Palliation mit herbeigeführt wird sondern einziges Ziel ist, um Leiden abzukürzen, dann sprechen wir von direkter aktiver Sterbehilfe (im allgemeinen Sprachgebrauch nur „aktive Sterbehilfe"). Hier handelt es sich um die **strafbare** Tötung des Patienten. Sie wird auch als Euthanasie bezeichnet, wenn sie um der Erlösung von Leiden willen durchgeführt wird. Sie ist nach § 212 StGB (Strafgesetzbuch: Totschlag) **strafbar**, wenn dies in eigener Initiative geschieht und nach § 216 StGB, wenn es auf Verlangen des Patienten geschieht. In den Beneluxländern ist dies z. B. ganz anders geregelt. Bei der immer wieder kritisierten „strengen Gesetzgebung in Deutschland" wird gelegentlich übersehen, dass es sich bei diesem § 216 StGB lediglich um eine Strafminderungsvorschrift unter den Tötungsdelikten handelt. Die Tötung eines Menschen aufgrund dessen ausdrücklichem Verlangen (§ 216 StGB, 6 Monate bis 5 Jahre Freiheitsstrafe) wird nicht so schwer bestraft wie Mord (§ 211StGB, lebenslange Freiheitsstrafe) oder Totschlag (§ 212 StGB, 5–15 Jahre Freiheitsstrafe). Entgegen der öffentlichen Aufmerksamkeit, spielt die konkrete Frage der aktiven Sterbehilfe in der Praxis der Palliativbetreuung mit unter 5 % Nachfragen keine große Rolle.

- **Beihilfe zur Selbsttötung (Suizidassistenz)**

Die Begleitung eines Suizidenten kann in folgenden drei Phasen stattfinden:
– Beihilfe-Handlungen im Vorfeld der Selbsttötung
– Nichthindern des Suizidenten an der Selbsttötung
– Nichtretten des Suizidenten nach der Tötungshandlung vor Eintritt des Todes

Strafrecht: Keine Unterscheidung zwischen Ärzten und Nichtärzten. **Begleitung** in allen drei Phasen ist für Ärzte und Nichtärzte **straffrei**, wenn die Willensentscheidung des Suizidenten zur Selbsttötung nicht durch eine krankhafte Störung beeinflusst ist (**Freiverantwortlichkeit**). Ende 2015 wurde mit § 217 StGB die Strafbarkeit der „geschäftsmäßigen" Suizidhilfe in Deutschland gegen die Mehrheitsmeinung der Bevölkerung eingeführt. Ziel war das Verbot herumreisender Sterbehelfer und von Sterbehilfevereinen. Juristen verstehen unter dem Begriff „eine auf Wiederholung angelegte Tätigkeit", strafbar könnte so bereits eine erstmalige Suizidhilfe sein. Deswegen wird es um diesen Begriff Rechtsstreit geben.

Den Arzt kann zudem aufgrund seiner Garantenstellung bei einem assistierten Suizid (etwa eines psychisch Kranken) sogar der Vorwurf sowohl von unterlassener Hilfeleistung (§ 323 c StGB) wie auch von Tötungsdelikten treffen (§§ 211, 212). Das hängt wesentlich davon ab; ob sich der Suizident selbstbestimmt und voll verantwortlich, also ohne geistige oder psychische Defekte, dazu entschlossen hat.

Standesrecht: Die Bundesärztekammer bestrebt, dem Arzt die Beihilfe zum Suizid in der Phase 1 (Beihilfeleistung durch Beschaffung von Medikamenten oder dergleichen) ausdrücklich zu verbieten. So der neue § 16 der Musterberufsordnung für Ärzte (MBO). Diese Musterberufsordnung hat jedoch für Ärzte keine standesrechtliche Verbindlichkeit, solange deren Bestimmungen nicht in die jeweils verbindlichen Berufsordnungen der Landesärztekammern übernommen sind. Nur 10 der 17 Landesärztekammern haben der Vorgabe der Bundesärztekammer hier Folge geleistet, so dass derzeit in den einzelnen Landesärztekammern völlig unterschiedliches ärztliches Standesrecht besteht. Bevor ein Arzt eine Beihilfe zur Selbsttötungshandlung durchführt, sollte er sich unbedingt hinsichtlich **standes-**

Rechtliche Aspekte

rechtlicher Folgen nach den Vorgaben seiner zuständigen Landesärztekammern absichern. Strafrechtlich riskiert er durch § 217 Strafe bei dem Vorwurf der „Geschäftsmäßigkeit".

> **Argumente pro/kontra aktive Sterbehilfe**
> - **Kontra**
> - Die meisten Problemkonstellationen, die in der Öffentlichkeit diskutiert werden, würden sich im Rahmen von Maßnahmen der passiven Sterbehilfe lösen lassen (z. B. der vor dem EGMR verhandelte Fall einer beatmeten Patientin, die um das Recht auf assistierten Suizid klagte – ein Sterbenlassen unter Narkose durch Abstellen der Beatmung wäre legale passive Sterbehilfe).
> - Je näher man zum Todeszeitpunkt rückt, desto geringer werden die Wünsche auf aktive Sterbehilfe (z. B. dafür: 63 % der Deutschen <30, 51 % der Deutschen >60, 10 % der Ärzte, 2 % der Palliativmediziner, 5 % der Palliativpatienten[1]).
> - „Dammbruch" und Ausweitung der Sterbehilfe von ursprünglich final Erkrankten mit starkem Leiden bei Einwilligung auch auf Kinder, psychisch Erkrankte oder Patienten ohne Einwilligung. In einer Studie aus NL geschahen 900 von 3200 aktiven Sterbehilfen ohne Willen des Patienten („Tötung auf Verlangen"?!).
> - Teils schlechte Begründung in NL, z. B. auf Platz 4: „Die Angehörigen konnten es nicht mehr ertragen".
> - Wechselnde Wünsche nach Euthanasie (13 % widerrufen ihren Wunsch). Arzt will Termin von Mittwoch auf Freitag verschieben, Patient sagt am Donnerstag ab …
> - Aktive Sterbehilfe ist fast überall auf der Welt verboten, außer in Benelux-Staaten.
> - Weltärztebund 1987: „Euthanasie, d. h. die absichtliche Herbeiführung des Todes eines Patienten, selbst auf dessen Wunsch ist unethisch."
> - Hauptgründe für den Wunsch nach aktiver Sterbehilfe sind Schmerzen – Atemnot und Depression – diese sind in der Regel einer palliativmedizinischen Behandlung gut zugänglich.
> - In der palliativmedizinischen Praxis handelt es sich um eine Rarität: Insofern stellt sich die Frage, ob die Lösung der Problematik einzelner Seltenheitsfälle eine mit potenziell hohen Risiken verbundene Rechtsänderung legitimiert.
> - Christliche Ethik: Das Leben ist ein Geschenk Gottes (vgl. Genesis 2,7), über das der Mensch nicht eigenmächtig, nach Gutdünken verfügen darf.
> - Aus der Möglichkeit der aktiven Sterbehilfe könne schleichend ein moralischer Druck auf Kranke folgen.
> - Irrtümer und Fehler sind nicht auszuschließen, diese wären aber irreversibel, weil tödlich.
> - Immer wieder wird auch die Argumentation mit der „Vernichtung unwerten Lebens" durch die Nazis ins Feld geführt.
> - **Pro**
> - Die aktive Sterbehilfe und die Selbsttötung erlauben ein sanftes Ableben.
> - Die vom Grundgesetzt geschützte Würde und Selbstbestimmung findet hier seine Grenze nicht.
> - Es handelt sich um eine zu respektierende freie Willensentscheidung.

---

1 ▶ http://www.drze.de/im-blickpunkt/sterbehilfe.

- Palliativmedizin kann nicht alles Leiden lindern. Weder passive Sterbehilfe noch palliative Sedierung sind für alle Patienten ausreichend, um unerträglichem Leid zu begegnen.
- Patienten können Palliativmedizin ablehnen (Autonomieprinzip).
- Ohnehin rückt der Todeszeitpunkt durch die technischen Möglichkeiten der Intensivmedizin, wie auch die Möglichkeiten passiver oder indirekter Sterbehilfe in die medizinische Manipulierbarkeit.

Zweiter Komplex: Sterben zulassen

- **Sterbebegleitung**

Das Begleiten des unausweichlichen oder vom Patienten gewollten Versterbens durch Palliativmedizin und -pflege, hospizlichen Beistand, Seelsorge, Symptomkontrolle usw. hat keine strafrechtliche Relevanz und genießt hohe gesellschaftliche Anerkennung.

- **Zulassen des Sterbens durch Beendigung einer lebensverlängernden Behandlung**

Meist „passive Sterbehilfe" genannt. Korrekt spricht man besser von Therapiezieländerung. Nicht mehr Kuration oder Lebensverlängerung sind das Ziel sondern das Zulassen des Sterbens nach Indikation und/oder Patientenwille. Auch dann, wenn mit medizinischen Behandlungen eine Lebensverlängerung selbst auf unabsehbare Zeit möglich wäre. In der Regel geht es um die Beendigung künstlicher Ernährung oder die Beendigung einer künstlichen Beatmung. Nach dem Grundsatzurteil des Bundesgerichtshofs vom 25.06.2010, NJW 2010, 2963, ist diese Therapiezieländerung straflos und sogar **geboten**. Dies gilt auch dann, wenn im Rahmen der Änderung der Behandlung aktive Handlungen, wie z. B. das Abschalten einer künstlichen Beatmung, notwendig sind. Umgekehrt ist die Weiterbehandlung dann ab sofort als Körperverletzung strafbar!
- **Man kann einschalten und später wieder abschalten!**

Der Arzt ist nach heutiger Medizinethik und heutigem Medizinrecht nicht verpflichtet oder berechtigt, das Leben des Patienten gegen den Willen des Patienten zu erhalten. Durch solche Lebenserhaltung macht er sich vielmehr strafbar! (Grundsätze der Bundesärztekammer zur ärztlichen Sterbebegleitung (Deutsches Ärzteblatt 108 (2011) A 346–348 sowie BGH vom 25.06.2010, NJW 2010, 2963)).
- **Unabhängig vom Patientenwillen verbietet in vielen Fällen der palliativmedizinische Standard eine lebenserhaltende bzw. -verlängernde Therapie.**

Der Patient darf – aktuell oder per Vorausverfügung – Lebensverlängerung unabhängig von Art und Stadium der Krankheit verbieten, § 1901a 3 BGB. Es gibt keine sog. „Reichweitenbeschränkung" – vgl. Verbot der Bluttransfusion aus religiösen Gründen: Der Arzt **muss** den Patienten sterben lassen und würde sich mit Lebensrettung durch Bluttransfusion strafbar und haftbar machen. Niemand muss sich behandeln lassen (◘ Abb. 14.5).

Die Grundsatzentscheidungen

- **„Kemptener Entscheidung" (BGH Urteil vom 13.09.1994 – 1 StR 357/94) – zur passiven Sterbehilfe**

(► http://www.hrr-strafrecht.de/hrr/1/94/1-357-94.php). Die Verurteilung wegen versuchten Totschlags gegen Betreuer und Arzt einer Wachkomapatientin wurde aufgehoben. Sie hatten das Personal des Pflegeheims angewiesen, die künstliche Ernährung der Patientin auf Tee umzustellen. Sie verfolgten das Ziel eines baldigen, schmerzfreien Todes.

BGH: „Bei einem unheilbar erkrankten, nicht mehr entscheidungsfähigen Patienten kann der Abbruch einer ärztlichen Behandlung oder Maßnahme ausnahmsweise auch dann zulässig sein, wenn der Sterbevorgang

Rechtliche Aspekte

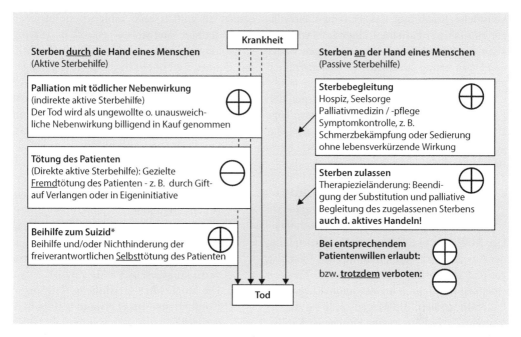

◘ Abb. 14.5 Beteiligung beim Sterben eines Menschen (∗ Suizidbeihilfe bei „Wiederholungsabsicht" Straftat nach § 217)

noch nicht eingesetzt hat. Entscheidend ist der mutmaßliche Wille des Kranken. (BGHSt) An die Voraussetzungen für die Annahme eines mutmaßlichen Einverständnisses sind strenge Anforderungen zu stellen".

- „Dolantin-Fall" (BGH Urteil vom 15.11.2006 – 3 StR 79/96) – zur indirekten Sterbehilfe

Ein Ärzte-Ehepaar hatte eine sterbende befreundete Rentnerin betreut. Sie hatten sich entschlossen, sie daheim zu betreuen und verabreichten ihr eine hohe Dosis Dolantin, an der sie starb. (Der Arzt wurde wegen Mordes verurteilt, da nachweisbar war, dass er mittels eines gefälschten Testamentes möglichst schnell erben wollte. Das Mordmotiv Habgier sei erfüllt.) Seine Frau hätte der Rentnerin hingegen einen schmerzvollen Sterbeprozess ersparen wollen. Lediglich ihre Verurteilung wegen Todschlags wurde vom BGH aufgehoben, da ein Mangel an Beweisen für die Tötungsabsicht vorgelegen habe: „Eine ärztlich gebotene schmerzlindernde Medikation entsprechend dem erklärten oder mutmaßlichen Patientenwillen wird bei einem Sterbenden nicht dadurch unzulässig, dass sie als unbeabsichtigte, aber in Kauf genommene unvermeidbare Nebenfolge den Todeseintritt beschleunigen kann".

- „Zwangsbehandlungsfall (BGH-Beschluss vom 08.06.2005 – XII ZR 177/03) – Zwangsbehandlung ungesetzlich)

(► http://juris.bundesgerichtshof.de/cgi-bin/rechtsprechung/document.py?Gericht=bgh&Art=en&sid=2f848f394cebc80682de3f25eba51424&nr=33300&pos=13&anz=16). In diesem dritten Fall ging es um die Klage eines Betreuers, der das Einstellen der künstlichen Ernährung eines von ihm zu betreuenden Wachkomapatienten entgegen dem Willen der Heimleitung durchsetzen wollte. Die Pflegekräfte hatten sich u. a. aus Gewissensgründen geweigert der Anordnung nachzukommen, dies widerspräche ihrem Pflegeleitbild.

„Verlangt der Betreuer in Übereinstimmung mit dem behandelnden Arzt, dass die künstliche Ernährung des betreuten einwilligungsunfähigen Patienten eingestellt wird, so kann das Pflegeheim diesem Verlangen weder den Heimvertrag noch seine Gewissensfreiheit entgegensetzen".

Eine Fortsetzung der Ernährung gegen den Patientenwillen stellt damit eine rechtswidrige Handlung dar. Der BGH sprach sich somit klar gegen „Zwangsbehandlungen" aus, auch wenn sie lebenserhaltend sind.

- „Putz-Fall" (BGH Urteil vom 25.06.2010 – 2 StR 454/09) – zur Unterscheidung legale passive von illegaler aktiver Sterbehilfe)

Der BGH hob in diesem Fall die Verurteilung des Anwalts Putz wegen Beihilfe zum Totschlag auf und sprach ihn frei. Er hatte den Kindern einer seit fünf Jahren im Wachkoma liegenden Patientin geraten, die Magensonde zu durchtrennen. Zuvor hatte es eine jahrelange Auseinandersetzung mit dem Heim gegeben, das die gegen den Willen durchgeführte Zwangsernährung der Patientin nicht beenden wollte. Dieses Urteil stellt die Rechtslage gut dar:

— Sterbehilfe durch Unterlassen, Begrenzen oder Beenden einer begonnenen medizinischen Behandlung (Behandlungsabbruch) ist gerechtfertigt, wenn dies dem tatsächlichen oder mutmaßlichen Patientenwillen entspricht und dazu dient, einem ohne Behandlung zum Tode führenden Krankheitsprozess seinen Lauf zu lassen.
— Ein Behandlungsabbruch kann sowohl durch Unterlassen als auch durch aktives Tun vorgenommen werden.
— Gezielte Eingriffe in das Leben eines Menschen, die nicht in einem Zusammenhang mit dem Abbruch einer medizinischen Behandlung stehen, sind einer Rechtfertigung durch Einwilligung nicht zugänglich (▶ http://juris.bundesgerichtshof.de/cgi-bin/rechtsprechung/document.py?Gericht=bgh&Art=en&nr=52999&pos=0&anz=1).

Auch der Europäische Gerichtshof für Menschenrechte (EGMR) als höchste rechtliche Instanz hat mittlerweile zahlreichen Entscheidungen zur Sterbehilfe getroffen (Sartori 2018). Der EGMR erkennt ein Recht der Mitgliedsstaaten zu unterschiedlichen Regelungen an, dies betrifft etwa die Erlaubnis zur aktiven Sterbehilfe in den Beneluxstaaten genauso wie das Verbot in allen anderen Staaten oder die höchst unterschiedlichen Regelungen zum assistierten Suizid. Gleichwohl sieht er als gemeinsame Entscheidungsbasis die Prüfung auf die Einhaltung nachvollziehbarer Kriterien:

1. Das Recht auf Leben muss geregelt sein (in Deutschland z.B. GG Art. 2),
2. Die Diskussion der Patientenwünsche in Bezug zu den Empfehlungen der behandelnden Ärzte (in D etwa im Patientenverfügungsgesetz § 1901 a BGB)
3. Die Möglichkeit gerichtlicher Prüfung in Konfliktfällen (in D etwa in § 1904 BGB geregelt)

Der EMGH erkennt das Recht auf eine autonome Entscheidung des Patienten – wie auch immer er sie ausdrückt an.

Wichtige Grundsatzentscheidungen:

Labert ../.. Frankreich (2015) (Lambert 2015)

Der Patient lag tetraplegisch seit Jahren im Wachkoma. Die Prognose der Ärzte in Bezug auf eine Besserung des Zustandes war infaust, sie erkannten zunehmende Leidenszeichen. Sie empfahlen der Familie einen Therapiezielwechsel hin zu rein palliativen Maßnahmen und einem Beenden der lebenserhaltenden Substitution, obwohl der Patient keine Patientenverfügung hatte. Streit entstand zwischen der Ehefrau, die diese Entscheidung mittragen wollte und den Eltern, die dagegen vor Gericht zogen. Der EMGH lehnte den Antrag auf Fortsetzung der künstlichen Substitution ab und klärte die grundsätzliche Zulässigkeit der passiven Sterbehilfe. Die in den Folgeentscheidungen stets zitierten o.a. Grundsätze wurden aufgestellt.

Gard ../.. UK (2017)

Selbst bei einem Baby mit allerschwerstem Hirnschaden bestätigte der EMGH ebenso die

Zulässigkeit der passiven Sterbehilfe und wies die Anträge der Eltern ab, die Lebenserhaltung fortzusetzen. Das besondere ist freilich hier, dass eine Willensbestimmung des Patienten (Gard and Others v the United Kingdom App no 39793/17 (27.06.2017) gar nicht möglich war.

Afiri and Biddarri v France (2018) (Afiri 2018)

- Das 14jährige Mädchen litt nach einer Wiederbelebung am 22.06.2017 an einem Zustand der reaktionslosen Wachheit. Bereits 3 Tage nach dem Ereignis setzte sich der Chefarzt mit den Eltern zusammen und erläuterte anhand der Untersuchungsergebnisse die extrem schlechte Prognose des Mädchens. Unlängst wird ein solches Vorgehen in internationalen Reanimationsleitlinien empfohlen. Die Eltern bestanden auf dem Fortsetzen der Therapie. In einer Ethiksitzung am 21.07.2017 ergab sich von Seiten des gesamten Behandlungsteams erneut die Empfehlung zum Therapiezielwechsel. Erneut widersprachen die Eltern und schöpften den gesamten Rechtsweg bis hin zum EMGH aus, der am 23.01.2018 den Antrag der Eltern auf Lebenserhalt ablehnte.

14.3 Betreuungsrecht

Palliativmedizin befasst sich häufig mit Patienten mit eingeschränkter oder nicht mehr gegebener Willensfähigkeit. Der Patient kann also den für jede Behandlung erforderlichen zustimmenden Willen nicht bilden und/oder äußern. Hier ist das Betreuungsrecht des Bürgerlichen Gesetzbuchs, §§ 1896 bis 1908 BGB einschlägig, „Rechtliche Betreuung".

14.3.1 Vertretung des Patienten

Der Patient kann in gesunden Tagen vorgesorgt haben durch Erteilung einer so genannten Vorsorgevollmacht. Entspricht diese den gesetzlichen Vorgaben, so ist der Bevollmächtigte für den Arzt der Ansprechpartner hinsichtlich aller Entscheidungen über die weitere Therapie.

Liegt keine Vorsorgevollmacht vor, so können Familienangehörige nicht automatisch den Patienten vertreten. Verheiratung, Partnerschaft (auch eingetragene) usw. führen zu keiner gesetzlichen Vertretungsmacht. Ebenso wenig können Kinder ihre Eltern vertreten. Die einzige gesetzlich geregelte Vertretung besteht seitens der Eltern für minderjährige Kinder. Sämtliche anderen denkbaren Vertretungen müssen durch Erteilung von Vorsorgevollmachten bewirkt werden. Liegt keine Vorsorgevollmacht vor und handelt es sich beim Patienten nicht um ein minderjähriges Kind, so muss mangels Vertretungsberechtigtem beim zuständigen Betreuungsgericht (beim Amtsgericht der Region) die Einrichtung einer rechtlichen Betreuung durch Bestimmung eines rechtlichen Betreuers bewirkt werden. Dieser bekommt einen Betreuerausweis. Damit kann er gegenüber den Ärzten genauso wie ein Bevollmächtigter handeln.

14.3.2 Aufgaben der Patientenvertreter

Rechtliche Betreuer und Vorsorgebevollmächtigte haben in gleicher Weise die allererste rechtliche Verpflichtung, „dem Willen des Betreuten Ausdruck und Geltung zu verschaffen", § 1901 a, I BGB. Der Arzt muss also diese Vertreter nach dem Willen des Patienten fragen. Diese müssen diesen Willen anhand schriftlicher oder mündlicher Vorausverfügung oder als Ergebnis der Ermittlung des mutmaßlichen Willens darstellen. Besteht zwischen dem Arzt und dem Vertreter des Patienten aber **Streit über den Willen** des Patienten, so ist das Betreuungsgericht einzuschalten und hat zu entscheiden, § 1904, Abs. 2 und 4 BGB.

Mit einer Patientenverfügung bindet man für eine künftige Betreuungssituation seinen rechtlichen Vertreter. Der vom rechtlichen Vertreter (Betreuer oder Bevollmächtigten) gegenüber dem Arzt vorgetragene Wille des Patienten (Patientenverfügung/Behandlungswünsche/mutmaßlicher Wille) ist für den Arzt genauso verbindlich wie der vom Patienten selbst aktuell geäußerte Wille. Die Missachtung kann als strafbare Körperverletzung verfolgt werden, auch wenn dadurch das Leben des Patienten verlängert wird (BGH vom 25.06.2010, a. a. O.). Der Bundesgerichtshof hat in den letzten 3 Jahren mehrere Entscheidungen zur Bestimmtheit der Patientenverfügung getroffen. In den beiden ersten Entscheidungen ging es jeweils um Patientinnen mit schwersten Hirnschäden nach Schlaganfall, die jeweils die christliche Patientenverfügung für sich in gesunden Zeiten ausgefüllt hatten. Dort stand etwa „lebensverlängernde Maßnahmen sollen unterbleiben, … wenn aufgrund von Krankheit oder Unfall ein schwerer Dauerschaden des Gehirns zurückbleibt". Es bestand nun innerhalb der Familie Streit, ob eine künstliche Ernährung mittels PEG fortzusetzten sei. In einer Entscheidung vom 06.07.2016 war dem BGH diese Verfügung nicht konkret genug. Es müsse geregelt sein, für welche Krankheit welche Maßnahme gewollt oder eben nicht gewollt sei. Auch sei in einer Vorsorgevollmacht explizit für den Vollmachtempfänger zu regeln, dass dieser auch über die Beendigung lebenserhaltender Maßnahmen entscheiden dürfe und es bedürfe des Hinweises, dass dies den Tod zur Folge haben könne. In einer weiteren Entscheidungen am 08.02.2017 zu einer ähnlichen Situation hat der BGH dies etwas relativiert: „die einzelnen Maßnahmen seien zwar einzeln zu benennen. Wenn aber Umstände, unter denen keine lebenserhaltenden Maßnahmen vorliegen hinreichend beschrieben seien und die Patientenverfügung weitere Festlegungen enthalte, könne etwas anderes gelten…. Die Anforderungen an die Bestimmtheit dürften nicht überspannt werden."

Zuletzt hat der Bundesgerichtshof in einer Entscheidung vom 14.11.2018 festgestellt, wann es einer Gerichtsentscheidung nicht bedarf, ein eventuell angerufenes Betreuungsgericht mithin ein sogenanntes „Negativattest" auszustellen hat: „Der Abbruch einer lebenserhaltenden Maßnahme bedarf dann nicht der betreuungsgerichtlichen Genehmigung nach § 1904 Abs. 2 BGB, wenn der Betroffene einen entsprechenden eigenen Willen bereits in einer wirksamen Patientenverfügung niedergelegt hat und diese auf die konkret eingetretene Lebens- und Behandlungssituation zutrifft. In diesem Fall hat der Betroffene diese Entscheidung selbst in einer alle Beteiligten bindenden Weise getroffen, so dass eine Einwilligung des Betreuers, die dem betreuungsgerichtlichen Genehmigungserfordernis unterfällt, in die Maßnahme nicht erforderlich ist. Wird das Gericht dennoch angerufen und kommt das Gericht zu dem Ergebnis, dass eine wirksame Patientenverfügung vorliegt, die auf die aktuelle Lebens- und Behandlungssituation zutrifft, hat es auszusprechen, dass eine gerichtliche Genehmigung nicht erforderlich ist (sogenanntes Negativattest)." Ein solches Negativattest kann auch ausgestellt werden, wenn keine wirksame Patientenverfügung vorliegt, der Betreuungsrichter aber zu dem Schluss kommt, dass der mutmaßliche Patientenwille hinreichend genau zu ermitteln ist.

14.3.3 Notfallbögen

Idealerweise erstellt ein bereits schwerkranker noch einsichtsfähiger Patient in Zusammenarbeit mit seinem behandelnden Arzt so genannte „Notfallbögen" bzw. „Patientenverfügung für den Fall schwerer Krankheit", so dass die Weiterbehandlung dann auf der Basis der unmittelbar vorher in Zusammenwirken mit dem Arzt getroffenen Patientenentscheidung geschehen kann, auch wenn der Patient seine Entscheidungsfähigkeit durch den Fortschritt der Krankheit verliert.

14.3.4 Patientenwille von Kindern

Auch Eltern können ähnliche Vorsorge für Ihre kranken Kinder treffen. Die kranken Kinder selbst sind nach § 1626 II BGB je nach dem Grad ihrer Reife in die Entscheidungsfindung der Eltern einzubeziehen. Dem Arzt gegenüber ist jedoch die elterliche Zustimmung oder Verweigerung zur angedachten Therapie verbindlich („Elternverfügung für ein krankes Kind", auch „Patientenverfügung für Kinder"). Hat der Arzt allerdings Zweifel, ob eine Elternentscheidung dem Kindeswohl dient, so muss er das Familiengericht einschalten, notfalls gar eine lebensrettende Behandlung bis zu dessen Entscheidung einleiten.

- Gemeinhin „unvernünftige" Entscheidungen kann man bei freier Entscheidungsfähigkeit nur für sich selber rechtswirksam treffen.

14.4 Der neue § 217 StGB

Der neue § 217 StGB bedroht die geschäftsmäßige Beihilfe zum Suizid mit Freiheitsstrafe bis zu drei Jahren oder Geldstrafe. Ausgenommen von diesem Verbot ist, wer selbst nicht geschäftsmäßig handelt und als Teilnehmer der Tat Angehöriger oder nahestehende Person des Suizidenten ist.

Die neue gesetzliche Regelung berührt nicht die Grundvoraussetzung für jegliche legale Suizidhilfe, dass der Suizident freiverantwortlich (frei von krankhafter Störung seiner Entscheidungsbildung) und wohlerwogen (also zum Beispiel über passende Angebote der Palliativmedizin oder sonstiger Therapie informiert ist und bereit ist, diese anzunehmen) handeln muss.

Nicht erst Gewinnerzielung (gewerbsmäßig, also gegen Geld) ist Voraussetzung der neu geschaffenen Strafbarkeit. „Geschäftsmäßig" und damit strafbar handelt, wer die Beihilfe zum Suizid entweder zu einem dauernden oder aber jedenfalls wiederkehrenden Gegenstand seiner Tätigkeit macht. Gewissensgründe für diese Einstellung ändern an der Strafbarkeit nichts.

Da es sich um eine neue Rechtslage handelt und es dazu keine Rechtsprechung gibt, ist jedem Arzt zu empfehlen, sich vor einer Beihilfe zu einem Suizid rechtlich beraten zu lassen.

Vergleiche dazu auch in ▶ Kap. 18 die ausführliche Kommentierung des neuen § 217 StGB durch Frau Professor Dr. Ruth Rissing-van Saan, Vorsitzende Richterin am Bundesgerichtshof i. R.

Literatur

Bedford-Strohm H (2015) Leben dürfen – leben müssen. Argumente gegen die Sterbehilfe. Kösel, München

Borasio GD, Jox J, Taupitz J, Wirsing U (2014) Selbstbestimmung im Sterben. Kohlhammer, Stuttgart

Brand M (2015) Sterbehilfe oder Sterbebegleitung? Die Debatte. Herder, Stuttgart

Deutscher Bundestag (2015) Anhörung des Gesetzes zur Sterbebegleitung im Rechtsausschuss. http://www.bundestag.de/blob/391500/9a92e94841c-b721270941ea3fbbee564/wortprotokoll-data.pdf. Zugegriffen am 13.12.2015

Hilgendorf E et al (2015) Stellungnahme deutscher Strafrechtslehrerinnen und Strafrechtslehrer zur geplanten Ausweitung der Strafbarkeit der Sterbehilfe. https://www.jura.uni-augsburg.de/lehrende/professoren/rosenau/download/Resolution_zur_Sterbehilfe_15_4.pdf. Zugegriffen am 16.06.2015

Loenen G (2015) Das ist doch kein Leben mehr! Mabuse, Frankfurt

Putz W, Steldinger B (2012) Patientenrechte am Ende des Lebens, Vorsorgevollmacht, Patientenverfügung, Selbstbestimmtes Sterben, 6. Aufl. Beck-Rechtsberater im dtv, München

Schildmann J, Vollmann J (2015) Ärztliche Handlungspraxis am Lebensende: empirische Daten, ethische Analysen. Frankfurter Forum 11:22–29

Sitte T (2015) Palliativversorgung statt Tötung auf Verlangen? Inauguraldissertation, fulda. http://www.palliativstiftung.de/fileadmin/user_upload/PDF/PDFs_2015/2015-08-10_PDF_1.1_Dissertation_Lebensverkürzung.docx.pdf

Thöns M et al (2015) Assistierter Suizid – wie ist die Meinung von Palliativexperten? http://palliativnetz-witten.de/websitebaker/media/AS.pdf Zugegriffen am 02.02.2015

Wahrnehmung und Kommunikation

Gideon Franck und Thomas Sitte

15.1 Verbale – nonverbale Kommunikation – 265
15.1.1 Aufmerksam sein – 265
15.1.2 Gleichrangige Kommunikation mit den Patienten – 265
15.1.3 Verbale Kommunikation – auf die Form achten! – 266
15.1.4 Positiv kommunizieren – 267
15.1.5 Nonverbale Kommunikation – achten auf die kleinen Reaktionen – 267
15.1.6 Inkongruenz – 267
15.1.7 Die eigene Kommunikation beachten – 268
15.1.8 Offen sein – die eigenen Stärken und Schwächen wahrnehmen – 268
15.1.9 Zeit geben – Stille aushalten – 268
15.1.10 Flexible Aufmerksamkeit – 269
15.1.11 Vielfältigkeit der Kommunikation – 269

15.2 Aufklärung sgespräch – 271
15.2.1 Situation – 271
15.2.2 Patientenwissen – 272
15.2.3 Informationsbedarf – 272
15.2.4 Kenntnisvermittlung – 272
15.2.5 Emotionen – 273
15.2.6 Strategie und Zusammenfassung – 273
15.2.7 Hoffnung belassen und Strohhalm anbieten – 274

15.3 Entscheidungsgespräch – 274

15.4 Konfliktgespräch – 276
15.4.1 Aufmerksam, offen und engagiert – 276

© Springer-Verlag GmbH Deutschland, ein Teil von Springer Nature 2019
M. Thöns, T. Sitte (Hrsg.), *Repetitorium Palliativmedizin*,
https://doi.org/10.1007/978-3-662-59090-4_15

15.5 Angehörigengespräch – 277
15.5.1 Gespräche mit der Familie – 277
15.5.2 Gespräche innerhalb der Familie – 278

15.6 Kommunikation im Team – 278
15.6.1 Regelmäßige Besprechungen – 279
15.6.2 Intervision und Supervision – 279

Literatur – 279

■ **Kasuistik**

Elisabeth P., eine 53-jährige Patientin, hat ein Kolonkarzinom, das primär inoperabel war. Elisabeth erhielt eine adäquate onkologische Behandlung mit palliativem Konzept und wurde mit einer großlumigen PEG-Sonde und einem Anus praeter versorgt, um einer drohenden Miserere bei obstruktivem Ileus zuvor zu kommen. Frühzeitig wurde auch eine Totale Parentale Ernährung begonnen, als die Tumorkachexie und die Schwäche zunahmen. Regelmäßige Bluttransfusionen wurden wegen Hb-Abfällen unter 6 g% zunächst alle 14 Tage, dann bis zu mehr als einmal wöchentlich nötig. Die Analgesie gestaltet sich extrem schwierig, auch hoch dosierte Opioide (300 µg/h Fentanyl) retardiert, als Bedarfsmedikation (800 µg nasal bis zu alle 5 min) und entsprechende Koanalgetika bringen keine befriedigende Schmerzlinderung. Selbst ein Therapieversuch mit 70 mg S-Ketamin i.v. und danach oral bringt lediglich eine Linderung, solange die Patientin sediert ist. Sobald sie erwacht, ist der Schmerz kaum erträglich.

Der Ehemann und die beiden halbwüchsigen Kinder leiden entsprechend mit. Elisabeth war immer das „Familienoberhaupt", regelte den Alltag, ohne sie „ging nichts". Obgleich alle Beteiligten über die infauste Prognose aufgeklärt wurden, wird immer wieder eine Maximaltherapie gefordert. Die Situation eskaliert, als die Patientin zu schwach wird, um für Transfusionen weiter in die Klinik gebracht zu werden und die Palliativmedizinerin diese absetzen will. Gegen den Willen der Angehörigen führt sie ein Gespräch mit der moribunden Patientin über die aktuelle Prognose. Alle Beteiligten erheben massive Vorwürfe gegen die Ärztin, sie lasse die Patientin bewusst sterben, weil ihr die Arbeit zu viel werde und quäle sie völlig unnötig.

Am Folgetag nach weiteren belastenden und intensiven Gesprächen sind die Schmerzen plötzlich tolerabel, die Analgetika können auf einen Bruchteil zurückgefahren werden. Elisabeth stirbt 14 Tage später gut symptomkontrolliert. Erst Monate nach dem Tod gesteht die Familie dem Palliativteam gegenüber ein, dass diese nochmalige Aufklärung in der Sterbephase angemessen war, weil bis dahin die Lebensgefahr zwar bewusst war, in der Konsequenz aber immer verdrängt worden war.

15.1 Verbale – nonverbale Kommunikation

15.1.1 Aufmerksam sein

Aufmerksam sein heißt hier, dass sich der Behandler sowohl der verbalen, der non-verbalen und der eigenen gedanklichen und emotionalen Momente in der Kommunikation gewahr wird, soweit es möglich ist. Dies bedeutet auf eine besondere Art aufmerksam zu sein, ohne vorschnell Schlüsse zu ziehen und zunächst einmal einfach wahrzunehmen. Das Konzept ist in den letzten zwei Jahrzehnten auch unter der Bezeichnung **Achtsamkeit** bekannt geworden. Die Besonderheit ist hier, dass von einer gleichrangigen Kommunikation ausgegangen wird.

15.1.2 Gleichrangige Kommunikation mit den Patienten

Auch wenn der Behandler der Spezialist ist, so kann in der Palliativsituation davon ausgegangen werden, dass wir menschlich gesehen alle in eine derart schwierige Lage wie unsere Patienten kommen können oder auch werden, uns also nicht viel von ihnen unterscheidet. Insofern sind wir nicht nur Spezialisten mit einem bestimmten Wissen, sondern vor allem als Mensch und Person im Kontakt mit dem Patient gefordert. Das oft übliche Gefälle in der Kommunikation zwischen Behandler und Patient wirkt meist hinderlich dafür, wirklich aufmerksam zu sein und wir nehmen unsere eigenen Emotionen, Reaktionen und Prozesse weniger wahr, da wir entweder mehr auf Planungen in unserem Kopf (z. B. in Bezug auf die Therapie) oder den Patienten konzentriert sind, unser Aufmerksamkeitsfokus also recht selektiv wirkt. Oft sind wir vorrangig damit befasst, unsere schon feststehenden Ideen und Behandlungen an den Patienten zu bringen, statt ihm ruhig zuzuhören und wirklich präsent bei ihm zu sein. Das Konzept der Gleichrangigkeit hilf dabei nicht nur der Beziehungsgestaltung, es lässt auch einen flexibleren Umgang mit unserer Aufmerksamkeit zu.

Übung: Machen Sie sich in Gesprächen immer wieder klar, wo Ihre Aufmerksamkeit gerade ist – bei den eigenen Gedanken oder den eigenen Emotionen, beim Patient, bei seinen Gedanken, bei seinen Gesten, seinem Körper oder wo?

15.1.3 Verbale Kommunikation – auf die Form achten!

Dieser Teil der Kommunikation findet in uns die meiste Beachtung und wird auch gesellschaftlich stark gefördert. Meist orientiert man sich stark auf die logischen Inhalte der Kommunikation und beschäftigt sich stark damit, diese nachzuvollziehen und einzuordnen. Genau darauf reagieren wir auch im Gespräch. Dies ist wichtig, stellt jedoch nur einen Teil der verbalen Kommunikation dar.

Mindestens genauso wichtig ist es, formale Aspekte der Äußerungen zu berücksichtigen. Achten Sie beispielsweise auf
- abgebrochene Sätze,
- plötzliche Themenwechsel (z. B. bei emotionalen Themen),
- das Übergehen, der von Ihnen ins Gespräch gebrachten Themen,
- zunehmenden Rückzug des Patienten aus der Kommunikation,
- kurze, unspezifische Antworten,
- Gespräche, in denen Sie kaum zu Wort kommen oder
- in denen der Patient Ihnen oft ins Wort fällt.

Sprachlich kann sich die Stimmfarbe ändern, ein leichtes Tremolo in die Stimme Einzug halten, sich die Lautstärke ändern etc.

Zu allererst gilt es, diese formalen Aspekte der Kommunikation überhaupt wahrzunehmen. Bemerken Sie darin eine Wiederholung oder Regelmäßigkeit, kann diese dann beispielsweise im laufenden Gespräch respektvoll angesprochen werden, um deren Bedeutung mit dem Patienten zusammen zu ermitteln. Manchmal liegt die Bedeutung des Verhaltens auf der Hand, doch oft ist man schnell dabei, ein solches Verhalten, so wir es bemerken, für uns zu interpretieren und diese Interpretation für wahr und richtig zu halten. Doch Achtung (!): mit der Interpretation können wir auch völlig falsch liegen. Oft haben die oben genannten Verhaltensweisen mit Vermeidung von unangenehmen Erfahrungen, wie dem Ansprechen von Angst oder Endlichkeit zu tun. Doch können Sie auch ein Hinweis darauf sein, dass die Patienten uns gerne widersprechen würden und es sich nicht so direkt trauen, mit Entschlüssen der Behandler nicht einverstanden sind, oder ihnen einfach ein anderes Thema „auf der Seele brennt" (z. B. Konflikte mit Angehörigen) und sie dies lieber zum Thema machen würden. Ohne eine gewisse Aufmerksamkeit hierfür gehen diese, teils sehr kleinen Hinweise verloren. Da sie jedoch auf Themen von großer Wichtigkeit hinweisen können, ist es wichtig sie in der Kommunikation mit dem Patienten zu nutzen.

Mögliche Bedeutung formal auffälliger Aspekte in der Kommunikation:
- Vermeidung von unangenehmen Erfahrungen.
- Angst vor dem Ansprechen von Angst oder Endlichkeit.
- Der Patient will widersprechen, traut es sich aber nicht direkt.
- Der Patient ist mit Entschlüssen der Behandler nicht einverstanden.
- Dem Patient brennt einfach ein anderes Thema „auf der Seele".

Eine gute Möglichkeit darauf einzugehen, ist es, das Verhalten einfach in der Kommunikation verbal zu spiegeln und den Patient darauf aufmerksam zu machen. Dies hat auch zur Folge, dass die Aufmerksamkeit des Patienten in den Moment und auf sein Verhalten gelenkt wird. Das vereinfacht die Kommunikation meist. Eine typische Bemerkung des Behandlers bei häufiger Ablenkung vom Thema könnte sein:

„Ich merke, dass ich immer wieder Darmkrebs erkläre und Sie über die Besorgungen fürs Wochenende sprechen. Ich habe das Gefühl, ich bin gerade ganz wo anders als Sie – was passiert gerade in Ihnen?"

Wenn ich diese Art der klärenden Kommunikation aufnehme, so ist es wichtig, dies mit einer annehmenden, wertschätzenden Haltung zu tun. Es geht nicht darum, dem Patienten sein Verhalten vorzuwerfen, sondern ein ehrliches Interesse an dem zu entwickeln, was in ihm vorgeht. Natürlich kann ich je nach Lage ein solches Verhalten mit den Angehörigen besprechen und auch von ihnen Informationen darüber erhalten, allerdings ist hier ein gewisses Maß an Vorsicht geboten, da es beim Patient nicht als ein „Hintergehen" ankommen soll.

- **Eine direkte Kommunikation ist im Sinne der Wahrhaftigkeit nach Möglichkeit vorzuziehen.**

15.1.4 Positiv kommunizieren

Es ist oft günstiger, die positiven Aspekte einer Entscheidungsfindung zu kommunizieren, als die negativen. Nicht das Verbot der Intensivbehandlung steht in palliativer Situation im Fokus, sondern das Ziel, möglichst viel Zeit daheim, bei seiner Familie und bei guter Lebensqualität zu verbringen. Nur durch den Austausch der Formulierung in vielen englischsprachigen Notfallanweisungen „do not resuscitate" durch „allow natural death" wurde die Akzeptanz dieser Notfallanweisungen dramatisch gesteigert (Vennemann et al. 2008).

15.1.5 Nonverbale Kommunikation – achten auf die kleinen Reaktionen

Neben der verbalen Kommunikation, läuft ein anderer, von uns oft nur implizit bemerkter Teil im nonverbalen Bereich ab. Gemeint sind beispielsweise

- Veränderungen im Blick (Richtung, fokussiert vs. defokussiert),
- in der Atmung, der Gestik oder Mimik,
- der Durchblutung (oft in Gesicht oder Halsbereich sichtbar),
- der muskulären Anspannung und des Pulses, welcher bei manchen Personen im Bereich des Brustkorbs oder der Halsschlagader sichtbar sein kann.

Auch hier gilt es gut zu beobachten – was manchmal ein wenig Übung braucht.

Es macht dabei wenig Sinn, die **trivialen Annahmen** so mancher Interpretationen von Körpersprache zu Rate zu ziehen. Nicht immer sind verschränkte Arme ein Zeichen der Ablehnung, es kann auch einfach bequem sein dies zu tun. Wichtig ist hier aber, wie schon oben erwähnt, Veränderungen am Gegenüber wahrzunehmen und als pure Information zu nutzen, welche, wenn nötig, ins Gespräch einfließen kann.

Genaue Beobachtung erfordert einige Übung. Diese kann jedoch ganz leicht im Alltag erfolgen. Beispielsweise können Sie sich einen Patienten am Tag aussuchen, die Aufmerksamkeit auf einen Aspekt lenken (z. B. die Atmung) und diesen beobachten. Dies geht aber auch beim Einkaufen in der Schlange, bei der Betrachtung politischer Reden im Fernsehen oder bei einer Bus- oder Bahnfahrt.

15.1.6 Inkongruenz

Ein wichtiger Punkt ist, wenn verbales und nonverbales Verhalten inkongruent verlaufen, d. h. nicht überein zu stimmen scheinen. Ein solches Verhalten erfolgt fast nie bewusst, sondern spiegelt meist die innere Zerrissenheit des Patienten wieder. Dies kann ein Patient sein, der fast fröhlich über das Sterben spricht, dabei aber in den Schultern angespannt ist, seine Atemfrequenz erhöht sich und die Stimme klingt etwas gepresst. Ein anderes Beispiel, welches öfter vorkommt, ist ein Patient, der beteuert, dass die Meinung der Angehörigen ihm egal sei, er dabei aber dem Weinen nahe ist. So offen gezeigte und vom Behandler direkt aber vorsichtig angesprochene Inkongruenzen können die Tür zu zentralen Themen in der Begleitung der Patienten öffnen.

15.1.7 Die eigene Kommunikation beachten

Alle bisher erwähnten Punkte treffen natürlich auch auf die Behandler zu. Nicht nur unsere Patienten, sondern auch wir sind häufig in unseren Ideen gefangen, ohne es zu bemerken. Wir reagieren nonverbal anders als verbal und versuchen unangenehme Situationen in der Kommunikation zu vermeiden, in dem wir ausweichen etc.

Genauso wie im Hinblick auf den Patient gilt es auch für uns selbst, aufmerksam zu sein. Wir kommunizieren ja nicht in einem luftleeren Raum, sondern die Gesprächspartner beziehen sich und reagieren ständig aufeinander. So wird auch auf unser Verhalten Bezug genommen, welches durchaus auch widersprüchlich sein kann. Es ist nicht schlimm, wenn dies geschieht. Doch es ist wichtig zu bemerken, was geschieht, wenn die Kommunikation anfängt schwierig zu werden. Hierfür ist es nötig, sich seiner selbst bewusst zu sein, um adäquat reagieren zu können.

15.1.8 Offen sein – die eigenen Stärken und Schwächen wahrnehmen

Die oben beschriebene Aufmerksamkeit erfordert vom Behandler eine gewisse Offenheit, die eigenen Gedanken und Gefühle als Feedback anzunehmen, ohne gleich impulsiv auf sie zu reagieren. Es kann durchaus ratsam sein, sich die Zeit zu nehmen und zumindest die Vorgänge in sich einmal von Moment zu Moment zu beobachten, sich ihnen zu öffnen, ohne sie anders haben zu wollen als sie gerade sind. Auf diese Weise können Stärken und Schwächen der Kommunikation leichter erkannt und mit ihnen umgegangen werden. Letztlich setzt es die Bereitschaft voraus, das zu fühlen, was wir vielleicht auch selber gerne vermeiden möchten – seien es Trauer, Angst, Wut, Enttäuschung o. ä. Dies alles sind normale Gefühle, die in der Behandlung von Palliativpatienten auftauchen können. Die Gefühle an sich stellen sicherlich keine Schwächen dar, sondern sind zutiefst menschlich. Die Frage, die sich jedoch ergibt ist: Wie gehe ich damit um? Und dies ist zentral für meinen Umgang mit den Patienten und den Umgang mit sich selbst. Sollte dieser Prozess schwierig sein, bieten Inter- und Supervision gute Möglichkeiten dies zu erlernen.

15.1.9 Zeit geben – Stille aushalten

Wichtig ist aber auch, offen für den Patienten und seine Reaktionen zu sein. Nur so ist man in der Lage, ihn bei schwierigen Gesprächen zu begleiten. Innerhalb des Gesprächs ist es gut, Zeit zu geben und sich öfter einmal zurückzuhalten. Gerade wenn sie sich herausgefordert fühlen, besonders gut zu sein, etwas besonders Schlaues oder Gelungenes sagen zu müssen, ist es gut, sich etwas zurückzuhalten und lieber vor der Antwort noch einmal tief durchatmen.

– **Überbringer schlechter Nachrichten sprechen oft viel zu viel.**

Fühlen Sie sich im Gespräch unter Druck, **entschleunigen** Sie es und geben Sie dem Patient mehr Raum, sich zu äußern oder auch bei seinen Gefühlen zu sein. Manchmal reicht es auch, einfach bei dem Patienten zu sein. Gerade in besonders traurigen Momenten oder wenn die Patienten ganz in ihren Emotionen gefangen sind, entsteht die Tendenz in den Behandlern, sofort reagieren zu wollen. Es erweist sich für die meisten als überaus schwierig, sich zurückzuhalten und auch die eventuelle Stille auszuhalten. Üben Sie ein längeres **Aushalten der Stille** ganz bewusst in schwierigen Gesprächen. Sie werden staunen, wie gut sich der Patient dann vielleicht verstanden fühlt. Auch hier ist es nützlich, sich dem eigenen Erleben zu öffnen, ohne gleich darauf reagieren zu müssen.

15.1.10 Flexible Aufmerksamkeit

Die Ausrichtung der Aufmerksamkeit erfolgt immer selektiv, d. h. es gibt immer Bereiche, die wir gerade nicht wahrnehmen. Dies ist nicht weiter schlimm. Wichtig ist jedoch, nicht nur einem Bereich (nur bei sich oder nur beim Patienten) verhaftet zu sein. Diese inflexible Aufmerksamkeitslenkung führt oft zu Phänomenen wie an einander vorbeizureden und zu Missverständnissen. Wenn wir uns also uns selbst und dem anderen gegenüber mit der Wahrnehmung öffnen, so sind wir danach aus Muster zu bemerken, die persistieren oder immer wieder auftauchen. Komme ich normal gestimmt beim Patienten an, bemerke aber immer wieder ein schleichendes, unangenehmes Gefühl im Gespräch mit ihm oder vielleicht sogar schon Abneigung, wenn ich nur an ihn denke, so ist das eine wichtige innere Information für mich, die ich hinterfragen und nicht verdrängen sollte.

15.1.11 Vielfältigkeit der Kommunikation

In dem oben dargestellten Kommunikationsmodell wurde deutlich, dass die gesendete Information nicht immer mit dem übereinstimmen muss, was der Zuhörer versteht und wie er dies interpretiert. Dies liegt an vielen Einflüssen. Ein recht praktisches Modell findet sich in Schulz von Thun (2010). Im Grunde wird davon ausgegangen, dass Kommunikation neben der verbalen und nonverbalen, auch immer auf weiteren Ebenen stattfindet (◘ Abb. 15.1):
- Inhalt
- Beziehung
- Appell
- Selbstoffenbarung

Hier wird ersichtlich, dass sich um die eigentlichen Inhalte diese vier weiteren Funktionen gruppieren, die in jeder Form von Botschaft mit verschiedener Gewichtung gegeben, aber auch verstanden werden können. Das heißt, es ist beispielsweise möglich, eine Botschaft zu geben, deren Funktion hauptsächlich auf der sachlichen Ebene liegt, vom Empfänger aber als Appell oder Beziehungsmitteilung verstanden wird.

So könnten Sie einem Patienten z. B. beiläufig sagen, dass er viel Zeit im Bett verbringt und es als einfache Feststellung ansehen (Sachebene). Er wiederum versteht es als Appell sich endlich Mühe zu geben und aufzustehen oder als Kritik an seiner Person (Beziehungsebene), dass er faul sei und sich nicht richtig Mühe gebe.

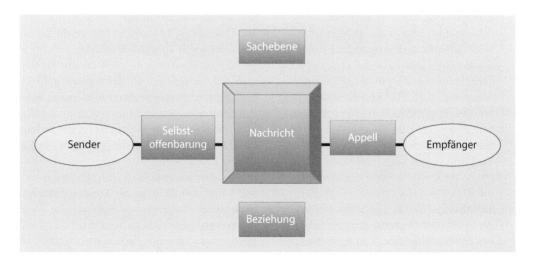

◘ Abb. 15.1 Ebenen der Kommunikation im Modell von Schulz von Thun

Das Modell von Schulz von Thun hilft dabei, solche Missverständnisse (auch im Team) zu erkennen und besser damit umzugehen. So ist es gut, sich darin zu üben, indem man sich immer wieder fragt, welche Ebene man gerade vermittelt oder auch, auf welcher Ebene man das Kommunizierte gerade versteht. Mit der Zeit wird es recht einfach, dies schnell zu erkennen und in der Kommunikation darauf zu reagieren. Gerade in der palliativen Situation ist es oftmals schwierig für den Arzt, wirklich auf der Sachebene zu bleiben. Für den Patienten ist dies noch schwieriger, so auch die Sachebene zu verstehen, da die Situation oft von vielen und starken Emotionen geprägt ist.

Hier nun eine genauere Beschreibung der vier Ebenen:

- **Sachebene.** In der Aussage geht es um die Sache an sich. Ein gutes Beispiel hierfür ist die nüchterne Vermittlung des Blutdrucks, der Körpergröße etc. Die Aussage: „Ihre Blutwerte haben sich seit dem letzten Mal kaum verändert." kann eine solche Aussage sein – natürlich abhängig vom Kontext und des non-verbalen Verhaltens.
- **Selbstoffenbarung.** Die Art und Weise wie jemand etwas sagt, sagt auch immer etwas über ihn und seine momentane Verfassung aus. Wenn der Behandler beispielsweise eine schlechte Nachricht überbringt, dabei sehr angespannt wirkt, hastig spricht, sich evtl. auch noch entschuldigt, zeigt er damit Nervosität oder vielleicht auch Ängstlichkeit auf seiner Seite. Genauso wenn er verärgert darauf hinweist, dass die Medikamente bitte genau nach Plan genommen werden müssen, zeigt dieses seine Unzufriedenheit. Das muss nicht schlecht sein, es ist nur wichtig, sich dessen bewusst zu sein! Vielleicht reagiert der Patient auf diese Ebene stärker als auf den eigentlichen Inhalt.
- **Beziehung.** Die Art und Weise wie ich dem Patienten begegne, zeigt oft deutlich, was ich von ihm halte. Von freundlicher Zugewandtheit bis zum ignoranten Übergehen von Äußerungen und Wünschen ist hier alles möglich: Das kann dem Patienten von „Ich bin immer für Sie da!" bis „Ich kann Sie nicht ausstehen" signalisieren. Beziehungsbotschaften werden typischer Weise eher non-verbal oder über die Tonalität vermittelt. Hier trifft die Aussage: **„Der Ton macht die Musik!"** fast immer zu.
- **Appell.** Viele Äußerungen beinhalten auch eine Aufforderung etwas Bestimmtes zu tun. So enthält die Äußerung des Patienten „Mir geht es so schlecht, ich möchte mich umbringen." neben der Sachebene meist auch den Appell „Bitte kümmern Sie sich jetzt gut um mich, damit ich mich nicht weiter so fühlen muss".

Kombiniert man nun wie diese Botschaften gegeben werden, welche Ebenen dabei jeweils eine Rolle spielen und wie Patienten dies auf den verschiedenen Ebenen verstehen können, ist es eher ein Wunder, dass Kommunikation so oft glückt. In den meisten Fällen erkennen wir glücklicherweise die Ebene und können auf sie eingehen. Das nennen wir dann ein „gutes Gespräch". Aber natürlich läuft das nicht immer so und da wir uns der verschiedenen Ebenen in der Kommunikation nicht bewusst sind, ist es von Vorteil, sich damit vertraut zu machen und auch im Alltag die Analyse davon zu üben. Nehmen Sie sich immer wieder vor, die Ebenen bei sich oder auch bei anderen zu bemerken. Das reicht schon, um sich hierfür zu sensibilisieren.

Missverständnisse können zu unangenehmen Schwierigkeiten in der Palliativbehandlung führen. Folgen können Misstrauen beim Patienten sein – er wird Ihnen nicht mehr alles sagen, was vielleicht wichtig ist – oder er folgt einfach nicht mehr den Anweisungen der Behandler.

Das hier dargestellte Kommunikationsmodell kann vor allem in der Gesprächsanalyse nach einem Gespräch von Nutzen sein. Wenn sie merken, dass etwas nicht so gelaufen ist, wie Sie dachten oder der Patient ganz anders reagiert als geplant, kann es nützlich sein, sich das letzte Gespräch noch einmal durch den

Kopf gehen zu lassen und auf Basis der vier Ebenen zu untersuchen. Wichtig ist hierbei vor allem auch, die eigenen Handlungen auf allen vier Ebenen zu hinterfragen: „Welche Nachricht habe ich tatsächlich gegeben? Was für eine Nachricht könnte ich auf der Appell-, Beziehungs-, Selbstoffenbarungs- und Sachebene noch gegeben haben?". Auf diese Weise kann schnell erlernt werden, Kommunikationsfallen zu erkennen und ihnen zu entgehen.

15.2 Aufklärung sgespräch

Die Überbringung schlechter Nachrichten, das Aufklärungsgespräch, erfordert besonders viel Einfühlungsvermögen, Ausbildung und Erfahrung. „Der Unterschied zwischen einem richtigen Wort und einem fast richtigen Wort, ist wie der Unterschied zwischen einem Blitz und einem Glühwürmchen", sagt Mark Twain. Vom Behandler werden also Fähigkeiten der Gesprächsführung gefordert, die nicht immer als Studieninhalt vermittelt wurden. Neben der Vermittlung reiner **Sachinformationen** (medizinische Diagnose, Prognose, Behandlungsoptionen etc.) wird die Herausforderung insbesondere darin liegen, einerseits zu erkennen, wie viel dieser Sachinformationen der Patient zum jetzigen Zeitpunkt versteht und verstehen sollte. Andererseits sollte die besondere Lebenssituation von Patient und Zugehörigen erkannt und mit ihren möglichen psychosozialen Problemen in das Gespräch einbezogen werden.

Wichtig ist es, dem **Gespräch einen definierten Rahmen** zu geben, ausreichend Zeit, die ruhig auch klar begrenzt sein darf, Raum, um ungestört miteinander reden zu können, ohne Mails, Anrufe und andere Störungen. Palliative Versorgung heißt für uns, dass wir uns dem Patienten mehr annähern dürfen und müssen und ihm damit vertrauter werden als in vielen anderen Arzt-Patienten-Beziehungen. Hier sind beide Seiten gefordert, sich mit Kernfragen des Lebens auseinanderzusetzen, die immer auch im sonst vielleicht sachlich-medizinischen Gespräch mitschwingen.

Das **SPIKES**-Modell (Situation, Patientenwissen, Informationsbedarf, Kenntnisvermittlung, Emotionen ansprechen und Strategie und Zusammenfassung) beschreibt gut, die notwendigen Voraussetzung für eine gelungene Kommunikation auch in schwieriger Situation. Es ist besonders geeignet, schlechte Nachrichten so dem Patienten zu vermitteln, dass er möglichst viel des angebotenen Wissens verstehen und mitnehmen kann.

SPIKES-Modell
- Situation
- Patientenwissen
- Informationsbedarf
- Kenntnisvermittlung
- Emotionen ansprechen
- Strategie und Zusammenfassung

15.2.1 Situation

Für gute Gespräche müssen wir einen angemessenen Rahmen, eine gute Situation schaffen. Sie brauchen einen separaten Raum, nicht z. B. das Zweibettzimmer auf der postoperativen Station und schon gar nicht der Stationsflur. Damit besteht die Möglichkeit, dass Patient, Zugehörige, Arzt und im Idealfall zusätzlich eine vertraute Pflegekraft eine gute Basis der Kommunikation finden. Der Patient sollte dazu ermutigt werden, eine Vertrauensperson von Beginn an bei den Gesprächen anwesend sein zu lassen. Damit besteht die Möglichkeit, dass diese Vertrauensperson während des Gespräches stützt und schützt und nach dem Gespräch auch noch als Rapporteur und Dolmetscher des Gesprächsinhaltes wirken kann.

Der Arzt sollte sich auf die Sprache des Patienten einstellen und ganz auf ihn konzentrieren können. Sich dabei eigener Schwierigkeiten und Ängste bewusst zu sein, hilft, mit unvorhergesehenen Reaktionen des Patienten fertig werden zu können, welche manchmal schwer erträglich für den Behandler erscheinen.

Aber es ist immer für den Patienten schwerer, die schlechte Nachricht zu empfangen, zu verstehen und zu verarbeiten.

15.2.2 Patientenwissen

Es soll nicht eine Flut von Fakten genannt werden, sondern durch möglichst offene Fragen, das oft bereits vorhandene Patientenwissen genutzt werden, um verständlich aufzuklären. „Was denken Sie, wie es jetzt um Sie steht?", „Was hat man Ihnen denn schon alles zu Ihrer Erkrankung erklärt?", können solche Fragen sein, auf deren Antworten dann behutsam aufgebaut werden kann, um den Informationsstand der Beteiligten nach und nach anzugleichen.

15.2.3 Informationsbedarf

Nicht jeder Patient will und muss dasselbe über Krankheit, Therapieoptionen und Prognose wissen. Aber jeder Patient muss die Chance haben, soviel zu erfahren, wie er möchte. Die Herausforderung dabei ist es für den Aufklärenden zu bemerken, wie viel Information der Patient in der jeweiligen Situation haben möchte und ver- oder ertragen kann. Die Tendenz ist, immer zu viel auf einmal aufzuklären, was leicht dazu führt, dass der Patient schließlich nichts mehr versteht und sich später auch kaum noch richtig daran erinnern kann. Im Verlauf kann eine Frage wie „Wollen Sie es gleich wissen, wenn die Situation schlechter wird?" helfen, die richtige Dosis zu finden. Obgleich viele Familienangehörige meinen, den betroffenen Patienten vor schlechten Nachrichten schützen zu müssen, sind es die wenigsten Patienten, die nicht selber Bescheid wissen möchten. Eine Frage, die hier öffnend wirkt, wäre etwa „Sind sie jemand, der gerne alles selber weiß oder möchten Sie lieber, dass ihre Kinder die Dinge regeln und Bescheid wissen?". Kaum ein Patient möchte ausschließlich die Information bei anderen.

15.2.4 Kenntnisvermittlung

Wie bereits erklärt muss der Arzt sich an die Sprache des Patienten anpassen und nicht umgekehrt. Fachausdrücke, auch wenn sie präziser und korrekter sind, müssen vermieden werden, wenn sie nicht sprachliches Allgemeingut sind. Ein Adenokarzinom des Kolons heißt schlicht „Darmkrebs" und nicht „Entzündung" oder „maligne Erkrankung". Gerade das Aussprechen des „Unwortes" Krebs kann helfen, eine Wahrheit zu transportieren. Zu plakative Formulierungen sollten in der Regel vermieden werden, insbesondere dramatisierende Informationen.

> **Vermeidung dramatisierende Informationen**
> - Ein Tumor grassiert nicht, wildert nicht im Bauchraum und zerfrisst auch nicht alles.
> - Ein Hirntumor lässt weder die „Birne platzen", noch klemmt er alles ab.
> - Laborwerte oder der Tumor explodieren nicht.
> - Patienten in Palliativbetreuung werden
>   - weder ersticken,
>   - noch verdursten,
>   - noch verhungern
>   - noch verbluten
>   - oder „in ihrem eigenen Saft ertrinken".
> - Es gibt weder Vernichtungsschmerz, noch Todesrasseln oder einen Todeskampf.

Die ärztliche Kunst ist es, nicht gleichzeitig jede Hoffnung zu nehmen, während dabei Prognosen realistisch dargestellt werden, ohne sie zu beschönigen. „Wir können nichts mehr für Sie tun!" ist eine immer noch häufig verwendete Phrase, die im Gespräch nie fallen sollte. Stattdessen ist „Wir können Sie wohl nicht heilen, aber wir können Ihnen sehr viel helfen, besser weiter zu leben, solange es geht!" wesentlich angemessener. Dazu sollten mögliche spätere und häufige Probleme einer Krankheit nicht erst angesprochen werden, wenn kaum noch Zeit bleibt sich darüber Gedanken zu machen (z. B. respiratorische Insuffizienz bei ALS oder Ileus beim inoperablen Rektumkarzinom). So kann bereits besprochen werden, welche Hilfen die Lebensqualität verbessern oder auch die Angst vor einem unerträglich grausamen Sterbeprozess genommen werden.

15.2.5 Emotionen

Emotionen sollten reflektiert und angesprochen werden, anstatt darüber hinwegzugehen. Auch kann ein Arzt selber Gefühle zeigen, wenn zugleich auf die Signale und Reaktionen des Patienten und seines Begleiters geachtet und eingegangen wird.

Offene Fragen wie „Ich glaube, das ist sehr schwer für Sie" können dabei helfen. Wenn der Patient seine Verzweiflung, Angst oder Wut ausdrückt, sollte er mit Hilfe von Rückfragen unterstützt werden, seine Empfindungen genauer mitzuteilen. Der Patient sollte von den Behandelnden Verständnis für seine Reaktionen erhalten („Es ist ganz normal, dass Sie jetzt weinen", oder „Ich verstehe, dass Sie wütend sind"). Die Gefühle sollten auf keinen Fall relativiert werden („Warten Sie erst mal ab").

15.2.6 Strategie und Zusammenfassung

Meist wird es so sein, dass beim ersten Gespräch nur wenige Sachinformationen vermittelt werden können und dass selbst wesentliche Kernaussagen sowohl vom Patienten und manchmal auch von dessen Begleitern völlig umgedeutet werden. Sinnvoll kann es sein, am Gesprächsende offen zu fragen, was verstanden wurde und dann die wichtigsten Botschaften zu wiederholen oder auch als Stichpunkte handgeschrieben mitzugeben. Der Patient ist beim ersten Termin eher nicht in der Lage, das weitere Vorgehen verstehend zu besprechen.

Wenn doch, dann kann man dies tun. Dem Betroffenen sollte dann die Möglichkeiten der weiteren Begleitung und realistisch erreichbare (Etappen-)Ziele wiederholt und zusammengefasst werden.

- In der Regel ist es sinnvoll, zeitnah einen weiteren Termin festzulegen, an dem das Gespräch vertieft wird. Niemals den Patienten mit einer schlechten Nachricht ins „Nichts" entlassen.

Das SPIKES-Modell ist kein Konzept, das exakt so und immer angewendet werden muss. Mit wachsender Erfahrung des Therapeuten wird es immer mehr auf die besonderen Situationen jedes einzelnen Patienten angepasst werden können. Es gibt aber gerade dann viel Sicherheit für das Gespräch, wenn man über weniger Erfahrung verfügt. Es ist auch hilfreich, wenn das Gespräch für den Arzt vermutlich sehr belastend sein wird.

Beachtet werden muss der juristische Aspekt, dass Dritte nur aufgeklärt werden dürfen, wenn der Patient dies zuvor explizit erlaubt hat (ärztliche Schweigepflicht). Sinnvoll ist es immer, wenn nicht nur der Patient aufgeklärt wird. Nur die Angehörigen vollständig aufzuklären und den Patienten nicht oder kaum, ist ein äußerst bedenkliches, aber häufig anzutreffendes Vorgehen.

- Nur Angehörige aufzuklären ist in der Regel abzulehnen.

Aus palliativmedizinischer Sicht ist dies abzulehnen und bleibt sehr seltenen Ausnahmefällen vorbehalten. Zahlreiche Befragungen geben dem Recht.

> **Das sagen die Patienten zur Aufklärung:**
> - 91 %: Krebspatienten wollen ehrliche Aufklärung (Meredith et al. 1996).
> - 97 %: Angehörige sollen keinen Einfluss auf die Information haben (Meredith et al. 1996).

- 92 %: Ich erwarte völlige Offenheit meines Arztes (Husebö 2009).
- 99 %: Ich will, dass mein Arzt niemals eine Therapie durchführt, die sinnlos ist.
- Fast alle schwerkranken Patienten mit infauster Prognose wissen, wie es um sie steht (Fallowfield et al. 2002)

Aber: Jeder 3. Arzt scheut sich grundsätzlich, den Patienten über einen bösartigen Befund aufzuklären (Meredith et al. 1996). Dies führt zu einer gehemmten Kommunikation in der Familie, die die eigentlich wichtigen Themen auszuklammern droht. Auch wird der Patient damit komplett entmündigt, kann Entscheidungen nicht richtig treffen. Darüber hinaus ist es rechtlich nicht legitim. Neben dem verfassungsrechtlich garantierten Recht auf Information besteht folgendes Praxisproblem: Wie soll ein Patient rechtswirksam in eine notwendige Schmerztherapie, eine Tumorbehandlung oder einen Eingriff einwilligen, wenn er nicht aufgeklärt ist. Das geht nicht. Schließlich gilt „gelogen wird niemals" auch nicht auf Wunsch der Angehörigen.

Generell hat der Patient das Recht, so umfassend aufgeklärt zu werden, wie er es für richtig hält und wünscht. Auch wenn der Patient „schonungslos" über eine infauste Prognose aufgeklärt werden will, so kann immer auch ein Stück Hoffnung in Teilaspekten vermittelt werden. Und sei es „nur", dass das Palliativteam immer bereit ist, sich um Problem zu kümmern und in aussichtslos erscheinenden Situationen Hilfen zu bieten.

15.2.7 Hoffnung belassen und Strohhalm anbieten

- Jeder Mensch braucht Hoffnung und es ist auch in palliativer Situation berechtigt, einen Strohhalm anzubieten.

Slvein zeigte, dass auf die Frage „Wie groß müssten die Heilungsaussichten einer stark belastenden Chemotherapie sein, damit Sie zustimmen würden?" dramatisch unterschiedliche Antworten bei Gesunden, Ärzten oder Krebspatienten auftreten: Während Gesunde und Ärzte die Heilungsaussichten mit 50 % angaben, würden Krebspatienten auch eine nur 1 %ige Heilungsaussicht akzeptieren, um eine stark belastende Chemotherapie zu akzeptieren (Slevin et al. 1999).

Tipps zur Vermittlung schlechter Nachrichten

- Je schlechter die Nachricht, desto eher muss man sie sagen (Husebö 2009).
- „Sag' die schlechte Nachricht, dann halte inne und höre zu".
- Bei der Wahrheit bleiben, Strohhalm anbieten
- Erreichbare Ziele positiv hervorheben (nahes Familienfest, Reise etc.)
- Irreale Hoffnungen bremsen (vollständige Heilung, Jahre).
- Nicht beschwichtigen, keine langen Trostreden
- Bestmögliche Behandlung/ Symptomkontrolle zusichern
- Hoffnung vermitteln (Beschwerdeminderung, Begleitung, Hilfe für die Hinterbliebenen, Erledigung „unerledigter Geschäfte")
- Aber: Selbst die beste Gesprächstechnik ändert nichts an der schlechten Nachricht.

15.3 Entscheidungsgespräch

Wer entscheidet über die Therapieindikation? Ist der Patient als Kunde König?

Nur wenige Entscheidungen über Indikationen in der Medizin sind auf Grund ihrer Evidenz eindeutig. Und selbst dann gilt: Als Patient darf ich mich mit oder ohne „vernünftige" Begründung gegen eine medizinisch als zwingend indizierte Therapie entscheiden, selbst wenn ich durch dieses Unterlassen schweren Schaden nehme oder sterben würde.

In der Regel kann wissenschaftliches Beurteilen aber nicht die Entscheidung für die eine oder andere Methode abnehmen, da keine Option ausreichend eindeutig vorzuziehen ist. Insbesondere in schwerer, lebensbedrohlicher Erkrankung ist als Interaktionsstil von Arzt und Patient das **„Shared Decision Making"** ein Konzept, um zu einem für beide Seiten befriedigenden Ergebnis zu kommen. Weder der (klassisch-fürsorgliche) paternalistische Entscheidungsstil des letzten Jahrhunderts noch die einsam getroffene Entscheidung in Form eines reinen **„Informed Consent"** oder **„Informed Choice"** in höchstmöglicher Autonomie des umfassend medizinisch aufgeklärten Patienten (als Kunden in der Gesundheitswirtschaft) bietet in der existenziellen Not dem Schwerstkranken und Sterbenden oder seinen Angehörigen die Sicherheit, die sie sich wünschen. Vielmehr kommt es vor allem bei Letzterem leicht zu Entscheidungen, die später stark in Zweifel gezogen werden.

Es ist nicht unbedingt erforderlich, den Patienten hierbei über alle (!) möglichen Optionen mit allen ihren Chancen und Gefahren, Risiken und Nebenwirkungen, Benefits für und Einschränkungen an Lebensqualität aufzuklären, sondern es muss gemeinsam erarbeitet werden, wo der Patient für sich die Schwerpunkte, Ängste, Sorgen und Wünsche definiert.

Ein Überangebot an schwer zu verarbeitender und nicht annähernd für Laien bewertbarer Informationen führt eher zu einer Entscheidungsunfähigkeit. Ein gut aufbereitetes, relevantes und trotzdem umfassendes Informationsangebot sollte mit ausreichend Zeit und ausreichend Bedenkzeit versehen sein. Es bietet die Möglichkeit in Ruhe nachzufragen und eine Entscheidung zu fällen, mit der alle Beteiligten zufrieden sind, gut leben und auch gut sterben können!

Oft geschieht es dabei, dass der Patient den Arzt fragt, wie würden Sie für sich, für Ihre Mutter, Ihr Kind entscheiden. Hierauf sollte man gut vorbereitet sein. Ausweichende Antworten sind dann wenig hilfreich, sondern ehrlicher und wahrhaftiger Rat ist angezeigt.

Im Dialog des Arztes als Experten für die Krankheit und dem Patienten als dem Experten für seine persönliche Situation und seinen Lebensentwurf kann eine gemeinsame Entscheidung über Therapieoptionen erarbeitet werden. Diese hätte jeder für sich so evtl. nicht getroffen und kann zu einer wesentlich verbesserten Lebensqualität führen, als eine vom Einzelnen und autonom getroffene Therapieentscheidung.

- **Trotzdem oder auch deshalb sollte am Ende jeder Entscheidung die Offenheit stehen, Therapien jederzeit überdenken und anpassen zu können.**

Ein wichtiger Wechsel in den Entscheidungsfindungen kann in Todesnähe eintreten. Wenn der Patient extrem geschwächt ist, lebt er fast nur „für sich" und ruht in sich. Er wird extrem schwach, erscheint oder ist an der Umwelt und dem Geschehen teilnahmsloser. Hier kann es dazu kommen, dass er gerade auch auf Nachfragen wegen dieser Schwäche alles über sich ergehen lässt. Das ist in einem Gesundheitssystem, welches „große Operationen, Eingriffe, Chemotherapie und Intensivbehandlung" belohnt, ein nicht zu unterschätzendes Problem: „Der Kardiochirurg wird dafür bezahlt, große Operationen am Herzen durchzuführen". Dagegen bekommt er für ein gutes und gelingendes Gespräch – eine gute Entscheidung im besten Falle viel Lob von einer Familie, im schlechtesten Falle Honorarausfall oder Sanktionen von seiner Geschäftsführung (**Interessenskonflikt**).

Eine weiter belastende **Futility** kollidiert dann mit dem eigentlichen Wunsch aller Beteiligten nach mehr Lebensqualität für die verbleibende Lebensspanne. Hier entsteht leicht eine Situation, in der nur durch sehr viel Wissen und Erfahrung, eine besondere Empathie und besonders durch eine gute Kommunikation im Team und mit den Zugehörigen, eine gute Lösung im Sinne des Patienten gefunden werden kann.

15.4 Konfliktgespräch

Konfliktgespräche sind die Gespräche, vor denen sich die meisten scheuen. Da in der palliativen Situation aber oft verschiedenste Interessen aufeinandertreffen, lassen sie sich nicht umgehen und sollten auch geführt werden. Hilfreich ist es dabei, ganz einfache Kommunikationsmodelle im Kopf zu haben.

Nehmen wir uns ein einfaches Sender- und-Empfänger-Modell der Kommunikation, wobei die eine Seite sich verbal oder nonverbal äußert und die andere es aufnimmt und darauf ihrerseits reagiert. So entsteht ein Kreislauf der Kommunikation, wobei jede Seite die Position des Senders als auch des Empfängers einnimmt. Schon die allgemeine Erfahrung zeigt, dass unser Gegenüber nicht immer so reagiert, wie wir es wünschen oder Dinge aus unserer Sicht sogar grundlegend missversteht. Nicht selten erfolgt eine Aufklärung über Krankheit und Therapieoptionen nicht nur vom behandelnden Arzt, sondern aus einer Reihe von Quellen wie Presse, Angehörige, Freunde oder dem Internet. Dabei entsteht oft genug Verwirrung, was zu möglichen Konflikten mit den Behandlern, aber auch den Angehörigen führen kann.

Nichts von dem, was wir kommunizieren, wird 100 %ig so aufgenommen, wie wir es beabsichtigen. Um unsere Botschaft verstehen zu können, durchläuft sie beim Empfänger eine Reihe von Filterprozessen und seine Reaktion erfolgt auf das Ergebnis dieser Prozesse. Wichtig ist es, uns dies klar zu machen.

Die Verarbeitung der aufgenommenen Information erfolgt beispielsweise im Hinblick auf die augenblickliche Aufmerksamkeitsfokussierung, d. h. wo liegt die Aufmerksamkeit des Empfängers? Bekommt er überhaupt alles mit oder ist er vielleicht so sehr in innere, gedankliche Prozesse verwickelt, dass er nur einen kleinen Teil aufnehmen kann? Achtet er mehr auf Beziehungsaspekte oder inhaltliche Aspekte der Information? Aber natürlich wird die Information auch auf die eigene Lerngeschichte oder die momentan aktivierten kognitiven Modelle bezogen. Dies sind nur einige Einflussfaktoren auf die Informationsverarbeitung, die sie allerdings maßgeblich beeinflussen. Oft kann es hilfreich sein, sich an folgenden Merkvers zu erinnern:

- **Die Bedeutung der Kommunikation bestimmt immer der Empfänger!**

Egal wie wohlwollend oder „richtig" meine Äußerungen und mein Verhalten sein mögen, ich kann nie voraussagen, auf welche Weise mein Gegenüber reagieren wird und manchmal erscheint uns die Reaktion vielleicht komplett unverständlich.

Es gibt in der palliativen Situation viele Möglichkeiten für Konflikte. Konflikte entstehen aus den im Patienten erwachsenden Emotionen,
- durch widerstreitende Interessen zwischen Patient und Angehörigen,
- den Angehörigen untereinander,
- den Zielen der Behandler und der Angehörigen,
- nicht zuletzt auch zwischen Patient und Behandler.

- **Daumenregel: Konflikte sollen angesprochen werden.**

Natürlich gehört die Wahl des richtigen Zeitpunktes und der richtigen Umgebung dazu. Bei schwierigen Situationen ist es durchaus empfehlenswert, das Gespräch nicht alleine zu führen, sondern vielleicht jemanden von der Pflege mit einzubeziehen. Dies kann durchaus deeskalierend wirken, wenn man selber befürchtet mit den eigenen Emotionen nicht zurechtzukommen (SPIKES-Modell).

15.4.1 Aufmerksam, offen und engagiert

Ein weiterer Punkt ist die Bereitwilligkeit, sich der Situation und den eigenen Gefühlen, die von leichtem Unbehagen, über Angst bis zu Wut rangieren können und seinen Gedanken hierzu zu stellen, ohne ihnen zu folgen. Neben der Aufmerksamkeit sich und der Situation gegenüber, benötigt man hier auch die Bereitwilligkeit, das eigene Erleben so anzunehmen wie es gerade ist (offen sein) und die Situation anzugehen, wie man es im eigenen Rahmen verantworten und wozu man stehen kann (engagiert sein).

Zur Offenheit gehört auch das Annehmen der Reaktion meines Gegenübers – wir haben schließlich keine Wahl, wie er reagiert. Das heißt nicht, dass wir es gut finden müssen, was die andere Person sagt oder tut. Es ist jedoch hilfreich, den Standpunkt meines Gegenübers zunächst zu respektieren, nicht immer weiß man, auf welcher Grundlage er zu Stande kam. Erinnern Sie sich: „Die Bedeutung der Kommunikation bestimmt immer der Empfänger!"

Die Reaktion meines Gegenübers ist nun einmal Fakt, ob sie mir passt oder nicht. Selten funktioniert hier die Methode der **Konfrontation** und noch viel seltener die des **Rechthabens**. Sobald man bemerkt, dass man sich in einer Argumentation des Rechthabens befindet, ist es wichtig, davon einen Schritt zurückzutreten und sich zu überlegen, wie man lieber mit der Situation umgehen würde. Recht haben führt fast immer zu wachsenden Widerständen auf der anderen Seite. Als Behandler mit einem Blick von außen und meist großem Hintergrundwissen, sind wir schnell dabei, Vorschläge zu machen und Wege mit dem Patienten einzuschlagen, die für uns nur vernünftig sind, u. U. vom Patienten aber nicht so gesehen werden. Deswegen ist es wichtig, mögliche Konflikte anzusprechen und selber zu bemerken wann wir auf einem Standpunkt beharren, den die Patienten vielleicht nicht teilen. Wir müssen den Standpunkt nicht notwendigerweise verlassen, es erscheint aber sinnvoll, das Gespräch darauf zu lenken, was dem Patienten gerade nicht passt und von da aus weiter zu gehen und zu einem **Shared Decision Making** zu kommen.

> **Vorgehen bei Widerständen und Konflikten**
> - **Aufmerksam sein**: Bemerken von Unstimmigkeiten im eigenen Befinden und den eigenen Gedanken. Bemerken der Reaktionen meines Gegenübers. Was passiert gerade?
> - **Offen sein**: Die Reaktion des Gegenübers und das eigene Erleben annehmen, ohne sofort impulsiv darauf zu reagieren.
> - **Engagieren**: Wie möchte ich als Behandler am liebsten darauf reagieren? Konflikt ansprechen, ehrlich, transparent und respektvoll sein.

15.5 Angehörigengespräch

Hier sind zwei Teilaspekte wichtig, einerseits das Gespräch mit den Angehörigen, andererseits die Hilfestellung, dass die Gespräche innerhalb der Angehörigen gelingen, auch wenn lange Sprachlosigkeit herrschte.

15.5.1 Gespräche mit der Familie

Die Kommunikation muss immer von Wertschätzung geprägt sein und die manchmal völlig verschiedenen Lebenssituationen, Möglichkeiten und langfristigen Perspektiven der verschiedenen Partner würdigen.

Soll das Gespräch wertschätzend gelingen, so müssen die Beteiligten bereit sein, auch wahr und wahrhaftig miteinander ins Gespräch zu kommen. Patient und Zugehörige haben ein Recht darauf und es erleichtert ein Gespräch immer. Dies bedeutet natürlich nicht, dass immer sofort alles und in aller Deutlichkeit breit dargelegt werden muss. Die Beteiligten können die Situation leichter erfassen und begreifen, wenn wir ihnen auf diese Weise begegnen. Grundlegend gilt natürlich zusätzlich das oben gesagte, die Sprachebene darf nicht vom Arzt bestimmt werden, sondern der Arzt muss sich den anderen anpassen. Zugehörige sollen ermutigt werden. Ihnen sollen die notwendigen Hilfen angeboten werden, die möglichen Szenarien auch durchzustehen. Dabei sollte ihnen auch offen gelassen werden, sich zurückziehen zu können, wenn es für sie nicht mehr geht.

Eigene Ängste und Fantasien der Beteiligten über eigenes Krankheitserleben und das eigene Sterben, können die Gespräche unbemerkt überlagern und sollten deshalb angesprochen werden. Dies führt zu einem wesentlich verbesserten Coping und ermutigt zum Durchhalten.

Fragen nach der Prognose und dem möglichen Todeszeitpunkt sollten ebenso wahrheitsgemäß beantwortet werden. Wobei die Einschätzung der verbleibenden Lebenszeit in der Regel sehr fehlerbehaftet ist. Das sollte man stets zugeben. Aussagen wie „es wird wohl nur noch Tage bis wenige Wochen dauern" oder „ich denke, dass er/sie wahrscheinlich in einigen Tagen gestorben ist" sind in der Regel völlig ausreichend, damit sich die Beteiligten emotional einstellen können.

15.5.2 Gespräche innerhalb der Familie

Im Krankheitsverlauf verändert sich etwas in den Beziehungen zwischen Patient und Familie. Aber auch ohne Spannungen nehmen Familienmitglieder zumeist andere, neue Rollen an – z. B. von der Ehefrau zur Pflegerin. Es kann schön sein, sich daran zu erinnern, dass Zärtlichkeit und Liebe wieder Einzug halten. Eine gut funktionierende Familie ist das Beste für Patient und Verwandte. Hierfür ist es auch wichtig, dass sich die pflegenden Familienmitglieder vor ständiger Überlastung schützen. Sie sollten ermutigt werden, sich die Arbeit gut einzuteilen und bei Bedarf frühzeitig nach Unterstützung zu fragen.

Die Familie befindet sich in einer Art Ausnahmezustand, mit dem oftmals keiner so richtig umzugehen weiß. Anstrengende Situationen in der Familie führen dann manchmal zu ungewollten und unschönen Szenen. „Ausrutscher", wie Streitereien über das Erbe oder Vorwürfe, der Patient sei eine Last, geschehen in Gegenwart des Sterbenden häufiger als gedacht.

Es kann auch sehr gut sein, über Zukünftiges mit dem Patienten zu reden. Es ist für die meisten schwierig über Themen wie Zimmergestaltung beim Sterben, den Tod selber, Beerdigung, Zeremonie usw. zu reden. Die Erfahrung zeigt, dass sich alle darüber Gedanken machen, aber nicht darüber sprechen („Ich will den anderen nicht so belasten.").

- **Es liegt am therapeutischen Team, dass Angehörige und Patienten die Hilfen erkennen, die ihnen angeboten werden.**

15.6 Kommunikation im Team

Zum Gelingen einer gemeinsamen Palliativbehandlung ist die Zusammenarbeit im Team besonders wichtig. Dabei kann zum einen das Team im engeren Sinne (Palliativmediziner und -pflegefachkräfte) gemeint sein oder auch das erweiterte Team mit Seelsorgern, ambulantem Hospizdienst, Psychologen und den anderen an der Behandlung beteiligten Ärzten. In beiden Fällen ist eine gute Kooperation Voraussetzung für das Gelingen einer guten Behandlung.

Patienten erfahren viel Sicherheit und fühlen sich gut aufgehoben, wenn sie merken, dass das **Team an einem Strang** zieht und sich untereinander abgesprochen hat. Daher ist eine Absprache untereinander unabdingbar, auch um gegenläufige Therapieansätze zu minimieren und ein möglichst geschlossenes Auftreten nach außen zu demonstrieren. Es kommt durchaus vor, dass Patienten Dinge der eigenen Befindlichkeit oder das, was sie beim Arzt beobachtet haben, mit den Pflegefachkräften besprechen wollen. Um zu vermeiden, dass es dadurch Unruhe im Team und Konflikte zwischen Arzt und Patient gibt, sollte auf Transparenz innerhalb des Teams hingewiesen werden. So der Patient es nicht ausdrücklich gegenteilig fordert, wird darüber im Team gesprochen.

Es spricht beispielsweise nichts dagegen, dem Patienten etwas in folgender Art zu sagen: „Ihre Bedenken gegenüber der Therapie und den Medikamenten sind durchaus ernst zu nehmen. Ist es für Sie in Ordnung, wenn wir dies im Team besprechen?" Solche Äußerungen zeigen dem Patienten eher, dass er ernst genommen wird und man sich der Sache annehmen will. Sie sollten dann aber auch im Team besprochen und die Ergebnisse dem Patienten zurückgemeldet werden.

15.6.1 Regelmäßige Besprechungen

Somit sind regelmäßige Besprechungen im Team von großer Wichtigkeit. Es sollten möglichst alle direkt an der Behandlung beteiligten immer auf dem neuesten Stand sein, zumal sich der Zustand eines Patienten in der letzten Phase schnell ändern kann und Angehörige manchmal auf unerwartete Art und Weise aktiv werden können. Die Besprechungen sollten gut strukturiert sein, um sich nicht in Einzelheiten zu verstricken, aber auch immer einen gewissen Freiraum für alle Anwesenden bieten ein Thema von allgemeinem Belang zu besprechen – dies jedoch auch zeitlich begrenzt, um eine ausufernde Diskussion zu unterbinden. Die zeitliche Einteilung obliegt dem Leiter der Besprechung, welcher möglichst darauf achten sollte, dass alle wichtigen Punkte zu den Patienten besprochen werden.

Ein Punkt, der immer etwas heikel ist, betrifft die **Hierarchie im Team**. Zwar bieten sich flache Hierarchien an, doch sollte klar sein, wer letztlich die Fäden in der Hand hält und als Leiter der Ansprechpartner für das erweiterte Team und die Angehörigen ist. Ein Wegfall von Hierarchien ist aufgrund der oft folgenden Konfusion der Rollen im Team genauso wenig wünschenswert wie eine sehr starke Hierarchisierung, da diese eher zu Verschlossenheit der einzelnen und nicht zur nötigen Offenheit im Team führt. Es sollte immer klar bleiben, was wessen Aufgabe und wer wem gegenüber weisungsbefugt ist. Gleichzeitig geht es um ein kollegiales, offenes Miteinander. Nur so können Team, Patienten und Angehörige voneinander profitieren.

15.6.2 Intervision und Supervision

Schwierige Situationen in der Behandlung können gut im Team untereinander besprochen werden. Idealerweise funktioniert das auch in Bezug auf schwierige emotionale Momente und dem Umgang mit diesen. Diese Form der **Intervision** und gemeinsamen Lösungsfindung zeichnet gute Teams aus. Es erfordert aber ein gewisses Maß an Selbstoffenbarung, was nicht immer mit dem Verständnis von Hierarchien im Team übereinstimmen mag.

Eine weitere Methode um Teamkommunikation zu erleichtern ist die **Supervision**. Dabei kommt ein möglichst neutraler Supervisor von außen in das Team dazu und leitet die Gespräche untereinander, gibt Anregungen und unterbricht nicht hilfreiche Diskussionen und Prozesse im Team. Er hilft also neue Ideen zu entwickeln und festgefahrene Situationen zu entdecken und zu lösen. Die Neutralität ist hier ein wichtiger Punkt, da er für alle im Team gleichermaßen da sein soll und nicht die Interessen einzelner vertritt. Ansonsten kommt es oft zu mehr Schwierigkeiten im Team und zum Rückzug Einzelner, die sich dann eher verschließen.

Literatur

Fallowfield LJ et al (2002) Truth may hurt but deceit hurts more: communication in palliative care. Palliat Med 16(4):297–303
Husebö S (2009) Kommunikation. In: Jaspers B, Husebö S, Klaschik E, Clemens KE et al (Hrsg) Palliativmedizin. Springer, Berlin/Heidelberg/New York
Meredith C, Symonds P, Webster L, Lamont D, Pyper E, Gillis CR, Fallowfield L (1996) Information needs of cancer patients in West Scotland: cross sectional survey of patients' views. BMC Medical Education 313:724–726
Schulz von Thun F (2010) Miteinander reden. Rowohlt, Reinbek
Slevin ML, Stubbs L, Plant HJ, Wilson P, Gregory WM, Armes PJ, Downer SM (1999) Attitudes to chemotherapy: comparing views of patients with cancer with those of doctors. Br J Cancer 300:1458–1460
Vennemann SS, Narnor-Harris P, Perish M, Hamilton M (2008) „Allow natural death" versus „do not resuscitate": three words that can change a life. J Med Ethics 34:2–6

Teamarbeit und Selbstreflexion

Boris Hait und Thomas Sitte

16.1 Haltung als Grundlage palliativer Arbeit – 282

16.2 Interdisziplinarität und Teamarbeit als Ausdruck der Haltung in Palliative Care – 284

16.3 Team als Strategie zum Erreichen des Ziels – 285

16.4 Voraussetzungen für ein gut funktionierendes interdisziplinäres Team – 286

16.5 Probleme und Schwierigkeiten im Teamwork – 288

16.6 Selbstreflexion – 289

16.7 Burnout – 291

16.8 Resilienz – 293

16.9 Zukünftige Herausforderungen für interdisziplinäre Palliativteams – 293

Literatur – 294

© Springer-Verlag GmbH Deutschland, ein Teil von Springer Nature 2019
M. Thöns, T. Sitte (Hrsg.), *Repetitorium Palliativmedizin*,
https://doi.org/10.1007/978-3-662-59090-4_16

■ **Kasuistik**

Frau Müller, 32 Jahre alt, wurde auf unsere Palliativstation aus der neurochirurgischen Klinik eines auswertigen Krankenhauses verlegt. Die 10 Monate zuvor gestellte Diagnose eines multiformen Glioblastoms brachte ihr viel Leid: zwei operative Eingriffe, Bestrahlung, Chemotherapie, Verschwinden der Hoffnung, Zerstörung ihrer Zukunftspläne. Frau Müller machte eine Krankenhaus-Odyssee (Neurochirurgie, Strahlentherapie, Onkologie) und verbrachte die letzten drei Monate ausschließlich im Krankenbett. Ihr Lebensgefährte verließ sie kurz nachdem ihre Diagnose bekannt geworden war; als alleinerziehende Mutter musste sie ihren 5-jährigen Sohn bei ihrer Mutter abgeben. Das Hauptsymptom im komplexen Leidensbild der Patientin waren persistierende therapieresistente Kopfschmerzen. Jegliche Optionen zur Optimierung der Schmerztherapie brachten keine Linderung der Beschwerden. Beim wöchentlichen interdisziplinären Meeting wurde über die möglichen Gründe und weitere Strategien intensiv diskutiert. Unter anderem, gingen wir auf die familiäre Situation ein, die sehr problematisch war.

Die Trennung von ihrem Sohn, der ihr stärkster Halt und Sinn ihres Lebens war, sowie ein längerer Aufenthalt des Jungen bei ihrer Mutter, zu der sie ein ziemlich angespanntes Verhältnis hatte, schien uns aktuell der größte und wichtigste Belastungsfaktor zu sein. Die Verlagerung der Beschwerden auf die psychosoziale Dimension erschien uns sehr deutlich, wie auch offensichtlich die Antwort auf die Frage, warum alle Therapieoptimierungsversuche keinen Erfolg brachten. Die Lösung kam spontan: eine unserer pflegerischen Kollegen sagte: „Wenn das Problem und die Ursache ihrer Schmerzen die Trennung zu ihrem Sohn ist, werden wir der Patientin nur dann helfen können, wenn wir es ändern. Dann müssen wir den Jungen bei uns mit aufnehmen". Bei der Diskussion, die in den darauffolgenden Minuten stattfand, passierte vielleicht das Wesentliche, was ein Team ausmacht. Es fiel die Teamentscheidung und die konkreten Details des Aufenthaltes des Kindes bei uns wurden

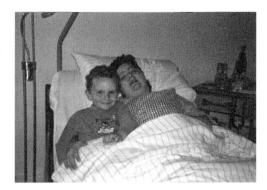

◘ **Abb. 16.1** Das eigene Kind als stärkster Halt der kranken Mutter

besprochen. Die Tatsache ist: Als sich der Junge auf der Station einnistete und seine hohe Stimme das Zimmer seiner Mutter ausfüllte, hörten ihre Kopfschmerzen auf (◘ Abb. 16.1).

An diesem Fallbeispiel wird die Rolle des Teams deutlich. Nur intensive Auseinandersetzung des gesamten multiprofessionellen Teams mit der Situation ließ die eigentlichen Belastungsfaktoren erspüren und dadurch eine richtige Lösung finden. Eine solche Entscheidung ist allerdings der beste Beweis für ein verantwortungsbewusstes, gut eingespieltes Team. Diese Verantwortung zeigt sich unter anderem auch in einer intensiven vorsorglichen Kommunikation im Sinne von Unit-of-Care-Betreuung: Es war genauso wichtig, auch für den Sohn eine sichere und vertrauensvolle Atmosphäre zu schaffen.

16.1 Haltung als Grundlage palliativer Arbeit

> „Die glänzenden Fortschritte unserer medizinischen Wissenschaften genügen nur selten den Bedürfnissen, die der leidende Mensch an den Arzt stellt." (Theodor Billroth (1829–1894))

Was ist Haltung? Vielleicht ist dies die zentrale Frage in der Palliative Care. Bei der Beantwortung dieser Frage findet man die Grundlagen des Handelns und realisiert besser, was die eigene Rolle in der Begleitung eines schwerkranken Menschen ist.

Der Arzt muss seine klassische Rolle als die des Heilers verlassen (Schmeling-Kludas 2006). Ein paternalistisches Verständnis der Arzt-Patient-Beziehung kann bei der Multidimensionalität der Probleme eines unheilbar Kranken nicht hilfreich sein. Den Satz „Der Patient steht im Mittelpunkt" hört man oft, aber die vom Patienten wahrgenommene Realität sieht häufig anders aus. Patienten fühlen sich bei den essentiellen Entscheidungen übergangen. Ihre emotionalen und kommunikativen Belange sowie ihre spirituellen Bedürfnisse gehen im Behandlungsverlauf verloren.

Die Beziehung „Behandler–Patient", vor allem in der Frage der Aufklärung über Verlauf und Prognose einer tödlichen Krankheit sowie über mögliche Vorgehensweisen ist durch unterschiedliche Strategien geprägt. Verschiedene Bewusstseinskontexte lassen sich beobachten:

- Geschlossenes Bewusstsein: Patient ist ahnungslos, Personal weiß Bescheid.
- Argwöhnisches Bewusstsein: Patient argwöhnt, sterben zu müssen, ohne aufgeklärt zu sein.
- Bewusstsein wechselseitiger Täuschung: alle wissen Bescheid, keiner gesteht es ein.
- Offenes Bewusstsein: offene Kommunikation aller Beteiligten.

Viele Fachkräfte medizinischer Einrichtungen, vor allem ärztliche Kollegen, meiden immer noch eine direkte und offene Auseinandersetzung mit dem Thema Sterben und Tod.

Wie kann ein offener Dialog mit Patienten geführt werden (dies nicht nur in Palliativ- oder Hospizeinrichtungen)? Das Team muss bereit sein, sich auf die Vielfalt und Unterschiedlichkeit körperlicher und seelischer Beschwerden, psychologischer und spiritueller Bedürfnisse, die Einzigartigkeit des Patienten einzulassen. Wir dürfen den Patienten spüren lassen, dass wir ihn ernst nehmen und ihn auf seinem Weg beraten und unterstützen wollen. Wir dürfen ihm dieses Angebot machen. Wird unser Angebot angenommen, werden wir bei dieser Begleitung eine wunderbare Bereicherung – für jedes einzelne Teammitglied und das Team selbst – erfahren. Denn nun erhält der Satz von Cicely Saunders wirkliche programmatische Bedeutung für die tägliche Arbeit: „Sie sind uns wichtig, weil Sie eben **Sie** sind. Sie sind bis zum letzten Augenblick Ihres Lebens wichtig". Er wird wegweisend für die besondere, menschenzentrierte Art und Weise der Begleitung und Betreuung eines leidenden Menschen. Dies ist ein Satz, an dem wir unsere Haltung messen und weiter entwickeln können.

Nicht jede Begleitung verläuft harmonisch. Gelingende Kommunikation beruht auf Gegenseitigkeit. Eine relevante Rolle spielt hier: „Wie wirke ich auf den Patienten"? Stimmt die Chemie zwischen uns? Erreicht den Behandler das Signal des Patienten: „Bitte, nicht du"! Dies zu akzeptieren, offen anzusprechen und gemeinsam mit dem Patienten nach einem anderen Behandler oder anderen Behandlungsteam zu suchen, ohne es „persönlich" zu nehmen, darin zeigt sich Haltung.

Sind die Teammitglieder immer bereit, in der Intensität zu kommunizieren, wie es der Situation angemessen ist? Die Patienten merken es sofort, ihnen entgeht kaum etwas – sowohl die Wahrnehmung unserer fachlichen Sicherheit als auch unsere Bereitschaft zuzuhören und Leid zu teilen. Der Patient ist der strengste Prüfer, gleichzeitig bringt er den Behandlern Verständnis entgegen, ist genügsam, bereit und fähig, vieles zu verzeihen. Wir sind die Lehrlinge und unsere Patienten werden zu Lehrmeistern. Dies zuzulassen, gehört zur Haltung!

Haltung in Palliative Care bedeutet:

- Dem Gegenüber **Wertschätzung** und **Respekt** zu schenken. Schwerstkranke, hochbetagte und demente Menschen sind in besonderem Maße auf die Nähe und Wärme anderer angewiesen. Sie reagieren sehr sensibel, wenn ihnen nicht einfühlsam und respektvoll begegnet wird (Kojer 2006). In gelebter Wertschätzung wird eine patientenzentrierte Vorgehensweise offensichtlich und selbstverständlich.
- Sich gleichermaßen um **Patienten und ihre Angehörigen** zu kümmern. Bestimmend sollten die Bedürfnisse der Betroffe-

nen sein. Dennoch ist Palliative Care mehr als ein einfaches Umsetzen von Wünschen unserer Patienten. Wenn wir uns bemühen, den Patienten in seiner Ganzheitlichkeit – „Whole Person Care" – wahrzunehmen, wie auch die Belange der Menschen, die dem Patienten viel bedeuten, d. h. sich sowohl für den Patienten als auch seinen Angehörigen als „Unit of Care" verantwortlich zu fühlen, wird unser Behandlungsauftrag auf einem qualitativ anderen Niveau umgesetzt.
- **Einfühlsam** mit Menschen in ihrer Ausnahmesituation umzugehen. Hier geht es darum die Fähigkeit zu entwickeln, flexibel auf die sich immer wieder ändernden Wünsche und Prioritäten der Patienten einzugehen und unter Berücksichtigung von Benefizienz, also unter Abwägung ethischer Prinzipien zu handeln.
- **Eigene Grenzen** wie auch die eigene Endlichkeit zu erkennen und zu akzeptieren. So entsteht die Grundlage, um einfühlsam und respektvoll, die zu begleiten, die im Angesicht ihrer Endlichkeit leben. Wenn das Leben bejaht und Sterben als Teil des Lebens gesehen wird, zeigt man dies im Respekt vor der Selbstbestimmung unserer Patienten. Die Behandler helfen ihnen bei der Findung und Umsetzung ihrer Entscheidungen und unterstützen sie somit auf ihrem Weg (M. Müller). Es ist eine Haltung der Solidarität, der Kultur leidenschaftlichen Helfens (Heller und Knipping 2006), bei der ein gemeinsames Einlassen auf die Fragen gelingt, auf die keine Antworten gefunden werden und die Annahme eigener Schwächen eine Vertiefung der Kommunikation ermöglicht.
- Mut zu haben, **neue Wege** einzuschlagen und eigene Entscheidungen und Taten kritisch zu hinterfragen.
- Sich als **Teil des interdisziplinären Teams** zu sehen, Achtsamkeit und Respekt gegenüber den anderen Teammitgliedern zu entwickeln, seine eigene Rolle im Team zu begreifen, eine ständige Kommunikation im Team zu pflegen.
- **Nach Derek Doyle bedeutet Palliative Care zu 90 % Haltung und zu 10 % Wissen und Technik. Diese Haltung wird allerdings nur dann zu erkennen sein, wenn wir uns als Begleiter öffnen und somit einen wahren Dialog mit dem Patienten auf Augenhöhe führen. Gelingt es uns, so geht das Konzept der Palliativbegleitung auf.**

16.2 Interdisziplinarität und Teamarbeit als Ausdruck der Haltung in Palliative Care

Mit den Begriffen „Interdisziplinarität", „Teamwork", „Kommunikation", verfeinert mit einer Prise Pathos, wird heute alles serviert. Es ist sicher richtig, dass eine klar verstandene und gut gelungene Kommunikation in einem Kreis der Menschen, die einander verstehen und miteinander zusammen ein gemeinsames Ziel haben, eine unabdingbare Voraussetzung für eine optimale, aufrichtige Begleitung eines schwerkranken Menschen ist. Aber wie sieht die Realität aus: Wie oft gelingt eine solche Kommunikation, wie viele haben Bereitschaft sich auf diese Art der menschlichen Interaktion einzulassen, was gehört zum Begriff „Teamfähigkeit", kann man das erlernen? „Das größte Problem einer Kommunikation ist die Illusion, sie hätte stattgefunden" – wie oft trifft dieser Satz von George Bernard Shaw doch zu?

Es wäre tatsächlich eine Illusion zu glauben, dass allein die Zusammenkunft vieler Menschen verschiedener Berufsgruppen „am gleichen Ort und gleicher Stelle" ein Team entstehen lassen würde. Anfänglich kommt jeder aus einer anderen Institution, mit unterschiedlichen Erfahrungen. Sich zueinander zu finden, sowohl seine eigene Rolle als auch die Rolle anderer Professionen zu begreifen und schließlich das gemeinsame Ziel zu erkennen und seine Bemühungen diesem Ziel zu widmen – dies sind die Schritte „vom Einzelgänger zum Teamspieler", vom Agieren verschiedener Professionen, von einer Multiprofessionalität zu einer wahren Interdisziplinarität. Interdisziplinarität geht über Multiprofessionalität (-disziplinarität) hinaus und beinhaltet eine gelebte Kooperation verschiedener Fachdisziplinen und Berufsgruppen im Sinne des Patienten auf Augenhöhe. Mit anderen Worten, es muss eine neue Kommunikationskultur kreiert werden. Dieser auf den ersten Blick klare und einfache Weg bedeutet in Wirklichkeit eine unterschiedlich lange Zeit, die jeder von uns braucht; dieser Weg ist oft steinig. Nicht selten hört man: „Er schafft es nicht, er ist nicht teamfähig". Eine Pflegefachkraft in einem Palliativteam, die eigentlich seit Jahren „mit dabei" war, schaffte es nicht zu sagen: „Wir", das Team hörte von ihr lediglich: „Warum macht ihr es so" oder „Ich komme morgen zu eurer Stationsbesprechung". Das letzte, aber wichtigste Stück des Weges zum Ziel hat sie tatsächlich nicht zurücklegen können und verließ das Team nach über zehn Jahren.

Wird man teamfähig oder ist man es? Was hilft uns denn, teamfähig zu sein? Ist es nicht unsere innere Haltung, die durch Wertschätzung, Sensibilität und Achtsamkeit, die wir anderen Menschen zu schenken lernen, und gleichzeitig die Fähigkeit eigene Grenzen zu erkennen, uns ermöglichen, sich als Teil des Teams zu sehen und gemeinsamen Aufgaben zu folgen? „Kapitalien braucht man auf. Aber die geistige Haltung nicht", – der Satz gehört Honoré de Balzac. Einmal verinnerlicht, bleibt es als der kostbarste Schatz mit uns.

16.3 Team als Strategie zum Erreichen des Ziels

Das Team selbst ist die Strategie zum Erreichen des Ziels. Gerade in der palliativen Situation, im Angesicht des nahenden Todes, ist eine klare Formulierung und Benennung der Ziele besonders wichtig. Diese Ziele müssen mit Patienten und Angehörigen besprochen und können und dürfen jederzeit revidiert werden, je nach Veränderungen der aktuellen Situation sowie ethischen, psychologischen und spirituellen Dimensionen. Diese Transparenz und Flexibilität, die wir unseren Patienten und ihren Familien schuldig sind, gelingt nur in einem interdisziplinären Team.

Im Rückblick auf die in letzter Zeit deutlich gestiegene Anzahl der Palliativ- und Hospizeinrichtungen erleben wir manchmal eine gewisse „Überprofessionalisierung" in unserer Arbeit. Hinzu kommt immer stärker werdender Ökonomisierungsdruck, der sowohl in den stationären Einrichtungen als auch bei den ambulanten Palliative-Care-Teams spürbar ist. Neue Gesetze und neue Strukturen sorgen dabei nicht immer für Entspannung dieser Problematik. So stellt sich hier die Frage: Wie ist die Relation zwischen Charisma, der ursprünglichen Idee auf der einen Seite und der Realität der heutigen Zeit mit ihrem ökonomischen „Pressing" auf der anderen? Wie weit darf diese Spannung aufgebaut werden? Ist es noch möglich unsere Ursprungsideale aufrecht zu erhalten?

Als erstes leidet hier das Team, denn es bleibt weniger und weniger Zeit und Raum für einen Austausch. Schnell könnten sich vielleicht die Stimmen erheben, die die essentielle Rolle des interdisziplinären Teams in der Palliativarbeit im Zeitalter der Ökonomisierung der Abläufe und des kundenorientierten Managements herunter zu spielen versuchen würden. Die Antwort hierauf erscheint uns ganz klar: Die steigende Komplexität der palliativen Krankheitsbilder und der anspruchsvollen Situationen, mit denen wir konfrontiert werden, die immer vielfältiger werdenden Aufgaben und Erwartungen an uns, lassen keinen Zweifel daran, dass uns in Zukunft noch größere Herausforderungen erwarten.

- **Immer komplexer werdende Ziele in Palliative Care können nur durch ein interdisziplinäres Team erreicht werden.**

Zu diesen Zielen gehören unter anderem:
- Intensive Begleitung des Patienten und seiner Angehörigen hinsichtlich der

ernsten Diagnose und des progredienten Verlaufs der Erkrankung
- Klärung und Festlegung der Therapieziele nach intensiver Kommunikation mit dem Patienten und seinen Zugehörigen unter Berücksichtigung der ethischen und sozialen Dimensionen im Sinne gemeinsamer Entscheidungsfindung
- Arbeit an der Konzeptentwicklung, Implementierung neuer Projekte und Kontrolle deren Umsetzung
- Erkennen der eintretenden Finalität beim Patienten („the diagnosis of dying").
- Gegenseitige Unterstützung, Vermeidung bzw. Linderung von Stress und Verzweiflung, Burn-out-Prophylaxe
- Professionelle Trauer- und Sterbebegleitung
- Unterstützung der Angehörigen

Selbstverständlich betreffen diese formulierten Ziele nicht nur die Palliativ- und Hospizeinrichtungen. Überall dort, wo es um die Versorgung schwerstkranker und sterbender Menschen geht, ist es sinnvoll, die eigene Arbeit an den oben formulierten Zielen zu messen.

16.4 Voraussetzungen für ein gut funktionierendes interdisziplinäres Team

Zu einem interdisziplinären Team können unterschiedliche Professionen gehören. Damit es gut funktioniert, ist allerdings nicht die Zusammensetzung der Akteure wichtig, sondern Erfüllung einiger Voraussetzungen, die essenziell sind (Übersicht).

> **Rahmenbedingungen für eine interdisziplinäre Zusammenarbeit**
> - Persönlichkeit: Offenheit für Neues, Toleranz
> - Klares Rollenverständnis, Unternehmensziel
> - Flexibilität
> - Qualitätssicherung, Reflexion
> - Autonomie, Zeit für Kollaboration
> - Geschichte der Zusammenarbeit aufarbeiten

konkretisieren und erweitern diese Punkte um:
- Konsensus und Klarheit über Ziele und Strategie
- Anerkennen der Rolle und des eigenen Beitrags von jedem Teammitglied
- Kompetenz jedes Teammitglieds in seinem eigenen Fach
- Respekt für die Kompetenz anderer Teammitglieder
- Klare Definition der Aufgaben und Verantwortungsbereiche sowie der Kommunikationsmittel innerhalb des Teams und des Algorithmus der Entscheidungsfindung
- Kompetente Leitung (passend zu der Zielsetzung des Teams und jeden Einzelnen respektierend)
- Ständige Evaluation der Effektivität und der Qualität
- Entwicklung der gegenseitigen Entlastungsstrategien
- Beachtung und Anerkennung des Beitrags des Patienten im Prozess weiterer professioneller Entwicklung des Teams.

Auch beim Vorliegen der o. g. Voraussetzungen bedeutet Teamentwicklung einen Prozess, der einer gewissen Zeit bedarf. So beschreibt Bruce Tuckman diesen Prozess mit vier Phasen (Reckinger und Duddek-Baier 2009):
- **Forming**
  - Rollen und Ziele unklar
  - Führung notwendig
- **Storming**
  - Entstehung von Konflikten und Fraktionen
  - Emotionale Konflikte
- **Norming**
  - Definieren gemeinsamer Ziele
  - Treffen gemeinsamer Entscheidungen
- **Performing**
  - Fähigkeit Probleme zu lösen
  - Entwicklung von „Wir-Gefühl"

Wenngleich globale Ziele und Perspektiven in einem interdisziplinären Team offensichtlich und selbstverständlich erscheinen, erleben wir bei scheinbarem Konsens und Harmonie, dass bei Lösung konkreter, „lokaler" Aufgaben die Ziele und Marschrichtung einzelner Teammitglieder unterschiedlich verstanden werden. In dieser Verschiedenheit der Vorstellungen ist es ganz logisch, dass es auch unterschiedliche Lösungsvorschläge gibt. Das gehört einfach dazu und zeichnet das holistische Team als einen lebendigen Mechanismus aus. Manchmal darf es dabei „krachen", wenn das Fass der Emotionen und der Gefühle überläuft. Hilfreich bleibt hier eine gute Kommunikation und Transparenz zwischen den Teammitgliedern, die auf den Ursprung der entstandenen Differenzen eingehen lässt. Unter anderem kann man häufig dabei auf den unterschiedlichen Informationsstand verschiedener Mitglieder des Teams „stoßen". Bei einer weiteren Vertiefung der Kommunikation findet sich manchmal auch Diversität in sozialem, spirituellem oder rein pragmatisch organisatorischem Verständnis des zu lösenden Problems, nicht selten in unterschiedlicher edukativer Ebene jedes Einzelnen. In dieser intensiven Kommunikation muss ein Konsens gefunden werden; dieses Verständnis zeichnet die Reife des Teams und Begreifen dessen Rolle durch einzelne Teammitglieder aus. Nichts hilft besser bei der Suche nach dem Konsens als der patientenzentrierte Blick, die Kompetenz jedes einzelnen Teammitglieds in seinem eigenen Fachgebiet sowie Respekt für die Kompetenz anderer.

Die Kompetenz und die Rolle jedes einzelnen Teammitglieds können abhängig von der konkreten Situation stark variieren. Auch hier wird im Palliativsetting vieles vom Patienten und seinen Vorgaben bestimmt.

Hierzu ein Fallbeispiel: Die schmerzgeplagte Patientin war extrem zurückgezogen und distanziert, was die Bemühungen des Teams enorm erschwerte. Eines Tages kam die Putzfrau während der Verrichtung ihrer täglichen Aufgaben spontan in ein intensives Gespräch mit der Patientin. Beide Frauen haben sich über ihre Probleme und Sorgen ausgetauscht. Die Offenbarung der Putzfrau brachte das fehlende Puzzle-Teil, um das multidimensionale Leid der Patientin zu verstehen und verschaffte die Klarheit bei der Lösung des Problems.

Diese gegenseitige Erkenntnis der Kompetenzen reduziert in keiner Weise die Rolle einzelner, sondern trägt zu gegenseitigem Respekt und wertschätzendem Umgang miteinander bei, die die Basis für integriertes und interaktives Agieren bilden. Dies bedeutet eine qualitativ höhere Ebene der Kommunikation im Sinne des Patienten.

Gleichzeitig bringt uns die Erkenntnis dieser Kompetenzen in eine Diskussion hinsichtlich der Leitung eines interdisziplinären Teams. Man kann fragen: Ob es überhaupt in einem hoch kompetenten Team, in dem jeder einzelne mit seiner fachlichen Expertise zum gemeinsam definierten Ziel beiträgt, einer Leitung bedarf? Wenn ja, welchen Zweck soll die Leitung erfüllen? Und wo sind die Mechanismen, die dafür sorgen, dass der Leiter seine besondere Rolle zur Motivation, Steigerung der Einzelinitiativen und Erkennung der neuen Perspektiven nutzt und nicht zum Hervorheben eigener Meinung und Herunterspielen der konstruktiven Beiträge anderer missbraucht? Besonders im Angesicht der ständigen Auseinandersetzung mit existenziellen Problemen der Betroffenen, mit Leid und Tod, die im Prozess der Reflexion zu einer großen Belastung einzelner Teammitglieder führen kann, ist es von besonderer Bedeutung, dass den kreativen Vorschlägen und den möglichen Differenzen, wie auch der Möglichkeit zur Selbstreflexion genug Platz eingeräumt wird und ein gewisser „Druck" seitens der Leitung nicht zu einem zusätzlichen Stressfaktor fürs Team wird. Einige Autoren (Haward et al. 2003) betonen, dass die maximale Effektivität eines interdisziplinären Teams durch das sog. **„Shared-leadership"-Konzept** erreicht werden. Hier ist die führende Rolle abhängig von der konkreten Situation und den Besonderheiten der notwendigen Entscheidungen von dem Teammitglied mit den benötigten Kompetenzen (nicht nur von einem ärztlichen Kollegen!).

16.5 Probleme und Schwierigkeiten im Teamwork

Bei einer so intensiven Dynamik, die durch Interaktion verschiedener Professionen und unterschiedlicher Meinungen sowie durch eine tiefe Auseinandersetzung mit existentiellen Problemen der Menschen („shared humanity") bestimmt wird, ist die Entstehung von Konflikten unvermeidbar. Dabei können diese Probleme sowohl auf die Teammitglieder als auch auf die Patientenbetreuung Einfluss haben.

Zu den häufigsten Problemen gehören:

- **Konflikte zwischen Teammitgliedern**. Gründe dafür:
  - Mangelnde Unterstützung der Teammitglieder untereinander
  - Bestehende Grenzen des eigenen Könnens und Dürfens
  - Verständigungsprobleme und Rollenkonflikte zwischen einzelnen Berufsgruppen oder einzelnen Teammitgliedern
  - Hierarchische Strukturen im Team.
- **Konflikte zwischen dem Team/einzelnen Teammitgliedern und Patienten**. Am ehesten sind diese Konflikte auf Kommunikationsprobleme zurückzuführen. Mögliche Gründe hier:
  - Fehlendes gegenseitiges Vertrauen zwischen Teammitgliedern und dem Patienten, oft fehlende oder mangelhaft geführte Vorgespräche über die Therapieplanung und sonstige Vorgehensweise.
  - Konfrontation mit mehreren schwerwiegenden Problemen gleichzeitig. Oft erlebt man in der Palliativpraxis, dass der Patient täglich von neuen „Hiobs-Botschaften" erschlagen wird, so dass der Betroffene mental nur „hinterherrennt" und irgendwann einfach „abschaltet". Dies, multipliziert auch mit dem sozialen (u. a. familiären und finanziellen) Leidensdruck, bedeutet einen Nährboden für die Entstehung von Konflikten mit den Personen, zu denen aktuell der engste Kontakt besteht, d. h. zum Team.
  - Stressgefühle bei den Teammitgliedern, bedingt u. a. durch die hohen beruflichen Anforderungen.
  - Unzureichendes gegenseitiges Verständnis: beispielsweise kann einem Teammitglied das Verständnis für die individuellen Belastungen eines einzelnen Patienten fehlen oder ein Patient bringt kein Verständnis für die therapeutischen Bemühungen des Teams auf.
  - Probleme der Teammitglieder bei Wahrung von Distanz und Nähe.
  - Ablehnende Haltung des Patienten gegenüber dem Personal, z. B. bei Medikamenteneinnahme.
  - Fordernde Haltung des Patienten, häufig entsteht dabei ein Konflikt, wenn der Patient in seiner Autonomie sehr stark die Kontrolle über die Situation übernehmen möchte
  - Spezielle Situationen, wie Sprachschwierigkeiten, Hörprobleme, aber auch starke Konzentrationsprobleme, Somnolenz, eine demenzielle Erkrankung des Patienten
  - Problematik der weiteren Versorgung (Entlassung bzw. Verlegung der Patienten von der Palliativstation). Auch das Aufnahmemanagement auf eine Palliativstation kann einen Diskussionsstoff bereiten. Die Wünsche des Patienten, wo er sich aufhalten und wo er sterben möchte, die an erster Stelle stehen, kollidieren nicht selten mit dem Problem der Bettenkapazität sowie verschiedenen Gegebenheiten „von außen", z. B. Bereitschaft der Familie oder des Hausarztes.
  - Unterschiedliche Therapieziele bei Patient, Angehörigen oder Team.
- **Konflikte zwischen Teammitgliedern und Angehörigen**. Diese werden häufig durch vorbestehende familiäre Belastungssituationen begünstigt. Hierbei ist es sehr wichtig fürs Team zu verstehen, dass solche seit Jahren bestehenden „Knoten" selbst für ein hochprofessionelles Team

nicht zu lösen sind und auch nicht gelöst werden müssen und dies zu akzeptieren. Unter anderem sind hier zu erwähnen:
- Meinungsverschiedenheiten bezüglich der Behandlungsstrategien und der Bedürfnisse des Patienten (am häufigsten bietet die Problematik der Ernährung einen Zündstoff für Konflikte)
- Probleme bei der Akzeptanz einer unheilbaren Situation und daraus folgendes Misstrauen gegenüber dem Team (hierbei ist Verständnis seitens der Teammitglieder gefragt, auch wenn die Angehörigen in einer scheinbar klaren Situation immer noch nicht daran glauben wollen, dass der geliebte Mensch sterben wird).
- Schuldgefühle, die am ehesten auf alte Konflikte zwischen dem Patienten und seinen Angehörigen zurückzuführen sind
- Finanzielle Schwierigkeiten oder Erbstreit innerhalb der Familie
- Zusätzliche Belastung im Team, u. a. interpersonelle Spannungen, Selbstvorwürfe bei einzelnen Teammitgliedern
- **Entstehung von Stagnation und Entmutigung im Team, Verlust der Visionen.** Egal wie wir das Problem nennen würden – „das verflixte" „siebte Jahr" oder Ähnliches – ist dies eine nicht seltene und immer ernst zu nehmende Situation, die viele Palliativteams betrifft und die Effektivität eines Teams stark beeinträchtigen kann. Intensive und ständige Auseinandersetzung mit den Schicksalen der Menschen, die mit ihrem bevorstehenden Tod konfrontiert sind, lässt in einem Team viele kritische Fragen stellen, eigene Ziele auf den Prüfstand stellen und führt manchmal das Team an den Rand der Verzweiflung.
- **Emotionale Erschöpfung**, die als wichtigster Grund für die Entstehung des Burnout-Syndroms gilt. Dieses Problem spitzt sich besonders zu, wenn die Arbeitsüberlastung der Betroffenen sehr hoch ist

und sie wenig Einfluss auf ihren Arbeitsalltag nehmen können (▶ Abschn. 16.6).

Zwar lassen sich die Konflikte im Team oft einem bestimmten Schema zuordnen. Gleichwohl bleibt jede Situation hochindividuell. Einige Autoren beschreiben allgemeine Konfliktlösungsstrategien. Als wichtigste wird der offene Umgang mit Problemen und eine offene Kommunikation angegeben (Jenkins und Bruera 1998). Ein aufrichtiges klärendes Gespräch kann manche Unstimmigkeiten und Unzufriedenheit aus der Welt räumen. Lickiss et al. betonen, dass ein Konflikt am ehesten „peripher" zu lösen ist, d. h. auf der Ebene, auf der der Konflikt entstanden war. Bei tiefer liegenden Stressfaktoren sollte auf beiden Seiten nach den Möglichkeiten, diese zu erkennen und zu beseitigen, gesucht werden. Ggf. kann es hilfreich sein, einen Mediator (Streitschlichter) bzw. einen Psychologen zur Unterstützung hinzuzuziehen. Allerdings ist hier von einer Person die Rede, die eine entsprechende Fachkompetenz besitzt und von beiden Seiten anerkannt und akzeptiert wird.

- **Wichtige Basis für die Konfliktlösung ist die Transparenz im Team. Eine wertschätzende Haltung und Anerkennung der Diversität und des Rechtes jedes Einzelnen auf seine eigene Meinung bildet die Grundlage für eine konstruktive Auseinandersetzung mit den Konflikten, die im Rahmen einer Supervision zu lösen sind.**

16.6 Selbstreflexion

> „Diejenigen, die nicht mit Aufmerksamkeit den Bewegungen ihrer eigenen Seele folgen, geraten ins Unglück." (Mark Aurel, Selbstbetrachtungen II, 8)

- **Kasuistik**

Rebecca G., 32 Jahre, ist als promovierte Philologin eine hochdifferenzierte Person. Sie liegt seit einigen Monaten auf der Paraplegikerstation eines Universitätsklinikums. Dort erlebt sie den schleichenden und unaufhaltsamen Fortschritt ihrer Bulbosyringomyelie. Ein Student im praktischen Jahr besucht sie so rund drei Monate lang jeden Tag. Dabei entspinnen sich immer wieder lange und intensive Gespräche. Zu Beginn der therapeutischen Beziehung kann Rebecca noch relativ gut selber essen, ein Buch umblättern, eine Fernbedienung benutzen. Binnen der drei Monate entwickelt sich eine nahezu komplette Tetraplegie. Die respiratorische Insuffizienz ist absehbar. Rebecca bemerkt, dass sie im wörtlichen Sinne „keine Hand mehr an sich legen kann".

Dann steht für den Studenten ein turnusmäßiger Wechsel der Abteilung bevor. Rebecca weiß, dass sie auf Grund der für sie persönlich vorliegenden Bedingungen ihres sozialen Umfeldes aller Voraussicht nach keine Chancen haben wird, gemäß ihren Vorstellung sterben zu können. Sie würde jetzt, wenn sie nicht mehr atmen kann, sterben wollen. Allerdings ist sie sich sicher, dann trotzdem dauerhaft beatmet zu werden.

Sie bitte ganz konkret darum, dass der Student sie töten soll, Möglichkeiten gäbe es viele. Es wäre riskant, vermutlich könnte man es aber so ausführen, dass es erscheinen würde, wie ein natürlicher Tod. Beide diskutieren stundenlang das Für und Wider. Schweren Herzens (!) schlägt der Student den verständlichen Wunsch ab. Rebecca muss dies akzeptieren, sie kann es auch fast verstehen. Dann trennen sich die Wege …

Die Begleitung Sterbender ist eine ureigene und wohl eine der erfüllendsten Tätigkeiten im sozialen oder medizinischen Berufsfeld. Die bisherigen Ausbildungen zielen darauf, Leben zu schützen, zu retten, zu heilen, Gesundheit zu erhalten und wiederherzustellen. So ist die Wendung von einem rein kurativen Therapieanspruch hin zum palliativen Denken ein Paradigmenwechsel: Die Förderung bestmöglicher Lebensqualität unter Schonung, Erhalt und Stärkung der Ressourcen von Patient und Zugehörigen und gleichzeitiger Akzeptanz des unvermeidbaren Fortschreitens des Sterbeprozesses hinterlässt seine Spuren in der Gefühls- und Vorstellungswelt des palliativ Versorgenden.

Der Anspruch seitens der Patienten an die Ärzte ist groß. Für eine gute Palliativversorgung braucht es angemessene **E**igenschaften
- **E**xzellenz in Wissen und Fähigkeiten
- **E**rfahrung
- **E**mpathie
- **E**nergie

Eigenschaften für eine Tätigkeit im menschlichen Grenzbereich, die oft gepaart sind mit
- einem extrem hohen Erwartungsanspruch an die Versorgenden,
- unzureichenden Arbeitsbedingungen und
- unausgesprochener Kritik an der Palliation durch Dritte.

Hier sind gerade Palliativmediziner, die weit überwiegend auf diesem Gebiet arbeiten, der Gefahr ausgesetzt, Probleme in sich zu verschließen und mit sich herumzutragen. Es folgen daraus Unsicherheiten, Selbstzweifel, eine unangemessene Umsetzung der eigenen Fähigkeiten, wenn sie in schwieriger Situation gebraucht werden.

Jeder Mensch ist – in unterschiedlichem Maße – fähig zur Selbstreflexion. Es geht hierbei um die Fähigkeit, eigenes Verhalten quasi von außen her zu betrachten, zu beurteilen und schließlich zu versuchen aus der Beurteilung sich ergebender Folgerungen das Verhalten und Handeln in späteren Situationen zu korrigieren. Viele Denkmuster und das daraus folgende Verhalten sind unbewusste Prozesse, die sich aber durch Sichtbarmachen nachhaltig beeinflussen lassen. Es gibt vielfältigste Methoden und Wege der Selbstreflexion, hier sollen nur exemplarische wenige Optionen angerissen werden. Quasi ein „Klassiker" der Selbstreflexion, der in unserer Gesellschaft immer weniger genutzt wird, ist die Gewissenserforschung vor der Beichte, wie sie bei gläubigen Katholiken üblich ist.

Idealerweise ist Palliativversorgung eine Leistung eines nach Möglichkeit eingespielten Teams, dessen Mitglieder sich kennen, schätzen, aufeinander verlassen und vertrauen können. Aber „die Wirklichkeit muss sich leider oft an der Realität messen …", der Arbeitsalltag sieht anders aus. So sollte immer im Umgang mit eigener, großer Belastung, Betroffenheit und Trauer, möglichst die Entlastung durch den kollegialen Austausch, der Peer-Group gesucht werden. Es gibt nicht selten Situationen, in denen dies nur schwierig umsetzbar ist.

In oben genannter Kasuistik wären verschiedene Vorgehensweisen angemessen gewesen:
- Ein sachbezogener Austausch zur Bitte der Patientin wäre in dieser Situation für den Studenten im Rahmen der Stationsarbeit möglich gewesen, hätte aber sofort die begonnenen Gespräche mit Rebecca G. zu ihrem Problem beendet.
- Es könnte eine moderierte Selbstreflexion hilfreich sein. Sie kann in Einzel-Supervision mit einem Moderator geschehen, der mit dem therapeutischen Team verbunden oder auch in keiner Weise von ihm abhängig ist.
- Eine effektive, auch langfristige Selbstreflexion bieten Balint-Gruppen, die bei Ärzten zum festen Inventar der Burnout-Prophylaxe gehören.

- **Externe Einzel-Supervision und Balint-Arbeit haben den Vorteil, dass beide außerhalb der Arbeitsgruppe stattfinden. Durch die selbstverständlich verbindliche Schweigepflicht können Probleme anders thematisiert werden als innerhalb der eigenen Gruppe.**

16.7 Burnout

Bei Menschen aus Helferberufen besteht eine relativ erhöhte Gefahr, mit den eigenen Kräften nicht zu haushalten und auszubrennen, bis es zum erstmals von Freudenberger 1974 beschriebenen Burnout-Syndrom kommt. Übersteigerte Selbstansprüche und eine übersteigerte Erwartungshaltung der Betreuten verstärken sich in Form einer für den Helfer unheilvollen Allianz. Gerade Ärzte in der heutigen Zeit sind risikobelastet: Früher waren die Arbeitsbedingungen viel stärker auf den Patientenumgang bezogen als heute. Heute haben arztfremde Tätigkeiten zugenommen – Stichwort Bürokratie. Damals zogen Ärzte ihre Energie aus der Arbeit mit den Patienten, denn sie haben etwas zurückbekommen: Dankbarkeit. Man spürte seine Wirksamkeit und konnte lange weit über seine Kräfte arbeiten. Auch in der Palliativmedizin hat die Bürokratie zugenommen, gleichwohl ist es eine Arbeit mit hohem „Dankbarkeitsfaktor". Eine aktuelle Arbeit berichtet von einer Inzidenz bis 20% im Palliativbereich, vor allem ambulante Teams sind gefährdet. Innerhalb der Teams ist die Sozialarbeit am häufigsten betroffen (Parola et al. 2017).

Wer
- die Grenzen der eigenen Möglichkeiten kennt und erkennt,
- dabei die Fachkompetenzen anderer medizinischer und nicht-medizinischer Disziplinen zur Unterstützung, Ergänzung oder als Ersatz der eigenen Arbeit heranzieht,
- sich Netzwerke aufbaut und bestehende Netzwerke optimal nutzen kann und
- schließlich Zuständigkeiten und Verantwortung in angemessener Weise zu delegieren weiß,

ist länger und besser leistungsfähig, ohne dabei „heiß zu laufen".

Es ist ein reflektierter Umgang mit der ärztlichen Aufgabe, Kranke in ihrer letzten Lebensphase zu begleiten vonnöten. Die Komplexität der letzten Lebensphase muss erkannt werden und damit dem multiprofessionellen und interdisziplinären Ansatz palliativer Betreuungen nach Möglichkeit der Vorrang gegeben werden. Für den Patienten müssen die unterschiedlichen Versorgungsstrukturen und die eigene Situation vor Ort bewertet werden. In berufsübergreifender Zusammenarbeit sollte eine angemessene Versorgungssituation etabliert werden, die den Arzt selbst und das Team mit ihm nicht überfordert. Stets sind Maßnahmen der Qualitäts-

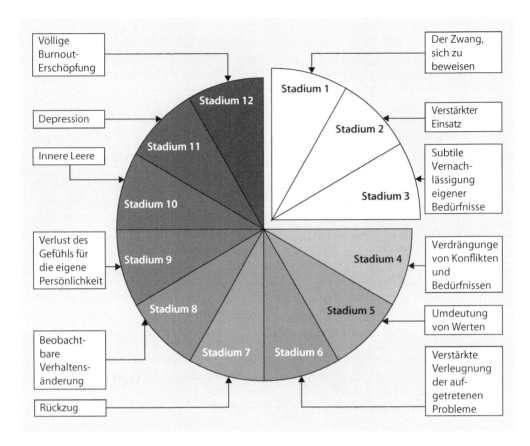

◘ Abb. 16.2 Burnout-Zyklus.

sicherung (Struktur-, Prozess-, Ergebnisqualität) im Auge zu behalten. Diese dürfen aber nicht Selbstzweck und Selbstläufer werden, sondern müssen mit der praktischen Umsetzung der Versorgung abgeglichen werden. Innerhalb des Versorgungssystems selbst findet ein komplexer, doch möglichst diskreter Austausch von vielfältigen medizinischen und sehr intimen, vertraulichen Informationen statt. Diese bieten vielfach Anlass zu Missverständnissen, Fehlinterpretationen und Reibungen innerhalb des Teams und vor allem nach außen hin.

- **Es ist für den Selbsterhalt wichtig, Vorgehen und Kommunikation immer wieder gleichsam von außen her zu betrachten und zu bewerten, um erahnen zu können, wie eigenes Tun und Reden auf das Umfeld wirkt.**

Der „Burnout-Zyklus" ◘ Abb. 16.2)
- Zwang, sich zu beweisen, Drang, sich selbst und anderen Personen etwas beweisen zu wollen
- Verstärkter Einsatz, extremes Leistungsstreben, um besonders hohe Erwartungen erfüllen zu können
- Bedürfnisvernachlässigung, Überarbeitung mit Vernachlässigung persönlicher Bedürfnisse und sozialer Kontakte
- Konfliktverdrängung, Überspielen oder Übergehen innerer Probleme und Konflikte
- Umdeutung von Werten, Zweifel am eigenen Wertesystem sowie an ehemals wichtigen Dingen wie Hobbys und Freunden

- Problemverleugnung, Absinken der Toleranz, Geringschätzung anderer Personen
- Rückzug, Meidung sozialer Kontakte bis auf ein Minimum
- Beobachtbare Verhaltensänderungen, fortschreitendes Gefühl der Wertlosigkeit, zunehmende Ängstlichkeit
- Depersonalisation, Kontaktverlust zu sich selbst und zu anderen Personen; das Leben verläuft zunehmend funktional und mechanistisch
- Innere Leere, verzweifelte Versuche, diese Gefühle durch Überreaktionen zu überspielen wie beispielsweise durch Sexualität, Essgewohnheiten, Alkohol und andere Drogen
- Depression mit Symptomen wie Gleichgültigkeit, Hoffnungslosigkeit, Erschöpfung und Perspektivlosigkeit
- Völlige Erschöpfung, Suizidgedanken; akute Gefahr eines mentalen und physischen Zusammenbruchs

Die 6 Säulen der Resilienz
- **Zuversicht**: Auch wenn die Krise momentan das Denken bestimmt, so ist man sich doch bewusst, dass auch dieses unglückliche Ereignis von befristeter Natur ist.
- **Kontaktfreude**: Man hat ein stabiles Beziehungsnetzwerk, so kann man Probleme besprechen und aus anderer Perspektive betrachten. So erschließen sich mitunter Lösungsmöglichkeiten.
- **Selbstbewusstsein**: Man mag sich als Opfer der Umstände fühlen, aber man hat ja noch Handlungsoptionen.
- **Akzeptanz**: Akzeptieren des Problems und der eigenen Rolle darin. Das Problem kann einem z. B. neue Handlungsoptionen für die Zukunft eröffnen.
- **Lösungsorientierung**: Besteht ein Problem, nutzt der Blick nach hinten gar nichts. Hilfreich ist es vielmehr, nach vorne zu schauen und das Problem als Herausforderung für die eigene Gestaltungskraft anzusehen.
- **Gefühlsstabilität**: Während manche Menschen jedes entstehende Problem anderen zuschustern, nehmen andere routinemäßig alle Schuld auf sich. Gefühlsstabilität bedeutet, den emotionalen Fokus verändern zu können und das Problem von einer Warte des Beobachtenden zu betrachten.

„Arzt hilf Dir selbst" heißt es bereits in der Bibel (Lucas 4.23). Achtsamkeit gegenüber den eigenen Bedürfnissen heißt das Stichwort. Fürstbischof von Sales drückte es bereits im 17. Jhd. aus: „Wir sollen täglich eine halbe Stunde über uns selber nachdenken. Die einzige Ausnahme wäre dann, wenn wir richtig viel zu tun haben. Dann sollte es eine Stunde sein".

16.8 Resilienz

Resilienz bezeichnet die psychisch-mentale Widerstandsfähigkeit – und die ist trainierbar.

Wirksame Faktoren zur Steigerung der Resilienz sind Achtsamkeitsübungen, körperliches Ausdauertraining, progressive Muskelrelaxation und Meditation. Hollmann beschreibt 6 Säulen der Resilienz (Hollmann und Geissler 2013).

16.9 Zukünftige Herausforderungen für interdisziplinäre Palliativteams

Wer glaubt etwas zu sein, hat aufgehört etwas zu werden. (Sokrates)

Schon in näherer Zukunft wird sich Palliativmedizin einer herausfordernden Entwicklung stellen müssen. Dies hängt u. a. mit der demographischen Entwicklung zusammen, die einen größer werdenden Bevölkerungsanteil an potentiellen Palliativpatienten bringen wird. Eine weitere Verbesserung der Behandlungsstrategien bei chronischen Erkrankungen mit einer konsekutiven Lebenszeitverlängerung wird einer adäquaten professionellen Palliativbegleitung bedürfen. Auch eine größere Vielfalt der Krankheitsbilder (nicht nur Patienten mit einer Tumorerkrankung, sondern auch mit Organversagen, chronischen neurologischen und dementiellen Erkrankungen) wird von Palliative-Care-Teams mehr Fachwissen, Flexibilität und Notwendigkeit, in verschiedenen Situationen adäquat zu reagieren, abverlangen. Umsetzung dieser Anforderungen ist nur durch den holistischen Ansatz, unterstützt im multiprofessionellen Team, möglich.

Neue Behandlungsmöglichkeiten führen dazu, dass viele Erkrankungen, die vor kurzem noch als unheilbar galten und durch einen raschen Verlauf gekennzeichnet waren, heute als kontrollierbar für längere Zeit gesehen werden. Dies führt zu den Empfehlungen, dass Palliativbegleitung bereits zum Zeitpunkt der Diagnosestellung einer möglicherweise inkurablen Erkrankung anzubieten ist, so dass wir von der Entstehung des sog. **„mixed management model"** sprechen. Bei diesem Modell handelt es sich um ein gemeinsames Agieren einer größeren Anzahl von Akteuren (derjenigen, die für die kurative Behandlung der Grunderkrankung zuständig sind und als zeitgleiche Ergänzung den Experten für die symptomlindernde Behandlung und behutsame Begleitung der Patienten und deren Zugehöriger). Ein kompetentes interdisziplinäres Team ist eine wichtige Voraussetzung, damit ein solches Modell funktionieren kann. Bei diesem Konzept werden die Anforderungen an das Team höher gestellt: Die Grenzen der Kompetenzen des Teams, sowohl fachlich als auch menschlich, und seiner Mitglieder erweitern sich. Konsekutiv daraus ergibt sich die Notwendigkeit des gemeinsamen Lernens, der interprofessionellen Ausbildung, die die Teamkompetenzen, zu denen u. a. Problemlösung, Entscheidungsfindung, Respekt, Kommunikationsfähigkeit und Teilen von Fähigkeit und Wissen zählen, stärken soll (Just et al.

2012). Aber nicht nur Edukation, sondern auch Forschung muss in Zukunft zur Stärkung der Teamkompetenzen beitragen.

Die zu erwartende längere Betreuungsdauer der Patienten wird für die interdisziplinären Teams eine noch intensivere Begleitung und somit eine noch tiefere Konfrontation mit dem multidimensionalen Leid der Menschen bedeuten. Kein Mensch kann ohne Hoffnung leben. Und es liegt am kompetenten, multiprofessionellen Team, einerseits die Hoffnung des Patienten und seiner Familie zu unterstützen, andererseits diese Hoffnung darauf zu richten, was mit dem Unvergänglichen zu tun hat: Würde und persönliche Werte, die lieben Menschen um uns herum und die Gefühle und Bedürfnisse in uns. All dies verlangt von jedem Teammitglied eine eigene Philosophie und Verständnis dessen, was zu sagen, worauf zu hoffen ist und das Gespür dafür, wie weit die Hoffnung zu realisieren ist.

Literatur

Fischer S (2008) Entscheidungsmacht und Handlungskontrolle am Lebensende. Springer VS, Wiesbaden, S 63–66

Geiss-Mayer G, Ramsenthaler Ch, Otto M (2009) Haltung als Herzstück palliativer Begleitung. Einblicke Nr. 50. Ossietzky. Universität Oldenburg, Oldenburg

Heimerl K, Heller A, Kittelberger F (2005) Daheim Sterben. Palliative Kultur im Pflegeheim. Lambertus, Freiburg

Heller A, Knipping C (2006) Palliative Care – Haltungen und Orientierungen. In: Knipping C (Hrsg) Lehrbuch Palliative Care. Hans Huber, Bern, S 39–47

Heller A, Heimerl K, Husebø S (2000) Wenn nichts mehr zu machen ist, ist noch viel zu tun. Lambertus, Freiburg

Hollmann J, Geissler A (2013) Leistungsbalance für leitende Ärzte. Selbstmanagement, Stresskontrolle, Resilienz im Krankenhaus. Springer, Berlin/Heidelberg/New York, S 62–63

Hutchinson TA (2011) Whole person care. A new paradigm for the 21st century. Springer, Berlin/Heidelberg/New York, S 209–217

Jenkins C, Bruera E (1998) Conflict between families and staff: an approach. In: Bruera E, Protenoy RK (Hrsg) Topics in palliative care, Bd 2. Oxford University Press, New York, S 311–326

Just J, Schulz C, Schnell MW (2012) Gemeinsames Lernen stärkt das Team. pflegen: palliativ Für die professionelle Pflege unheilbar kranker und sterbender Menschen 16:40–43

Knipping C (2006) Lehrbuch Palliative Care. Hans Huber, Bern

Kojer M (2006) Demenz und Palliative Care. In: Palliative care, Springer, Heidelberg, S 249–259

Kränzle S, Schmid U, Seeger C (2010) Palliative care, 3. Aufl. Springer, Berlin/Heidelberg/New York, S 255

Misch F (2006) Interaktion mit Sterbenden. Beobachtungen für Ärzte, Schwestern, Seelsorger und Angehörige – eine Studie von Barney G, Glaser und Anselm L. Strauss. GRIN, S 1–6

Müller M, Kern M (2006) Kommunikation im Team. Z Palliativmed 7(3):65–70

Müller M, Pfister D (2013) Wie viel Tod verträgt das Team? Vandenhoeck & Ruprecht, Göttingen

Parola V, Coelho A, Cardoso D, Sandgren A, Apóstolo J (2017) Prevalence of burnout in health professionals working in palliative care: a systematic review. JBI database of systematic reviews and implementation reports, 15(7), 1905–1933

Reckinger K, Duddek-Baier M (2009) Das multiprofessionelle Team. In: Kloke M, Reckinger K, Kloke O (Hrsg) Grundwissen Palliativmedizin. Deutscher Ärzte, Köln

Schmeling-Kludas C (2006) Die Rolle des Arztes und die Kommunikation mit Sterbenden. Bundesgesundheitsbl Gesundheitsforsch Gesundheitsschutz 49 (11):1113–1121

Student J-C et al (2007) Palliative care. Thieme, Stuttgart

Arzneimittel in der Palliativmedizin

Klaus Ruberg und Matthias Thöns

17.1 Einführung – 299

17.2 Grundlagen – 300
17.2.1 Vermeidung von Polypharmazie – 300
17.2.2 Arzneimittelwechselwirkungen – 300
17.2.3 Parenterale Gabe von Arzneimitteln – 301

17.3 Wichtige Arzneimittelgruppen – 305
17.3.1 Analgetika (▶ Kap. 3) – 305
17.3.2 Koanalgetika – 313
17.3.3 Antiemetika – 317
17.3.4 Weitere palliativmedizinisch wichtige Arzneimittel – 322

17.4 Palliative Sedierung – 325

17.5 Methadon bei Krebsschmerzen – 326
17.5.1 Einstellung – 327

Literatur – 328

© Springer-Verlag GmbH Deutschland, ein Teil von Springer Nature 2019
M. Thöns, T. Sitte (Hrsg.), *Repetitorium Palliativmedizin*,
https://doi.org/10.1007/978-3-662-59090-4_17

■ **Kasuistik**

Eva S., 77 Jahre alt, leidet an einem metastasierten Pankreaskarzinom (ED 04/2008), multiplen Lebermetastasen, einer ausgeprägten Peritonealkarzinose, Diabetes Typ II, intermittierendem Vorhofflimmern sowie einer Gastritis. Sie wird aufgrund ihres Tumorprogresses, Schmerzen (VAS 8–10) und deutlich reduziertem Allgemeinzustand auf die chirurgische Station eines wohnortnahen Krankenhauses der Grundversorgung aufgenommen. Dort erhält sie einen zentralvenösen V.-jugularis-Katheter, um die Exsikkose und eine bestehende Hypoglykämie zu therapieren. Über den Katheter wird NaCl 0,9 % und Glukose 5 % infundiert. Eva S. wirkt sterbend, auf der Station wird die Verlegung in ein Hospiz vorbereitet.

Eva S. wird am 25.11. um 16.00 Uhr im Hospiz aufgenommen. Sie wirkt sehr unruhig, kann sich nur eingeschränkt äußern. Sie wirkt angstgequält und leidet unmittelbar nach dem Krankentransport ins Hospiz unter stärksten Schmerzen. Sie leidet zudem unter Unterschenkelödemen und einem deutlichen Aszites mit Symptomen einer unteren Einflussstauung. Eine Nahrungsaufnahme ist fast unmöglich. Die Entlassungsmedikation ist sehr umfangreich.

Unmittelbar nach der Aufnahme ins Hospiz findet eine Teambesprechung mit der diensthabenden Palliativärztin unter Hinzuziehen des Hospiz-versorgenden Apothekers statt.

Analyse der Medikation: Da die Patientin kaum schlucken kann, wird die gesamte orale Medikation abgesetzt, insbesondere die großen Pankreatinkapseln sind problematisch, die Indikation ist in der Palliativsituation unklar bis fehlend. Aufgrund der ausgeprägten Kachexie und des erwartungsgemäß niedrigen Plasmaeiweiß-Spiegels sind Digitalisglykoside nicht nur ohne Indikation, sondern kritisch zu bewerten. Die internistische Medikation (ASS, Pantoprazol, Sotalol) wird abgesetzt, da die Grunderkrankung Vorhofflimmern symptomorientiert nicht im Fokus der offensichtlichen Sterbephase liegt. Die Schmerztherapie ist auffällig. Zum einen werden 400 µg/h Fentanyl transdermal verabreicht, die Patientin ist aber extrem kachektisch und hat wenig subkutanes Fettgewebe, zudem verhindert ein leichtes Schwitzen das Haften der Pflaster. Retardiertes Oxycodon kann weder sicher oral aufgenommen noch aufgrund der Peritonealkarzinose sicher resorbiert werden. Die Mischung von WHO-Stufe-II-Opioiden (Tramadol) und WHO-Stufe-III-Opioden (Morphin, Fentanyl) konnte nicht nachvollzogen werden, zudem erscheinen die Dosierungen im Vergleich zur Basistherapie sehr niedrig. Metamizol-Natrium ist sinnvoll, sollte aber aufgrund seiner kurzen Halbwertszeit regelmäßig gegeben werden. Um einen niedrigen Blutzucker relevant anzuheben, müssen große Mengen an Glukose 5 % Lösung verabreicht werden, aufgrund der bestehenden Ödeme ist diese Therapie so nicht umsetzbar.

Umstellung der Schmerztherapie (◘ Tab. 17.1): Als Notfallmaßnahme werden 5 mg Morphin i.v. verabreicht, die in kurzer Zeit wirken. Dies zeigt, dass der bisher erzielte Opioid-Serumspiegel nicht der aufgebrachten Fentanyl-TTS-Dosis entsprechen kann. Die Schmerztherapie wird anschließend auf eine Schmerzpumpe (PCA) umgestellt (◘ Abb. 17.1). Zur Berechnung der Morphinäquivalente werden nur 25 % der transdermalen Fentanyl-Dosierung herangezogen. Aufgrund der bestehenden Schmerzen werden 60 mg Oxycodon oral mit berücksichtigt. Für 100 µg/h Fentanyl werden 80 mg/d Morphin i.v. angesetzt, für 60 mg/d Oxycodon p.o. 40 mg/d Morphin i.v. Damit erfolgte eine kontinuierliche Gabe von 5 mg/h über eine Schmerzpumpe mit möglicher zusätzlicher Bolusgabe von 5 mg über den liegenden Zentralvenenkatheter. Nach aseptischer Herstellung im Sterillabor der Apotheke wird die Pumpe zwei Stunden später angeschlossen, die Befüllung ist für eine 4-tägige Gabe einschließlich Boli ausgelegt.

Umstellung der weiteren Arzneimitteltherapie: Als Diuretikum wird zunächst Furosemid belassen, aufgrund eines neuropathischen Schmerzanteils wird Gabapentin 300 (0–0–1)

Arzneimittel in der Palliativmedizin

◘ Tab. 17.1 Letzte Medikation bei Entlassung

Medikation	Einnahmefrequenz
Piretanid (Arelix Mite 3 mg Tabletten)	1–0–0
Pankreatin (Kreon 25.000 Kapseln)	2–2–2
Pantoprazol (Pantozol 40 mg Filmtabletten)	1–0–1
Sotalol (Sotalex Mite 80 mg Tabletten)	0–0–1
Digitoxin (Digimerck Minor 0,07 Tabletten)	1–0–0
Acetylsalicylsäure (Aspirin Protext 100 Tabletten)	0–1–0
Repaglinid (Novonorm 2,0 mg Tabletten)	Pause
Oxycodon 20 mg Tabletten	1–1–1
Macrogol (Movicol Beutel)	1–1–1
Fentanyl-Pflaster 400 μg	Alle 3 d, nächster Wechsel: 26.11.
Furosemid (Lasix 40 mg Tabletten)	1–1–0
NaCl 0,9 %	1000 ml/d
Glukose 5 %	500 ml nach Bedarf
Tramadol/Novalgin (Tropfen)	Bei Bedarf
Morphin 5 mg s.c.	Bei Bedarf
Lantus Insulin	Pause

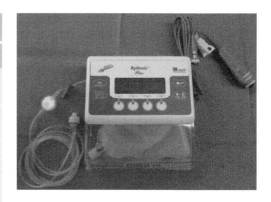

◘ Abb. 17.1 Schmerzpumpe mit Bolusgeber

sowie Amitriptylin 10 mg (1–0–1) angesetzt, als leichte Flüssigkeitssubstitution wird die Kochsalzinfusion mit maximal 1000 ml in 24 h beibehalten, nur bei symptomatischer Hypoglykämie wird mit Glukose 40 % gegengesteuert. Zur Anxiolyse wird Lorazepam 1 mg zur Nacht sublingual verabreicht.

Verlauf: Frau S. schläft in der Nacht ohne Schmerzen durch, im weiteren Verlauf ist sie ruhig, wirkt angst- und schmerzfrei, obwohl sie weiterhin müde ist, äußert sie in den wacheren Phasen keinerlei Schmerzen, 4 Tage später stirbt Frau S. friedlich.

17.1 Einführung

Die Arzneimitteltherapie von Palliativpatienten ist eine besondere Herausforderung. Viele Standardtherapien müssen außerhalb von Arzneimittelzulassungen stattfinden (Thöns et al. 2010), da es für die pharmazeutischen Hersteller häufig wirtschaftlich uninteressant ist, für zumeist generische Wirkstoffe eine neue Zulassung einschließlich der erforderlichen Studien durchzuführen. Anders als in der kurativen Therapie liegt der Fokus in dieser Phase schwerpunktmäßig auf der Linderung von Symptomen. Die Medikation zur Therapie einer Grunderkrankung, die in der letzten Lebensphase keine belastenden Symptome mehr hervorruft, ist in aller Regel verzichtbar.

Zudem muss berücksichtigt werden, dass sich bei weit fortgeschrittenen Krankheitsstadien Pharmakokinetik und Pharmakodynamik vieler Arzneistoffe ändern. So besteht häufig eine Hypoproteinämie, Wirkstoffe mit einer hohen Plasmaeiweißbindung können dann verstärkt wirken, aber auch schneller ausgeschieden werden. Veränderungen der Leber- und Nierenfunktion müssen bei der Auswahl der Wirkstoffe, deren Dosierung und Applikationsweg berücksichtigt werden. Arzneimittelwechselwirkungen bergen ein besonderes Risiko, da ihr Auftreten als Krankheitsprogress fehlinterpretiert werden kann, da im Sinne der Lebensqualität der Patienten naturgemäß auf eine differenzierte Diagnostik verzichtet wird. Bei der parenteralen Gabe von Arzneistoffen ist die Anpassung der Regime an die Möglichkeiten und Ressourcen im häuslichen Bereich enorm wichtig. Die kontinuierliche oder mehrfach tägliche Gabe von parenteralen Arzneimittel wie Schmerzmittel, Sedativa oder Antiemetika darf die verbleibende Zeit der Patienten und ihrer Angehörigen so wenig wie möglich beeinträchtigen, hier sind kreative Konzepte gefragt, um suffiziente Symptomkontrolle und Lebensqualität miteinander zu vereinen. Eine zu Hause aufgebaute Intensivstation ist stets zu vermeiden.

In diesem Kapitel werden Grundsätze der Arzneimitteltherapie in der Palliativmedizin besprochen, die Pharmakotherapie der relevanten Symptome ist in den entsprechenden Kapiteln dargestellt.

17.2 Grundlagen

Haftungsausschluss
Der Anwender ist verpflichtet, die nachstehenden Angaben, insbesondere zu Dosierungen und Applikationswegen zu prüfen und die Verordnung in eigener Verantwortung durchzuführen. Die Fachinformationen der jeweiligen Arzneimittel sind zu beachten.

17.2.1 Vermeidung von Polypharmazie

Wie im Fallbeispiel von Frau S. beschrieben, muss in der Palliativsituation grundsätzlich die gesamte Medikation auf ihre Relevanz und bestehende Indikation hin überprüft werden. Arzneimittel ohne Beitrag zur Symptomlinderung sind oft unnötig (z. B. Pankreasenzyme), wenn sie noch nicht abgesetzt werden sollen, muss geprüft werden, ob die Dosierung noch zum klinischen Status des Patienten passt (z. B. Digitalisglykoside). Jede Medikation bedeutet zudem eine Belastung für Patienten, die nicht oder eingeschränkt schlucken können. Nicht außer Acht gelassen werden darf, dass bei einer Polypharmazie das Risiko für das Auftreten von Wechselwirkungen und Medikationsfehlern ansteigt (Koper et al. 2012).
– **Jede Pharmakotherapie muss hinsichtlich des Einflusses auf die Lebensqualität der Patienten überprüft werden.**

Insbesondere in der letzten Lebensphase sollen nach Möglichkeit vermieden werden: Kardiovaskuläre Arzneimittel (z. B. Betablocker, ACE-Hemmer, Angiotensin-II-Rezeptor-Antagonisten, Diuretika), respiratorische Arzneimittel (z. B. Theophyllin), orale Antidiabetika (z. B. Metformin, Glibenclamid, Glinide), Thrombozytenaggregationshemmer (z. B. Clopidogrel) (O'Mahoni und O'Connor 2011). In der Hospizstudie (Frechen et al. 2012) verursachten diese Arzneimittel besonders häufig Wechselwirkungen.

17.2.2 Arzneimittelwechselwirkungen

Arzneimittelwechselwirkungen sind ein relevantes Problem in der Pharmakotherapie, die Auswirkung auf Morbidität und Mortalität können erheblich sein, die Differentialdiagnostik ist vor allem in der letzten Lebensphase erschwert bis unmöglich.
– **Wechselwirkungen müssen aktuellen Untersuchungen zufolge bei allen Wirkstoffen erwartet werden, die die histamin-, acetylcholin- oder dopamingesteuerte Neurotransmission beeinflussen, ebenso alle nicht-steroidalen Antirheumatika. Auf serotonerge Wechselwirkungen ist ebenfalls zu achten (Gaertner et al. 2012; Frechen et al. 2012).**

Wirkstoffe mit potenzieller Auslösung eines **Serotoninsyndroms** (Boyer und Shannon 2005;

Tab. 17.2 Anticholinerge Aktivität ausgewählter Wirkstoffe

Indikationsgruppe	Mittlere/hohe anticholinerge Aktivität	Niedrige anticholinerge Aktivität
Antidepressiva	Amitriptylin, Imipramin, Doxepin, Paroxetin, Nortiptylin, Trimipramin	Fluoxetin, Mirtazapin, Sertralin, Trazodon
Antihistaminika	Clemastin, Dimenhydrinat, Cyproheptadin	Keine!
Neuroleptika	Chlorpromazin, Olanzapin, Quetiapin, Promethazin	Haloperidol, Risperidon
Antiepileptika	Carbamazepin, Oxcarbamazepin	Valproinsäure
Benzodiazepine	Keine!	Diazepam, Lorazepam, Midazolam etc.
Magen-Darm-Präparate	Cimetidin, Loperamid, Ranitidin, Scopolamin	Famotidin, Metoclopramid
Opioide	Keine!	Codein, Fentanyl, Morphin, Oxycodon, Tramadol

Boyer 2010; Brown 2010) sind u. a. Tryptophan, Levodopa, Mirtazapin, Methadon, Valproinsäure, Tramadol, Pethidin, Fentanyl, SSRI, SSNRI, TCA, Johanniskraut, Ondansetron, Granisetron, Dextromethorphan, MAO-Hemmer. Wirkstoffe mit anticholinerger Aktivität sind in ◘ Tab. 17.2 aufgelistet (Rudolph et al. 2008; Zarowitz 2006; Carnahan et al. 2006; Indianapolis Discovery Network for Dementia 2011).

Cytochrom-P-450-Interaktionen spielen in dieser Patientenklientel eine eher geringere Rolle. In der Sterbephase können Kombinationen mit Anticholinergika relevante Interaktionen wie Delirien auslösen. Bei den wichtigsten in der Palliativmedizin eingesetzten Arzneistoffen kann das Risiko für Interaktionen abgeschätzt werden (◘ Tab. 17.3).

17.2.3 Parenterale Gabe von Arzneimitteln

- **Subkutane Gabe**

Bei Schluck-, Passage- oder Resorptionsstörungen wird in der Palliativmedizin häufig auf die subkutane Gabe ausgewichen, obgleich viele Medikamente hierzu formal nicht zugelassen sind. Sowohl die Dauergabe über Medikamentenpumpen als auch eine diskontinuierliche Gabe bis zur Bolusgabe sind möglich. Für eine subkutane Applikation gibt es wenig Kontraindikationen, so z. B. eine ausgeprägte Thrombozytopenie (<10.000/mm^3) oder lokale Infektionen. Hauptrisiko sind Gewebsreizungen bis hin zu Nekrosen: Faktoren sind pH-Werte, Osmolarität und nekrotisierende Eigenschaften von Wirk- und Hilfsstoffen. Hoch konzentrierte Wirkstoffe (z. B. Novaminsulfon) sollen verdünnt werden. Für die wichtigsten Wirkstoffe besteht mittlerweile eine regelmäßige Praxis in der Palliativmedizin (◘ Tab. 17.4).

- **Pumpengesteuerte Gabe**

Wirkstoffe mit kürzerer Halbwertszeit müssen mehrfach am Tag verabreicht werden, um ausreichende Wirkspiegel zu erhalten. Die Bedarfsmedikation (z. B. Durchbruchschmerzmedikation) muss unverzüglich gegeben werden, wenn sie benötigt wird.

Im ambulanten Bereich ist selten medizinisches Fachpersonal unmittelbar vor Ort, so dass auch Pumpensysteme zum Einsatz kommen können. Im Rahmen der patientengesteu-

Tab. 17.3 Risiko für Wechselwirkungen in der Palliativmedizin

Arzneimittel		Interaktionsrisiko	Anmerkung
Mittel- und starkwirksame Opioide			Generell sicher
	Morphin	Niedrig	Günstig, aber Kumulation von Morphin-6-Glucuronid bei Niereninsuffizienz
	Hydromorphon	Niedrig	Günstig, keine aktiven Metabolite
	Fentanyl	Niedrig	Vorsicht: hohe Plasma-Eiweißbindung, aber: Serotoninsyndrom bei Kombination mit SSRI, SNRI, MAO-Hemmer möglich[1]
	Buprenorphin	Niedrig	Vorsicht: Wechselwirkungen mit reinen Opioidagonisten möglich
	Levomethadon	Hoch	Relevante QT-Zeitverlängerung, inter- und intraindividuelle Pharmakokinetik
	Opiumtinktur	Niedrig	
	Dihydrocodein	Niedrig	Von CYP 2D6 unabhängiger analgetischer Effekt (Metabolismus zu Morphin) im Gegensatz zu Tramadol/Codein, nur geringes Risiko eines Serotoninsyndroms bei Kombination mit SSRI im Gegensatz zu Tramadol
	Tramadol	Mittel	Gefahr der Entwicklung eines Serotoninsyndroms in Kombination mit serotonergen Substanzen (SSRI)
Nicht-Opioid-Analgetika	Metamizol	Niedrig	Geeignet zur Langzeitanwendung, Agranulocytoserisiko beachten
	NSAID (z. B. Ibuprofen)	Hoch	Vorsicht bei Langzeitanwendung, Niereninsuffizienz, gastrointestinalen Ulzera, Hypovolämie; Vermeidung von Kombinationen mit ACE-Hemmern und Steroiden
	Paracetamol	Niedrig	
	Flupirtin	Niedrig	
Glukokortikoide	Dexamethason	Mittel	Oft unverzichtbar: Tagesdosis einmal morgens verabreichen, Risiko für peptische Ulzera geringer als bei NSAID (Cave: Kombination mit NSAID meiden)
Hypnotika			Generell sicher
	Benzodiazepine	Niedrig	Z. B. Lorazepam, Temazepam, Flunitrazepam, Diazepam
	Zopiclon	Niedrig	Möglicherweise weniger Toleranzentwicklung
Koanalgetika und AED	Pregabalin	Niedrig	Günstiges Wechselwirkungsprofil
	Clonazepam	Niedrig	Enzyminduktion und Toleranzentwicklung (Benzodiazepine!) beachten
	Carbamazepin	Hoch	Enzyminduktion und Hyponatriämie, viele Wechselwirkungen

Arzneimittel in der Palliativmedizin

Tab. 17.3 (Fortsetzung)

Arzneimittel		Interaktionsrisiko	Anmerkung
Neuroleptika			Hohes Potenzial für Interaktionen, oft unverzichtbar; geringeres Interaktionspotenzial beim Einsatz in niedrigen antiemetischen Dosen
	Hochpotent	Hoch	Z. B. Haloperidol
	Niedrigpotent	Hoch	Z. B. Levomepromazin, Melperon, Promethazin
Antiemetika	Dimenhydrinat	Hoch	
	Metoclopramid	Hoch	Domperidon als mögliche Alternative berücksichtigen
	Neuroleptika	Hoch	Siehe oben
Antidepressiva	Mirtazapin (NaSSA)	Niedrig	Günstiges Interaktionsprofil
	TCA (z. B. Amitriptylin)	Hoch	Vorsicht: Anticholinerge Aktivität (s. o. Anticholinergika)
	SSRI	Hoch	Entwicklung eines Serotoninsyndroms möglich, QT-Zeit-Verlängerung
Anticholinergika		Sehr hoch	Höchstes Interaktionspotenzial; vermehrtes Auftreten von Delirien, Psychosen, Sedierung, Xerostomie, Harnverhalt, Addition zur „anticholinergen Last"
	Scopolamin	Sehr hoch	Relevante Interaktionen bereits bei Einmalgabe, zentrale Nebenwirkungen können in dieser Phase nur schwer erkannt werden (Delirium, Agitation)
	Butylscopolamin	Niedrig	Geringere Wahrscheinlichkeit für Interaktionen aufgrund fehlender zentralnervöser Wirkung, aber auch geringere Wirkung
Protonenpumpeninhibitoren	Z. B. Pantoprazol, Esomeprazol, Omeprazol	Niedrig	Generell sicher, sinnvolle Komedikation bei NSAID und Glukokortikoidtherapie
Laxanzien	Z. B. Macrogol, Natriumpicosulfat	Niedrig	Generell sicher
Diuretika			Absetzen, wenn der Patient nicht eindeutig von der Medikation profitiert
	Spironolacton	Hoch	Gefahr von Hyperkaliämien
	Furosemid	Hoch	
	Torasemid	Mittel	Geringeres Interaktionspotenzial, kann Herzinsuffizienz effektiver lindern

(Fortsetzung)

■ Tab. 17.3 (Fortsetzung)

AED antiepileptic drugs, Antiepileptika (2. und 3. Generation, z. B. Levetiracetam)
NaSSa noradrenergic and specific serotonergic antidepressant, noradrenerg und serotonerg wirksame Antidepressiva
NSAID non-steroidal anti-inflammatory drugs, nichtsteroidale Antirheumatika
SSRI „selective serotonin reuptake inhibitors", selektive Serotonin-Wiederaufnahmehemmer (z. B. Sertralin)
TCA tricyclic antidepressants, trizyklische Antidepressiva
[1] Rote Hand-Brief zu Fentanyl-Janssen, Injektionslösung vom 11.03.2013, Rote-Hand-Brief zu Durogesic SMAT, transdermale Pflaster vom 11.03.2013, Janssen-Cilag GmbH, 41470 Neuss

■ **Tab. 17.4** Arzneimittel mit Eignung zur subkutanen Gabe, unabhängig von der Zulassung (Roller 2010; Tanguy-Goarin und Cogluet 2010; Bausewein und Remi 2010)

Indikationsgruppe	Wirkstoffe
Opioide, stark wirksam	Morphin, Hydromorphon, Oxycodon, Fentanyl, Pethidin, Piritramid, Levomethadon
Opioide, schwach wirksam	Tramadol
Nicht-Opioid-Analgetika	Metamizol (häufig: Gewebsverhärtung an der Injektionsstelle, verdünnen)
Weitere Analgetika	Ketamin, Esketamin
Neuroleptika	Haloperidol, Promethazin, Triflupromazin, Levomepromazin (cave: Hautirritationen)
Antiemetika	Dimenhydrinat, Ondansetron, Granisetron
Magen-Darm-Präparate	Metoclopramid, Alizaprid, Ranitidin, Octreotid
Glukokortikoide	Dexamethason, Hydrocortison
Diuretika	Furosemid (verdünnt)
Sedativa, Antikonvulsiva	Midazolam, Clonazepam, Phenobarbital
Anticholinergika	Butylscopolamin, Glycopyrronium-Bromid

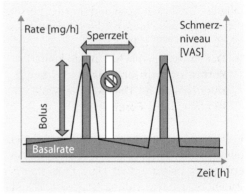

■ **Abb. 17.2** Konzept der patientengesteuerten Schmerztherapie mit fest programmierter Basalrate, Bolusmenge und Bolussperrzeit (PCA-Pumpe)

erten Analgesie (PCA = „patient controlled analgesia") erhält der Patient die Möglichkeit, sich neben der festgelegten Basalrate einen definierten Bolus zu verabreichen (■ Abb. 17.2). Neben elektronischen Pumpen sind auch mechanische Einmalpumpen zur Dauergabe verfügbar, z. B. Elastomeren-Pumpen, wie sie auch in der Onkologie zur kontinuierlichen Chemotherapie eingesetzt werden.

– **Die Medizintechnik zur Infusionstherapie ist so auszuwählen, dass der Patient möglichst wenig in seiner Lebensqualität beeinträchtig wird.**

Eine häusliche „Intensivstation" wäre möglich, ist aber zu vermeiden. Kleine, leichte und unauffällige Infusionspumpen sind zu bevorzugen. Bei der parenteralen Dauergabe von Arzneistoffen mit größerer therapeutischer Breite

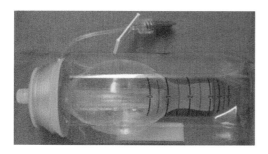

☐ Abb. 17.3 Elastomerenpumpe zu Dauerinfusion

(z. B. Novaminsulfon, Dimenhydrinat) können diese über kleine, leichte mechanische Pumpen (z. B. Elastomerenpumpen) oder aber auch durch Infusionssysteme mit Stundenzähler verabreicht werden.

Parenterale Lösungen zur Dauergabe sind aseptisch herzustellen, z. B. im Sterillabor einer spezialisierten Apotheke (☐ Abb. 17.3).

- **Mischung von Arzneimitteln**

Die Mischung von Arzneimittel durch den Arzt stellt nach § 13 Arzneimittelgesetz eine Herstellung von Arzneimitteln dar, die den zuständigen Überwachungsbehörden angezeigt werden muss. Hier zeigt sich einmal mehr, dass formale Vorschriften und notwendigerweise geübte Praxis in der Palliativversorgung weit auseinander klaffen. Die Verantwortung für die Qualität trägt der Herstellende, neben dem rechtlichen Aspekt ist dabei zu beachten, dass Daten über die physikalisch-chemische Stabilität von Mischungen nur selten vorliegen. Neben sichtbaren Ausfällungen (Diazepam in isotonischer Kochsalzlösung, Dexamethason mit Haloperidol oder Midazolam) können auch nicht sichtbare Inkompatibilitäten auftreten (5-Fluorouracil und parenterale Ernährung). Die unterschiedlichen Halbwertszeiten der Arzneistoffe müssen berücksichtigt werden, um zu entscheiden, ob diese überhaupt simultan gegeben werden müssen oder als Bolusgabe schon eine ausreichend lange Wirkung aufweisen.

Vor einer Mischung von Arzneimitteln zur parenteralen Anwendung muss geprüft werden:
- Bolusgabe/Kurzinfusion bevorzugen: Ausweichen auf Wirkstoffe mit längerer Wirkdauer möglich?
- Halbwertszeiten der Wirkstoffe: Simultane Gabe erforderlich?
- Datenlage zur Mischung: Ist die Mischung hinsichtlich der Konzentrationen und Applikationsdauer geprüft?
- Wenn nein: Getrennte Applikation, ggf. über verschiedene Zugänge

Ein interessantes Online-Portal mit vielen praxisrelevanten Informationen zur Kompatibilität von Mischungen und weiteren wichtigen Tipps ist www.palliativedrugs.com.

17.3 Wichtige Arzneimittelgruppen

Grundsätzlich muss die Arzneimitteltherapie individuell und symptomorientiert durchgeführt werden. Es sind die jeweiligen Fachinformationen der Arzneimittel zu beachten. Für viele in der Palliativmedizin etablierte Therapie- oder Dosierungsschemata existiert keine Arzneimittelzulassung, so dass man sich in der Praxis auf die publizierten Daten berufen muss. Die nachfolgenden Angaben sind den palliativmedizinischen Standardwerken (Bausewein und Remi 2010; Nauck und Radbruch 2012; Bausewein et al. 2005, 2012) sowie den Fachinformationen der Hersteller entnommen.

17.3.1 Analgetika (▶ Kap. 3)

- **Stark wirksame Opioide**

Morphin
- **Charakterisierung**: stark wirksames (<=30mg oral/Tag: WHO Stufe II), BtM
- **Darreichungsformen**: oral schnell wirksam: Tabletten, Kapseln, Lösung; oral retardiert: Retardtabletten, Retardkapseln, Granulat; parenteral: Injektionslösung, Infusionslösung; rektal: Suppositorien
- **Wirkungen**: Agonist an μ-, δ- und κ-Rezeptoren
  - Zentral: analgetisch, antitussiv, sedierend, emetisch zu Beginn, später antiemetisch, in zu hohen Dosen

- atemdepressiv, in therapeutischen Dosen Verbesserung der Dyspnoe (erhöhte CO_2- Toleranz)
  - Peripher: Obstipation, Kontraktion der Sphinkteren der Gallenwege
- **Wirkdauer**: unretardiert: ca. 4 h, retardiert: ca.(8–)12 h
- **Indikationen**: starke Schmerzen, Dyspnoe, Mukositis Grad III/IV, therapierefraktärer Husten (z. B. Bronchialkarzinom), Diarrhö
- **Nebenwirkungen**: wie alle Opioide Obstipation, Übelkeit, Erbrechen, Sedierung, Harnverhalt, Juckreiz
- **Pharmakokinetik**
  - Bioverfügbarkeit oral 35 %, schwankend
  - Metabolismus in der Leber (First-pass-Effekt) u. a. zu Morphin-3-Glucuronid (neuroexzitatorisch), Morphin-6-Glucuronid (analgetisch wirksam)
  - Ausscheidung 80–90 % über die Niere, 10 % über Galle und Fäzes
- **Dosierung**: nach Bedarf, bei Neueinstellung: p.o. 2,5–5–10 und mehr mg unretardiert alle 4 h, retardiert: 10 mg alle 12 h, s.c. 1–3 mg alle 4 h, i.v. in Anwesenheit des Arztes auch schneller
- **Dosisanpassung**
  - Niereninsuffizienz GFR >50: keine Dosisanpassung
  - GFR 15–50: 75 % Zieldosis
  - GFR <15: Anwendung nicht empfohlen
  - Leberinsuffizienz: Vorsichtig dosieren
- **Anmerkungen**
  - Umrechnungsfaktor oral: parenteral 3:1 (wegen First-pass-Effekt), bei Übelkeit niedrig dosiert Haloperidol einsetzen
  - Dyspnoe: off-label, aber Standard nach Leitlinien

- **Hydromorphon**
- **Charakterisierung**: stark wirksames (<=4 mg oral/Tag: WHO Stufe II), BtM. Morphin-Analogon, Morphinäquivalent 5–7,5
- **Darreichungsformen**: oral schnellwirksam: Tabletten; retardiert: Retardtabletten, Retardkapseln; parenteral: Injektionslösung
- **Wirkungen**: wie Morphin
- **Wirkdauer**: unretardiert: ca. 4 h, retardiert: ca.(8–)12 h, cave: und Generika „long": 24 h
- **Indikationen**: Starke Schmerzen, Umstellungsopioid, falls andere Opioide bereits sehr hoch dosiert werden müssen und dadurch die Anzahl der einzunehmenden Tabletten zu hoch würde
- **Nebenwirkungen**: wie alle Opioide Obstipation, Übelkeit, Erbrechen, Sedierung, Harnverhalt, Juckreiz
- **Pharmakokinetik**
  - Bioverfügbarkeit oral 33–36 %, schwankend
  - Metabolismus in der Leber u. a. zu Hydromorphon-3-Glucuronid, keine analgetisch wirksamen Metabolite, wenig Interaktionspotenzial
  - Ausscheidung vorwiegend renal
- **Dosierung**: nach Bedarf, unretardiert alle 4 h, retardiert: alle 12 h, Jurnista® 24 h, s.c. alle 4 h oder kontinuierlich über Pumpe
- **Dosisanpassung**
  - Niereninsuffizienz
  - Leberinsuffizienz: vorsichtig dosieren
- **Anmerkungen**
  - Umrechnungsfaktor oral : parenteral: 3:1
  - Trotz fehlender aktiver Metabolite bei Niereninsuffizienz vorsichtig dosieren, da Hydromorphon-3-Glucuronid kumulieren kann (neuroexzitativ)
  - Cave: Retardpräparate mit 12 h und 24 h Wirkdauer verfügbar

- **Oxycodon**
- **Charakterisierung**: stark wirksames (<= 20 mg oral/(Tag WHO Stufe II), BtM. Morphinäquivalent 2 oral, 0,75 parenteral
- **Darreichungsformen**: oral schnellwirksam: Kapseln; retardiert: Retardtabletten, Retardkapseln; parenteral: Injektionslösung

- **Wirkungen**: Agonist an µ-, δ- und κ-Rezeptoren
- **Wirkdauer**: unretardiert: ca. 4–6 h, retardiert: ca. 12 h
- **Indikationen**: starke Schmerzen, Umstellungsopioid, zusätzlich postoperative Schmerztherapie
- **Nebenwirkungen**: wie alle Opioide, aber mehr Obstipation
- **Pharmakokinetik**
  - Bioverfügbarkeit oral 75 % schwankend
  - Metabolismus zum Teil über CYC2D6 zu Oxymorphon, Noroxycodon
  - Cave: Erhöhte zentrale Nebenwirkungsrate bei Ultra-rapid-Metabolizern
  - Ausscheidung renal und biliär
- **Dosierung**: nach Bedarf, unretardiert alle (4–)6 h, retardiert: alle 12 h, s.c. alle 4 h oder kontinuierlich über Pumpe
- **Dosisanpassung**
  - Niereninsuffizienz
  - Leberinsuffizienz: vorsichtig dosieren
- **Anmerkungen**
  - Die fixe Kombination mit Naloxon soll den Grad der Obstipation durch Besetzung von Mukosa-µ-Rezeptoren verringern.

- **Levomethadon**
- **Charakterisierung**: stark wirksames vollsynthetisches WHO-Stufe-III-Opioid, BtM. Morphinäquivalent abhängig von der Morphindosierung. Cave: In Deutschland zur Schmerztherapie: Levomethadon (L-Methadon), doppelt so stark wirksam wie das Racemat Methadon (D- + L-Methadon). Levomethadon: Analgesie, D-Methadon: antitussive Wirkung
- **Darreichungsformen**: oral: Lösung; parenteral: Injektionslösung
  - 30–90 mg Morphin: 1:8 Levomethadon: Morphin
  - 90–300 mg Morphin: 1:12 Levomethadon: Morphin
  - >300 mg Morphin: 1:16 Levomethadon : Morphin

- **Wirkungen**: Agonist an µ-(δ-)Rezeptoren, zusätzlich NMDA-Rezept-Kanalblocker, präsynaptische Serotonin-Wiederaufnahmehemmung. Wirkdauer: 4–5 h, nach Mehrfachdosierung 6–12 h
- **Nebenwirkungen**: opioidtypisch
- **Indikationen**: starke Schmerzen, neuropathische Schmerzen
- **Pharmakokinetik**
  - Bioverfügbarkeit oral 80 %, schwankend 40–100 %
  - Kumuliert im Fettgewebe, daher ansteigende Plasma-Halbwertszeit, ebenfalls schwankend 8–75 h
  - Metabolismus zu 32 Metaboliten, 2 % aktive Metabolite
  - Ausscheidung 55–90 % renal, abhängig von Urin-pH, 10–45 % biliär
- **Dosierung**: immer individuell (▶ Kap. 3)
- **Dosisanpassung**
  - Niereninsuffizienz unterhalb GFR <10
  - Leberinsuffizienz: Vorsichtig dosieren
- **Anmerkungen**
  - Interaktionsgefahr mit Arzneimitteln, die über CYP P450 abgebaut werden, MAO-Hemmer
  - Kumulationsgefahr
  - Vorteilhaft bei Niereninsuffizienz
  - Sollte aufgrund seines komplexen pharmakokinetischen Profils nur von erfahrenen Ärzten eingesetzt werden

- **Fentanyl**
- **Charakterisierung**: stark wirksames vollsynthetisches WHO Stufe-III-Opioid, BtM. Morphinäquivalent 100
- **Darreichungsformen**: retardiert: transdermal; schnell wirksam: Bukkaltabletten., Lutschtabletten, Sublingualtabletten, Plättchen, Nasenspray; parenteral: Injektionslösung
- **Wirkungen**: Agonist am µ-Rezeptor
- **Wirkdauer**: Transdermale Pflaster: (48–)72 h, Schnellwirksame Darreichungsformen: 45 min bis 3,5 h
- **Indikationen**: starke Schmerzen, insbesondere bei Schluckstörungen, transdermale Pflaster nur bei stabiler Schmerzsitu-

ation, off-label: Luftnot, z. B. nasale Anwendung bei Dyspnoe (Sitte und Bausewein 2008)
- **Neueinstellung**: auf Grund ähnlichen Wirkeintrittes kann die Neueinstellung im Notfall mit nasal-transmukosalem Fentanyl vergleichbar der i.v. Gabe mit Morphin erfolgen (Kusre 2011), bei der Behandlung von Durchbruchschmerzen ist der Wirkeintritt zudem deutlich schneller als bei oralem Morphin (Vissers et al. 2010)
- **Nebenwirkungen**: opioidtypisch, weniger Obstipation
- **Pharmakokinetik**
  - Bioverfügbarkeit über Mundschleimhaut/Haut ca. 90 %, oral: 30 %
  - Abbau in der Leber und Darm über CYP 3A4
  - Ausscheidung überwiegend renal
  - **Dosierung**: TTS alle 48–72 h wechseln (▶ Kap. 3). Cave: schnellwirksame Formen können nicht ineinander umgerechnet werden, da unterschiedliche Galeniken, bei fehlender Erfahrung sollte mit der niedrigsten Stärke begonnen werden, ein Einstieg mit höherer Dosierung ist off-label
- **Dosisanpassung**:
  - Niereninsuffizienz ab GFR <50
  - Leberinsuffizienz: vorsichtig dosieren
- **Anmerkungen**
  - Es besteht Interaktionsgefahr mit Arzneimitteln, die über CYP P450 abgebaut werden.
  - Pflaster: Auf korrekte Applikation achten, bei Schwitzen oder Kachexie Verschlechterung der Bioverfügbarkeit.
  - Cave: TTS-Pflaster nicht zerschneiden, lebensbedrohliche Intoxikationen bei Reservoirpflastern sind bekannt (Klockgether-Radke und Hildebrandt 1997)!
  - Das Zerschneiden von Matrixpflastern ist zwar off-label, aber in der Praxis verbreitet, aufgrund der vielfältigen Pflastergrößen sollte dies aus Sicherheitsgründen unterbleiben.

- **Piritramid**
- **Charakterisierung**: stark wirksames synthetisches WHO-Stufe-III-Opioid, BtM. Morphinäquivalent 0,66
- **Darreichungsformen**: Injektionslösung
- **Wirkungen**: Agonist am µ-Rezeptor
- **Wirkdauer**: 5–8 h
- **Indikationen**: mittelstarke bis starke Schmerzen, postoperative Schmerzen
- **Nebenwirkungen**: wie alle Opioide
- **Pharmakokinetik**
  - Fast vollständiger Abbau über die Leber
  - Ausscheidung über Fäzes, kaum renale Ausscheidung
- **Dosierung**: 15 mg s.c., 7,5 mg i.v. als Einzeldosis
- **Dosisanpassung**
  - Niereninsuffizienz: keine Anpassung notwendig
  - Leberinsuffizienz: Dosis reduzieren

- **Buprenorphin**
- **Charakterisierung**: stark wirksames WHO-Stufe-III-Opioid, BtM. Morphinäquivalent 70(–100)
- **Darreichungsformen**: TTS; schnellwirksam: Sublingualtabletten; parenteral: Injektionslösung
- **Wirkungen**: partieller Agonist am µ-Rezeptor, partiell antagonistisch an κ-Rezeptor
- **Wirkdauer**: TTS 7 Tage, TTS 4 Tage, sublinguale Darreichungsformen: 6–8 h
- **Indikationen**: starke Schmerzen, insbesondere bei Schluckstörungen, transdermale Pflaster nur bei stabiler Schmerzsituation
- **Nebenwirkungen**: wie alle Opioide
- **Pharmakokinetik**
  - Bioverfügbarkeit über Mundschleimhaut 50 %
  - Abbau in der Leber z. T. über CYP 3A4
  - Ausscheidung 66 % Fäzes, 33 % renal
- **Dosierung**: sublingual alle (6–)8 h, transdermale Pflaster s. o.

- Dosisanpassung
  - Niereninsuffizienz: vorsichtig dosieren
  - Leberinsuffizienz: vorsichtig dosieren, eher reduzieren
- Anmerkungen
  - Interaktionsgefahr mit Arzneimitteln, die über CYP P450 abgebaut werden
  - Pflaster: auf korrekte Applikation achten, bei Schwitzen oder Kachexie Verschlechterung der Bioverfügbarkeit
  - Bei analgetischer Dosierung tritt kein Ceiling-Effekt auf (erst ab 8–10 mg/24 h).
  - Cave: Bei Intoxikation ist Naloxon aufgrund hoher Rezeptoraffinität des Buprenorphin nur eingeschränkt wirksam und muss hochdosiert pumpengesteuert kontinuierlich verabreicht werden.

- **Schwach wirksame Opioide**

Tramadol
- **Charakterisierung**: schwach wirksames WHO-Stufe-II-Opioid. Morphinäquivalent 0,2 oral, 0,1 parenteral
- **Darreichungsformen**: oral schnellwirksam: Lösung, Kapsel; retardiert: Retardkapseln, Retardtabletten, rektal: Suppositorien; parenteral: Injektionslösung
- **Wirkungen**: Agonist an µ-, δ- und κ-Rezeptoren, zusätzlich Noradrenalin-Wiederaufnahmehemmung, Förderung der Serotoninfreisetzung
- **Wirkdauer**: unretardiert: ca. 4–6 h, retardiert: ca. 8–12 h (24 h)
- **Indikationen**: mittelstarke Schmerzen, neuropathische Schmerzen
- **Nebenwirkungen**: Obstipation, Übelkeit, Erbrechen, Sedierung, Schwindel, Krampfanfälle
- **Pharmakokinetik**
  - Bioverfügbarkeit oral 75 %, bei Dauergabe >90 %
  - Metabolismus in der Leber (CYP2D6, 3A4) u. a. zum aktiven Metabolit O-Desmethyltramadol und weiter zu inaktiven Metaboliten
  - Ausscheidung renal
- **Dosierung**: 50–100 mg alle 4 h p.o. oder s.c., retardiert 8–12 h/24 h
- Tageshöchstdosis 600 mg
- **Dosisanpassung**
  - Niereninsuffizienz: ab GFR <20 ml/h, kein Einsatz bei schwerer Niereninsuffizienz
  - Leberinsuffizienz: Dosisreduktion oder Verlängerung des Intervalls, kein Einsatz bei schwerer Leberinsuffizienz
- **Anmerkungen**
  - Wechselwirkungen mit CYP450-Induktoren/-Inhibitoren möglich
  - Gefahr eines Serotoninsyndroms bei Kombination mit serotonergen Arzneistoffen wie SSRI
  - Bei nicht ausreichender Wirkung auf WHO-III-Opioid wechseln
  - Keine Auswirkung auf Ductus pancreaticus, Drücke in den Gallengängen

- **Tilidin /Naloxon**
- **Charakterisierung**: schwach wirksames WHO-Stufe-II-Opioid, kombiniert mit Naloxon (Opioid-Antagonist) BTM: kurzwirksame Formen (Tropfen, Kapseln/Tabletten), retardierte Formen nicht-BtM. Morphinäquivalent 0,1 oral
- **Darreichungsformen**: oral schnellwirksam: Lösung, Tabletten; retardiert: Retardtabletten, Retardkapseln
- **Wirkungen**: Opioidagonist (Nortilidin)
- **Wirkdauer**: unretardiert: ca. 4–6 h, retardiert: ca. 12 h
- **Indikationen**: mittelstarke Schmerzen
- **Nebenwirkungen**: Obstipation, Übelkeit, Erbrechen, Sedierung, Schwindel
- **Pharmakokinetik**
  - Bioverfügbarkeit >90 %
  - Metabolismus in der Leber (CYP2C19, 3A4) zum wirksamen Metabolit Nortilidin und weiter zu inaktiven Metaboliten
  - Ausscheidung 90 % renal
- **Dosierung**: 50–100 mg alle 4 h, retardiert 12 h, Tageshöchstdosis 600 mg

- **Dosisanpassung**
  - Niereninsuffizienz: keine Anpassung
  - Leberinsuffizienz: kein Einsatz bei schwerer Leberinsuffizienz
- **Anmerkungen**
  - Wechselwirkungen mit CYP450-Induktoren/-Inhibitoren möglich
  - Bei Leberinsuffizienz verringerte Wirksamkeit durch reduzierte Metabolisierung zu Nortilidin
  - Cave: Bei schwerer Leberinsuffizienz systemische opioidantagonistische Wirkung von Naloxon möglich

- **Dihydrocodein**
- **Charakterisierung**: schwach wirksames WHO-Stufe-II-Opioid, Morphinäquivalent: 0,1 oral
- **Darreichungsformen**: oral schnellwirksam: Lösung, Tabletten; retardiert: Retardtabletten
- **Wirkungen**: Opioidagonist: analgetisch, antitussiv
- **Wirkdauer**: unretardiert: ca. 4–6 h, retardiert: ca. 12 h
- **Indikationen**: Reizhusten, mittelstarker Husten, mittelstarke Schmerzen
- **Nebenwirkungen**: starke Obstipation, Übelkeit, Erbrechen, Sedierung, Schwindel, Halluzinationen möglich
- **Pharmakokinetik**
  - Bioverfügbarkeit 20 %
  - Metabolismus in der Leber(CYP 2D6) u. a. in geringen Mengen zu Morphin/Dihydromorphin
  - Ausscheidung vorwiegend renal
- **Dosierung**: Reizhusten: 10 mg 1- bis 3× täglich, Analgesie: 30 mg alle 12 h, steigern auf 60–120 mg alle 12 h; empfohlene Tageshöchstdosis 240 mg
- **Dosisanpassung**
  - Niereninsuffizienz: vorsichtig dosieren
  - Leberinsuffizienz: vorsichtig dosieren
- **Anmerkungen**: analgetische Wirkung unabhängig von CYP2D6 Interaktionen oder Polymorphismus

- **Nicht-Opioid-Analgetika, WHO Stufe I: NSAR**

Nichtsteroidale Antiphlogistika (NSAR) haben eine antiinflammatorische und antipyretische Wirkung. Ihr Einsatz ist insbesondere bei entzündungsbedingten Schmerzen etabliert, die bei Tumorschmerzen eine große Rolle spielen.

NSAR hemmen u. a. die Synthese von Prostaglandine n als Entzündungsmediatoren durch Hemmung der Cycloxoygenase n COX-1 (konstitutiv) und COX-2 (induzierbar). Die Einteilung der NSAR erfolgt nach der relativen Potenz, diese Isoenzyme zu hemmen.

Gastrointestinale Nebenwirkungen: Hohes Risiko u. a. bei älteren Patienten >65 Jahren, Heliobacter-Infektionen, peptische Ulzera in den letzten 12 Monaten, Langzeitgabe, hohe Morbidität (Tumorerkrankung, Hypertonie, kardiovaskuläre Erkrankungen, Leber-, Niereninsuffizienz), simultane Glukokortikoid-Gabe oder Antikoagulation.

Kardiologische Nebenwirkung, Auswirkungen auf Gefäße und Blutkreislauf: Durch Hemmung der Prostaglandinsynthese, Verschlechterung der Nierenfunktion und Blutdruckanstieg, Hemmung der Thrombozytenaggregation durch COX-1 inhibierende NSAR (Hemmung von Thromboxan A2).

- NSAR sind kontraindiziert bei schwerer Herzinsuffizienz, Asthma oder Bronchospasmen nach NSAR-Gabe, mit Vorsicht anzuwenden bei älteren Patienten und kardiovaskulären Erkrankungen. NSAR sind keine Medikamente für die Langzeitanwendung.

- **Metamizol**
- **Charakterisierung**: nicht-saures Nicht-Opioid-Analgetikum WHO Stufe I
- **Darreichungsformen**: oral schnellwirksam: Lösung, Tabletten; parenteral: Injektionslösung, rektal: Suppositorien
- **Wirkungen**: analgetisch, spasmolytisch, antipyretisch, schwach antiphlogistisch, geringe gastrointestinale Nebenwirkungen, häufige Verwendung in Deutschland zur Tumorschmerztherapie

- **Wirkdauer**: 4 h
- **Indikationen**: schwache Schmerzen, Koliken, Fieber, längerfristige Schmerztherapie
- **Nebenwirkungen**: Schwitzen, Blutdruckabfall nach i.v. Gabe, Agranulozytose, potenziell lebensbedrohlich (<1:10.000)
- **Pharmakokinetik**
  - Bioverfügbarkeit 90 %
  - Hydrolyse zum aktiven Metabolit 4-N-Methylaminoantipyrin (MAA)
  - Ausscheidung vorwiegend renal
- **Dosierung**: 500–1000 mg alle 4–6 h, p.o., s.c., i.v., rektal, Tageshöchstdosis 5000 mg
- **Dosisanpassung**
  - Leber- und Niereninsuffizienz: Vermeidung mehrfacher hoher Dosierungen aufgrund verlangsamter Elimination
  - Cave bei Langzeitanwendung
- **Anmerkungen**
  - Rotfärbung des Urins möglich
  - Verringerung der Dosis bei reduziertem Allgemeinzustand und eingeschränkter Nierenfunktion
  - Risiko für Agranulozytose ab der ersten Woche erhöht, aufgrund gehäufter Einzelfälle Blutwerte regelmäßig kontrollieren, Patienten aufklären über Symptome

- **Paracetamol**
- **Charakterisierung**: zentral wirksames Nicht-Opioid-Analgetikum WHO Stufe I
- **Darreichungsformen**: oral: Lösung, Tabletten; rektal: Suppositorien; parenteral: Infusionslösung
- **Wirkungen**: analgetisch, antipyretisch
- **Wirkdauer**: 4–6 h
- **Indikationen**: Schmerzen, insbesondere Kopfschmerzen, Weichteilschmerzen, Fieber, geringe Verwendung in der Palliativmedizin in Deutschland
- **Nebenwirkungen**: selten, keine gastrointestinalen Nebenwirkungen, selten Urtikaria, Benommenheit, Übelkeit. Cave: geringe therapeutische Breite! Bei Überdosierung lebertoxisch bis hin zum Coma hepaticum und irreversiblem Leberversagen, akute Toxizität ab Einzeldosis von 6 g, chronische niedriger
- **Pharmakokinetik**
  - Bioverfügbarkeit abhängig von der Dosis 70–90 % oral, rektal 66 % der oralen Gabe
  - Hepatische Glukuronidierung
  - Ausscheidung renal
- **Dosierung**: oral 500–1000 mg alle 4–6 h p.o., rektal oder i.v. (Infusion über 15 min), Tageshöchstdosis 4000 mg
- **Dosisanpassung** bei:
  - Niereninsuffizienz: Dosisreduktion oder Verlängerung des Intervalles
  - $CL_{CR} \leq 30$: Intervall mindestens 6 h, $Cl_{CR} < 10$: Intervall mindestens 8 h
  - Leberinsuffizienz: Dosis reduzieren oder Intervall verlängern, bei schwerer Leberinsuffizienz kontraindiziert

- **Ibuprofen**
- **Charakterisierung**: peripher wirksames NSAR, Nicht-Opioid-Analgetikum WHO Stufe I
- **Darreichungsformen**: oral: Tabletten, Lösung, Brausetabletten, Retardtabletten; rektal: Suppositorien
- **Wirkungen**: analgetisch, antipyretisch, antiphlogistisch
- **Wirkdauer**: 4–6 h
- **Indikationen**: schwache Schmerzen, Knochenschmerzen, Entzündungsschmerz (Fieber)
- **Nebenwirkungen**: gastrointestinale Ulzera und Blutungen, Verschlechterung einer Niereninsuffizienz
- **Pharmakokinetik**
  - Bioverfügbarkeit 100 % oral, rektal fast vollständig
  - Hepatische Hydroxylierung, Carboxylierung
  - Ausscheidung 90 % renal, 10 % biliär
- **Dosierung**: oral 400–800 mg alle 6 h p.o., rektal, Tageshöchstdosis 2400 mg
- **Dosisanpassung**
  - Niereninsuffizienz mit GFR 10 bis ≥50: keine Anpassung, schwere Einschränkung: Kontraindikation

- Leberinsuffizienz: bei leichterer bis mäßiger Insuffizienz: keine Anpassung, schwere Leberinsuffizienz: Kontraindikation
- **Anmerkungen**: Bei niedrigen Dosierungen geringere Nebenwirkungsraten als bei anderen NSAR

- **Diclofenac**
- **Charakterisierung**: peripher wirksames NSAR, Nicht-Opioid-Analgetikum WHO Stufe I
- **Darreichungsformen**: oral schnellwirksam: Tabletten, Brausetabletten; retardiert: Retardtabletten, Retardkapseln; rektal: Suppositorien; parenteral: Injektionslösung
- **Wirkungen**: analgetisch, antipyretisch, antiphlogistisch
- **Wirkdauer**: 8 h, Retardpräparate bis 24 h
- **Indikationen**: schwache Schmerzen, Knochen- und Weichteilschmerzen, Entzündungsschmerz
- **Nebenwirkungen**: gastrointestinale Ulzera und Blutungen, Verschlechterung einer Niereninsuffizienz, Kopfschmerzen, Übelkeit
- **Pharmakokinetik**
    - Bioverfügbarkeit oral: vollständige Resorption, First-pass-Effekt 30–70 %
    - Elimination renal 70 %, biliär 30 %, rektal 50 %
- **Dosierung**: oral 25–50 mg alle 8 h p.o., 75 mg retardiert alle 12 h (Voltaren resinat®); rektal 50–150 mg/d, aufgeteilt auf 2–3 Einzeldosen; parenteral: nur i.m. (tief intraglutär). Cave: keine i.v. Gabe! Grundsätzlich mit anaphylaktischen Reaktionen rechnen! Dosis: 75 mg 1× (maximal 2× täglich), nur zur Therapieeinleitung; Tageshöchstdosis 150 mg
- **Dosisanpassung**
    - Niereninsuffizienz
    - Leberinsuffizienz: bei leichtere bis mäßiger Insuffizienz: keine Anpassung, schwere Leberinsuffizienz: Kontraindikation
- **Anmerkungen**: In Verbindung mit Glukokortikoiden hohe Inzidenz von gastrointestinalen Nebenwirkungen

Es gibt viele weitere NSAR, diese haben aber weder spezifische Vorteile, noch besteht in den meisten Fällen eine Zulassung zur Tumorschmerztherapie.

- **Weitere analgetisch angewendete Wirkstoffe**

Flupirtin
- **Charakterisierung**: zentral wirksames Nicht-Opioid-Analgetikum WHO Stufe I
- **Darreichungsformen**: oral schnellwirksam: Kapsel; retardiert: Retardkapseln; rektal: Suppositorien; parenteral: Injektionslösung
- **Wirkungen**: analgetisch, muskelrelaxierend, selektiver Kalium-Kanal-Öffner, schwacher indirekter NMDA-Antagonist
- **Wirkdauer**: 6–8 h
- **Indikationen**: Schmerzen mit Beteiligung der Skelettmuskulatur
- **Nebenwirkungen**: Müdigkeit, Schwindel, Übelkeit, Erbrechen, Obstipation, Diarrhö, Unruhe, kurzer Anstieg CPK, GOT
- **Pharmakokinetik**
    - Bioverfügbarkeit 90 % oral, 70 % rektal
    - Zum Teil aktive Metabolite
    - Ausscheidung 70 % renal
- **Dosierung**: oral 100–200 mg alle 4–6 h, Tageshöchstdosis 600 mg, rektal 150 mg alle 4–6 h, Tageshöchstdosis 900 mg
- **Dosisanpassung**
    - Niereninsuffizienz: maximal 300 mg Tageshöchstdosis
    - Hypalbuminämie: maximal 300 mg Tageshöchstdosis
- **Anmerkungen**: Marktrücknahme in Europa, ggf. nur noch als Import

- **Ketamin /Esketamin**
- **Charakterisierung**: kurz wirksames Anästhetikum. Cave: Das Enantiomer Esketamin ist doppelt so stark wirksam wie das Racemat Ketamin.
- **Darreichungsformen**: parenteral: Injektionslösung
- **Wirkungen**: analgetisch und sedierend bei niedriger Dosierung, höhere Dosierung

narkotisch (dissoziative Anästhesie), NMDA-Rezeptor-Antagonist, Interaktion mit Acetylcholin-und Muscarin-Rezeptoren
- **Wirkdauer**: 10 bis 30 min.
- **Indikationen**: Schmerzen nach Versagen der üblichen Schmerztherapien, v. a. neuropathische Schmerzen, Senkung des Opioidverbrauches bei hohen Opioid-Dosierungen ohne zufriedenstellende Wirksamkeit
- **Nebenwirkungen**: psychomimetische Symptome (Halluzinationen, Amnesie, Panikattacken, aber auch „angenehme Träume"), Übelkeit, Somnolenz, kardiovaskuläre Stimulation, selten Leberschäden. Psychomimetische Symptome ggf. durch Benzodiazepinkombination verhindern oder mittels niedrig dosiertem Haloperidol behandeln
- **Pharmakokinetik**
  - Bioverfügbarkeit 10–20 % oral (off-label: Trinken der Ampulle), 93 % i.m.
  - Zum Teil aktive Metabolite
  - Ausscheidung vorwiegend renal
- **Dosierung** (Ketamin)
  - Cave: Bei der Verwendung von Esketamin muss die Dosis halbiert werden! Subkutangabe off-label!
  - s.c.: 10–25 mg Bolus, anschließend 1–2,5 mg/kg KG/24 h, Titration nach Effekt, ca. 50–100 mg/d
  - i.v.: 1 µ/kg KG/min
  - Daten für parenterale Kurzzeit-Hochdosistherapie parenteral und orale Gabe vorhanden
- **Anmerkungen**
  - Bei paralleler Opioidtherapie diese um 50 % reduzieren
  - Kontraindiziert bei schlecht eingestelltem Bluthochdruck, Hyperthyreose, Vorsicht bei erhöhtem Hirndruck
  - Zunehmender Einsatz in der Palliativmedizin, erste Hinweise auf Langzeiteffekte bei niedrigdosierter Infusion über 2 Wochen gegen die neuropathische Schmerzkomponente (Niesters et al. 2013)
  - Notfallmedikament bei therapieresistentem Schmerz, Kurznarkotikum (z. B. Verbandwechsel)
  - Evidenz zum Einsatz von Ketamin in palliativer Situation ist fehlend, vor hohen Dosen allerdings wird gewarnt (Bell 2017)

17.3.2 Koanalgetika

Koanalgetika wirken selbst nicht analgetisch, können aber je nach Schmerzursache unterstützend eingesetzt werden. Dazu gehören u. a. Antiepileptika, Antidepressiva, Bisphosphonate, Glukokortikoide, NMDA-Rezeptorkanal-Blocker, Muskelrelaxanzien.

- **Antiepileptika**

Carbamazepin
- **Charakterisierung**: Antiepileptikum, Natriumkanal-Blocker, präsynaptische Hemmung
- **Darreichungsformen**: oral schnellwirksam: Tabletten, Kapsel, Lösung; retardiert: Retardtabletten, Retardkapseln
- **Wirkungen**: antikonvulsiv, sedierend, anticholinerg, antidepressiv, muskelrelaxierend
- **Indikationen**: neuropathische Schmerzen, Trigeminusneuralgie, epileptiforme Anfälle, (z. B. bei Hirnmetastasen)
- **Nebenwirkungen**: zahlreich, u. a. Übelkeit, Ataxie, Nystagmus, Müdigkeit, Mundtrockenheit, Appetitlosigkeit, Blutbildveränderungen, Herzrhythmusstörungen, Erytheme
- **Pharmakokinetik**
  - Bioverfügbarkeit fast 100 % oral
  - Intensive Metabolisierung in der Leber
  - Ausscheidung 72 % renal, 28 % über Fäzes
- **Dosierung**: Start 100 mg alle 12 h, langsam steigern, maximal 200 mg/Woche, Maximaldosen 800–1200 mg/d (–1600–2000 mg)
- **Dosisanpassung**
  - Niereninsuffizienz: Dosis reduzieren
  - Leberinsuffizienz: Dosis reduzieren

- Anmerkungen
    - Zahlreiche Wechselwirkungen durch Enzyminduktion
    - Nebenwirkungen durch langsame Dosissteigerung vermeiden
    - Nach Möglichkeit bei neuropathischen Schmerzen auf andere Substanzen ausweichen
    - Nach Leitlinien nicht mehr Mittel der Wahl

- **Gabapentin**
- **Charakterisierung**: Antiepileptikum, zentrale Interaktion mit Kalziumkanälen
- **Darreichungsformen**: oral: Tabletten, Kapseln
- **Wirkungen**: antikonvulsiv, wirksam bei neuropathischen Schmerzen
- **Indikationen**: neuropathische Schmerzen
- **Nebenwirkungen**: u. a. Schläfrigkeit, Schwindel, Ataxie, Unruhe, Parästhesien
- **Pharmakokinetik**
    - Bioverfügbarkeit 60 % oral bei 300 mg, bei höherer Dosis abnehmend
    - Keine Metabolisierung
    - Ausscheidung renal
- **Dosierung**: Start 100 mg 3×/d, langsame Steigerung nach komplexem Schema, maximal 3600 mg/d
- **Dosisanpassung**
    - Niereninsuffizienz: Dosis reduzieren nach Stufenschema
    - Leberinsuffizienz: Keine Anpassung erforderlich
- **Anmerkungen**
- Weniger Nebenwirkungen als andere Antiepileptika, aber aufwändige Titrationsphase
- Beim Absetzen über mindestens 1 Woche ausschleichen
- Wechselwirkungen nur mit Antazida (Al- oder Mg-haltig), daher 2 h Abstand

- **Pregabalin**
- **Charakterisierung**: Antiepileptikum, zentrale Interaktion mit Kalziumkanälen
- **Darreichungsformen**: oral: Kapseln, Lösung
- **Wirkungen**: antikonvulsiv, wirksam bei neuropathischen Schmerzen und generalisierten Angststörungen
- **Indikationen**: neuropathische Schmerzen
- **Nebenwirkungen**: u. a. Koordinationsstörungen, Tremor, Benommenheit, Mundtrockenheit, Schläfrigkeit, Schwindel, Ataxie, Ödeme
- **Pharmakokinetik**
    - Bioverfügbarkeit über 90 %
    - Keine Metabolisierung
    - Ausscheidung renal
- **Dosierung**: Start 75 mg 2×/d, langsame Steigerung nach 3–7 Tagen (75–150–225–300 je 2×/d), maximal 600 mg/d
- **Dosisanpassung**
    - Niereninsuffizienz: Dosis reduzieren nach Stufenschema
    - Leberinsuffizienz: keine Anpassung erforderlich
- **Anmerkungen**
    - Weniger Nebenwirkungen als andere Antiepileptika
    - Keine Wechselwirkungen
    - Schnellere Dosisfindung als bei Gabapentin
    - Beim Absetzen über mindestens 1 Woche ausschleichen

- **Levetiracetam**
    - **Charakterisierung**: Antiepileptikum
    - **Darreichungsformen**: oral: Kapseln, Lösung; parenteral: Infusionslösung
    - **Wirkungen**: antikonvulsiv, wirksam bei neuropathischen Schmerzen
    - **Indikationen**: neuropathische Schmerzen, Krampfanfälle, z. B. zentrale Tumoren
    - **Nebenwirkungen**: u. a. Somnolenz, Kopfschmerzen, psychiatrische Auffälligkeiten (Depression, Feindseligkeit, Amnesie u. a.), Koordinationsstörungen, Anorexie, Ataxie
    - **Pharmakokinetik**
    - Bioverfügbarkeit 100 %
    - Metabolisierung durch Hydrolyse und Hydroxylierung ohne CYP-Beteiligung
    - Ausscheidung renal

- **Dosierung**: Start mit 2 × 500 mg/d p.o. oder i.v., steigerbar bis 2 × 1500 mg/d, neuropathische Schmerzen 500–1000 mg/d, Daten für s.c. Gabe über Medikamentenpumpe vorhanden (Feddersen et al. 2012)
- **Dosisanpassung**
  - Niereninsuffizienz: Dosisanpassung nach Stufenschema
  - Leberinsuffizienz: Bei schwerer Leberinsuffizienz und Kreatininclearance <60: Halbierung der Dosis
- **Anmerkungen**
  - Kaum Wechselwirkungen
  - Keine Zulassung zur Schmerztherapie

- **Antidepressiva**

Amitriptylin
- **Charakterisierung**: trizyklisches Antidepressivum
- **Darreichungsformen**: oral schnellwirksam: Tabletten, Dragées, Kapseln, Lösung; retardiert: Retardtabletten, Retardkapseln; parenteral: Injektionslösung
- **Wirkungen**: antidepressiv (nach 2–4 Wochen), Wirkung bei neuropathischen Schmerzen (ab Tag 3–7), präsynaptische Noradrenalin- und Serotonin-Wiederaufnahmehemmung, NMDA-Rezeptorantagonist, anticholinerge Wirkung
- **Indikationen**: neuropathische Schmerzen, Depression, Schlaflosigkeit, Stressinkontinenz, Hypersalviation
- **Nebenwirkungen**: u. a. Mundtrockenheit, Obstipation, Harnretention, Arrhythmien, Tachykardie, Akkomodationsstörungen, Steigerung Augeninnendruck, paradoxe Reaktionen: Delir, Agitation, Schlaflosigkeit, Unruhe
- **Pharmakokinetik**
  - Bioverfügbarkeit ca. 50 % im Vergleich zur i.v. Gabe
  - Metabolisierung u. a. über CYP 3A4 zu aktiven Metaboliten
  - Ausscheidung über Fäzes
- **Dosierung**
  - Neuropathische Schmerzen: 25–75 mg p.o. zur Nacht
  - Depression: 10–25–100 mg p.o. nach Stufenschema, bei älteren Patienten grundsätzlich reduzieren
  - Blasenspasmen: 25–50 mg p.o. abends
  - Hypersalviation 25–50 mg p.o.
- **Dosisanpassung**
  - Niereninsuffizienz: keine Dosisreduktion, bei schwerer Insuffizienz mit Vorsicht
  - Leberinsuffizienz: Dosisreduktion
- **Anmerkungen**
  - Cave: Wechselwirkungen mit Anticholinergika und QT-Zeit verlängernden Wirkstoffen
  - Vorsicht bei Patienten mit Arrhythmien, Krampfleiden, Leberfunktionsstörung, Harnverhalt, ältere Patienten
  - Statt sofortigem Absetzen: Langsam über 2 Wochen ausschleichen

- **Mirtazapin**
- **Charakterisierung**: tetrazyklisches Antidepressivum, noradrenerg, serotonerg
- **Darreichungsformen**: oral: Tabletten, Schmelztabletten, Lösung
- **Wirkungen**: antidepressiv, (antiemetisch, sedativ), kaum anticholinerg, H1-antagonistisch, 5HT3-antagonistisch, eher sedierend (abends geben)
- **Wirkdauer**: 1 bis mehrere Tage
- **Indikationen**: Depression, unstillbarer Juckreiz, Übelkeit, neuropathische Schmerzen
- **Nebenwirkungen**: u. a. Sedierung bei niedriger Dosierung, Gewichtszunahme, orthostatische Dysregulation
- **Pharmakokinetik**
  - Bioverfügbarkeit ca. 50 %
  - Metabolisierung u. a. über CYP 2D6, 1A2, 3A4 zu z. T. aktiven Metaboliten
  - Ausscheidung biliär und renal
- **Dosierung**: Beginn mit 15 mg abends, steigern bis 45 mg abends
- **Dosisanpassung**
  - Niereninsuffizienz: Kreatininclearance <40: vorsichtig dosieren
  - Leberinsuffizienz: vorsichtig dosieren

- **Anmerkungen**
  - Weniger Wechselwirkungen als Amitriptylin
  - Wenig anticholinerge Nebenwirkungen, keine Übelkeit als Nebenwirkung, geringes Risiko für kardiale Nebenwirkungen
  - Antidepressive Wirkung nach 1–2 Wochen
  - Zum Absetzen langsam ausschleichen

- **Duloxetin**
- **Charakterisierung**: Antidepressivum, selektiver Serotonin- und Noradrenalin-Wiederaufnahmehemmer (SNRI)
- **Darreichungsformen**: oral: Retardkapseln
- **Wirkungen**: antidepressiv, Wirkung bei neuropathischen Schmerzen, präsynaptische Noradrenalin- und Serotonin-Wiederaufnahmehemmung
- **Indikationen**: Depression, generalisierte Angststörung, diabetische Polyneuropathie
- **Nebenwirkungen**: u. a. Gewichtsverlust, unscharfes Sehen, Gähnen, Tinnitus, Schwitzen, Hautausschlag, Muskelkrämpfe, -steifigkeit, Angst, Agitation, Obstipation, Diarrhö, Parästhesien, Müdigkeit, erhöhtes Blutungsrisiko
- **Pharmakokinetik**
  - Bioverfügbarkeit ca. 50 % (32–80 %)
  - Metabolisierung über CYP 1A2, 2D6
  - Ausscheidung renal
- **Dosierung**
  - Diabetische Polyneuropathie: 60 mg p.o./d, ggf. steigern auf 2 × 60 mg/d
  - Depression: 60 mg/d, nach 2 Wochen ggf. auf 2 × 60 mg erhöhen
  - Generalisierte Angststörung: 1 × 30 mg bis 1 × 60 mg/d
- **Dosisanpassung**
  - Niereninsuffizienz: Kreatininclearance 30–80: keine Anpassung erforderlich, Kreatininclearance <30: kontraindiziert
  - Leberinsuffizienz: Kontraindikation
- **Anmerkungen**
  - Cave: Wechselwirkungen mit blutgerinnungshemmenden Medikamenten, CYP-P 450-metabolisierten Arzneistoffen
  - Bei Rauchern durch CYP 1A2-Induktion um bis zu 50 % verringerte Plasmaspiegel

- **Glukokortikoide**

Dexamethason
- **Charakterisierung**: monofluoriertes Glukokortikoid ohne mineralokortikoide Wirkung
- **Darreichungsformen**: oral: Tabletten; parenteral: Injektionslösung
- **Wirkungen**: antiphlogistisch, antiödematös, immunsuppressiv, stimmungsaufhellend, appetitanregend
- **Indikationen**: u. a. Hirndrucksymptomatik, neuropathische Schmerzen, Übelkeit, Erbrechen, drohender Querschnitt durch neurale Kompression, Dyspnoe, Leberkapselschmerz. Dexamethason scheint sich in der Palliativmedizin zum „Allheilmittel" zu entwickeln, eingesetzt wird es u. a. auch bei Ileus, Juckreiz, Atemnot, Schmerzen, oberer Einflussstauung, Kachexie, zur Stimmungsaufhellung, Lymphödem, Fatigue, Dysphagie, Singultus, Ikterus, Rückenmarkskompression etc.
- **Nebenwirkungen**: u. a. Natrium- und Wasserretention, peptische Ulzera, Hyperglykämie, Unruhe, Schlaflosigkeit, verzögerte Wundheilung, orale/ösophageale Candida-Infektionen (Hatano et al. 2018)
- **Wirkdauer**: 24 h und länger
- **Pharmakokinetik**
  - Bioverfügbarkeit 80–90 %
  - Hepatische Metabolisierung
  - Ausscheidung renal
- **Dosierung**
  - 2–6 mg/d: Appetitanregung
  - 4–8 mg/d: Antiemese, Koanalgetikum
  - 8–16 mg/d: Hirndruck, obere Einflussstauung, Antiemese (wenn 4–8 mg ohne ausreichende Wirkung), Rückenmarkskompression, nach Bedarf auch höher

Arzneimittel in der Palliativmedizin

- Dosisanpassung
  - Niereninsuffizienz: keine Anpassung erforderlich
  - Leberzirrhose: Dosis reduzieren
- Anmerkungen
  - Standard-Glukokortikoid in der Palliativmedizin
  - Morgens einmal tägliche Gabe ist ausreichend
  - Beim Absetzen langsam ausschleichen
  - Bei Dauergabe Dosen bis maximal 4 mg/d anstreben
  - Wechselwirkungen mit CYP-Induktoren (Plasmaspiegel-Senkung)
  - Subkutane Gabe möglich, aber off-label

- **Bisphosphonate**

Pamidronat
- **Darreichungsformen**: parenteral: Infusionslösung
- **Wirkungen**: Verminderung der Knochenresorption durch Osteoklastenhemmung
- **Indikationen**: Knochenschmerzen bei Knochenmetasen, Hyperkalzämie
- **Nebenwirkungen**: u. a. Grippesymptome (vorübergehend), Hypokalzämie, Kopfschmerzen
- **Pharmakokinetik**
  - Keine Metabolisierung
  - Ausscheidung renal
- **Dosierung**
  - Hyperkalzämie: nach Plasma-Kalzium
  - Knochenschmerzen: 45–90 mg i.v. alle 3–4 Wochen
- **Dosisanpassung**
  - Niereninsuffizienz: leicht bis mittelschwer: Dosisanpassung nach Schema, schwer: kontraindiziert
  - Leberinsuffizienz: vorsichtig anwenden
- **Anmerkungen**: bei grippalen Beschwerden Paracetamol

- **Zoledronsäure**
- **Darreichungsformen**: parenteral: Infusionslösung
- **Wirkungen**: Verminderung der Knochenresorption durch Osteoklastenhemmung
- **Indikationen**: Knochenschmerzen bei Knochenmetasen, Hyperkalziämie, zusätzlich Prävention skelettbezogener Komplikationen bei Tumorerkrankungen
- **Nebenwirkungen**: u. a. Grippesymptome (vorübergehend), Hypokalziämie, Kopfschmerzen, Kiefernekrosen
- **Pharmakokinetik**
  - Keine Metabolisierung
  - Ausscheidung renal
- **Dosierung**
  - Hyperkalziämie: 4 mg i.v., bei Bedarf Wiederholung Tag 7
  - Knochenschmerzen, Prävention skelettbezogener Komplikationen: 4 mg i.v. alle 3–4 Wochen (+ Vitamin D, Kalzium oral)
- **Dosisanpassung**
  - Niereninsuffizienz: leicht bis mittelschwer: Dosisanpassung nach Schema, schwer: keine Anwendung
  - Leberinsuffizienz: vorsichtig anwenden
- **Anmerkungen**: Wechselwirkungen mit nephrotoxischen Arzneistoffen oder Aminoglykosiden
- **Denosumab**
  - Monoklonaler Antikörper gegen Osteoklastenrezeptoren Wirkungsprofil den Bisphosponaten verwandt In Bezug auf Bestrahlungsbedarf, Opioiddosierung und skelettbezogene Komplikationen gegenüber Zolendronsäure überlegen.

17.3.3 Antiemetika

Grundsätzlich muss vor dem Einsatz einer antiemetischen Therapie die Ursache von Nausea/Emesis diagnostiziert werden. Eingesetzt werden Antiemetika mit zentraler Wirkung (z. B. Dimenhydrinat, Neuroleptika, 5HT3-Antagonisten), motilitätsbeeinflussender Wirkung (Metoclopramid, Domperidon), sekretionshemmende Medikamente (Octreotid, Glycopyrronium, Butylscopolamid), und Glukokortikoide. Wie in der

Schmerztherapie sollte eine Basal- und eine Bedarfsmedikation eingesetzt werden.

- **Antiemetika mit zentraler Wirkung**

Dimenhydrinat
- **Charakterisierung**: H1-Antihistaminikum
- **Darreichungsformen**: oral schnellwirksam: Tabletten, Kapseln, Lösung, retardiert: Retardkapseln, parenteral: Injektionslösung i.v., i.m.
- **Wirkungen**: antihistaminerge und anticholinerge Wirkung, antiemetisch über H1-Rezeptoren im Brechzentrum und Vestibularorgan, Interaktion mit weiteren Rezeptoren (u. a. Serotonin, Noradrenalin, Dopamin)
- **Wirkdauer**: 3–6 h
- **Indikationen**: Übelkeit, Erbrechen, v. a. bei gastrointestinaler Obstruktion, Hirndruck, opioidbedingter Übelkeit
- **Nebenwirkungen**: Sedierung, Mundtrockenheit, Schwindel, Miktionsstörungen, Obstipation, Diarrhö, QT-Zeit-Verlängerung
- **Pharmakokinetik**
  - Bioverfügbarkeit 40–70 % oral, First-pass-Effekt ca. 50 %
  - Elimination überwiegend renal
- **Dosierung**: 50–100 mg alle 6–8 h p.o. oder s.c. (off-label), 150 mg rektal alle 6–8 h, 100–300 mg/d s.c. über Medikamentenpumpe
- **Dosisanpassung**: bei Leber- und Niereninsuffizienz
- **Anmerkungen**: Wechselwirkungen mit anderen QT-Zeit-verlängernden Wirkstoffen und Anticholinergika

- **Ondansetron**
- **Charakterisierung**: 5HT3-Antagonist
- **Darreichungsformen**: oral: Tabletten, Schmelztabletten, Lösung; parenteral: Injektionslösung
- **Wirkungen**: antiemetisch
- **Wirkdauer**: 12 h
- **Indikationen**: schwere Formen von Übelkeit, Erbrechen bei Versagen auf Prokinetika (Metoclopramid, Domperidon), Strahlentherapie bedingtes Erbrechen, Pruritus unter Opioiden, Karzinoidsymptomatik
- **Nebenwirkungen**: Obstipation, Kopfschmerzen, Flush
- **Pharmakokinetik**
  - Bioverfügbarkeit 55–60 % oral
  - Hepatische Metabolisierung über CYP P450
  - Elimination renal und über Fäzes
- **Dosierung**: 4–8 mg p.o. oder i.v. alle 12 h
- **Dosisanpassung**
  - Niereninsuffizienz: keine Anpassung erforderlich
  - Leberinsuffizienz: maximal 8 mg/d
- **Anmerkungen**
  - Absetzen, falls nach 48 h keine Wirkung
  - Falls 1 × tägliche Gabe erforderlich: Granisetron einsetzen

- **Granisetron**
- **Charakterisierung**: 5HT3-Antagonist
- **Darreichungsformen**: oral: Tabletten; parenteral: Injektionslösung, TTS
- **Wirkungen**: antiemetisch
- **Wirkdauer**: bis zu 24 h
- **Indikationen**: wie Ondansetron
- **Nebenwirkungen**: Obstipation, Kopfschmerzen, grippeartige Symptome, Angst, Stimmungsschwankungen
- **Pharmakokinetik**
  - Bioverfügbarkeit 60 % oral
  - Hepatische Metabolisierung über CYP P450
  - Elimination renal und über Fäzes
- **Dosierung**: 2 mg p.o., 1 mg i.v./s.c. alle 24 h
- **Dosisanpassung**
  - Niereninsuffizienz: keine Anpassung erforderlich
  - Leberinsuffizienz: keine Anpassung erforderlich
- **Anmerkungen**: Absetzen, falls nach 48 h keine Wirkung, TTS-Pflaster OFF-Label (nur bei zytostatikainduziertem Erbrechen), hochpreisig

- **Haloperidol**
- **Charakterisierung**: Butyrophenon-Neuroleptikum
- **Darreichungsformen**: oral: Tabletten, Lösung; parenteral: Injektionslösung
- **Wirkungen**: hochpotentes Neuroleptikum, antipsychotisch, antiemetisch, anxiolytisch, dopamin-antagonistisch
- **Wirkdauer**: 24 h
- **Indikationen**: Übelkeit, Erbrechen (incl. opioidinduziert), Delir, Halluzinationen, Psychosen, unstillbarer Singultus
- **Nebenwirkungen**: u. a. anticholinerge Nebenwirkungen: Mundtrockenheit, Tachykardie, Harnverhalt, extrapyramidal-motorische Nebenwirkungen: Früh-/Spätdyskinesien, parkinsonoide Nebenwirkungen, malignes neuroleptisches Syndrom. Cave: QTc-Zeitverlängerung, vor allem bei schneller i.v. Gabe!
- **Pharmakokinetik**
  - Bioverfügbarkeit 60–70 % oral
  - Hepatische Metabolisierung über CYP 3A4, 2D6
  - Elimination 40 % renal, 60 % über Fäzes
- **Dosierung**
  - Antiemese: übliche Dosis 1–3 mg/d bzw. 1–2 mg zur Nacht, alternativ: 0,5 mg alle 8 h, (off-label: über Medikamentenpumpe 5(–15) mg/d)
  - Bedarfsmedikation: bis zu 1 mg bei Bedarf und zur Nacht (bis 3–5 mg zur Nacht)
  - Antipsychotische Dosierungen z. T. deutlich höher
  - Bei älteren Patienten grundsätzlich Dosis reduzieren
  - Subkutangabe möglich (off-label)
- **Dosisanpassung**
  - Niereninsuffizienz: keine Angaben, vorsichtig dosieren
  - Leberinsuffizienz: vorsichtig dosieren
- **Anmerkungen**
  - Zahlreiche Wechselwirkungen mit CYP-450 Induktoren, Inhibitoren, anticholinergen und Dopamin-Rezeptor-Agonisten/-Antagonisten
  - Cave: gleichzeitige Gabe von QT-Zeit verlängernden Arzneimitteln, schnelle Verabreichung von Haloperidol führt zu QT-Zeit-Verlängerung, i.v. Gabe daher nicht bei allen Injektionslösungen zugelassen

- **Levomepromazin**
- **Charakterisierung**: Phenothiazin-Neuroleptikum
- **Darreichungsformen**: oral: Tabletten, Lösung; parenteral: Injektionslösung
- **Wirkungen**: niedrig potentes Neuroleptikum, antipsychotisch, antiemetisch, sedativ, antagonistisch an Dopamin-, Acetylcholin-, Serotonin- und Histamin-Rezeptoren
- **Wirkdauer**: 12–24 h
- **Indikationen**: Übelkeit, Erbrechen bei Unwirksamkeit anderer Antiemetika, Delir, Sedierung bei Agitation
- **Nebenwirkungen**: Sedierung (!), Extrapyramidal-motorische Nebenwirkungen: Früh-/Spätdyskinesien, parkinsonoide Nebenwirkungen, malignes neuroleptisches Syndrom, Hypotonie, Tachykardie, QT-Zeit-Verlängerung, Sprachstörungen, bei höheren Dosierungen anticholinerge Nebenwirkungen
- **Pharmakokinetik**
  - Bioverfügbarkeit 50 % oral mit starken Schwankungen
  - Metabolisierung hepatisch
  - Elimination überwiegend renal
- **Dosierung**
  - Antiemese: 1–5 mg bei Bedarf p.o./s.c., zur Nacht 1–10 mg p.o., bei Bedarf 1–5 mg s.c., über Medikamentenpumpe 1–10 mg/d (–25–50 mg/d)
  - Antipsychotische Dosierungen deutlich höher
  - Bei älteren Patienten grundsätzlich Dosis reduzieren
  - Subkutangabe off-label
- **Dosisanpassung**
  - Niereninsuffizienz: vorsichtig dosieren
  - Leberinsuffizienz: vorsichtig dosieren

- Anmerkungen
  - Wechselwirkungen mit CYP-450-Induktoren, -Inhibitoren, anticholinergen und Dopamin-Rezeptor-Agonisten/-Antagonisten
  - Cave: gleichzeitige Gabe von QT-Zeit verlängernden Arzneimitteln, Hautirritationen bei s.c. Gabe

- **Promethazin**
- **Charakterisierung**: Phenothiazin-Neuroleptikum
- **Darreichungsformen**: oral: Tabletten, Lösung; parenteral: Injektionslösung
- **Wirkungen**: niedrig potentes Neuroleptikum, antipsychotisch, antiemetisch, sedativ, antagonistisch an Dopamin-, Acetylcholin-, und Histamin-Rezeptoren
- **Wirkdauer**: 12–24 h
- **Indikationen**: Agitation, Unruhe, Übelkeit, Erbrechen, (opioidbedingter) Juckreiz
- **Nebenwirkungen**: u. a. vegetative Störungen: Mundtrockenheit, Miktionsbeschwerden, Hypotonie, erhöhte Krampfneigung, Frühdyskinesien, Akathisie
- **Pharmakokinetik**
  - Bioverfügbarkeit 25 % oral
  - Metabolisierung hepatisch
  - Elimination überwiegend renal
- **Dosierung**
  - Antiemese: 5–25 mg alle 8–12 h p.o.
  - Juckreiz: 5–25 mg zur Nacht
  - Sedierung: 25–50 mg (–25–50 mg i.v.) alle 8–12 h, maximal 200 mg/d
- **Dosisanpassung**
  - Niereninsuffizienz: Dosis halbieren
  - Leberinsuffizienz: Dosis halbieren

- **Antiemetika mit prokinetischer Wirkung**
Metoclopramid
- **Charakterisierung**: Prokinetikum mit zentraler und peripherer Wirkung
- **Darreichungsformen**: oral schnellwirksam: Tabletten, Lösung; retardiert: Retardtabletten, rektal: Suppositorien; parenteral: Injektionslösung
- **Wirkungen**: peripherer und zentraler Dopamin-D2-Antagonist, peripherer, 5HT4-Rezeptoragonist, in hohen Dosen auch zentraler 5HT3-Antagonist, motilitätsfördernd, antiemetisch, Tonuserhöhung am unteren Ösophagussphinkter
- **Wirkdauer**: 1–2 h Magenentleerung, 2–5 h antiemetisch
- **Indikationen**: Übelkeit, Erbrechen v. a. bei gastrointestinalen Störungen, Reflux, Magenatonie
- **Nebenwirkungen**: Extrapyramidal-motorische Störungen, bei jüngeren Patienten akute Dystonie, Parkinsonoid, Spätdyskinesien, Müdigkeit, Diarrhö, Schwindel
- **Pharmakokinetik**
  - Bioverfügbarkeit 60–80 % oral, individuell unterschiedlicher First-Pass-Effekt
  - Elimination renal
- **Dosierung**
  - 10–20 mg p.o., s.c. (off-label), i.v. alle 4–6 h, 40–100 mg/d s.c./i.v. über Medikamentenpumpe
  - Bedarfsmedikation 10 mg, 10 mg Suppositorien alle 6–8 h
- **Dosisanpassung**
  - Niereninsuffizienz: Dosisreduktion nach Schema
  - Leberinsuffizienz: vorsichtig dosieren, Halbierung der Dosis bei schwerer Leberinsuffizienz mit Aszites
- **Anmerkungen**
  - Wechselwirkungen mit Arzneimitteln mit extrapyramidalen Nebenwirkungen (Neuroleptika)
  - Keine Kombination mit Anticholinergika (Aufhebung der Motiliätsförderung), SSRI (Serotoninsyndrom)
  - Keine Gabe bei mechanischem Ileus

- **Domperidon**
- **Charakterisierung**: Prokinetikum mit peripherer Wirkung
- **Darreichungsformen**: oral: Tabletten, Lösung

Arzneimittel in der Palliativmedizin

- **Wirkungen**: peripherer Dopamin-D2-Antagonist inkl. Area postrema, motilitätsfördernd, Erhöhung Prolaktinspiegel, antiemetisch
- **Wirkdauer**: 8–16 h
- **Indikationen**: Übelkeit, Erbrechen, Motilitätsförderung ohne extrapyramidale Störungen
- **Nebenwirkungen**: selten akute Dystonie, verringerte Libido, Gynäkomastie, Cave: Arrhythmien, QT-Zeit-Verlängerung
- **Pharmakokinetik**
  - Bioverfügbarkeit 13–17 % oral, 12 % rektal
  - Metabolisierung hepatisch über CYP 3A4, 1A2, 2E1
  - Elimination 33 % renal, 66 % biliär
- **Dosierung**: 20 mg 2×/d p.o., bei Bedarf 30 mg alle 8 h oder 20 mg alle 6 h, maximal 80 mg/d
- **Dosisanpassung**
  - Niereninsuffizienz: Dosisreduktion
  - Leberinsuffizienz: bei leichter Insuffizienz keine Anpassung, bei mittlerer und schwerer Insuffizienz keine Anwendung
- **Anmerkungen**
  - Wechselwirkungen mit Arzneimitteln mit CYP-Inhibition (z. B. Ketoconazol)
  - Keine Kombination mit Anticholinergika (Aufhebung der Motilitätsförderung)
  - Cave: Sowohl bei der Kombination mit QT-Zeit verlängernde Arzneimitteln als auch bei alleiniger Gabe können relevante kardiale Nebenwirkungen auftreten.

- **Hemmung der gastralen Sekretion**
Octreotid
- **Charakterisierung**: Somatostatin-Analogon, inhibitorisches Hormon
- **Darreichungsformen**: parenteral: Injektionslösung; Monatsdepot
- **Wirkungen**: Hemmung, u. a. Hypothalamus: Sekretion von Wachstumshormon, TSH, Prolaktin, ACTH. Peripher: Sekretion von Insulin, Glukagon, Gastrin, weitere gastrale und pankreatische Peptide, gastrointestinale Motilität, Sekretion in Magen, Pankreas, Duodenum. Reduktion der portalen und viszeralen Durchblutung
- **Wirkdauer**: 8 h
- **Indikationen**: Sekretionsminderung bei inoperabler gastrointestinaler Obstruktion, enterokutane Fisteln, therapieresistente Diarrhö (Cave: off-label, vor Therapiebeginn Kostenübernahme klären!), hormonproduzierende Tumoren
- **Nebenwirkungen**: vielfältig, u. a. Mundtrockenheit, gastrointestinale Krämpfe, Obstipation, Übelkeit, Ileussymptomatik, Hyper- und Hypoglykämie, Reizung an der Injektionsstelle
- **Pharmakokinetik**: Elimination 32 % renal, 68 % über Fäzes
- **Dosierung**
  - Subkutangabe als Bolus oder Dauerinfusion
  - Inoperable Obstruktion, Fisteln: (50–)100–500 μg/d, max. 600 μg/d
  - Therapieresistente Diarrhö: 50–500 μg/d, maximal 1500 μg
  - Karzinoide, hormonbildende Tumoren: 5–100 (–200) μg, 1–2× (–3×)/d, maximal 1500 μg
- **Dosisanpassung**
  - Niereninsuffizienz: keine Anpassung erforderlich
  - Leberinsuffizienz: bei Leberzirrhose ggf. reduzieren
- **Anmerkungen**
  - Vor s.c. Applikation auf Raumtemperatur aufwärmen, um Gewebsreizung zu minimieren
  - Cave: bei Diabetikern Verschlechterung der Glukosetoleranz möglich

- **Anticholinergika**
Butylscopolamin
- **Charakterisierung**: peripheres Anticholinergikum
- **Darreichungsformen**: oral: Dragées; rektal: Suppositorien; parenteral: Injektionslösung

- **Wirkungen**: antagonistisch an peripheren muskarinergen, nikotinergen Acetylcholinrezeptoren, anticholinerg, spasmolytisch, antisekretorisch
- **Wirkdauer**: bis 2 h
- **Indikationen**: kolikartige Schmerzen, Reduktion der gastrointestinalen Sekretion, Rasselatmung, Hypersalivation
- **Nebenwirkungen**: u. a. anticholinerg: Mundtrockenheit, Akkomodationsstörung
- **Pharmakokinetik**
  - Bioverfügbarkeit 8–10 % oral
  - Metabolisierung durch Hydrolyse
  - Elimination 90 % über Fäzes
- **Dosierung**
  - Koliken: 20–40 mg s.c. alle 2–4 h, 40–120 mg s.c./d
  - Reduktion der gastralen Sekretion: 40–120 mg s.c./d
  - Rasselatmung: 20 mg s.c. als Einzeldosis, 20–120 mg/d s.c. über 24 h über Medikamentenpumpe
- **Anmerkungen**
  - Keine Passage der Blut-Hirn-Schranke
  - Subkutangabe zugelassen
  - Keine Kombination mit Metoclopramid
  - Cave: Wechselwirkungen mit anderen anticholinergen Arzneimitteln

- **Scopolamin**
- **Charakterisierung**: zentral wirksames Anticholinergikum
- **Darreichungsformen**: TTS
- **Wirkung und Nebenwirkungen**: wie Butylscopolamin, zusätzlich aber verstärkt, da zentralwirksam, CAVE: Anticholinerge Nebenwirkungen und Wechselwirkungen!
- **Alternativ**: Scopolamin Augentropfen oral einsetzen (4 Tr. Mydrum alle 4 h, off-label)

17.3.4 Weitere palliativmedizinisch wichtige Arzneimittel

- **Benzodiazepine**
Clonazepam
- **Darreichungsformen**: oral: Tabletten, Lösung; parenteral: Injektionslösung
- **Wirkungen**: antikonvulsiv, sedierend, anxiolytisch
- **Wirkdauer**: 12–24 h
- **Indikationen**: Krampfanfälle, Spastiken, Restless-Legs-Syndrom
- **Nebenwirkungen**: u. a. Somnolenz, Ataxie, Hypersekretion
- **Pharmakokinetik**
  - Bioverfügbarkeit 90 %
  - Metabolisierung u. a. über CYP-3A4
  - Ausscheidung 50–70 % renal, 10–30 % über Fäzes
- **Dosierung**: Krampfanfälle: 0,1–1 mg (neuropathische Schmerzen –2–8 mg)/d p.o., s.c., 24-h-Gabe über Pumpe
- **Dosisanpassung**
  - Niereninsuffizienz: keine Anpassung erforderlich
  - Leberinsuffizienz: keine Daten vorhanden, vorsichtig dosieren
- **Anmerkungen**
  - Toleranzentwicklung möglich
  - Lange Halbwertzeit, daher Gabe 1×/d
  - Wechselwirkung mit Enzyminduktoren (verminderte Clonazepam-Spiegel)

- **Diazepam**
- **Darreichungsformen**: oral: Tabletten, Lösung; rektal: Suppositorien, Rektiolen; parenteral: Injektionslösung
- **Wirkungen**: sedierend, anxiolytisch, antikonvulsiv, muskelrelaxierend
- **Wirkdauer**: 3–30 h
- **Indikationen**: Sedierung, Anxiolyse, Krampfanfälle, Spastiken
- **Nebenwirkungen**: u. a. Somnolenz, Verwirrtheit, Ataxie, paradoxe Reaktion bei älteren Patienten
- **Pharmakokinetik**
  - Bioverfügbarkeit 100 %
  - Metabolisierung u. a. über CYP P450 zu aktiven Metaboliten (u. a. N-Desmethyldiazepam, Temazepam, Oxazepam)
  - Ausscheidung vorwiegend renal
- **Dosierung**: cave: keine Subkutangabe, da schwerlöslich, 2–20 mg/d p.o., 2–10 mg i.v., i.m., rektal

- **Dosisanpassung**
  - Niereninsuffizienz: Dosisreduktion
  - Leberinsuffizienz: Dosisreduktion
- **Anmerkungen**
  - Lange Halbwertszeit bis zu 100 h, daher Gabe 1×/d ausreichend
  - Dosisreduktion bei älteren Patienten
  - Wechselwirkung mit Enzyminhibitoren möglich (verstärkte Wirkung)
  - Auf kumulative Sedierung mit anderen sedativ wirkenden Arzneistoffen achten

- **Lorazepam**
- **Darreichungsformen**: oral: Tabletten, Expidet-Tabletten (zur Schluckerleichterung); parenteral: Injektionslösung
- **Wirkungen**: sedierend, stark anxiolytisch, muskelrelaxierend, antikonvulsiv
- **Wirkdauer**: 6–72 h
- **Indikationen**: Angstzustände, Dyspnoe mit Panikattacken, Sedierung
- **Nebenwirkungen**: u. a. Somnolenz, Verwirrtheit, Ataxie, Amnesie, Tachykardie, Übelkeit, Erbrechen, Schwitzen
- **Pharmakokinetik**
  - Bioverfügbarkeit 90–100 %
  - Keine sublinguale Resorbtion
  - u. a. Glukuronidierung
  - Ausscheidung vorwiegend renal
- **Dosierung**
  - Panikattacken: 1–2,5 mg expidet, alle 30 min bis zur Beruhigung
  - Cave: Trotz sublingualer Anwendung ist aufgrund annähernd gleicher Plasmaspiegelverläufe wie bei oraler Applikation von einer hauptsächlich enteralen Resorption auszugehen. Bei Kurzdarmsyndrom und nicht ausreichender Wirksamkeit ggf. auf parenterale Gabe auszuweichen (Gram-Hansen und Schultz 1988)
  - Schlaflosigkeit: 0,5–4 mg abends
- **Dosisanpassung**
  - Niereninsuffizienz: vorsichtig dosieren
  - Leberinsuffizienz: vorsichtig dosieren

- **Midazolam**
- **Darreichungsformen**: oral: Tabletten, Lösung; parenteral: Injektionslösung
- **Wirkungen**: kurz wirksam, sedierend, anxiolytisch, antikonvulsiv, muskelrelaxierend
- **Wirkdauer**: bis 4 h
- **Indikationen**: Unruhe, terminale Agitation, Sedierung, v. a. vor schmerzhaften Eingriffen, akuten, unangenehmen Ereignissen (Blutungen, therapieresistente Dyspnoe etc.)
- **Nebenwirkungen**: u. a. nach parenteraler Gabe Atemdepression möglich, anterograde Amnesie, paradoxe Reaktionen, Verwirrtheit, Abgestumpftheit
- **Pharmakokinetik**
  - Bioverfügbarkeit 100 %
  - Metabolisierung u. a. über CYP 3A4 zum aktiven Metaboliten
  - Ausscheidung vorwiegend renal
- **Dosierung**
  - Auch subkutan oder nasal, aber off-label
  - Terminale Agitation: Einzel/Bedarfsdosis 2,5–5–10 mg, 30 (–60) mg/d s.c.
  - Antikonvulsiv: Einzel/Bedarfsdosis 5–10 mg, 30 (–60) mg/d s.c.
- **Dosisanpassung**
  - Niereninsuffizienz: Dosisreduktion
  - Leberinsuffizienz: Dosisreduktion
- **Anmerkungen**
  - 3-fach stärkere Sedierung als Diazepam
  - Wirkdauer patientenindividuell schwankend

- **Laxanzien**

Bisacodyl
- **Charakterisierung**: Laxans mit sekretions- und peristaltikfördernder Wirkung
- **Darreichungsformen**: oral: Dragées, Lösung; rektal: Suppositorien
- **Indikationen**: Obstipation, wenn opioidbedingt: in Kombination z. B. mit Macrogol
- **Wirkeintritt**: nach ca. 10 h oral, rektal 15–30 min

- **Nebenwirkungen**: krampfartige Beschwerden, Diarrhö
- Nicht bei Ileus-/Subileus-Symptomatik

- **Methylnaltrexon**
- **Charakterisierung**: Antagonist an peripheren Opioid-µ-Rezeptoren
- **Darreichungsformen**: nur s.c.-Gabe
- **Indikationen**: opioidbedingte Obstipation nach Versagen der Laxanzien-Therapie
- **Wirkeintritt**: meistens innerhalb 1 h
- **Nebenwirkungen**: u. a. Schwindel, abdominelle Schmerzen, Übelkeit
- **Dosierung**: 8 mg (bei 38–61 kg KG), 12 mg (bei 62–114 kg KG) bei Bedarf alle 2 Tage s.c.
- **Dosisanpassung**
  - Niereninsuffizienz: Dosisreduktion, schwere Störung: nicht empfohlen
  - Leberinsuffizienz: bei schwerer Störung: nicht empfohlen
  - Kontraindiziert bei Ileus-/Subileus-Symptomatik

- **Macrogol**
- **Charakterisierung**: isoosmolares, nicht resorbierbares Laxans
- **Darreichungsformen**: Pulver zur Herstellung einer Trinklösung
- **Wirkung**: Transport von Wasser ins Kolon, durch Elektrolytzusatz keine Elektrolytverschiebung
- **Indikationen**: Obstipation, Koprostase
- **Wirkeintritt**: Nach 1–2 Tagen

- **Prucaloprid**

Enterokinetikum, welches bei therapierefraktärer Obstipation trotz Laxanzieneinsatz und nur bei Frauen zugelassen ist. Prucaloprid ist ein 5HT4-Agonist und steigert die Darmmotilität direkt.

Gegenüber Placebo ist es hochwirksam, ein direkter Vergleich mit der Standardtherapie fehlt genauso, wie eine Empfehlung mit hohem Evidenzlevel. Gleichwohl erscheint ein Therapieversuch nach Ausschöpfen des Standardkonzeptes ratsam, eine Wirksamkeit besteht natürlich auch bei Männern (Sloots et al. 2010).

- **Sonstige**
- Metronidazol auf foetide Wunden gegen Anaerobier aufsprühen.
- Adrenalin: lokale Sickerblutungen
- Baclofen: bei schmerzhaften Muskelspastiken
- Bupivacain: Spinalanästhesie, periphere Nervenblockade
- Cannabinoide: Wirksubstanz u.a. Delta-9-Tetrahydrocannabiol (THC), durch Bindung an zentralen Cannabinoid-Rezeptoren Appetitsteigerung, Antiemese, mögliche Analgesie, hohe Rate an ZNS-Nebenwirkungen. Datenlage in der Palliativmedizin noch unzureichend, hohe Kosten, Reserve-Substanz
- Citaprolam: SSRI, bei Depressionen
- Escitaprolam: SSRI, bei Depressionen
- Fluconazol: rezidivierender Mundsoor, Soorösophagitis
- Glycerin-Suppositorien: Laxans, Obstipation im Enddarm
- Glycopyrronium-bromid: peripher wirksames Anticholinergikum, bei Rasselatmung
- Ketoconazol: Azol-Antimykotikum: Mundsoor, Soorösophagitis
- Lactulose: Laxans, hepatische Enzephalopathie, führt zu Blähungen
- Methylphenidat: Amphetamin-ähnliches ZNS-Stimulans, bei Antriebslosigkeit, Apathie, Müdigkeit (opioidbedingt)
- Metronidazol: Anaerobier-Antibiotikum, bei übel riechenden, exulzerierenden Tumoren
- Olanzapin: atypisches Neuroleptikum, bei Agitation, Delir, Übelkeit, Erbrechen, paraneoplastischem Schwitzen, als Sublingualtablette verfügbar. Zur Therapie der Übelkeit bei chemotherapieinduziertem Erbrechen besteht Evidenz (Sutherland et al. 2018)
- Omeprazol: Protonenpumpeninhibitor, bei Reflux, Ulzera, Ulkusprophylaxe bei NSAR, Steroidtherapie
- Paroxetin: selektiver Norardenalin-Wiederaufnahmehemmer, bei Depression, paraneoplastischem Juckreiz

- Tranexamsäure: Antifibrinolytikum, bei lokalen, oberflächlichen Blutungen
- Valproinsäure: Antikonvulsivum, bei Krampfanfällen, neuropathischen Schmerzen (2. Wahl)
- Venlafaxin: Serotonin- und Noradrenalin-Wiederaufnahmehemmer, bei Depressionen, neuropathischen Schmerzen, Hitzewallungen

17.4 Palliative Sedierung

- Unter palliativer Sedierung soll die symptomorientierte Gabe von sedierenden Medikamenten zur Minderung des Bewusstseinszustandes verstanden werden, um anderweitig therapierefraktäre Beschwerden am Lebensende in einer ethisch akzeptablen Weise zu reduzieren.

■ **Unterschied zur Tötung auf Verlangen**

Die Diskussion wird erschwert durch die vermeintliche Nähe zur „aktiven Sterbehilfe": Während bei aktiver Sterbehilfe das Ziel verfolgt wird, das Leben des Patienten durch die Verabreichung einer deutlich über dem therapeutischen Bereich dosierten Substanz vorzeitig zu beenden, liegt bei der palliativen Sedierung das Ziel in der Symptomkontrolle und Leidenslinderung durch das **Absenken des Bewusstseins** mit einer angemessen dosierten, titrierenden Medikation.

Auf einem Anästhesiekongress äußerte sich Papst Pius bereits 1957 prinzipiell positiv über das Verfahren: „Wenn andere Mittel fehlen und dadurch unter den gegebenen Umständen die Erfüllung der übrigen religiösen und moralischen Pflichten in keiner Weise verhindert wird, ist es erlaubt". Der oberste Gerichtshof in den USA wertete das Verfahren 1997 als „**Patientenrecht in Extremsituationen**" (Orentlicher 1997).

Leider findet die palliative Sedierung in den Grundsätzen der Bundesärztekammer zur Sterbebegleitung keine Erwähnung. Einige Zentren setzen sie nach eigenen Angaben bei 8 % der Sterbenden ein, andere bei bis zu 57 %. Damit scheint weniger der Patientenzustand, sondern die Gepflogenheiten der Abteilung ausschlaggebend für eine Sedierung zu sein. Die wichtigsten von der EAPC gegebenen Punkte sind (Alt-Epping et al. 2010):

■ **Frühzeitige Erörterung des Verfahrens**

Grundsätzlich sollte die palliative Sedierung frühzeitig besprochen werden, wenn sie als Behandlungsoption möglich erscheint. Dies kann man etwa bei der Besprechung der Patientenverfügung abfragen.

■ **Indikationen für eine Sedierung**

Hierzu gehören unerträgliche körperliche oder seelische Leidenszustände, wie:
- Agitiertes Delir
- Atemnot
- Schmerzen
- Massive Blutungen
- Krampfanfälle
- Übelkeit oder Erbrechen
- Angst oder existenzielles Leid (umstritten)

■ **Klinische Einschätzung**

Die Einschätzung erfolgt stets durch einen in palliativen Fragestellungen sehr erfahrenen (!) Arzt und wird innerhalb des verfügbaren Teams (optimal: Palliative Care Team) bestätigt. Insbesondere behandelbare Komplikationen sind auszuschließen. Wichtig ist die **ganzheitliche Unterstützung** (psychisch-sozial-spirituell).

■ **Aufklärung, Zustimmung und Begleitung**

- Das Verfahren wird nur nach eingehender Aufklärung und Zustimmung durchgeführt, dabei sollten die Angehörigen einbezogen werden. Sie und auch das Team sind zu begleiten. Fokussiert heißt es „Symptomlinderung mit Verlust der Kommunikationsmöglichkeiten".

In der Sterbephase mit unerwünschter, therapierefraktärer Symptomlast stellt die palliative Sedierung den Behandlungsstandard dar, der den Entscheidungsprozess prägt. Leidenslinderung gehört zur „Basisversorgung, für die der Arzt in jedem Fall zu sorgen hat" (Grundsätze der Bundesärztekammer zur ärztlichen Sterbebegleitung BÄK 21.01.2011).

- **Sedierungstiefe und entsprechende Indikationen**

Die Sedierung wird nur so tief gewählt, dass die belastenden Symptome gelindert werden. Mithin ist die Sedierungstiefe stets den vorhandenen Beschwerden anzupassen, zu überwachen und zu dokumentieren. Unterschieden werden:

- **Stufe I:** oberflächliche Sedierung
  - Ia intermittierend (kurzfristige Entlastungssedierung)
  - Ib kontinuierlich
- **Stufe II:** tiefe kontinuierliche Sedierung (Notfallsedierung oder nach Scheitern einer flacheren Sedierung)

Indikationen für eine tiefe Sedierung mit Überspringen von Stufe I
- Ausgeprägtes, unerwünschtes, therapieresistentes Leiden
- Notsituationen am Lebensende: massive Blutung, starke Agitation, Asphyxie
- Versterben binnen weniger Tage wahrscheinlich
- ggf. expliziter Patientenwunsch

- **Vorgehen**

Am häufigsten werden Sedativa eingesetzt (Midazolam oder Propofol als Dauerinfusion), teils auch Neuroleptika (Levomepromazin). Opioide sollten in der Regel nur zur begleitenden Schmerztherapie eingesetzt werden.

- **Begleittherapie und Sedierungstiefen**

Vor Sedierung sind die Fragen der fortgesetzten Nahrungs- und Flüssigkeitszufuhr zu klären. Das Absetzen der Ernährung und Flüssigkeitstherapie ist eine unabhängige Fragestellung und Entscheidung, wenngleich viel dafür spricht, im Rahmen einer tiefen Sedierung auf fortgesetzte Kalorienzufuhr und Hydrierung zu verzichten (Neitzke et al. 2010; vgl. Grundsätze zur Behandlung Sterbender: „Maßnahmen, die den Todeseintritt nur verzögern, sollen unterlassen oder beendet werden"). **Unverzichtbar** ist es, dass Mund- und Augenpflege, Intimpflege, Hygiene und ggf. Dekubitusprophylaxe auch durch Lagerungen fortgesetzt werden.

- **Nebenwirkungen und Belastungen**

Hierzu gehören:
- Unzureichende Wirkungen
- Verminderte Kommunikationsmöglichkeit, Inkontinenz, Dekubitusentwicklung
- Atemdepression, verminderter Hustenreflex, Aspiration
- Paradoxe Agitiertheit
- Beschleunigtes oder hinausgezögertes Lebensende
- Unklarheiten oder Uneinigkeit bezüglich der Sedierung
- Ungerechtfertigte Sedierung oder ungerechtfertigtes Vorenthalten von Sedierung

Ärzte überschätzen den Wunsch nach Sedierung, Patienten möchten eher wach sein. Eine Sedierung darf niemals aus (falsch verstandenem) Mitleid durchgeführt werden! Beachtet man dagegen, dass etwa 90 % der Sterbenden Atemnot verspüren, Rasselatmung mit einer Inzidenz von 80 % angegeben wird und Verwirrungszustände in 50 % am Lebensende auftreten, so erscheint die von einigen Zentren angegebene Rate von lediglich 8 % Anteil palliativer Sedierungen doch dem deutlich unangepasst zu sein.

17.5 Methadon bei Krebsschmerzen

Matthias Thöns und Thomas Sitte

Die Anwendung von Methadon als Krebsmedikament wird in jüngster Zeit in den Medien emotional diskutiert, vom „Krebskiller" ist

z. B. die Rede,[1] sogar „Patienten dürften auf Heilung hoffen".[2] Die Studiendaten hinter diesen Berichten pro und contra Methadon sind wenig valide. Es existieren lediglich vage Hinweise aus Laborstudien zum Zelltod bestimmter Tumorzellen, die mit sehr hohen Dosen von D-Methadon behandelt wurden. Dazu gibt es wenige Beobachtungsdaten bei einzelnen Patienten zu möglicherweise verlängerten Überlebenszeiten unter einer Methadontherapie.[3] Seit langem wird allerdings L-Methadon oder auch dessen Razemat, das D,L-Methadon gegen Tumorschmerzen eingesetzt.[4] Prinzipiell ist dessen analgetischer Effekt gegenüber anderen starken Schmerzmitteln gleichwertig, es besteht sogar vermutlich eine effektivere Wirkung bei neuropathischen Schmerzen.[5,6] Die europäische Palliativfachgesellschaft empfiehlt es gar als ein Mittel der ersten Wahl oder als Mittel zum Opioidwechsel.[7] Die komplexe Pharmakokinetik sowie die variable Halbwertszeit (7–65 Stunden)[8] machen die Einstellungsphase schwierig. Methadon gehört deshalb ausschließlich in die Hand des in der Handhabung besonders erfahrenen Arztes, eine enge Therapiekontrolle in der Einstellungsphase und auch darüber hinaus ist unerlässlich. Viele Wechselwirkungen sind zu beachten und ein Serotoninsyndrom kann wie bei einigen anderen Opioiden ausgelöst werden. Insgesamt fasst aber ein Cochrane Revue aus 2017 zusammen: In Bezug auf Wirkung und Nebenwirkung ist Methadon anderen Opioiden vergleichbar.[9]

Positiv sind der gut belegte sehr stark antitussive Effekt[10] von Methadon und die wahrscheinlich auch bessere Wirksamkeit bei neuropathischem Schmerz.[11]

Wenn Methadon mit der notwendigen Erfahrung und vorsichtig einschleichend eindosiert wird, dann ist auch eine ambulante Einstellung möglich.[12] Das gilt grundsätzlich für alle Opioide.

17.5.1 Einstellung

Die Empfehlungen zur Einstellung variieren von einer sehr vorsichtigen Einstellung mit 3 × 1 mg und nur dreitäglicher Steigerung um 1 mg pro Dosis bis hin zu einem Start mit jeweils 5 mg um 8:00 Uhr und 20:00 mit folgender täglicher Verdopplung.[13] Methadon wird dank hoher Lipophilie des Moleküls auch durch Schleimhäute resorbiert, Zusatzdosen sollten deshalb vor dem Schlucken möglichst einige Minuten im Mund behalten werden, um eine schnellere buccale Resorption zu ermöglichen. Dies hilft auch bei Schluckstörungen in der Sterbephase. Bei der Umstellung von einem anderen Opioid ist eine Dosisverhältnis von 1:5 bis zu 1:12 oder mehr zu beachten.[14]

L-Methadon als Fertigarzneimittel (Polamidon®) ist in Deutschland nur zur Substitution zugelassen, bei der Rezepturlösung (s. Kasten) gibt es keine Einschränkungen.

> **Rezeptur**
> — D,L-Methadonlösung zur Schmerztherapie (1 %, 1 ml = 10 mg)
> — Methadon-Hydroclorid 1 g = D,L-Methadon

---

1 SWR vom 18.07.2017: Marktcheck: „Methadon als Krebskiller". ► http://www.ardmediathek.de/tv/MARKTCHECK/Methadon-als-Krebskiller-/SWR-Fernsehen/Video?bcastId=1665616&documentId=44505564.
2 TAZ: Methadon gegen Krebs? Patienten dürfen auf Heilung hoffen. ► https://www.tz.de/leben/gesundheit/methadon-gegen-krebs-patienten-duerfen-heilung-hoffen-zr-8426225.html.
3 van den Beuken-van Everdingen et al. (2017).
4 Leppert 2009.
5 Haumann et al. (2018).
6 Cherny 2011.
7 Quigley 2004.
8 Fredheim et al. 2008.
9 Nicholson et al. 2017.
10 Molassiotis et al. (2017).
11 Haroutiunian et al. (2012) und Madden et al. (2017).
12 Hawley et al. (2017).
13 ► http://pkdnil.de/methadon/.
14 Mercadante et al. 2011.

- Kaliumsorbat 0,14 g
- Zitronensäure wasserfrei 0,07 g
- Aqua purificata ad 100 ml
- in Pipettenflasche
- gemäß schriftlicher Anweisung

Die Bundesopiumstelle sieht die Verschreibung von Methadon zur Schmerztherapie prinzipiell als legitim an, was naturgemäß nicht vor Ermittlungen im Einzelfall schützt.

Krebsgesellschaften[15] warnen erstaunlicherweise vor dem Einsatz von Methadon,[16] „die Wirkung des gefährlichen Medikamentes sei unbelegt". Doch die meist gleichen Fachleute setzen sich zugleich umfangreich für neue tumorspezifische Therapien ein, ob hier Interessenkonflikte bestehen, könnte hinterfragt werden. Hier sei daran erinnert dass in einer aktuellen Untersuchung neu zugelassene Krebstherapeutika geprüft wurden.[17] Zu 90 % erfolgte die tumorspezifische Therapie nur mehr palliativ. Obwohl dem Großteil der Patienten in dieser Situation Lebensqualität vor Lebenszeit geht,[18] wurden diese Endpunkte bei keiner Substanz primär untersucht. Bei Zulassung belegten nur 10 % der Substanzen eine Teilverbesserung der Lebensqualität, letztlich verlängerten 38 % der Substanzen das Leben im Schnitt um 2,7 Monate, nur bei 16 % wurde diese Spanne als klinisch relevant eingestuft. Die Hälfte der Substanzen hat bis zur Drucklegung einen patientenrelevanten Nutzen nicht belegt.

Bei Krebspatienten mit opioidsensitiver belastender Symptomatik erfüllen wir den Wunsch nach Methadonverschreibung. Es ist zu beachten, dass für die fragliche antitumoröse Wirkung D-Methadon notwendig wäre, damit also nur das D,L-Razemat und nicht das L-Methadon für die Patienten in Frage käme. Bei Patienten ohne symptombezogene Indikation für ein Opioid dürfte formal und BtM-rechtlich die Verordnung nicht erfolgen! Gewarnt werden muss jedoch ganz deutlich vor unrealistischen Heilerwartungen wie auch vor diversen Dosierungsschemata aus dem Internet. Diese können bei Eigenanwendung durchaus lebensgefährlich sein. So gilt für Methadon wie für jede andere Krebsbehandlung:

Der wahrhaftigen Aufklärung zu Chancen und Risiken der Therapie kommt die Schlüsselstellung zu!

Literatur

Alt-Epping B, Sitte T, Nauck F, Radbruch L (2010) Sedierung in der Palliativmedizin – Leitlinie für den Einsatz sedierender Maßnahmen in der Palliativversorgung. Z Palliativmed 11:112–122

Bausewein C, Remi C (2010) Medikamente. In: Bausewein C, Roller S, Voltz R (Hrsg) Leitfaden Palliative Care. Elsevier, München, S 608–650

Bausewein C, Rémi C, Twycross R, Wilcock A (2005) Arzneimitteltherapie in der Palliativmedizin. Elsevier, München, S 1–302

Bausewein C, Delagardelle I, Hentrich M, Langenbach R, Stohscheer I (2012) Gastrointestinale Symptome. In: Aulbert E, Nauck F, Radbruch L (Hrsg) Lehrbuch der Palliativmedizin. Schattauer, Stuttgart, S 265–300

Bell RFF, Eccleston C, Kalso EA (2017). Ketamine as an adjuvant to opioids for cancer pain. Cochrane Database of Syst Rev 6

van den Beuken-van Everdingen MH, de Graeff A, Jongen JL, Dijkstra D, Mostovaya I, Vissers KC (2017) national guideline working group "Diagnosis treatment of cancer pain". Pharmacological treatment of pain in cancer patients: the role of adjuvant analgesics, a systematic review. Pain Practice, 17(3), 409–419.

Boyer EW (2010) Serotonin syndrome. UpToDate online January 2010

Boyer EW, Shannon M (2005) The serotonin syndrome. NEJM 352:1112–1120

Brown C (2010) Drug-induced serotonin syndrome. US Pharmacist 12/21/2010. Medscape online

---

15 Gemeinsame Stellungnahme der Neuroonkologischen Arbeitsgemeinschaft in der Deutschen Krebsgesellschaft (NOA) und der Deutschen Gesellschaft für Neurologie (DGN) – Gliomtherapie mit Methadon: bisher nur experimentell getestet – Wirkung beim Menschen völlig unklar. Available from: ▶ http://www.dgn.org/images/red_pressemitteilungen/2015/150326_Stellungnahme_NOA_DGN_Methadon_bei_Glioblastom_final.pdf.

16 DGP: Stellungnahme der Deutschen Gesellschaft für Palliativmedizin zum Einsatz von D,L-Methadon zur Tumortherapie. 05.07.2017 ▶ http://www.dgpalliativmedizin.de/images/20170705_DGP_Stellungnahme_Methadon.pdf.

17 Davis et al. (2017).
18 Mehlis und Winkler, E. C. (2016).

Carnahan RM, Lund BC, Perry PJ et al (2006) The Anticholinergic Drug Scale as a measure of drugrelated anticholinergic burden: associations with serum anticholinergic activity. J Clin Pharmacol 46:1481–1486

Cherny N (2011) Is oral methadone better than placebo or other oral/transdermal opioids in the management of pain? Palliat Med 25:488–493

Davis C, Naci H, Gurpinar E, Poplavska E, Pinto A, Aggarwal A (2017) Availability of evidence of benefits on overall survival and quality of life of cancer drugs approved by European Medicines Agency: retrospective cohort study of drug approvals 2009–13. BMJ j359:j4530

Feddersen B, Rémi C, Vyhnalek B, Lorenzl S (2012) Sicherheit und Wirksamkeit der subcutanen Gabe von Levetiracetam. Palliativmedizin 13:KT_24

Frechen S, Zoeller A, Ruberg K, Voltz R, Gaertner J (2012) Drug interactions in dying patients: a retrospective analysis of hospice inpatients in Germany. Drug Saf 35(9):745–758

Fredheim OM, Moksnes K, Borchgrevink PC, Kaasa S, Dale O (2008) Clinical pharmacology of methadone for pain. Acta Anaesthesiol Scand 52(7):879–889

Gaertner J, Ruberg K, Schlesiger G, Frechen S, Voltz R (2012) Drug interactions in palliative care – it's more than cytochrome P450. Palliat Med 26(6):813–825

Gram-Hansen P, Schultz A (1988) Plasma concentrations following oral and sublingual administration of lorazepam. Int J Clin Pharmacol Ther Toxicol 26(6):323–324

Haroutounian S, McNicol ED, Lipman AG (2012) Methadone for chronic non-cancer pain in adults. Cochrane database of Syst rev 11

Hatano Y, Matsuoka H, Lam L, & Currow D. C(2018) Side effects of corticosteroids in patients with advanced cancer: a systematic review. Supportive Care in Cancer, 1–5

Haumann J, van Kuijk SM, Geurts JW, Hoebers FJ, Kremer B, Joosten EA, van den Beuken-van Everdingen MH (2018). Methadone versus Fentanyl in Patients with Radiation-Induced Nociceptive Pain with Head and Neck Cancer: A Randomized Controlled Noninferiority Trial. Pain Practice, 18(3), 331–340.

Hawley P, Chow L, Fyles G, Shokoohi A, O'Leary MJ, Mittelstadt M (2017) Clinical outcomes of startlow, Go-slow methadone initiation for cancer-related pain: What's the Hurry?. Journal of palliative medicine, 20(11), 1244–1251.

Indianapolis Discovery Network for Dementia. Anticholinergic Burden List (ACB). http://www.indydiscoverynetwork.org/resources/ACB%20Scoring%20List_2011%20NC.pdf. Zugegriffen am 08.11.2011

Klockgether-Radke A, Hildebrandt J (1997) Opioid intoxication. Inappropriate administration of transdermal fentanyl. Anaesthesist 46(5):428–429

Koper D, Kamenski G, Flamm M, Bohmdorfer B, Sonnichsen A (2012) Frequency of medication errors in primary care patients with polypharmacy. Fam Pract 30(3):313–319

Kusre SR (2011) Towards evidence based emergency medicine: best BETs from the Manchester Royal Infirmary. Bet 4: is intranasal fentanyl better than parenteral morphine for managing acute severe pain in children. Emerg Med J 28(12):1077–1078

Leppert W (2009) The role of methadone in cancer pain treatment – a review. Int J Clin Pract 63(7): 1095–1109

Madden K, Bruera E (2017) Very-low-dose methadone to treat refractory neuropathic pain in children with cancer. Journal of palliative medicine, 20(11), 1280–1283.

Mehlis K, Winkler EC (2016) Ethische Analyse lebensverlängernder Behandlungen. Onkologe 22(11):844–851

Mercadante S, Caraceni A (2011) Conversion ratios for opioid switching in the treatment of cancer pain: a systematic review. Palliat Med 25:504–515

Molassiotis A, Smith JA, Mazzone P, Blackhall F, Irwin RS, Panel CEC (2017) Symptomatic treatment of cough among adult patients with lung cancer: CHEST guideline and expert panel report. Chest 151(4):861–874

Nauck F, Radbruch L (2012) Systemische medikamentöse Schmerztherapie. In: Aulbert E, Nauck F, Radbruch L (Hrsg) Lehrbuch der Palliativmedizin. Schattauer, Stuttgart, S 175–207

Neitzke G, Oehmichen F, Schliep HJ, Wördehoff D (2010) Sedierung am Lebensende. Empfehlungen der AG Ethik am Lebensende in der Akademie für Ethik in der Medizin (AEM). Ethik Med 22(2):139–147

Nicholson AB, Watson GR, Derry S, Wiffen PJ (2017) Methadone for cancer pain. Cochrane Database Syst Rev 2:CD003971. https://doi.org/10.1002/14651858.CD003971

Niesters M, Martini C, Dahan A (2013) Ketamine for chronic pain: risks and benefits. Br J Clin Pharmacol. https://doi.org/10.1111/bcp.12094

O'Mahoni D, O'Connor MN (2011) Pharmakotherapy at the end-of-life. Age Ageing 40(4):419–422

Orentlicher JD (1997) The supreme court and physician-assisted suicide. Sounding Board. N Engl J Med 337:1236–1239

Quigley C (2004) Opioid switching to improve pain relief and drug tolerability. Cochrane Database Syst Rev (3):CD004847

Roller S (2010) Arbeitstechniken. In: Leitfaden Palliative Care, 4. Aufl. Elsevier, München, S 183–182

Rudolph JL, Salow MJ, Angelini MC, McGlinchey RE (2008) The anticholinergic risk scale and anticholinergic adverse effects in older persons. Arch Intern Med 168:508–513

Sitte T, Bausewein C (2008) Intranasal fentanyl for episodic breathlessness. J Pain Symptom 36(6): e3–e6

Sloots CE, Rykx A, Cools M, Kerstens R, De Pauw M (2010) Efficacy and safety of prucalopride in patients with chronic noncancer pain suffering from opioid-induced constipation. Dig Dis Sci 55(10): 2912–2921

Sutherland A, Naessens K, Plugge E, Ware L, Head K, Burton MJ, Wee B (2018) Olanzapine for the prevention and treatment of cancer-related nausea and vomiting in adults. Cochrane Database of Syst Rev 9

Tanguy-Goarin C, Cogluet V (2010) Drugs administration by subcutaneous injection within palliative care. Therapie 65(6):525–531

Thöns M, Sitte T, Gastmeier K, Tolmein O, Zenz M (2010) Therapieempfehlungen in der Palliativmedizin zumeist zulassungsüberschreitend (off label). Abstract 8. Kongress der Deutschen Gesellschaft für Palliativmedizin, Dresden 10.09.2010

Vissers D, Stam W, Nolte T, Lenre M, Jansen J (2010) Efficacy of intranasal fentanyl spray versus other opioids for breakthrough pain in cancer. Curr Med Res Opin 26(5):1037–1045

Zarowitz BJ (2006) Oral solid potassium chloride and anticholinergic medications: a new drug interaction for an old drug? Geriatr Nurs 27:329–333

Übertherapie am Lebensende

Matthias Thöns und Thomas Sitte

18.1 Problem Krebsbehandlung – 333

18.2 Palliative Chemotherapie – 334

18.3 Strahlentherapie – 335

18.4 Problem Intensivmedizin – 335

18.5 Ausblick – 337

Literatur – 337

© Springer-Verlag GmbH Deutschland, ein Teil von Springer Nature 2019
M. Thöns, T. Sitte (Hrsg.), *Repetitorium Palliativmedizin*,
https://doi.org/10.1007/978-3-662-59090-4_18

Kernaufgabe palliativmedizinischer Versorgung ist stets die lebensverbessernde, leidenslindernde und möglichst belastungsarme Behandlung des Patienten gemäß dessen Therapiezielen. Demgegenüber ist **Übertherapie** definiert als eine medizinische Behandlung, die voraussehbar den Patienten mehr schädigt als nützt, seinen Zielen nicht dient. Die weltweit zunehmende Häufigkeit von Übertherapie wird in den USA mit 29 % angegeben, teilweise werden international auch 89 % erreicht.[1] Selbst Papst Franziskus sprach vor der World Medical Association über die notwendige Vermeidung von Übertherapie.[2]

Der Sachverständigenrat im Gesundheitswesen bezeichnet Übertherapie als „... das zentrale medizinische und ökonomische Problem" Auch die Arbeitsgemeinschaft der medizinisch wissenschaftlichen Fachgesellschaften – Deutschlands höchstes Leitliniengremium – betont etwas weitschweifig: „Konflikte zwischen betriebswirtschaftlichen" Zielen und medizinisch-ethischen Anforderungen manifestieren sich in besonderer Schärfe im Krankenhaus.[3] Prof. Hecken, der Vorsitzende des gemeinsamen Bundesausschusses beklagt massive Fehlanreize in Kliniken, Chemotherapie in den letzten Lebenstagen, unnötige Operationen und zu lange Klinikaufenthalte bei Hochaltrigen.[4] Auf den Punkt bringt es der Berliner Ärztekammerpräsident, Dr. Jonitz „Die Verwandlung der Krankenhäuser in betriebswirtschaftliche Unternehmen ist eine Fehlentwicklung historischen Ausmaßes ...." Nicht mehr der kranke Mensch steht heute im Mittelpunkt ärztlichen und pflegerischen Handelns, sondern die Anzahl und der Fallwert seiner Diagnosen und ärztlichen Eingriffe.[5]

Bei einer Befragung von Ärzten[6] und Klinikgeschäftsführern gab ein Großteil der Ärzte Übertherapie zu (Zustimmende Ärzte in %). Aus wirtschaftlichen Motiven

- werden Herzkatheter oder Darmspiegelungen gemacht, die nicht medizinisch notwendig sind (69 %).
- werden Patienten operiert, obwohl das nicht nötig war (75 %).
- wird die Beatmungsdauer o. ä. durch die Vergütung bestimmt (71 %).
- wird der Entlassungszeitpunkt gewählt (58 %).
- werden Patienten aufgenommen, die nicht unbedingt ins Krankenhaus gehören. (94 %)

Vielfach ist etwa eine zu aggressive Krebsbehandlung am Lebensende dokumentiert, bei jungen Patienten in den letzten 30 Lebenstagen zu ca. 75 %,[7] obgleich z. B. die Leitlinie Palliativversorgung bei onkolgischen Patienten als Qualtiätskriterium für eine angemessene Versorgung am Lebensende gerade die Vermeidung von Übertherapie angibt. Viele verschiedene Verfahren werden kritisiert, wie die PEG-Anlage, ohne klares und realistisches Therapieziel, eine voraussichtlich lebensverkürzende Chemotherapie, Bestrahlungsbehandlung oder Transfusion in den letzten Lebenstagen, nutzlose Medikation, ineffektive Intensivtherapie am Lebensende oder eine präfinal mehr Schaden als Nutzen bringende intravenöse Ernährung.

---

1 Brownlee S, Chalkidou K, Doust J et al: Evidence for overuse of medical services around the world. Lancet DOI: ▶ https://doi.org/10.1016/S0140-6736(16)32585-5.

2 Papst Franziskus in einem Grußwort am 16.11.2017 im Vatican an die World Medical Association beim Meeting on End-of-Life Questions.

3 ▶ https://www.awmf.org/fileadmin/user_upload/Stellungnahmen/Medizinische_Versorgung/20181205_Medizin_und_%%C3%%96konomie_AWMF_Strategiepapier_V1.0mitLit.pdf

4 ▶ https://www.aerztezeitung.de/politik_gesellschaft/versorgungsforschung/article/974381/gba-kritisiert-massive-fehlanreize-in-kliniken.html

5 ▶ https://www.aerzteblatt.de/archiv/190684/Oekonomie-und-Ethos-im-Gesundheitswesen-Die-Maer-der-Kostenexplosion

6 Wehkamp und Naegler. (2017).

7 ▶ http://meetinglibrary.asco.org/content/170424-176

Als Ursachen gelten:[8]
1. ökonomische Fehlanreize,
2. Wissenslücken, Fehlglauben von Patienten und Angehörigen,
3. das Ungleichgewicht der Arzt-Patientenrolle, Angst vor Rechtsfolgen bei Unterlassen denkbarer Therapieoptionen

Auf Patientenseite führen typische Mythen zur Übertherapie: „Mehr ist besser, neu ist besser, Technologie ist besser, Therapie ist besser". Dabei kann gerade in der Palliativsituation das Abwarten des Spontanverlaufs der möglicherweise bessere Weg sein. Viele Ärzte führen zu vermehrten Arztbesuchen, viele Intensivstationen führen zu mehr Intensivbehandlungen. Wo gewinnorientierte und nicht dem Gemeinwohl verpflichtete Konzerne Behandlungspräferenzen nach den Erlösen bestimmen können, kann es leicht ein Überangebot hochpreisiger und hochtechnisierter Behandlungsverfahren geben und eine Unterversorgung an weniger profitablen personalintensiven Therapien, wie z. B. der Palliativversorgung. Exemplarisch sollen die medikamentöse Krebsbehandlung und die Intensivtherapie – sicherlich besonders kostenträchtige Gebiete besprochen werden.

18.1 Problem Krebsbehandlung

Die Auswertung von Behandlungen einer großen deutschen Universitätsklinik zeigt,[9] dass Krebspatienten noch in der Finalphase oftmals Übertherapie erhalten. Chemotherapien, Dialysen, Operationen, Intensivbehandlungen, ja sogar Wiederbelebungen fanden bei den sterbenden Krebskranken immer noch relativ häu-

◘ **Tab. 18.1** Anteil Behandlungen bei Krebsbetroffenen vor dem Tod (letzte Woche/Monat)

Chemotherapie	(7.7 %/38.3 %)
Bestrahlung	(2.6 %/6.4 %
Wiederbelebung	(8.5 %/10.5 %)
OP	(15.2 %/31.0 %)
Dialyse	(12.0 %/16.9 %)
Bluttransfusion	(21.2 %/39.5 %)
CT	(33.8 %/60.9 %)
Tod auf der Intensivstation	30,3 %
Palliativversorgung > 20 Tage	1,9 %

fig statt. Die Chance wiederbelebter Patienten das Krankenhaus überhaupt lebend zu verlassen liegt dabei doch deutlich unter 10 %, wobei ein Großteil der primär erfolgreich reanimierten Patienten dann auch noch einen schweren Hirnschaden erlitt.

Insgesamt verstarb etwa jeder 3. Krebspatient auf der Intensivstation (◘ Tab. 18.1)! Die Intensivaufnahme von Krebspatienten wurde lange Zeit grundsätzlich kritisiert,[10] mittlerweile wird die Indikation nurmehr kritisch gesehen, wenn sich Patienten in schlechtem Funktionszustand befinden (z. B. > 50 % bettlägerig) oder sie ablehnen.[11]

Krebsbetroffene haben grundsätzlich viele belastende Symptome, Ängste und Nöte, nicht erst in fortgeschrittenen Krankheitsstadien. So ist es seit Jahren unumstritten, dass möglichst

---

8   Brownlee S, Chalkidou K, Doust J et al: Evidence for overuse of medical services around the world. Lancet DOI: ▶ https://doi.org/10.1016/S0140-6736(16)32585-5.
9   Dasch et al. 2017. ▶ https://www.ncbi.nlm.nih.gov/pubmed/28384214.
10 Medicine TFotACoCC Guidelines for intensive care unit admission, discharge, and triage. Task force of the American College of Critical Care Medicine, Society of Critical Care Medicine. Crit Care Med. 1999;27(3):633–638
11 Kiehl et al. (2018).

bald eine Mitversorgung durch Palliativteams erfolgen sollte. Hierzu gibt es seit Jahren US-amerikanische[12] und europäische[13] Grundsatzempfehlungen.

Eine early-integration von Palliativversorgung – also die umfassende Integration palliativer Beratung und gegebenenfalls auch leidenslindernder sowie lebensqaltiätsverbessernder Therapie bereits mit der Erstdiagnose einer unheilbaren Situation – hat viele Vorteile[14]: Lebensqualität von Patient und Zugehörigen,[15] Psyche,[16] Krankheitsverständnis, Vorsorgeplanung und sogar Überleben[17] bessern sich. Palliativversorgung führt zu einer geringeren Symptombelastung, weniger Chemotherapie in den letzten Lebensmonaten,[18] zu selteneren Notarzteinsätzen und weniger sowie kürzeren Krankenhausaufenthalten.[19] Eine echte Palliativversorgung über 3 Wochen fand in der oben zitierten Studie der LMU München bei weniger als 2 % der sterbenden Krebsbetroffenen statt – leitliniengerecht hätten es nahezu 100 % sein müssen.

18.2 Palliative Chemotherapie

In wenigen Zusammenhängen wird das Wort „palliativ" so häufig unangemessen verwendet, wie beim Thema Chemotherapie. Leider ist eine Evidenz, dass „palliative Chemotherapie" Leiden lindert minimal bis fehlend, wobei es sogar deutliche Hinweise gibt, dass viele Chemotherapien – im letzten Lebenshalbjahr eingesetzt – sowohl das Leben eher verkürzen als auch die Lebensqualität mindern.[20] In einer aktuellen Metaanalyse[21] wurden in den internationalen Datenbanken nur 13 (!) diesbezüglich verwertbare Studien gefunden: Zehn Studien benannten zwar eine gewisse Verbesserung der jeweiligen lebensqualitätsbezogenen Studienendpunkte, nur zwei der Studien waren jünger als das Jahr 2010; 4 Studien waren älter als das Jahr 2000. Drei Studien zeigten keine signifikante Verbesserung von Symptomen oder Lebensqualität in beiden Armen.

Letztlich wird der Begriff „palliative Chemotherapie" schlicht gebraucht für eine onkologische Behandlung, die keine Heilung mehr erzielen, sondern bestenfalls lebensverlängernd wirken kann ohne einen Hinweis auf mögliche Beeinflussung der Lebensqualität zum Positiven oder Negativen.

Eine Arbeit des Kings-College London untersuchte alle in den Jahren 2009–2013 neu zugelassenen Behandlungen auf ihre Effektivität.[22]

Zu 90 % erfolgte die tumorspezifische Therapie nur mehr palliativ. Obwohl dem Großteil der Patienten in dieser Situation Lebensqualität vor Lebenszeit geht,[23] wurden diese End-

---

12 American Society of Clinical Oncology (ASCO): Integration of Palliative Care Into Standard Oncology Care. American Society of Clinical Oncology Clinical Practice Guideline Update. ▶ http://www.asco.org/practice-guidelines/quality-guidelines/guidelines/patient-and-survivor-care#/9671
13 Cherny et al. 2010. ▶ https://doi.org/10.1093/annonc/mdp318.
14 Arbeitsgemeinschaft der Medizinisch-Wissenschaftlichen Fachgesellschaften±AWMF. Leitlinienprogramm Onkologie (Deutsche Krebsgesellschaft, Deutsche Krebshilfe, AWMF). Palliativmedizin fuÈ r Patienten mit einer nicht heilbaren Krebserkrankung. Langversion 1.0, 2015: AWMF-Registernummer: 128/001OL; ▶ http://www.awmf.org/uploads/tx_szleitlinien/128-001OLl_S3_Palliativmedizin_2015-07.
15 Zimmermann et al. 2014.
16 Pirl WF, Greer JA, Traeger L, Jackson V, Lennes IT, Gallagher ER, Perez-Cruz P, Heist RS, Temel JS.: Depression and survival in metastatic non-small-cell lung cancer: effects of early palliative care. J Clin Oncol. 2012 Apr 20;30(12):1310–5.
17 Bakitas et al. 2015.
18 Temel et al. 2010.
19 Gärtner et al. (2016).

20 ▶ https://www.aerzteblatt.de/archiv/172298/Palliative-Krebsbehandlung-Chemotherapie-erhoeht-Lebensqualitaet-haeufig-nicht.
21 Alt-Epping et al. (2018).
22 Davis C, Naci H, Gurpinar E, Poplavska E, Pinto A, Aggarwal A (2017) Availability of evidence of benefits on overall survival and quality of life of cancer drugs approved by European Medicines Agency: retrospective cohort study of drug approvals 2009–13. Bmj, 359, j4530.
23 Mehlis K, Winkler EC (2016). Ethische Analyse lebensverlängernder Behandlungen. Der Onkologe, 22(11), 844–851.

punkte bei keiner Substanz primär untersucht. Bei Zulassung belegten nur 10 % der Substanzen eine Teilverbesserung der Lebensqualität, letztlich verlängerten 38 % der Substanzen das Leben im Schnitt um 2,7 Monate, nur bei 16 % wurde diese Spanne als klinisch relevant eingestuft. Die Hälfte der Substanzen hat bis zur Drucklegung einen patientenrelevanten Nutzen nicht belegt. Gleichwohl werden sie auch heute noch verordnet und erstattet. Hier dürfen zumindest Zweifel bestehen, ob die Aufklärung dies stets beleuchtet und auf Alternativen verweisen wird.

18.3 Strahlentherapie

Unstrittig ist der Nutzen der Strahlentherapie auch in palliativer Situation – etwa zur Behandlung symptomatischer Knochenmetastasen. Das Verfahren wurde sogar als einziges tumorspezifisches Therapieverfahren in der 2019 veröffentlichten Aktualisierung der WHO Empfehlungen zur Tumorschmerztherapie erwähnt.[24] Doch dort, wie auch international[25] bereits seit 2011 wird nur mehr die einzeitige Bestrahlung empfohlen. Eine mehrfache Bestrahlung wird als Übertherapie angesehen.[26] In Deutschland dagegen wird die Fraktionierung im DRG System überproportional gut vergütet, in der Praxis finden sich mithin nur wenige Strahlentherapeuten, die nicht fraktionieren.

18.4 Problem Intensivmedizin

Während die Erfolge moderner Intensivmedizin evident sind, ist ihr Nutzen bei multimorbiden Hochaltrigen oder bei schweren zerebralen Defiziten oft unklar bis fehlend. Doch auf deutschen Intensivstationen (ITS) werden zunehmend multimorbide, ältere Patienten aufgenommen, mit deutlich begrenzter Prognose.[27] Jeder zweite Deutsche stirbt in der Klinik, wiederum jeder zweite von diesen auf der Intensivstation. Dies betrifft vor allem ältere Menschen in ihren letzten Lebenswochen.[28] Der Altersschnitt der Intensivpatienten liegt mittlerweile im Rentenalter, jeder 4. leidet unter fortgeschrittenem Krebs. Viele Ärzte und Pflegekräfte sind unzufrieden mit Therapieentscheidungen im Kontext von Behandlungen am Lebensende. Zwar gehen der Mehrzahl der Sterbefälle (65–81 %) auf der Intensivstation Therapiebeschränkungen von lebenserhaltenden Maßnahmen voraus,[29] besonders belastend wird es allerdings empfunden, wenn dies verzögert werden.[30]

Mittlerweile wird der Anteil auf Übertherapie in der Intensivmedizin auf 50–90% geschätzt, „Übertherapie und Überdiagnostik sind tägliche Realität auf den meisten Intensivstationen."[31]

In der Folge werden Heimbeatmungen immer häufiger. Wurden 2003 gerade einmal 500 Menschen in der Häuslichkeit beatmet, waren es im Jahre 2018 bereits ca. 40.000 Patienten![32] Dieser Zunahme um den Faktor 80 ging die Sicherstellung einer Vergütung von teils

---

24 World Health Organization. (2018). WHO guidelines for the pharmacological and radiotherapeutic management of cancer pain in adults and adolescents.
25 Lutz et al. 2011.
26 ▶ http://www.choosingwisely.org/wp-content/uploads/2015/02/ASTRO-Choosing-Wisely-List.pdf

27 Hartog et al. (2018).
28 Fulton et al. (2014) .
29 Hartog et al.(2015).
30 Piers et al. (2011).
31 Palda VA; J Crit Care 2005; 20:207; Huynh TN; JAMA Intern Med 2012; 173:1887.
32 DIGAB: Stellungnahme der Deutschen Interdisziplinären Gesellschaft für Außerklinische Beatmung (DIGAB e.V.) zu den Ausführungen von Dr. Matthias Thöns aus Witten auf dem Bremer Palliativkongresses am 20. März 2015 im Internet (Zugegriffen am 01.06.2016) unter ▶ http://www.digab.de/startseite/neuigkeiten/detailansicht/?tx_ttnews%%5Btt_news%%5D=38&cHash=039186c1ab8257b-93cca90fd9064d74b und Hochrechnung aus Daten einer sehr großen deutschen Krankenkasse – persönliche Mitteilungen.

27.000 €[33] pro Monat voraus. Dabei werden kaum noch Versuche zum Weaning unternommen, obgleich die Beatmung nach Aussagen der zuständigen Fachgesellschaft bei rund 70 % der Patienten wieder beendet werden könnte.[34] Zu diskutieren wäre auch immer wieder, ob die Ausweitung der Indikation zur Beatmung, wie auch deren Fortführung noch leitliniengerecht ist.[35]

Auch die Zahlen in den Kliniken steigen stetig. Dabei gibt es die Besonderheit in der Gebührenordnung, dass Beatmungen bis 24 Stunden nicht gesondert vergütet werden. Wird jedoch nur eine Minute länger beatmet, können bei bestimmten Diagnosen bis zu 25495 € berechnet werden.[36] Über diese unter Ärzten auch „Beatmungshürde" genannte 24. Stunde hinaus gibt es medizinisch unerklärte Häufungen.[37] Tausende Patienten werden abrechnungsoptimiert länger beatmet.

Nur gut 40 % der Menschen überlebt längerfristig eine Beatmung über zwei Wochen.[38] Von den wenigen Überlebenden schaffen es bei den Älteren gerade einmal 12 % zurück in ihr altes Leben, der übergroße Rest verbleibt mehr oder weniger schwer geistig und körperlich behindert.[39]

Neben Lungenschäden werden auch innere Organe verletzt.[40] So entwickelt sich nicht selten eine Gallenkrankheit, der letztlich bei hoher Sterblichkeit nur durch eine Lebertransplantation noch begegnet werden kann.[41] Nach nur zehn Tagen Beatmung erleiden 70 bis 100 % eine Muskel-Nerven-Krankheit, die zu extremer Schwäche, Atemversagen und Schluckstörungen führt.[42] Noch ein Jahr nach der Beatmung leidet ein großer Teil der wenigen Überlebenden an geistigen Störungen, vergleichbar mit einer mittelschweren Demenz[43] sowie Angst und Depression. Einigkeit besteht bei Intensivmedizinern, dass manche Zustände sehr leidvoll sind: „Zustände schlimmer als der Tod" titelte kürzlich eine Intensivzeitschrift.[44]

Intensivmediziner sagen selber, dass es nicht das Ziel der Intensivmedizin sei, schwerstbehinderte Patienten wie Wachkomapatienten zu „produzieren".[45] So gilt eigentlich, dass es das generelle Ziel der Intensivmedizin ist, einen kritischen Zustand zu überbrücken. Intensivmedizinische Lebensverlängerung – das steht

---

33 Urteil des LAG Hamm (10 Sa 1194/15).
34 DIGAB: „Ambulante Intensivpflege nach Tracheotomie". DMW-Deutsche Medizinische Wochenschrift 142.12 (2017): 909–911.
35 Opderbecke,: Leitlinie zu Grenzen der intensivmedizinischen Behandlungspflicht. Anästh. Intensivmed. 40 (1999) 94–96.
36 Vergütungssätze von stationärer Intensivbeatmung nach DRG:

DRG	Leistungslegende	Euro
A06A	Beatmung > 1799 h mit intensivmedizinischer Komplexbehandlung (IntK)	204.243,60
A07A	Beatmung > 999 h oder > 499 h mit IntK	140.649,30
A09A	Beatmung > 499 h oder > 249 h mit IntK	106.481,10
A11A	Beatmung > 249 h oder > 95 h IntK	79.361,70
A13A	Beatmung > 95 h mit hochkompl. Eingr. od. mit kompl. OR-Proz. u. int. IntK ...	47.081,10
F43A	Beatmung > 24 h bei Krankheiten und Störungen des Kreislaufsystems, ...	23.426,70

37 Biermann und Geissler (2014).
38 Damuth et al. (2015).
39 Desarmenien 2016.
40 S3-Leitlinie Invasive Beatmung und Einsatz extrakorporaler Verfahren bei akuter respiratorischer Insuffizienz 1. Auflage, Langversion, Stand 04.12.2017.
41 Lin T, Qu K, Xu X et al. (2014) Sclerosing cholangitis in critically ill patients: an important and easily ignored problem based on a German experience. SR. Front Med 8(1): 118–126.
42 Sener 2017.
43 Herridge et al. (2011).
44 Hillman et al. (2018).
45 Wischmeyer SJ; Critical Care 2015; 19 Suppl 3:S6.

in den Grundsätzen der Fachgesellschaft – ist bei irreversiblem Koma nicht angezeigt.[46]

Pflegepersonal und Ärzte empfinden eine enorme Gewissensnot, es kommt zum Zweifeln an der Sinnhaftigkeit des eigenen Tuns. So gaben 91 % der Befragten in einer Untersuchung an, Übertherapie erlebt zu haben. Diese ging mit einem fast um den Faktor vier erhöhten Risiko für burn out[47, 48] und einer siebenfach erhöhten Kündigungsbereitschaft[49] einher. In einer aktuellen deutschen Befragung nahmen ärztliches und nichtärztliches Personal von Kliniken der Maximalversorgung Übertherapie „manchmal bis eher oft" war. Signifikant häufiger empfand dies Pflegepersonal. Als ziemlich belastend wurde die fortgesetzte kurative Behandlung ohne Aussicht auf Heilung empfunden.

Nicht zu vergessen ist das Leiden der Angehörigen. Ein erschreckend hoher Anteil von ihnen leidet an psychiatrischen Symptomen.[50]

18.5 Ausblick

Eine Patientenverfügung soll und könnte vor Übertherapie schützen. Allerdings ist eine Patientenverfügung alleine nicht ausreichend, sondern es bedarf auch immer eines willens- und durchsetzungsstarken Vorsorgebevollmächtigten, der den Patientenwillen auch gegen die im klinischen Alltag noch oftmals üblichen unsachgemäßen Widerstände durchsetzt.

Wichtig erscheint auch, sich frühzeitig eine unabhängige Zweitmeinung einzuholen. Gerade die Zweitmeinungsberatung ist in Deutschland politisch gewollt und wird auch von der verfassten Ärzteschaft begrüßt. Ende 2018 wurde eine Auswertung der Zweitmeinungsberatung bei Wirbelsäulenoperationen publiziert: 80 % der bereits mit einer Einweisung und Operationsindikation versehenen Patienten, die sich eine Zweitmeinung einholten besserten sich letztlich ohne Operation.

Intensivmediziner aus den USA und der Schweiz wenden sich eindeutig gegen Übertherapie: „Keine Fortsetzung fortgeschrittener lebenserhaltender Maßnahmen bei Patienten, für die ein signifikantes Risiko besteht, zu sterben oder schwerwiegende Folgen zu erleiden, ohne dass zuvor mit dem Patienten – oder den sie vertretenden Angehörigen – die Behandlungsziele besprochen wurden".[51] Eine Regelung – die eigentlich selbstverständlich sein sollte, aber leider in der Praxis kaum umgesetzt wird.

International existieren vielversprechende erste Initiativen zur Eindämmung von Übertherapie, so in Großbritannien die „do not do"-Liste, in den USA die „choosing wisely" Kampagne oder auch in Deutschland die Initiative „klug entscheiden". Erstmals gibt es 2019 eine Leitlinie der Deutschen Gesellschaft für Allgemeinmedizin gegen Übertherapie.[52]

Literatur

Alt-Epping B, Haas AL, Jansky M, Nauck F (2018) Symptomlinderung durch Tumortherapie? Schmerz 32(2):90–98

Bakitas MA, Tosteson TD, Li Z, Lyons KD, Hull, JG, Li Z, Azuero A (2015) Early versus delayed initiation of concurrent palliative oncology care: patient outcomes in the ENABLE III randomized controlled trial. *Journal of Clinical Oncology*, 33(13), 1438.

Bhatt M, Lizano D, Carlese A, Kvetan V, Gershengorn HB (2017) Severe burnout is common among critical care physician assistants. Crit Care Med 45 (11):1900–1906

Biermann A, Geissler A (2014) Beatmungsfälle und Beatmungsdauer in deutschen Krankenhäusern: eine Analyse von DRG-Anreizen und Entwicklungen in der Beatmungsmedizin, Bd 7. Universitätsverlag der TU, Berlin

---

46 Opderbecke,: Leitlinie zu Grenzen der intensivmedizinischen Behandlungspflicht. Anästh. Intensivmed. 40 (1999) 94–96.
47 Bhatt et al. (2017).
48 Lambden et al. (2019).
49 Schwarzkopf et al. (2017).
50 Cameron JI; N Engl J Med 2016; 374:1831.

51 ▶ http://www.smartermedicine.ch/de/top-5-listen/intensivmedizin.html
52 ▶ https://www.egms.de/static/en/meetings/dkvf2015/15dkvf012.shtml

Cameron JI, Chu LM, Matte A, Tomlinson G, Chan L, Thomas C, Ferguson ND (2016) One-year outcomes in caregivers of critically ill patients. *New England Journal of Medicine, 374*(19), 1831–1841.

Cherny N, Catane R, Schrijvers D, Koke M, Strasser F (2010) European Society for Medical Oncology (ESMO). Program for the integration of oncology and Palliative Care: a 5-year review of the Designated Centers' incentive program. Ann Oncol 21:362±9. https://doi.org/10.1093/annonc/mdp318. PMID: 19654197

Damuth E, Mitchell JA, Bartock JL et al (2015) Long-term survival of critically ill patients treated with prolonged mechanical ventilation. A systematic review and meta-analysis. Lancet Respir Med 3(7):544–553

Dasch B, Kalies H, Feddersen B, Ruderer C, Hiddemann W, Bausewein C (2017) Care of cancer patients at the end of life in a German university hospital: a retrospective observational study from 2014. PLoS One 12(4):e0175124. https://www.ncbi.nlm.nih.gov/pubmed/28384214

Davis C, Naci H, Gurpinar E, Poplavska E, Pinto A, Aggarwal A (2017) Availability of evidence of benefits on overall survival and quality of life of cancer drugs approved by European Medicines Agency: retrospective cohort study of drug approvals 2009–13. BMJ 359:j4530

DIGAB (2017) Ambulante Intensivpflege nach Tracheotomie. DMW-Deutsche Medizinische Wochenschrift 142(12):909–911

Fulton AT, Gozalo P, Mitchell SL et al (2014) Intensive care utilization among nursing home residents with advanced cognitive and severe functional impairment. JPalliatMed 17(3):313–317

Gärtner J, Wedding U, Alt-Epping B (2016) Frühzeitige spezialisierte palliativmedizinische Mitbehandlung. Z Palliativ med 17:83–93

Hartog CS, Schwarzkopf D, Riedemann NC et al (2015) End-of-life care in the intensive care unit: a patient-based questionnaire of intensive care unit staff perception and relatives' psychological response. Palliat Med 29(4):336–345

Hartog CS, Hoffmann F, Mikolajetz A, Schröder S, Michalsen A, Dey K Bercker S et al (2018) Übertherapie und emotionale Erschöpfung in der „end-of-life care". Der Anaesthesist. 67(11):850–858

Herridge MS, Tansey CM, Matté A et al (2011) Functional disability 5 years after acute respiratory distress syndrome. N Engl J Med 364(14):1293–1304

Huynh TN (2012) JAMA Intern Med 173:1887

Kiehl MG, Beutel G, Böll B, Buchheidt D, Forkert R, Fuhrmann V, Liebregts T (2018) Consensus statement for cancer patients requiring intensive care support. Annals of hematology, 97, 1271–1282.

Lambden JP, Chamberlin P, Kozlov E, Lief L, Berlin DA, Pelissier LA, Prigerson HG et al (2019) Association of perceived futile or potentially inappropriate care with burnout and thoughts of quitting among health-care providers. Am J Hosp Palliat Med 36(3):200–206

Lin T, Qu K, Xu X et al (2014) Sclerosing cholangitis in critically ill patients: an important and easily ignored problem based on a German experience. SR Front Med 8(1):118–126

Lutz S, Berk L, Chang E, Chow E, Hahn C, Hoskin P, Howell D, Konski A, Kachnic L, Lo S, Sahgal A, Silverman L, von Gunten C, Mendel E, Vassil A, Bruner DW, Hartsell W (2011) Palliative radiotherapy for bone metastases: an ASTRO evidence-based guideline. Int J Radiat Oncol Biol Phys 79(4):965–976

Medicine TFotACoCC (1999) Guidelines for intensive care unit admission, discharge, and triage. Task force of the American College of Critical Care Medicine, Society of Critical Care Medicine. Crit Care Med 27(3):633–638

Mehlis K, Winkler EC (2016) Ethische Analyse lebensverlängernder Behandlungen. Onkologe 22(11):844–851

Opderbecke (1999) Leitlinie zu Grenzen der intensivmedizinischen Behandlungspflicht. Anästh Intensivmed 40:94–96

Palda, VA, Bowman KW, McLean RF, Chapman MG (2005) "Futile" care: do we provide it? Why? A semistructured, Canada-wide survey of intensive care unit doctors and nurses. *Journal of critical care, 20*(3), 207–213.

Piers RD, Azoulay E, Ricou B et al (2011) Perceptions of appropriateness of care among European and Israeli intensive care unit nurses and physicians. JAMA 306(24):2694–2703

Pirl WF, Greer JA, Traeger L, Jackson V, Lennes IT, Gallagher ER, Perez-Cruz P, Heist RS, Temel JS (2012) Depression and survival in metastatic non-small-cell lung cancer: effects of early palliative care. J Clin Oncol 30(12):1310–1315

Schwarzkopf D, Ruddel H, Thomas-Ruddel DO et al (2017) Perceived nonbeneficial treatment of patients, burnout, and intention to leave the job among ICU nurses and junior and senior physicians. Crit Care Med 45(3):e265–e273

Temel JS, Greer JA, Muzikansky A et al (2010) Early palliative care for patients with metastatic non-small-cell lung cancer. N Engl J Med 363:733–742

Wehkamp KH, Naegler H (2017) Ökonomisierung patientenbezogener Entscheidungen im Krankenhaus. Deutsches Ärzteblatt 114(47):797–804

Wischmeyer SJ (2015) Critical Care 19(Suppl 3):S6

Zimmermann C, Swami N, Krzyzanowska M et al (2014) Early palliative care for patients with advanced cancer: a cluster-randomised controlled trial. Lancet 383:1721–1730

Der neue § 217 StGB

Rissing-van Saan

19.1 Einleitende Worte der Herausgeber – 340

19.2 Kommentar für die Praxis – 340

© Springer-Verlag GmbH Deutschland, ein Teil von Springer Nature 2019
M. Thöns, T. Sitte (Hrsg.), *Repetitorium Palliativmedizin*,
https://doi.org/10.1007/978-3-662-59090-4_19

19.1 Einleitende Worte der Herausgeber

M. Thöns und Th. Sitte

Die Herausgeber sind sich einig, dass die aktuelle Gesetzgebung mit dem Verbot der geschäftsmäßigen Beihilfe zur Selbsttötung eine Auswirkung auf das Verhalten von Ärzten haben kann. NICHT einig sind sie sich darin, ob ein „vorsichtigeres" Behandeln schwerstkranker und sterbender Menschen im Sinne eines defensiveren, weniger angemessenen Verschreibungs- und Beratungsverhaltens notwendig sein könnte.

Die Herausgeber vertreten in fast allen Fragen der hospizlich-palliativen Versorgung eine völlig deckungsgleiche Ansicht, auch sind beide der einhelligen Ansicht, dass es den Ärzten gut täte, die Standesordnungen der Landesärztekammern dahin anzupassen, dass ...

- ... die Beihilfe zur Selbsttötung keine ärztliche Aufgabe ist.
- Eventuell ergänzt durch den Satz, dass ...
- ... Ärztinnen und Ärzte keine Beihilfe zur Selbsttötung leisten sollen.

Sie standen jedoch in der politischen Diskussion über die „Sterbehilfe" für konträre Auffassungen und verschiedene Gesetzesentwürfe. Im Kern standen Professor Rissing-van Saan und Sitte für das letztlich eingeführte Strafgesetz, Thöns dagegen. Alle beide waren dann, wie auch Professor Rissing-van Saan, die Autorin des folgenden Textes, in der Anhörung des Rechtsausschusses des Deutschen Bundestages zu dem neuen § 217 StGB als Sachverständige eingeladen worden.

Wegen dieser konträren Auffassungen stellen sie den Text von Frau Professor Rissing-van Saan hier in ein eigenes Kapitel. Dieser interpretiert Ziele und mögliche Konsequenzen des § 217 StGB grundlegend anders als die Autoren des Kapitels Rechtsfragen. Die Zeit wird zeigen, wie der § 217 im Alltag ausgelegt werden wird und ob insbesondere die Erläuterungen des Gesetzes für eine notwendige Klarheit ausgereicht haben.

19.2 Kommentar für die Praxis

R. Rissing-van Saan

> **§ 217 Geschäftsmäßige Förderung der Selbsttötung**
> - Wer in der Absicht, die Selbsttötung eines anderen zu fördern, diesem hierzu geschäftsmäßig die Gelegenheit gewährt, verschafft oder vermittelt, wird mit Freiheitsstrafe bis zu drei Jahren oder mit Geldstrafe bestraft.
> - Als Teilnehmer bleibt straffrei, wer selbst nicht geschäftsmäßig handelt und entweder Angehöriger des in Abs. 1 genannten anderen ist oder diesem nahesteht.

Der neue § 217 StGB tangiert die grundsätzliche Straflosigkeit der Selbsttötung (Suizid) und der Beihilfe hierzu nicht. Letzteres allerdings – wie auch schon früher – nur, wenn die Selbsttötung auf der Grundlage eines freiverantwortlich gefassten Entschlusses (frei von krankhaften Störungen der Willensbildung und frei von Fremdeinflüssen) und wohlerwogen (also zum Beispiel über passende Angebote der Palliativmedizin oder sonstiger Therapie informiert ist) unternommen wurde. § 217 Abs. 1 StGB nimmt lediglich eine bestimmte, auf Wiederholung angelegte Form möglicher Beihilfehandlungen als eigenständige Straftat von der grundsätzlichen Straflosigkeit der Teilnahme an einer freiverantwortlichen Selbsttötung aus, nämlich das **geschäftsmäßige** Gewähren, Verschaffen oder Vermitteln von Gelegenheiten zur Selbsttötungen.

Geschäftsmäßiges Handeln setzt im Unterschied zum gewerbsmäßigen Handeln keine Gewinnabsicht bei der Förderung von Selbsttötungen voraus. Es kommt also nicht darauf an, ob von Seiten des zur Selbsttötung entschlossenen Anderen Geldzahlungen oder sonstige Gegenleistungen für die Förderung seines Vorhabens erfolgen sollen. Es reicht aus, wenn der Förderer/Gehilfe der Selbsttötung seine Förderungshandlungen regelhaft und auf Wiederholung angelegt als mögliche Hilfestellung/Dienstleistung zum Gegenstand seiner üblichen Tätigkeiten macht. Zum Beispiel Hausärzte und Palliativärzte mit einer auf Leidenslinderung und nicht auf Lebensverkürzung ausgerichteten Tätigkeit fallen nicht hierunter. Ebenso bleiben in konkreten Einzelfällen getroffene oder besonderen Krankheitsumständen und/oder der besonderen Situationen des betroffenen Suizidenten geschuldete Gewissensentscheidungen des Gehilfen einer freiverantwortlichen Selbsttötung nach wie vor straflos. Sie werden generell nicht von der Strafdrohung des § 217 Abs. 1 StGB erfasst.

Nach § 217 Abs. 2 StGB bleiben aber auch Teilnehmer (Anstifter oder Gehilfen) der neuen Straftat nach § 217 Abs. 1 StGB straffrei, wenn sie Angehörigen des Suizidenten oder einer diesem nahestehende Person sind und auch selbst nicht geschäftsmäßig handeln. § 217 Abs. 2 StGB hat also nicht die eigentliche Beihilfe zur Selbsttötung durch Angehörige oder nahestehende Personen des Suizidenten im Blick, sondern die Anstiftung oder Unterstützung des geschäftsmäßig tätigen und deshalb nach § 217 Abs. 1 StGB strafbaren Förderers von Selbsttötungen. Dies ist etwa dann von Bedeutung, wenn ein Angehöriger einen zum Suizid entschlossenen Angehörigen zu einem geschäftsmäßig agierenden „Sterbehelfer" fährt, damit er dort seinen Entschluss in die Tat umsetzen kann. Dann ist dies zwar als Hilfeleistung für den Suizid des anderen Angehörigen beabsichtigt, aber der Hilfe leistende Angehörigen weiß auch und nimmt das in Kauf, dass er zugleich den „Sterbehelfer" und dessen „Geschäft" bedient und damit unterstützt. Das reicht strafrechtlich zwar für einen Gehilfenvorsatz und für eine Beihilfe zur geschäftsmäßigen Förderung von Selbsttötungen aus. Der Angehörige wäre dann aber durch § 217 Abs. 2 StGB straffrei gestellt.

White Paper der Päpstlichen Akademie für das Leben

Thomas Sitte

20.1 PAL-LIFE Interessengruppe zur Verbesserung der Palliativversorgung weltweit – 344
20.1.1 Die globale Situation – 344
20.1.2 PAL-LIFE-Projekt – 344
20.1.3 White Paper zur globalen Verbesserung der Palliativversorgung – 345

20.2 Ausgewählte Empfehlungen für die Akteure – 345
20.2.1 Politische Entscheidungsträger – 345
20.2.2 Universitäten (Akademien) – 345
20.2.3 Apotheker – 345
20.2.4 Berufsverbände & Gesellschaften – 345
20.2.5 Pharmazeutische Behörden – 345
20.2.6 Massenmedien – 345
20.2.7 Internationale Organisationen – 346
20.2.8 Religiöse Einrichtungen, spirituelle Gruppen – 346
20.2.9 Krankenhäuser und Gesundheitszentren – 346
20.2.10 Patienten & Patientengruppen – 346
20.2.11 Gesundheitspersonal – 346
20.2.12 Philanthropische Organisationen & Wohltätigkeitsorganisationen – 346
20.2.13 Berufsverbände & Gesellschaften außerhalb der Palliativversorgung – 346

© Springer-Verlag GmbH Deutschland, ein Teil von Springer Nature 2019
M. Thöns, T. Sitte (Hrsg.), *Repetitorium Palliativmedizin*,
https://doi.org/10.1007/978-3-662-59090-4_20

Palliativversorgung steigt national und auf globaler Ebene stetig. Auch der Vatikan hat die Brisanz der bestehenden Versorgungslücke erkannt und setzte 2017 eine internationale, religions- und kirchenunabhängige Expertengruppe zur Beratung ein, sie wird von einem der Autoren mitorganisiert. Die Gruppe veröffentlichte im Namen der Päpstlichen Akademie für das Leben in 2018 ein White Paper, das in den Kernaussagen, die sich an alle gesellschaftlichen Gruppen wenden, hier veröffentlicht wird. Möge es Ihnen, dem Leser, als Impuls dienen, zu den Veränderungen auch über die eigentliche Patientenversorgung hinaus beizutragen.

Der Papst ist sicherlich der wichtigste globale „Influencer" und die katholische Kirche vielleicht weltweit der wirkmächtigste Hebel, wenn es um die Umsetzung von Fragen der Gesundheitsversorgung geht. So ist das White Paper auch für Deutschland hochrelevant. Unsere Probleme sind nicht wie jene der Schwellenländer, wo Palliative Care kaum verfügbar ist. Wir leiden in Europa mehr unter Überversorgung und Futilität – oft bis zum letzten Lebenstag. Überversorgung raubt Menschen Lebensqualität und auch Lebenszeit. Das White Paper spricht alle gesellschaftlichen Gruppen an. Eine breite Aufklärung ist hierzulande notwendig, damit die Menschen wissen, was sie erbitten und fordern können. Und wie steht Papst Franziskus selber zur Futility? Vor dem Weltärztebund betonte er im November 2017 „… *avoiding overzealous treatment; from an ethical standpoint, it is completely different from euthanasia, which is always wrong* …".

20.1 PAL-LIFE Interessengruppe zur Verbesserung der Palliativversorgung weltweit

20.1.1 Die globale Situation

Man geht davon aus, dass jährlich über 40 Millionen Menschen eine Palliativversorgung benötigen, und der Bedarf wird aufgrund der Alterung der Bevölkerung, der globalen Verbreitung nicht übertragbarer Krankheiten und der Hartnäckigkeit anderer chronischer und infektiöser Krankheiten weltweit steigen.[1]

> Mehr als 40 Millionen Menschen benötigen jährlich eine Palliativversorgung

20.1.2 PAL-LIFE-Projekt

Die Päpstliche Akademie für das Leben (PAV) betrachtet die Palliativbewegung als die menschlichste Antwort auf die Bedürfnisse von schwerkranken und sterbenden Kindern, Erwachsenen und gebrechlichen älteren Menschen, um sicher zu stellen, dass sie bis zum Ende betreut werden können.

Im Jahr 2017 startete sie das internationale Projekt PAL-LIFE: „International Advisory Working Group on Diffusion and Development of Palliative Care in the World."[2]

> PAL-LIFE berief eine Ad-hoc-Gruppe aus 13 führenden Palliativexperten

Das PAL-LIFE-Projekt berief eine **Ad-hoc-Gruppe, die sich aus 13 führenden Palliativexperten** zusammensetzt. Sie wurden ausgewählt aufgrund ihrer fachlichen Kompetenz, der Teilnahme an Anwaltschaft zur öffentlichen Unterstützung der Palliativversorgung und als Vertreter verschiedener geografischer Regionen und unterschiedlicher beruflicher Hintergründe.

Ziel des PAL-LIFE-Projekts ist es, das gesellschaftliche und kulturelle Bewusstsein für die Existenz der Palliativversorgung zu schärfen und den Dialog und die Zusammenarbeit zwischen den verschiedenen Akteuren bei der Entwicklung und Umsetzung der Palliativver-

---

1 World Health Assembly Resolution WHA 67.19. Strengthening Palliative Care as a Component of Comprehensive Care throughout the Life Course.
2 Nunziata Comoretto, „PAL-LIFE Project: International Advisory Group on Diffusion and Development of Palliative Care in the World": First Meeting Report, Journal of Palliative Medicine, 20.9 (2017), 913–14. ▶ https://doi.org/10.1089/jpm.2017.0237.

sorgung zu fördern. Das Ziel ist die weltweite Verbesserung der Behandlung und Betreuung von Patienten mit lebensbegrenzenden Erkrankungen und deren Familien auch unter Berücksichtigung der verschiedenen Religionen.

20.1.3 White Paper zur globalen Verbesserung der Palliativversorgung

Während des ersten Treffens der PAL-LIFE Ad-hoc-Gruppe entwickelten die Teilnehmer die Grundlage für eine globale Strategie zur Palliativversorgung für die Päpstliche Akademie für das Leben, die Pläne zum Entwurf einer Stellungnahme enthielt: das **White Paper zur globalen Verbesserung der Palliativversorgung**. Dieses White Paper zielt darauf ab, die **wichtigsten Empfehlungen an die verschiedenen Akteure** vorzustellen, die auf der ganzen Welt an der Entwicklung der Palliativversorgung beteiligt sind.

20.2 Ausgewählte Empfehlungen für die Akteure

20.2.1 Politische Entscheidungsträger

Die Politik muss den gesellschaftlichen und ethischen Wert der Palliativversorgung anerkennen und die bestehenden Strukturen, Vorgehensweisen und Messungen von Ergebnissen zur Gesundheitsversorgung modifizieren, um weltweit allen Patienten mit fortschreitenden chronischen Erkrankungen vor dem Tod einen Zugang zur Palliativversorgung zu ermöglichen.

20.2.2 Universitäten (Akademien)

Alle Universitäten, die sich mit der Ausbildung von Personal im Gesundheitswesen beschäftigen (für Ärzte, Krankenpflegepersonal, Apotheker, Sozialarbeiter, Seelsorger, usw.), sollten eine palliative Ausbildung als Pflichtkurs schon in den ersten Ausbildungsabschnitten anbieten.

20.2.3 Apotheker

Apotheker sollten daran arbeiten, effiziente Mechanismen für die sonst auch unübliche Herstellung von nicht standardisierten Darreichungsformen bereitzustellen und sollten Wege finden, diese für den Patienten verfügbar und zugänglich zu machen, insbesondere wenn es im jeweiligen Land keine generischen/preiswerteren Rezepturen gibt.

20.2.4 Berufsverbände & Gesellschaften

Berufsverbände und -gesellschaften sollten auch die Interessenvertretung und die Eingliederung regionaler und globaler politischer Rahmenbedingungen und Erklärungen wie die WHA Palliative Care Resolution 2014, die Universal Health Coverage (Allgemeine Gesundheitsabsicherung), die Ziele für nachhaltige Entwicklung und die Non- Communicable Diseases Declaration (Erklärung über Nicht-übertragbare Krankheiten) unterstützen.

20.2.5 Pharmazeutische Behörden

Morphium ist das bevorzugte Medikament zur Behandlung von mittelschweren/starken Schmerzen bei Krebserkrankungen und sollte verfügbar gemacht werden, insbesondere die schnell freisetzende orale Darreichungsform. Andere Opioide sind hilfreich, sollten aber nicht das Morphium ersetzen.

20.2.6 Massenmedien

Die Massenmedien sollten an der Schaffung einer Kultur des Verständnisses über fortschreitende Krankheiten und die Rolle der Palliativversorgung während der gesamten Erkrankung beteiligt sein.

20.2.7 Internationale Organisationen

Die WHO-Mitgliedstaaten sollten Strategien und Verfahren zur Umsetzung der WHA-Resolution 67/19 als integralen Bestandteil ihrer Strategien zur Umsetzung der Agenda 2030 für nachhaltige Entwicklung erarbeiten und dabei den Bedürfnissen von Kindern und älteren Menschen besondere Aufmerksamkeit schenken.

20.2.8 Religiöse Einrichtungen, spirituelle Gruppen

Religiöse Führungskräfte und Organisationen sollten sich für die Einbeziehung der Spiritual Care in die Palliativversorgung auf lokaler, staatlicher und nationaler Ebene einsetzen. Sie sollten die Entwicklung von professionellen Spiritual Care Experten oder Seelsorgern sicherstellen und sich für ihren dauerhaften Einsatz in allen Gesundheitsbereichen stark machen.

20.2.9 Krankenhäuser und Gesundheitszentren

Jedes Krankenhaus und jedes Gesundheitszentrum sollte einen erschwinglichen Zugang zur palliativmedizinischen Grundversorgung mit Medikamenten gewährleisten, insbesondere zu Opioiden wie Morphium, das auf der Liste der unentbehrlichen Arzneimittel der WHO steht.

20.2.10 Patienten & Patientengruppen

Für palliativmedizinische Patienten wäre eine Kampagne zur Gesundheitskompetenz (health literacy) sehr wichtig, damit die Palliativversorgung bei allen schweren oder lebensverkürzenden Krankheiten einbezogen werden kann.

20.2.11 Gesundheitspersonal

Alle in der Palliativversorgung Tätigen sollten eine dem Beruf und dem Grad ihrer Beteiligung an der Palliativmedizin entsprechende Zertifizierung erhalten und gleichzeitig aktiv an Weiterbildungsmaßnahmen teilnehmen, um die für die Zertifizierung erforderlichen Kompetenzen zu entwickeln.

20.2.12 Philanthropische Organisationen & Wohltätigkeits organisationen

In der Palliativversorgung tätige Einzelpersonen und Organisationen müssen sich engagieren, müssen ausbilden und dafür eintreten, dass philanthropische Organisationen und Wohltätigkeitsorganisationen die Entwicklung und Umsetzung der Palliativversorgung unterstützen. Zu den empfohlenen Finanzierungsbereichen gehören die Aus- und Weiterbildung aller im Gesundheitswesen Tätigen im Bereich der Palliativversorgung, die Überarbeitung der staatlichen Gesundheitspolitik in Richtung Palliativversorgung, die Bereitstellung von schmerzlindernden Medikamenten, die Sensibilisierung der Öffentlichkeit für den Bedarf an Palliativversorgung, die Unterstützung von Versorgungsmodellen für zu Hause, in Krankenhäusern und Hospizen.

20.2.13 Berufsverbände & Gesellschaften außerhalb der Palliativversorgung

Menschenrechtsorganisationen sollten ermutigt werden, bestehende Erklärungen zu berücksichtigen und Strategien umzusetzen, deren Ziel es ist, die Entwicklung der Palliativversorgung im Rahmen der Menschenrechte weltweit voranzutreiben.

Serviceteil

Anhang – 348

Glossar zur Diskussion über die Beihilfe zum Suizid – 350

Stichwortverzeichnis – 353

© Springer-Verlag GmbH Deutschland, ein Teil von Springer Nature 2019
M. Thöns, T. Sitte (Hrsg.), *Repetitorium Palliativmedizin*,
https://doi.org/10.1007/978-3-662-59090-4

Anhang

Interessante Links für Palliativmediziner

Alpha-Stellen in Nordrhein-Westfalen ▶ www.alpha-nrw.de

Arbeitsgemeinschaft Palliativmedizin der Bundesvertretung der Medizinstudierenden e.V. ▶ www.pallmed.de

Association for Palliative Medicine ▶ www.palliative-medicine.org

Bayerische Stiftung Hospiz ▶ www.bayerische-stiftung-hospiz.de

Bayerisches Staatsministerium für Umwelt und Gesundheit ▶ www.stmug.bayern.de

Berufsverband der Schmerztherapeuten Deutschland e. V. BVSD ▶ www.bv-schmerztherapie.de

Bundesverband Kinderhospiz e.V. ▶ www.bundesverband-kinderhospiz.de

Canadian Palliative Care Association ▶ www.cpca.net

Christophorus Akademie für Palliativmedizin, Palliativpflege und Hospizarbeit ▶ www.izp-muenchen.de

Compass Pflegeberatung der Privatversicherungen ▶ www.compass-pflegeberatung.de

Deutsche Gesellschaft für Hämatologie und Onkologie – DGHO ▶ www.dgho.de

Deutsche Gesellschaft für Palliativmedizin ▶ www.dgpalliativmedizin.de

Deutsche Gesellschaft für Supervision – DGSv ▶ www.dgsv.de

Deutsche Krebsgesellschaft ▶ www.krebsgesellschaft.de

Deutsche Krebshilfe e.V. ▶ www.krebshilfe.de

Deutsche PalliativStiftung: ▶ www.PalliativStiftung.de

Deutsche Schmerzgesellschaft – DGS (früher DGSS) ▶ www.dgss.org

Deutscher Hospiz- und Palliativverband ▶ www.hospiz.net

European Association for Palliative Care ▶ www.eapcnet.org

European Association of Palliative Care, Zugang zu Opioiden, Budapest Commitments ▶ www.eapcnet.eu

Hospice Information Service ▶ www.hospiceinformation.co.uk

Hospiz- und Palliativverband Schleswig-Holstein ▶ www.hpvsh.de

Interdisziplinäre Gesellschaft für Palliativmedizin in Rheinland-Pfalz ▶ www.igpweb.org

International Association for Hospice and Palliative Care ▶ www.hospicecare.com

Internationale Gesellschaft für Sterbebegleitung und Lebensbeistand ▶ www.igsl-hospiz.de

ipac – Institute of Palliative Care ▶ www.ipac.org

Kinder und Jugendliche in Hospiz- und Palliativversorgung ▶ www.KiPallNet-NRW.de

Kinderkompetenzzentrum Trier ▶ www.nestwaerme-kinderkompetenzzentrum.de

Köln: Klinik und Poliklinik für Palliativmedizin des Klinikums der Universität zu Köln ▶ www.kppk.de

Landesarbeitsgemeinschaft Hospiz Baden-Württemberg e.V. ▶ www.hospiz-bw.de

Landesarbeitsgemeinschaft Palliativversorgung Hessen ▶ www.laph.de

Landesverband für Hospizarbeit und Palliativmedizin Sachsen ▶ www.hospiz-palliativ-sachsen.de

Mildred Scheel Akademie ▶ www.mildred-scheel-akademie.de

Netherlands Palliative Care Network for Terminally Ill Patients ▶ www.palliatief.nl

Netzwerk Palliativmedizin Essen ▶ www.netzwerk-palliativmedizin-essen.de

OMEGA – Mit dem Sterben leben e.V. ▶ www.omega-ev.de

Österreichische Palliativgesellschaft ▶ www.palliativ.at

Palliativ.Net – Informationsportal Medikamente, Texte, Adressen: ▶ www.palliativ.net

Palliativakademie Brandenburg gem. e.V. ▶ www.palliativakademie-brandenburg.de

Palliativ-Arbeitsgemeinschaft Niedersachsen ► www.palliativ-nds.de

Palliative Drugs, – Möglichkeit einer weltweiten Community Fragen zu stellen: ► www.palliativedrugs.com

Palliativ-Portal – Übersichtsportal, aktuelle Informationen: ► www.palliativ-portal.de

PalliativZentrum Berlin-Brandenburg e.V. ► www.pzbb.de

Paul Kubitschek-Vogel-Stiftung ► www.pkv-stiftung.de

Schweizerische Gesellschaft für Palliative Medizin, Pflege und Begleitung ► www.palliative.ch

USA: The National Hospice and Palliative Care Organization ► www.nhpco.org

Wegweiser Hospiz und Palliativmedizin Deutschland ► www.wegweiser-hospiz-palliativmedizin.de

Zentrum für Palliativmedizin Bonn ► www.malteser-krankenhaus-bonn.de

Aktualisierung unter ► www.palliativnetz-witten.de/links

Glossar zur Diskussion über die Beihilfe zum Suizid

„Sterbehilfe" Eine gesetzliche Differenzierung zwischen der erlaubten Form der passiven Sterbehilfe und der nicht erlaubten Form der aktiven Sterbehilfe gibt es bislang nicht (erster Ansatz zur Unterscheidung vom BGH 2010).Unklare Definitionen führen zu Fehlgebrauch. Aus hospizlich-palliativer Sicht ist dieser Begriff ein unangemessener Euphemismus und deswegen zu vermeiden. Deshalb in Anführungszeichen.

Aktive Lebensverkürzung Vorschlag als Sammelbegriff für Tötung auf Verlangen und Suizidbeihilfe um die Diskussion klarer zu gestalten.

Suizid = Selbsttötung (fälschlich: Selbstmord oder Freitod) Selbsttötung ist der eindeutig neutrale Begriff für Handlungen, mit der ein Mensch sich selber das Leben nimmt.

Problem Freitod (wirklich frei und selbstbestimmt?) oder Selbstmord (Mord = Verwerflichkeitsurteil!) sind wertend und deswegen problematisch.

Suizidassistenz = Beihilfe zur Selbsttötung Beihilfe zum Suizid ist straffrei, da Selbsttötungsversuche in Deutschland straffrei sind. Dies gilt für alle Menschen jeder Berufsgruppe. So handeln Ärzte straffrei, die Suizidassistenz leisten, auch wenn dies standesrechtlich teilweise nicht zulässig ist. Durch Sterbehilfeorganisationen wie Dignitas, Exit, den früheren Hamburger Justizsenator Roger Kusch und Einzelpersonen ist das Problem der gewerblichen (gegen eine Vergütung), organisierten (z. B. vereinsmäßig) und geschäftsmäßigen (wiederholten, routinemäßigen) Förderung der Beihilfe zur Selbsttötung ins Bewusstsein der Öffentlichkeit gerückt.Hier gibt es unterschiedliche Standpunkte: – Ablehnung jeglicher organisierter Beihilfe zum Suizid, also z. B. auch durch gemeinnützige Vereine, um die Hemmschwelle für einen Suizid so hoch wie möglich anzusetzen. – Anerkennung des bewusst gewollten Suizides unter verschiedenen Bedingungen (Lebensbilanz, Angst vor Leiden, bestehendes Leiden, …). Wobei die Ansichten teils noch zu differenzieren sind: als Recht auf eine solche Dienstleistung, selbst bei psychischen Krankheiten oder auch nur als Recht ausschließlich in extremen Leidenssituationen am Lebensende nach einer Gewissensentscheidung des (behandelnden) Arztes.

Problem 1 Suizidassistenz als entlohnte Dienstleistung: Erforderliche Überwachung und Qualitätssicherung?

Problem 2 Extremschicksale mit Suizidassistenz als tatsächlich einzig denkbarer Lösung sind nicht immer auszuschließen, mit guter hospizlich-palliativer Versorgung werden sie sich auf wenige Einzelfälle beschränken.

Aktive „Sterbehilfe" = Tötung auf Verlangen Aktiver Eingriff in den Lebensprozess um ein Leben zu beenden.Tötung auf Verlangen ist in Deutschland (auch in der Schweiz!) strafbar (§ 216 StGB) und lediglich in den Benelux-Staaten, dort als Euthanasie bezeichnet, unter bestimmten Bedingungen erlaubt. Euthanasie wird dort von Ärzten mit Medikamenteninjektion in einem Umfang offiziell praktiziert, der für Deutschland etwa 25.000 Tötungen pro Jahr entspräche.

Problem Kann ein Patient keinen Suizid (mehr) begehen, hätte er dann ein Recht zur Tötung auf Verlangen?

Passive „Sterbehilfe", besser: Sterbenzulassen Medizinisch begleitetes Sterbenzulassen sind Unterlassung oder Abbruch lebensverlängernder Maßnahmen wie künstliche Ernährung und Beatmung, Behandlung mit Antibiotika u. a. m. entsprechend dem Patientenwillen, wobei dem natürlichen Krankheits- oder Sterbenzulassen seinem Lauf gelassen wird. Passive Sterbehilfe ist geboten, wenn es dem Willen des Patienten entspricht (wegweisendes BGH-Urteil aus 2010). In Deutschland ist passive Sterbehilfe erlaubt. Problematisch ist der Begriff passive Sterbehilfe, gerade weil er auch Handlungen umfasst, die nach allgemeinem Verständnis von Nicht-Experten als „aktiv" zu bezeichnen sind, etwa das Abschalten des Beatmungsgerätes. Mittlerweile ist eindeutig geklärt, dass z. B. Abschalten genauso zu werten ist wie das nicht Beginnen der künstlichen Beatmung (BGH 2010).

Indirekte „Sterbehilfe" Medikamentengabe, bei der durch Nebenwirkungen ein nicht auszuschließender vorzeitiger Tod in Kauf genommen wird.Wegweisendes Urteil des BGH 1996: Es ist erlaubt oder sogar geboten, schmerzlindernde Medikamente auch in einer Dosis zu verabreichen, die als unbeabsichtigte Nebenwirkung die Sterbephase verkürzen könnte. Gleiches gilt bei Nebenwirkungen anderer Maßnahmen. Ähnlich verlautbarte schon Papst Pius XII. 1957.Durch den sachgerechten, symptomkontrollierten Einsatz von Opioiden („Morphium") verbessert sich die Lebensqualität. Durch die Entlastung von Symptomen verlängert sich die Lebenszeit.

Glossar zur Diskussion über die Beihilfe zum Suizid

Problem 1 Unsicherheit verhindert häufig den rechtzeitigen Einsatz der Medikamente.

Problem 2 Irreführend, da eine symptombezogene Indikation nicht auf Verkürzung des Lebens abzielt.

Patientenwille Der Patientenwille kann in jeder beliebigen Form geäußert – z. B. als schriftlich erstellte Patientenverfügung oder als mündlich erklärter Behandlungswunsch – und jederzeit formlos widerrufen werden. Der Patientenwille ist für jeden Behandler verbindlich.

Problem Ohne schriftliche Verfügung, ist dann der mutmaßliche Wille i. d. R. schwieriger herauszufinden.

Patientenverfügung Schriftlich oder mündlich nach § 1901a BGB zulässig: Vorausverfügter Wille eines Menschen für den Fall, dass dieser seinen Willen zu gegebener Zeit nicht mehr äußern kann, wenn Entscheidungen, z. B. zu indizierten Therapien getroffen werden müssen (§ 1901a (1) BGB).

Mutmaßlicher Wille Ist kein Patientenwille eruierbar, muss der mutmaßliche Wille herausgefunden werden, um eine dem – nun mutmaßlichen – Willen des Patienten entsprechende Entscheidung treffen zu können (§ 1901a (2) BGB).

Indikation für lebenserhaltende Maßnahmen Ärztliche Entscheidungen sind eingebettet in juristische, gesellschaftspolitische und ökonomische normative Bedingtheiten. Die ärztliche Verpflichtung zur Lebenserhaltung besteht nur bei medizinisch und ärztlich indiziertem, kurativem Therapieziel und Einwilligung des Patienten. Es wird ein Behandlungsvorschlag erarbeitet. In der Palliation erlischt diese Verpflichtung.

Therapiezieländerung Wechsel eines Therapieziels von Kuration (Heilung, Lebensverlängerung, Krankheitsbekämpfung) hin zur Palliation, also Linderung der Not. Am Lebensende erfolgt von Rechts wegen eine Therapiezieländerung.

Problem Häufig fließender Übergang zwischen beiden Therapiezielen, bzw. paralleles Vorhandensein beider.

Symptomkontrolle Reduktion der als belastend empfundenen Beschwerden auf ein erträgliches Maß. Gleichzeitig bleibt z. B. eine ausreichende Atmung erhalten. Der Patient hat nicht mehr Nebenwirkungen als notwendig und empfindet wieder mehr Lebensqualität. Es ist auch möglich, den Patienten symptomkontrolliert schlafen zu lassen, wenn er dies möchte (siehe Sedierung).

Sedierung Beruhigung. Dabei erhält der Patient beruhigende Medikamente (Schlafmittel, Psychopharmaka, Betäubungsmittel) in einer ausreichenden Dosis, damit er ruhiger wird, leicht schläft, aber erweck- und ansprechbar bleibt. Eine Sedierung kann bei krankhafter Angst und Unruhe nötig sein (Palliative Sedierung)

Palliative Sedierung Unter palliativer Sedierung wird die Gabe von sedierenden Medikamenten auf Wunsch des Patienten zur Minderung des Bewusstseins verstanden, um sonst unbehandelbare Beschwerden (Atemnot, Schmerzen, Angst, Unruhe, Übelkeit u. v. m.) am Lebensende in einer ethisch akzeptablen Weise zu lindern und kontrollieren zu können. Hierbei kann der Patient auch in den Tod hineinschlafen. Bei lege artis durchgeführter palliativer Sedierung wird durch diese Symptomkontrolle Sterben nicht beschleunigt. Die palliative Sedierung kann sehr kurz dauern oder viele Tage erforderlich sein.

Problem Vermeintliche Nähe zu aktiver „Sterbehilfe". Während bei aktiver „Sterbehilfe" das Ziel verfolgt wird, das Leben des Patienten durch die Verabreichung einer deutlich über dem therapeutischen Bereich dosierten Substanz vorzeitig zu beenden, liegt bei der palliativen Sedierung das Ziel in der Symptomkontrolle und Leidenslinderung durch das Minderung des Bewusstseins mit einer angemessen dosierten, wiederholten Medikamentendosis. Wichtig ist eine gute Dokumentation. Tritt der Tod dabei ein, entspricht dies dem natürlichen Sterbenlassen.

Terminale Sedierung Teils wird der Begriff „terminale" synonym zu „palliative" Sedierung verwendet, teils aber auch für eine nicht akzeptable Form der Tötung. Dabei bestünde die Intention zu einem beschleunigten Herbeiführen des Todes. Es wird nicht symptomkontrolliert sediert, sondern so tief, dass sich die Atmung des Patienten verlangsamt bis sie ganz aufhört.

Problem Für Nicht-Experten ist die terminale Sedierung schwer von der palliativen Sedierung zu unterscheiden.

Körperverletzung (am Lebensende) Hier: Durchführung medizinisch indizierter Maßnahmen gegen den Patientenwillen, Durchführung nicht indizierter Maßnahmen und die Nichtbehandlung von Leiden des Patienten. Es ist ein Problem der täglichen Praxis. Häufiges, grundsätzlich justiziables Delikt im Rahmen einer Futility („Vergeblichkeit", Fehl- oder Überversorgung) am Lebensende, wird in der Regel aber nicht verfolgt, weil es nicht angezeigt wird.

Problem Behandlung gegen den Patientenwillen (Körperverletzung § 223 StGB).

Stichwortverzeichnis

A

Achtsamkeit 261
Adrenalin 318
Aktivkohlekompressen 141
Akupunktur 60
Akzeptanz 289
Aldosteronantagonisten 80
Alginate 141
Allodynie 31
Alvimopan 77
Amitriptylin 104, 309
Analgesie
– patientengesteuerte 295
– patientenkontrollierte 59
Analgetika 299
– nichtsaure antipyretische 41
– saure antiphlogistische 40
ANE-Syndrom 115
Anfall
– epileptischer 105
– fokaler 106
Angehörigenbetreuung 156, 161
Angehörigengespräch 273
Angst 109, 166
– Einteilung 167
– Entspannungstechniken 169
– existenzielle 167
– medikamentös bedingte 167
– organische 167
– Prävalenz 167
– psychiatrische 167
– situationale 167
– Symptomatik 167
– Therapie 111, 168
Anorexie 116
– medikamentöse Faktoren 118
Anpassungsmechanismen 191, 194
Anticholinergika 68, 71, 295
– anorexie 118
– subkutane Gabe 298
– Übersicht 315
– Wechselwirkungen 297
Antidepressiva
– Angst 168
– anticholinerge Wirkung 295
– neuere 166
– sedierende 104
– trizyklische 103, 166
– trizyklisches 53
– Übersicht 309
– Wechselwirkungen 297

Antiemetika 79
– prokinetische 314
– subkutane Gabe 298
– Übersicht 311
– Wechselwirkungen 297
– zentral wirkende 311
Antiepileptika
– anticholinerge Wirkung 295
– Übersicht 307
Antihistaminika
– anticholinerge Wirkung 295
Antikonvulsiva 53
Antirheumatika
– nichtsteroidale 40, 296, 304
Antitussiva 94
Anxiolytika 111
Appell 266
Appetitlosigkeit 66
Appetitsteigerung
– medikamentöse 120
Applikation
– intravenöse 165
– nasale 164
– rektale 164
– transdermale 165
– transmukosale 164
Aprepitant 69
Arzneimittel
– angstauslösende 167
– intravenöseApplikation 165
– Mischung 299
– nasale Applikation 164
– parenterale Gabe 295
– pumpengesteuerte Gabe 295
– rektale Applikation 164
– subkutane Gabe 295
– transdermale Applikation 165
– transmukosale Applikation 164
– Wechselwirkungen 294
Asphyxie 172, 173
Aszites 79, 88
– Punktion 80
– Symptomatik 80
– Therapie 80
Atemdruckunterstützung 90
Atemnot 84, 169, 171
– akute 84
– Pathophysiologie 85
– Sauerstoffgabe 86
– schwere 84
– Therapie 87, 171
– Ursachen 171

Atemwegsverlegung 94
Aufklärung 245, 267
– Angehörige 269
– Emotionen 269
– Form 245
– Kenntnisvermittlung 268
– Patientenwissen 268
– Sachinformationen 267
Aufklärungsfehler 249
Aufklärungszeitpunkt 249
Aufmerksamkeit 261, 272
– flexible 265
Augmentation 105
Autonomie 190, 234, 237

B

Baclofen 318
Balint-Gruppe 287
Basisassessment
– palliatives 15, 24
Basisbetreuung 237
Beatmung
– A(bstellen 91
– maschinelle 91
Bedarf 6
Bedarfsmedikation 22
Bedürfnis 6
– existenzielles 189
– sexuelles 191
– spirituelles 189
Behandlungsfehler 248, 249
Behandlungsplan
– palliativer 161
Beihilfe zur Selbsttötung 251
Benefizienz 234
Benzodiazepine 104
– Angst 168
– anticholinerge Wirkung 295
– Atemnot 89
– Erbrechen 69
– Übersicht 316
– Wechselwirkungen 296
Benzodiazepinrezeptoragonisten 104
BESD-Skala 33
Betäubungsmittelgesetz 49
Betäubungsmittelverschreibungs-
   verordnung 50
Betreuung
– bedürfnisorientierte 25
– psychologische 21
– seelsorgerische 21

Betreuungsrecht 255
Bewältigungsstrategie 56, 191, 194
Bewusstsein
– Absenken 319
– argwöhnisches 279
– geschlossenes 279
– offenes 279
Bewusstseinsstörungen 174
Bisacodyl 77, 317
Bisphosphonate 54, 311
Bittersalz 77
Bluterbrechen 94, 173
Bluthusten 94
Blutung
– spontane 144
Blutungen 173
– äußere 173
Borg-Skala 85
Brechzentrum 67, 68
Bridenileus 78
Bronchialobstruktion 87
Bronchialtoilette 88
Bronchospasmolytika 89
Broviak-Hickman-Katheter 123
Bupivacain 318
Buprenorphin 45, 296, 302
Buprenorphinpflaster 23
Burnout 285, 287
Burnout-Prophylaxe 287
Burnout-Zyklus 288
Butylscopolamin 297, 315

C

Calcitonin 54
Calman's Gap 191
Cannabis 54, 121
Capsaicin 54
Carbamazepin 53, 109, 296, 307
Case Management 192
Charta zur Betreuung schwerstkranker und sterbender Menschen in Deutschland 10
Chemorezeptortriggerzone 69
Chemotherapie
– palliative 154
Chirurg
– Rolle in der Palliativversorgung 20
Chloralhydrat 104
Chordotomie 58
Citaprolam 318
Clomethiazol 104
Clonazepam 108, 296, 316
Confusion Assessment Method 174, 100
Coping 191
Coping-Strategie 56

COX-2-Hemmer
– selektive 41
Cyclicin 68, 71
Cycloxoygenase 304

D

Darmobstruktion 66
Datenschutz 235
Dauermedikation 22
Deafferenzierungsschmerz 35
Dekubitus 135, 144
– Definition 145
– Einteilung 145
– Prädilektionsstellen 144
– Prophylaxe 145
– Risikoeinschätzung 145
– Risikofaktoren 144
– Therapie 145
Delir 100, 173
– Ätiopathogenese 174
– Diagnose 174
– hyperaktives 101, 174, 176
– hypoaktives 173
– Prävention 101
– Symptomatik 100
– Therapie 101, 174
– Ursachen 174
Demenz 33, 154
Demulzenzien 93
Denkstörungen 174
Depression 102, 165
– Diagnose 165
– medikamenteninduzierte 165
– organische 102
– Risikofaktoren 165
– Symptomatik 102
– Therapie 102, 165
Dexamethason 69, 296, 310
diabetisches Fußsyndrom 135
Diarrhö 73
– Ätiologie 73
– chologene 73
– paradoxe 74
– Therapie 73
Diazepam 108, 316
Dickdarmileus 66
Diclofenac 306
Dienstvertrag 248
Dihydrocodein 43, 296, 304
Dimenhydrinat 68, 297, 311
Diskursethik 233
Diuretika 80
– subkutane Gabe 298
– Wechselwirkungen 297
Divertikulitis 78

Dolasetron 69
Domperidon 68, 314
Dopaminagonisten 105
Dopaminantagonisten 68
Doxepin 104
DREZ-Läsion 58
– Druckgeschwür 144. *Siehe Auch* Dekubitus
Duloxetin 310
Durchbruchangst 168
Durchbruchschmerz 48
Dysphagie 115

E

ECOG-Skala 155
Edmonton-Classification-System 37
Ehrlichkeit 235
Einflussstauung
– obere 96
Einlauf 75
Einsichtsfähigkeit 245
Elementen
– neuropathischer 143
Entscheidungsfähigkeit 246
Entscheidungsfindung 238
Entscheidungsgespräch 270
Entspannungstechniken 169
Entstauungstherapie 149
Entzugsdelir 176
Epelerone 80
Epilepsie 105
– Diagnostik 106
– Fahrtauglichkeit 109
– fokale 108
– generalisierte 108
– Tehrapie 107
Epistaxis 96
– Erbrechen 68. *Siehe Auch* Übelkeit und Erbrechen
– antizipatorisches 66
– chemisch-toxisches 69
– chemotherapieinduziertes 68
Erheiterung 195
Ernährung 114
– enterale
  – Indikationen 123
– künstliche 122
– parenterale 123
  – Indikationen 124
  – komplette 123
  – zu Hause 123
Ernährungsberatung 118
Ernährungssonde 122
Erschöpfung
– emotionale 285

Stichwortverzeichnis

Escitaprolam 318
Esketamin 306
Ethik 243
- Begründungsansätze 232
- christliche 232
- Definition 231
- deontologische 232
- konsequentialistische 233
Ethikberatung 238
- Aufgaben 239
- Implementierungsformen 239
- klinische 238
Exsikkose 125
Exsudataufkommen
- hohes 143
Exsudation 173

F

Fahrtauglichkeit
- Eplepsie 109
Familienunterstützung 168
Fatigue 130
- Definition 130
- Diagnosekriterien 130
- Risikofaktoren 130
- Therapie 130
- Ursachen 130
Fentanyl 44, 301
- transmukosales 90
- Wechselwirkungen 296
Fentanylpflaster 23
Finalphase 156
Fischöle 121
Fluconazol 318
Flüssigkeitszufuhr
- künstliche 125, 164
- subkutane 127, 164
Flupirtin 40, 41, 296, 306
Flurazepam 104
Folienverband 141
Fosaprepitant 69
Fremdbestimmung 246
Fürsorge 234
Furosemid 80, 297
Futility 271

G

Gabapentin 53, 105, 109, 308
Gastrostomie
- perkutane endoskopische 122, 164
Gefühlsstabilität 289
Gerechtigkeit 235
Geruchsproblem 173
Geschmacksveränderungen 118
Gespräch 222

Ginseng 131
Glaubersalz 77
Gleitmittel 76, 77
Glukokortikoide
- neuropathischer Schmerz 54
- subkutane Gabe 298
- Übersicht 310
- Wechselwirkungen 296
Glycopyrronium-bromid 318
Grand-mal-Anfall 106
Granisetron 69, 312
Grundhaltung
- hospizlich-palliative 2
Guarana 132

H

Hämatemesis 94
Hämoptoe 94
- Diagnostik 95
- Therapie 95
Hämoptyse 94
- Diagnostik 95
- Therapie 95
Haloperidol 312
Haltung 278
Heilmittel 56
Herzinsuffizienz
- akute 87
Hilfsmittelversorgung 193
Hoffnung 270
Hospizarbeit 188, 189
- Prinzipien 190
Humor 195
- als Therapie 197
Husten 92
- Diagnostik 92
- produktiver 92
- Therapie 93
- unproduktiver 92
- Ursachen 92
Hydrofaser 141
Hydrokolloide 141
Hydromorphon 23, 43, 296, 300
Hyperalgesie 31
- opioidbedingte 48
Hyperkapnie 87
Hypersalivation 177
Hypnotika
- Wechselwirkungen 296
hypoaktives 101
Hypoxie 87

I

Ibuprofen 305
Ich-Botschaften 223

Identität 224
- Säulen 225
Ileus 77
- Ätiologie 78
- Diagnostik 78
- Symptomatik 77
- Therapie 78
Indikation
- absolute 243
- ärztliche 4, 244
- ärztliche Behandlung 243
- medizinische 4, 243
Infektionszeichen 136
Informationsbedarf 268
Informed Choice 271
informed consent 234, 271
Inkongruenz 263
Intensität 6
Interdisziplinarität 280
Interessenskonflikt 271
Intervision 275
Ipratropium 87

J

Jejunostomie
- perkutane endoskopische 122
Juckreiz 148

K

Kachexie 116
- Definition 117
- Ursachen 117
kategorischer Imperativ 233
Kauprobleme 118
Ketamin 54, 306
Ketoconazol 318
Klinisches Ethik-Komitee 238
Klistier 75
Koanalgetika 38, 307
- neuropathische Schmerzen 52
- Wechselwirkungen 296
Kodein 93
Körperpflege 237
Kohärentismus 233
Kolitis
- pseudomembranöse 73
Koma 175
Komik 195
Kommunikation 222
- Appell 266
- Beziehungsebene 265
- direkte 263
- Ebenen 265
- eigene 264
- gleichrangige 261

- im Team 274
- nonverbale 261, 263
- positive 263
- Sachebene 265
- Situation 267
- verbale 261, 262
- Vielfältigkeit 265
- Zeit geben 264

Komplexität 7
Konfliktgespräch 271
Konsil
- palliativmedizinisches 18

Kontaktfreude 289
Kortikosteroide 120
- Fatigue 131
- topische 93

Kortison 52
Kosten-Nutzen-Bewertung 236
Krampfanfall 172
Kutscherhaltung 88
Kutschersitz 87

L

Lachen 195
- physiologische Wirkungen 196

Lamotrigin 53, 108
Laxanzien 23
- orale 75
- osmotische 75, 76
- prophylaktische Gabe 75
- salinische 76, 77
- stimulierende 75
- Übersicht 317
- Wechselwirkungen 297

L-Dopa 105
Lebensende
- Aufgaben 157
- Symptomkrisen 169
- Zeichen 180

Lebensphasen
- letzte 154

Lebensqualität 3, 18, 236
Levetiracetam 108, 308
Levomepromazin 69, 104, 313
Levomethadon 44, 296, 301
Lidocain 54
Lippenbremse 87, 88
Liverpool Pathway of the Dying 162
Lösungsorientierung 289
Lorazepam 69, 104, 108, 111, 317
Lymphdrainage
- manuelle 21, 149

Lymphödem 149

M

Macrogol 318
Magensonde
- nasale 122

Mangelernährung 116
Medizinethik 243
Medizinrecht 243, 248
Medizinstrafrecht 249
Medizinzivilrecht 248
Melperon 104
Menschenbild 212
Menschenwürde 233
Metamizol 296, 304
Metastasen
- kutane 148

Methylnaltrexon 77, 317
Methylphenidat 131, 166, 318
Metoclopramid 68, 314
Metronidazol 318
Midazolam 108, 317
Mirtazapin 104, 297, 309
mixed management model 290
Modafinil 131
Moral
- Definition 231
- im Gesundheitswesen 233

Morphin 23, 299
- Eigenschaften 43
- Wechselwirkungen 296

MRSA 139
Munderkrankungen 128
Mundgeruch 128, 129
Mundpflege 128, 163
Mundtrockenheit 128, 129
Muskelentspannung
- progressive nach Jacobson 57

Muskelrelaxanzien 54

N

Nahrungsanreicherung 121
Nahrungsergänzung 120
Nahtoderfahrung 179
Naloxon 43, 77, 303
Nasenbluten 96
Nasensonde 122
Natriumpicosulfat 77
Naturheilverfahren 60
Nekrose
- trockene 138

Neostigmin 77
Nervenblockade
- periphere 58

Neurokinin-1-Rezeptor-Antagonismus 69
Neuroleptika 69, 71, 104
- Angst 168
- anticholinerge Wirkung 295
- Atemnot 90
- sedierende 104
- subkutane Gabe 298
- Wechselwirkungen 297

Neurolyse 58
Nicht-Opioid-Analgetika
- subkutane Gabe 298
- Wechselwirkungen 296
- WHO-Stufe I 304

Nicht-Schadens-Prinzip 234
Nitrazepam 104
Noceboeffekt 51
Noradrenalin-
   Wiederaufnahmehemmer 103
Normalität 219
Notfälle 169, 175
Notfallbögen 256
Notfallplanung 169
Nozizeption 31
Nozizeptor 31
Numeric Rating Scale 32
Nutzen-Schaden-Verhältnis 236

O

Obstipation 73
- Ätiologie 74
- Diagnostik 74
- Laxanzien 75
- medikamentös bedingte 74

Octenidin 144
Octreotid 315
Offenheit 264, 272
Olanzapin 318
Omeprazol 318
Ondansetron 69, 312
Opioide 41
- anticholinerge Wirkung 295
- Anwendung 42
- Atemnot 89
- Autofahren 45
- Bedarfsmedikation 23
- Dauermedikation 23
- Eigenschaften 43
- Einstellung 46
- inthrathekale Applikation 59
- Intoxikation 42
- intramuskuläre Applikation 59
- intravenöse Applikation 59
- Nebenwirkungen 41, 42

Stichwortverzeichnis

- Restless-legs-Syndrom 105
- retardierte 23
- schwach wirksame 303
- stark wirksame 299
- subkutane Applikation 59
- subkutane Gabe 298
- systemische Applikation 59
- Überdosierung 172
- Wechselwirkungen 296
- Wirkung 41

Opioidentzugssyndrom 46
Opioidwechsel 48
Oxcarbamazepin 53
Oxcarbazepin 109
Oxycodon 23, 44, 300

P

Palliativbehandlung
- interdisziplinäre 19
- multiprofessionelle 19

Palliative Care 186
- Definition 3, 186
- Ziele 186

Palliativmedizin
- Definition 3
- historische Entwicklung 2

Palliativversorgung
- allgemeine
  - ambulante 5
- ambulante 188
  - allgemeine 7
  - spezialisierte 5, 7
- Case Management 192
- Dokumentation 25
- Grunddimensionen 6
- soazialrechtliche Interventionen 193
- spezialisierte
  - stationäre 8

Pamidronat 311
Paracetamol 296, 305
Paroxetin 318
Paternalismus 234
Patientenaufklärung 222, 245, 267
- Emotionen 269
- Form 245
- Sachinformationen 267
- Vorwissen 268

Patientenautonomie 234, 237
Patientenverfügung 245, 256
Patientenvertreter 255
Patientenwille 243, 256
- Ermittlung 246
- mutmaßlicher 246
- Nachweis 247

Patientenwissen 268
PEG-Sonde 122, 164
PEJ-Sonde 122
Phenobarbital 108
Phenytoin 108
Pipamperon 104
Piritramid 302
Placeboeffekt 51
Pleuraerguss 88
Pleurapunktion 89
Plexus-coeliacus-Neurolyse 58
Pneumonie
- Tehrapie 87

Polyhexamethylen-Biguanid 139
Polyhexamid 144
Polymedikation 118
Polypharmazie 294
Präterminalphase 155
Prävention 25
Pramipexol 105
Pregabalin 53, 105, 296, 308
Prinzipienethik 232
Prokinetika 71
Promethazin 68, 314
Propofol 108
Prostaglandine 304
Protonenpumpeninhibitoren
- Wechselwirkungen 297

Prucaloprid 68, 77, 318
Pruritus 148
Psychoedukation 131
Psychostimulanzien 103
Psychotherapie 56

Q

Qietapin 104

R

Rasselatmung 178
Rehabilitation 25
Rehabilitationsphase
- palliative 154

Religiosität 195, 215
Resilienz 289
Respekt 279
Ressourcenerschließung 187
Ressourcensuche 224
Restless-legs-Syndrom 104
Risperidon 104
Ritual 217
Ropinirol 105
Rotigotin 105

S

Salbutamol 87
Sarkopenie 117
Schaumstoffverband 140
Schlafstörungen 103
Schluckstörungen 118
Schmerz
- akuter 30
- chronischer 30
- Definition 30
- Folgen 30
- funktionen 30
- neuropathischer 31, 35, 52, 55
- nozizeptiver 31, 35, 143
- somatischer 35, 55
- spastischer 55
- spiritueller 213
- Terminalphase 170
- Ursachenanalyse 15
- viszeraler 35, 55

Schmerzanamnese 32
Schmerzarten 35
Schmerzkrise 169
Schmerzleitung 34
Schmerzmessung 32
Schmerznotfall 47
Schmerzpsychotherapie 56
Schmerzschwelle 35, 56
Schmerztherapie
- bei Suchtanamnese 48
- Finalphase 47
- Ileus 79
- invasive 58
- kausale 55
- mechanismenorientierte 52
- medikamentöse 22, 38
- nichtmedikamentöse 55
- palliative 38
- patientengesteuerte 298
- problematische 48
- psychische Aspekte 31
- rückenmarknahe 58

Schmerztoleranz 35
Schmerzvermeidung 143
Schweigepflicht 235
- ärztliche 269

Schwitzen 148
Scopolamin 68, 297, 316
Sedierung
- Indikationen 319
- Nebenwirkungen 320
- oberflächliche 319
- palliative 318
- tiefe 319

Sedierungstiefe 319
Seelsorge 21
Selbstbestimmung 246, 249
Selbstbestimmungsrecht 234, 237
Selbstbewusstsein 289
Selbstoffenbarung 266
Selbstreflexion 285
Selbsttötung 250, 251
Selbstwerdung 213
Sennes 75
Sensibilisierung 31
Serotoninsyndrom 294
Serotonin-Wiederaufnahmehemmer 103
– selektive 53
Shared Decision Making 270, 273
Shared-leadership-Konzept 283
Silberverband 139
Sinnfindung 213, 220
Sinnverlust 220
Soor 128, 129
Sorbit 75
Sozialarbeit 188
soziale Einbindung 213
soziales Umfeld 194
Spasmolytika 54
Spezialisierte Ambulante Palliativversorgung 5, 7
Spezialisierte Stationäre Palliativversorgung 8
SPIKES-Modell 267
Spiritualität 195, 213
– Definition 213
– religiöse 215
Spironolacton 80, 297
Sport 120, 130
Standesrecht 252
Staphylococcus aureus
– Methicillin-resistente 139
Status epilepticus 107, 176
Sterbebegleitung
– ärztliche 237
Sterbehilfe 250
– aktive
  – direkte 251
  – indirekte 251
– indirekte 251
– passive 253
Sterbephase 192
– Auseinandersetzung 194
Sterbephasen
– nach Kübler-Ross 179
Steroide 69
Stille aushalten 264
Strahlentherapie
– palliative 20, 55, 154
Suizidassistenz 251
sundowning 104

Supervision 275
Sympathikusblockade 58
Symptombelastung 6
Symptomkontrolle 188, 237
Symptomkrise 169, 172

T

Tapentadol 43
Taping 21
Team
– Hierarchie 275
– multiprofessionelles 19
– regelmäßige Besprechungen 274
– virtuelles 20
Teamarbeit
– Probleme 284
– Voraussetzungen 282
Teambesprechung 19
Teamentwicklung 282
Teamkommunikation 274
Tegaserod 68, 69
TENS 21
Terminalphase
– definition 155
– Delir 173
– Medikation 158
– Notfallplan 171
– Schmerz 170
– Schmerztherapie 47
– zu Hause 157
Therapie
– bedürfnisorientierte 25
– kausale 16
– multidisziplinäre 18
– nichtmedikamentöse 21
– palliativmedizinische 16
– Überprüfung 24
Therapieentscheidung 270
Therapiefestlegung 243
Therapieplanung 24
Therapieziel 4, 236
Thiopental 108
Tilidin 43, 303
Tod 194
Todeszeichen
– sichere 181
Tötung 250
– durch Unterlassen 251
– straffreie aktive 251
Topiramat 108, 109
Topisetron 69
Torasemid 80, 297
Total Pain 30, 187, 212
Tramadol 23, 43, 296, 303
Tranexamsäure 318

transkutane elektrische Nervenstimulation 21
Transzendenz 213
Trauer 194
Trauerphasen
– nach Kübler-Ross 191
Triage 235
Triazolam 104
Trimipramin 104
Trinknahrung 121
Tumoren
– exulzerierende 148
Tumorschmerz 37

U

Übelkeit und Erbrechen
– Ätiologie 66
– Grundlagen 65
– Pathophysiologie 67
Ulcus
– cruris arteriosum 135
– cruris venosum 135
Unit of Care 194
Unruhe 173
Ursehnsucht 215
Utilitarismus 233

V

Vakuumtherapie 142
Valproinsäure 108, 109, 318
Venlafaxin 318
Verantwortung 234
Verbal Rating Scale 32
Verbandwechsel 143
Verschwiegenheit 235
Versorgung
– ambulante 5
– hospizliche 10
– stationäre 5
Versorgungsbedarf 6, 15
Verwirrtheit 100
Verwirrung 173
Vigilanzstörung 173, 175
visuelle Analogskala 16
Vorsorgeplanung 157
Vorsorgevollmacht 255

W

Wachkoma 154
Wahrhaftigkeit 235
Wahrheitsübermittlung 222
Werkvertrag 248
Wernicke-Enzephalopathie 176

Stichwortverzeichnis

Wert
- moralischer 230
Wertschätzung 279
WHO-Stufenschema 38
Witz 195
Wundantisepsis 139
Wundbehandlung
- feuchte 140
- lokale 139
- Prinzipien 137
- Symptomkontrolle 142
- trockene 140
Wunddébridement
- chirurgisches 137
Wunddiagnostik 135

Wunde
- chronische 134
- exulzerierende 173
- infizierte 138
Wundheilungsphasen 136
Wundmanagement 135
Wundreinigung 137
Wundschmerz 143
- Behandlung 143
Wundspülung 138

Z

Zaleplon 104

Ziconitid 59
Zoledronsäure 311
Zollinger-Ellison-Syndrom 73
Zolpidem 104
Zopiclon 104, 296
Zuhören
- aktives 157, 223, 224
Zurich Observation Pain Assessment 33, 177
Zusatznahrung 121
Zuversicht 289
Zuwendung 237
Zwei-Fragen-Test 165

Ihr Bonus als Käufer dieses Buches

Als Käufer dieses Buches können Sie kostenlos das eBook zum Buch nutzen. Sie können es dauerhaft in Ihrem persönlichen, digitalen Bücherregal auf **springer.com** speichern oder auf Ihren PC/Tablet/eReader downloaden.

Gehen Sie bitte wie folgt vor:
1. Gehen Sie zu **springer.com/shop** und suchen Sie das vorliegende Buch (am schnellsten über die Eingabe der eISBN).
2. Legen Sie es in den Warenkorb und klicken Sie dann auf: **zum Einkaufswagen/zur Kasse.**
3. Geben Sie den untenstehenden Coupon ein. In der Bestellübersicht wird damit das eBook mit 0 Euro ausgewiesen, ist also kostenlos für Sie.
4. Gehen Sie weiter **zur Kasse** und schließen den Vorgang ab.
5. Sie können das eBook nun downloaden und auf einem Gerät Ihrer Wahl lesen. Das eBook bleibt dauerhaft in Ihrem digitalen Bücherregal gespeichert.

EBOOK INSIDE

eISBN
Ihr persönlicher Coupon

Sollte der Coupon fehlen oder nicht funktionieren, senden Sie uns bitte eine E-Mail mit dem Betreff: **eBook inside** an **customerservice@springer.com**.

978-3-662-59090-4
kEWfD5PYB4ppFrC

Printed by Printforce, the Netherlands